国家卫生和计划生育委员会"十二五"规划教材

全国高等医药教材建设研究会"十二五"规划教材

全国高等学校教材

供卫生检验与检疫专业用

卫生检疫学

第 2 版

主　编　吕　斌　张际文

副主编　石长华　殷建忠

编　者　（以姓氏笔画为序）

王金桃（山西医科大学）　　　　　　张跃彬（国家质量监督检验检疫总局）

石长华（湖北检验检疫局）　　　　　郑剑宁（宁波检验检疫局）

卢钟山（江苏检验检疫局）　　　　　赵　丽（山东大学）

吕　斌（华中科技大学）　　　　　　胡龙飞（深圳检验检疫局）

吕志平（江西检验检疫局）　　　　　施惠祥（宁波检验检疫局）

朱兆银（国家质量监督检验检疫总局）　殷建忠（昆明医科大学）

刘永华（包头医学院）　　　　　　　黄　正（华中科技大学）

刘燕婕（交通部长江航运总医院）　　韩　晶（山东检验检疫局）

汤建平（江苏检验检疫局）　　　　　曾转萍（广东药学院）

苏　虹（安徽医科大学）　　　　　　富英群（黑龙江检验检疫局）

张　敏（广东国际旅行卫生保健中心）　薛永磊（国家质量监督检验检疫总局）

张际文（国家质量监督检验检疫总局）

人民卫生出版社

图书在版编目(CIP)数据

卫生检疫学/吕斌,张际文主编. —2 版. —北京：
人民卫生出版社,2015
  ISBN 978-7-117-20313-5

  Ⅰ.①卫…　Ⅱ.①吕…②张…　Ⅲ.①卫生检疫-高等
学校-教材　Ⅳ.①R185

  中国版本图书馆 CIP 数据核字(2015)第 031336 号

人卫智网	www.ipmph.com	医学教育、学术、考试、健康，
		购书智慧智能综合服务平台
人卫官网	www.pmph.com	人卫官方资讯发布平台

卫生检疫学
第 2 版

主　　编：吕　斌　张际文
出版发行：人民卫生出版社(中继线 010-59780011)
地　　址：北京市朝阳区潘家园南里 19 号
邮　　编：100021
E - mail：pmph @ pmph. com
购书热线：010-59787592　010-59787584　010-65264830
印　　刷：三河市潮河印业有限公司
经　　销：新华书店
开　　本：787×1092　1/16　印张：21
字　　数：524 千字
版　　次：2006 年 8 月第 1 版　　2015 年 2 月第 2 版
　　　　　2024 年 8 月第 2 版第 13 次印刷(总第 17 次印刷)
标准书号：ISBN 978-7-117-20313-5/R · 20314
定　　价：37.00 元
打击盗版举报电话：010-59787491　E -mail：WQ @ pmph. com
　　　(凡属印装质量问题请与本社市场营销中心联系退换)

全国高等学校卫生检验与检疫专业第2轮规划教材出版说明

为了进一步促进卫生检验与检疫专业的人才培养和学科建设,以适应我国公共卫生建设和公共卫生人才培养的需要,全国高等医药教材建设研究会于 2013 年开始启动卫生检验与检疫专业教材的第 2 版编写工作。

2012 年,教育部新专业目录规定卫生检验与检疫专业独立设置,标志着该专业的发展进入了一个崭新阶段。第 2 版卫生检验与检疫专业教材由国内近 20 所开办该专业的医药卫生院校的一线专家参加编写。本套教材在以卫生检验与检疫专业(四年制,理学学位)本科生为读者的基础上,立足于本专业的培养目标和需求,把握教材内容的广度与深度,既考虑到知识的传承和衔接,又根据实际情况在上一版的基础上加入最新进展,增加新的科目,体现了"三基、五性、三特定"的教材编写基本原则,符合国家"十二五"规划对于卫生检验与检疫人才的要求,不仅注重理论知识的学习,更注重培养学生的独立思考能力、创新能力和实践能力,有助于学生认识并解决学习和工作中的实际问题。

该套教材共 18 种,其中修订 12 种(更名 3 种:卫生检疫学、临床检验学基础、实验室安全与管理),新增 6 种(仪器分析、仪器分析实验、卫生检验检疫实验教程:卫生理化检验分册/卫生微生物检验分册、化妆品检验与安全性评价、分析化学学习指导与习题集),全套教材于 2015 年春季出版。

第2届全国高等学校卫生检验与检疫专业规划教材评审委员会

全国高等学校卫生检验与检疫专业第2轮规划教材目录

1. 分析化学(第2版)　　主　编　毋福海
　　　　　　　　　　　副主编　赵云斌
　　　　　　　　　　　副主编　周　彤
　　　　　　　　　　　副主编　李华斌

2. 分析化学实验(第2版)　主　编　张加玲
　　　　　　　　　　　副主编　邵丽华
　　　　　　　　　　　副主编　高　红
　　　　　　　　　　　副主编　曾红燕

3. 仪器分析　　　　　　主　编　李　磊
　　　　　　　　　　　主　编　高希宝
　　　　　　　　　　　副主编　许　茜
　　　　　　　　　　　副主编　杨冰仪
　　　　　　　　　　　副主编　贺志安

4. 仪器分析实验　　　　主　编　黄沛力
　　　　　　　　　　　副主编　张海燕
　　　　　　　　　　　副主编　茅　力

5. 食品理化检验(第2版)　主　编　黎源倩
　　　　　　　　　　　主　编　叶蔚云
　　　　　　　　　　　副主编　吴少雄
　　　　　　　　　　　副主编　石红梅
　　　　　　　　　　　副主编　代兴碧

6. 水质理化检验(第2版)　主　编　康维钧
　　　　　　　　　　　主　编　张翼翔
　　　　　　　　　　　副主编　潘洪志
　　　　　　　　　　　副主编　陈云生

7. 空气理化检验(第2版)　主　编　吕昌银
　　　　　　　　　　　副主编　李　珊
　　　　　　　　　　　副主编　刘　萍
　　　　　　　　　　　副主编　王素华

8. 病毒学检验(第2版)　　主　编　裴晓方
　　　　　　　　　　　主　编　于学杰
　　　　　　　　　　　副主编　陆家海
　　　　　　　　　　　副主编　陈　廷
　　　　　　　　　　　副主编　曲章义

9. 细菌学检验(第2版)　　主　编　唐　非
　　　　　　　　　　　主　编　黄升海
　　　　　　　　　　　副主编　宋艳艳
　　　　　　　　　　　副主编　罗　红

10. 免疫学检验(第2版)　　主　编　徐顺清
　　　　　　　　　　　主　编　刘衡川
　　　　　　　　　　　副主编　司传平
　　　　　　　　　　　副主编　刘　辉
　　　　　　　　　　　副主编　徐军发

11. 临床检验基础(第2版)　主　编　赵建宏
　　　　　　　　　　　主　编　贾天军
　　　　　　　　　　　副主编　江新泉
　　　　　　　　　　　副主编　胥文春
　　　　　　　　　　　副主编　曹颖平

12. 实验室安全与管理(第2版)　主　编　和彦苓
　　　　　　　　　　　副主编　许　欣
　　　　　　　　　　　副主编　刘晓莉
　　　　　　　　　　　副主编　李士军

13. 生物材料检验(第2版)　主　编　孙成均
　　　　　　　　　　　副主编　张　凯
　　　　　　　　　　　副主编　黄丽玫
　　　　　　　　　　　副主编　闫慧芳

14. 卫生检疫学(第2版)　　主　编　吕　斌
　　　　　　　　　　　主　编　张际文
　　　　　　　　　　　副主编　石长华
　　　　　　　　　　　副主编　殷建忠

15. 卫生检验检疫实验教程：卫生理化检验分册　主　编　高　蓉
　　　　　　　　　　　副主编　徐向东
　　　　　　　　　　　副主编　邹晓莉

16. 卫生检验检疫实验教程：卫生微生物检验分册　主　编　张玉妥
　　　　　　　　　　　副主编　汪　川
　　　　　　　　　　　副主编　程东庆
　　　　　　　　　　　副主编　陈丽丽

17. 化妆品检验与安全性评价　主　编　李　娟
　　　　　　　　　　　副主编　李发胜
　　　　　　　　　　　副主编　何秋星
　　　　　　　　　　　副主编　张宏伟

18. 分析化学学习指导与习题集　主　编　赵云斌
　　　　　　　　　　　副主编　白　研

前　言

卫生检疫学是高等医学院校卫生检验与检疫专业的主要专业课之一。从培养预防医学、卫生检验与检疫专业本科生的实际需要出发，我们在周宜开主编的《卫生检验检疫学》（第1版）的基础上，修订编写了《卫生检疫学》。

本教材遵循基本知识、基本理论和基本技能（三基）以及思想性、科学性、先进性、启发性和适用性（五性）的原则，全面系统地介绍了卫生检疫学的主要研究内容。全书共十二章，前三章主要介绍卫生检疫的基础知识，后九章系统介绍人员卫生检疫、交通工具卫生检疫、货物卫生检疫、突发公共卫生事件应急管理、卫生监督、媒介生物监测与控制、卫生处理、旅行医学简介、卫生检疫法律制度等内容。

与《卫生检验检疫学》（第1版）比较，本书进行了较大的修改：①增加了"传染病概述""突发公共卫生事件应急管理""旅行医学简介"等章节；②去除了原教材有关检验方面的内容。

本教材结合《国际卫生条例（2005）》，以卫生检疫关注的公共卫生风险为切入点，按照公共卫生风险的识别、监测与管理原则编写。具有以下特点：

一、案例式教材，理论与实践有机结合。在系统理论知识论述基础上，每章均附有与理论内容紧密联系的实际案例，案例的编写包括背景、检疫措施、法律依据、结果处置等内容，有助于读者理解卫生检疫相关理论在实际中的具体应用，达到理论联系实际，学以致用的目的。

二、紧扣卫生检疫发展方向。在较为系统地介绍卫生检疫基础知识的同时，对目前卫生检疫主要工作重点的"突发公共卫生事件应急管理""旅行医学"等内容，以专门章节进行系统介绍，以保证教材的科学性和完整性。

三、考虑到现有卫生检验与检疫专业课程体系的特点，专门增加了"传染病概述"一章，介绍卫生检疫关注的主要传染病的基础知识。

本书由高校和卫生检疫系统的编委共同完成。除编委外，李宁（华中科技大学）；周李承、潘建英、刘春晓、张雨轩、罗凌云、张鸿翔、彭桂华（深圳检验检疫局）；胡波霞、裘炯良、袁军、崔斌、杨定波、金敏、曹雪春、刘超群（宁波检验检疫局）；袁子平、陈侃、车鲁强、陈红兵、刘蔚、文園、李治、刘玥（江西检验检疫局）；刘茂华（上海检验检疫局）；尹军、吴建峰、张明江、李天波、陈国涛、杨志俊、宋凌浩、符丽媛、翁赟琦（江苏检验检疫局）；王旭（安徽医科大学）；上官文学（北京检验检疫局）；侯本春（天津检验检疫局）；侯咏、高丹凝（黑龙江检验检疫局）；潘红梅、周建于（昆明医科大学）等多位同仁参与了本书编写，在此一并向他们表示感谢。

本教材作为卫生检验与检疫专业本科教学的规划教材，也可供卫生检疫、疾病预防与控制、卫生监督以及食品与药品监督等单位和部门的专业技术人员培训、学习和参考之用。

由于科学技术快速发展,我们的理论水平、经验和编写时间有限,书中不足和错误之处在所难免,恳切期望广大读者提出宝贵意见,以便再版时修正与补充。

吕　斌　张际文

2014 年 11 月

目　录

第一章 绪 论

检疫一词,源自拉丁文 Quarantum,原意为"四十天",早在 14 世纪中叶,欧洲大陆国际港口为防范鼠疫流行执行卫生检查措施,要求入境的船舶和人员在进港前全部在锚地停留、隔离 40 天。如果 40 天内,排除船上人员传染鼠疫的可能,方可允许船舶进港和人员上岸。这种带有强制性的隔离措施,对防止传染病的传播蔓延起到了很大的作用。此后,在国际上被普遍采用,并逐渐形成了"检疫"的概念。

卫生检疫属于预防医学范畴,也是以人群为研究对象,研究健康影响因素及其作用规律,阐明外界环境因素与人群健康的相互关系,制定公共卫生策略与措施,以达到预防疾病、增进健康、延长寿命、提高生命质量的目的。在实际工作中,卫生检疫分为国境卫生检疫和国内卫生检疫,国境卫生检疫是一个国家的卫生主权象征,即在国际通航的港口、机场以及陆地边境和国界江河的口岸,针对公共卫生风险,采取公共卫生应对措施,预防、抵御和控制公共卫生风险的国际传播,同时又避免对国际交通和贸易造成不必要的干扰。

卫生检疫学是研究构成国际和国内关注的公共卫生风险在国家和地区间发生、发展、传播和预防控制规律,以达到保护公众健康、维护区域公共卫生安全的学科。疾病无国界,卫生检疫的目的是防止影响人体健康的因素跨国界传播。医学发展经历了从个体到群体、从微观到宏观、从地区到区域再到全球化的历程。卫生检疫学是伴随国际贸易、人员往来,在人类同传染病等健康危害因素斗争过程中逐步成长起来的一门独立学科。当今世界,全球经济一体化加速,国际交通越来越发达,地球村已然形成,卫生检疫也从单纯地防止传染病跨境传播,范围扩大到控制医学媒介生物、核辐射、生物、化学有害因子等影响健康的相关因素,涵盖口岸疾病预防控制、突发公共卫生事件处置、卫生监督、国际旅行健康、核生化有害因子监测等多个方面,作用越来越突出,发展前景日益广阔,尤其在新发传染病、不明原因传染病的预防和控制等方面起着独特的作用。

第一节 卫生检疫简史

一、世界卫生检疫起源

世界卫生检疫起源于鼠疫防控。传染病流行、与流行地区交通往来、存在传染病的传播载体是卫生检疫诞生的必备条件。

鼠疫是一种烈性传染病,传染性强、病死率高。自有记载以来,发生过三次世界性的鼠疫大流行,夺去无数人的生命。1346 年起的第二次鼠疫大流行,延续 300 多年,流行遍及欧洲、亚洲和非洲北部地中海沿岸各国,尤其是欧洲受影响最严重,欧洲人口的 1/4,约 2500 万人死于鼠疫,其中意大利、英国死于鼠疫的人数约占各自国家人口的一半,流行之惨烈难以言表,深刻影响了欧洲社会、经济和宗教的发展历程。

14世纪,欧洲地中海沿岸诸国经济发展迅速,出现了许多新兴的工商业城市,海运业发达,国际贸易往来日益频繁,导致第二次全球鼠疫疫情迅速传播、愈演愈烈。鼠疫的病原菌鼠疫杆菌可以长期存在于鼠类体内,海运船舶是鼠类生存和繁殖的理想环境,船舶到港靠岸卸货时,鼠类乘机逃逸到岸上,传播鼠疫。船舶能传播鼠疫逐步被人类认识。意大利人最早认识到海运船舶和货物中会有鼠类藏匿,并能传播鼠疫,因此1348年在威尼斯设立了Laza-retto(检疫医院、检疫站),对到港船舶实施港外隔离40天的检疫措施,其目的是使潜伏期的病例显现症状,从而防止疫病的传入。意大利创建检疫办法后,不少国家和地区相继仿效,纷纷在国境口岸上设立检疫机构,配备检疫人员,开展检疫工作。1819年,远在拉丁美洲的海地也设立了检疫机构。除鼠疫外,在霍乱、天花等严重流行时,也相继采取此种办法防止传染病的传入。世界卫生检疫由此诞生,因此卫生检疫是起源于鼠疫,再应用到防治其他传染病。检疫方法基本一致,采用隔离法,即所有国外来船,一律在港口外锚地抛锚若干天,若船上未发生疫情,方准进港,这是最原始的检疫办法,卫生检疫初见雏形。

二、 世界卫生检疫发展

16世纪,检疫在国际上已十分普遍,检疫措施已为人们普遍接受。在地中海及亚德里亚海的商港,各处检疫站林立,检疫工作按照法律规定严格实施,只要船舶靠岸,就有官员实施检疫。但是,由于各国国情不同,检疫政策措施也不相同。鼠疫检疫期一般为30~40天,有的国家最长检疫期达80天;货物一般在甲板上暴露20天,有的国家对进口棉花,每包都必须打开观察60天;有些国家将所有的人员和货物隔离20~40天,发现病例,再采取行动;有些国家将以前留船隔离的船员及旅客均移到检疫站隔离,时间为20天,隔离期间,每日由检疫人员检验船上人员的腋部及腹股沟是否有触痛。这个时期,还出现了查验卫生证书的制度,用以证明有关船舶经过前一个港口没有疾病流行,具有卫生证书的船舶可以驶入港口,而无需接受隔离及熏洗。

原始的、缺乏科学性的检疫措施,加上各国各自为政,减缓了货物流通速度、增加了国际贸易成本,对国际商贸运输带来了巨大损失,遭到海运发达国家的强烈反对,保护人类健康与国际贸易利益之间的矛盾日益突出。后来,国际航空事业逐步全球化,增加了空港检疫,运输、贸易、旅行与检疫的矛盾不断变化;同时,检疫内容也不断增加,从早期的检疫隔离发展到检疫查验、疾病监测、卫生监督、卫生处理,甚至发展到全方位的出入境卫生控制;检疫方法也得到逐步革新,从原始的隔离法发展到沙滤法、筛选法、电讯法;检疫范围也逐渐扩大,从对出入境的人员、交通工具、货物的检疫扩大到国境口岸卫生监督、旅行医学,从海港检疫扩大到空港检疫、陆港检疫。为了统一规范各国检疫行为,避免对国际贸易造成较大干扰,1851年后,国际上陆续召开了24次卫生检疫会议。检疫由单一的行政干预逐渐发展成为融社会科学、自然科学为一体的专业性学科。

三、 国际卫生检疫法律法规

自意大利颁布第一部检疫法规——"海员管理章程"以来,世界各国纷纷效仿,都按照各自的国情颁布了许多检疫法规。为了统一协调各国的检疫措施,在贸易往来集中的国家间和以洲为单位的区域间签订了一些《卫生公约》。1851年,第一次国际卫生会议在巴黎召开,次年,签订卫生公约,公约共137条。后来,卫生检疫由海港发展到陆路边境,由航海发展到铁路。1903年,第十一次国际卫生会议成立了公共卫生局,修订了以往历次会议的卫生公约,制订了较为完整的国际性《卫生公约》,使国际检疫有了全球性的组织机构,统一了国际检疫的部分做法,第一次用法律形式确认了霍乱、鼠疫为检疫传染病,并将船舶除鼠也作为预防鼠疫的措施列入检疫事务。1912年,第十二次国际卫生会议决定增加黄热病为检疫传染病。1926年,包括中国在内的五十多个国家参加了在法国召开的第十三次国际卫生会议。会议决定增加天花、斑疹伤寒两种检疫传染病,而且对检疫查验、卫生处理、通过苏伊士运河船只的卫生要求、朝觐客船上的卫生要求等都进行了严格的规定,是当时国际上第一部比较完整的卫生法规。1933年,德、美、法等二十二国签订了《国际航空卫生公约》,规定了飞机在起飞前和降落后都必须接受严格的检疫,开展飞机上有关卫生文件的查验,卫生状况的监督以及机场必须具备一定的卫生设备。1951年,《国际公共卫生条例》正式产生,此条例比以前的卫生公约更加完善,包括了原来规定的六种检疫传染病及各种有效的检疫措施。1969年7月25日,第二十二届世界卫生大会将《国际公共卫生条例》改为《国际卫生条例》,以后该条例又经多次补充修改。1995年,世界卫生组织根据国际卫生发展的新变化,决定对《国际卫生条例》进行重新修订。经过近10年的努力,2005年5月23日,第五十八届世界卫生大会批准了新《国际卫生条例(2005)》。与原来的《国际卫生条例(1969)》相比,管理的范围从3种检疫传染病扩展到核、生物、化学(简称核生化)等多种因素引起的国际关注的突发公共卫生事件;规定了卫生检疫机关的9项职责;规定了口岸需要具备的12项核心能力。卫生检疫工作流程、工作模式、工作方法发生了根本性的改变,纳入了许多新的观点和内容,包含了范围更广的公共卫生危害。该条例的通过,标志着"在保护国际卫生方面迈出了重要一步"。

四、 中国卫生检疫起源

1840年鸦片战争前,中国大陆有关检疫萌芽期史料极少。尽管清政府采取闭关锁国政策,但香港、澳门、广州与欧美、东南亚海上交通贸易十分频繁,大陆海港口岸有萌芽状态的检疫行为。只是可能都是外国人所为,大陆没有留下史料。但卫生检疫界公认并已成定论的中国卫生检疫创始之前的牛庄(今营口)和上海港有一些史料证明存在萌芽状态的中国卫生检疫。

营口史料记载:"1864年(清同治三年)将山海关道台衙门迁往营口后成立之营口海关即兼办检疫事项"。1862年,上海江海关公布了《上海口岸理船厅章程》共8条。1869年又增为13条,其中第9条规定"凡船只进口时内有瘟疫之事,须在泊界三里外先行停泊,头桅上扯挂黄旗,若未有理船厅特准单据不准有人私行上下"。

上述史料说明,十九世纪六七十年代,中国大陆一些港口报告进口船只上有病人时,已对其实施检疫,只是没有法规章程规范,因此检验方法各异,最终常常变成个人的行为,体现不出代表政府意志和百姓利益而依法实施卫生检疫的本质。1873年,为了防止霍乱传播,上海、厦门两港制定了简单的检疫章程,正式开始了海港检疫,标志着中国卫生检疫正式诞生。

五、 中国卫生检疫的发展

按照发展历程,中国卫生检疫大致分为五个时期。

(一)清朝晚期

19世纪中叶鸦片战争后,清政府被迫开放通商口岸,中国面临着鼠疫、霍乱、天花等传染病传入的严重威胁,中国卫生检疫随之孕育而生。1873年初,印度、泰国、马来西亚等国霍乱流行,不断向外传播,上海、厦门与之有频繁而密切的海上交通往来,受到严重威胁。8月15日,上海海关税务司瑞特(F·E·Wright)拟成检疫简章4条,8月21日厦门海关税务司哈喜士(George H·Hughes)拟订《厦门口岸保护传染疫症章程》检疫简章3条,任命固定的港口卫生官员(port sanitary officer),开始了中国最早的依章检疫。上海、厦门两港在同年同月立章实施海港检疫,共开中国卫生检疫之先河。从此,1873年被定为中国卫生检疫的创始年,并将1873字样镶嵌在各个时期制订或修订的检疫标识中。但中国卫生检疫诞生后,由外国人管理,各自为政,在实质上并未拥有的国家主权。

(二)民国时期

1911年辛亥革命后,在爱国、民主运动的推动下,经过包括伍连德博士在内的多方努力,1926年中国参加了第十三次国际卫生会议,参与了《国际卫生公约》的修改。1930年7月,民国政府在上海成立全国海港检疫总管理处,接管了外国控制的海港检疫机构,陆续收回全国卫生检疫业务,设置了沿海沿江口岸的独立检疫机构。1945年日本投降后,国民政府卫生署重新收回天津、上海、秦皇岛、广州卫生检疫所,并成立大连、青岛、海口、福州、台湾检疫总所。卫生检疫主权重新归由中国国民政府统一掌管。

(三)新中国成立之后

1949年,中央人民政府卫生部防疫处设立防疫科,接管了原有的17个海陆空检疫所并更名为"交通检疫所"。1950年,新中国颁布《交通检疫暂行办法》和《民用航空检疫暂行办法》,卫生检疫恢复运行。1953年大行政区撤销后,除北京、天津、秦皇岛检疫所由国家卫生部直接领导外,其余检疫所都交给所属省、市、自治区卫生行政主管部门领导。1957年,毛泽东主席签署《中华人民共和国国境卫生检疫条例》,标志着我国卫生检疫正式进入法制化轨道。1972年5月第25届世界卫生大会通过决议,恢复了中国在世界卫生组织的合法席位。1979年6月我国政府致函承认《国际卫生条例》。

(四)改革开放时期

1987年,依据《国际卫生条例》和我国国情制定颁布的《中华人民共和国国境卫生检疫法》和两年后颁布的实施细则,明确了卫生检疫的目的、职责、机构、检疫对象、法律责任和国际义务,中国卫生检疫从此与世界全面接轨。1988年,中华人民共和国卫生检疫总所成立,1990年,加挂"中华人民共和国进口食品卫生监督检验总所"牌子,1995年卫生检疫总所更名为"中华人民共和国卫生检疫局"。改革开放时期,卫生检疫事业全面发展,在促进改革开放和保护人民健康方面发挥了举足轻重的作用。1998年3月经全国人大九届一次会议批准通过的国务院机构改革方案确定:国家进出口商品检验局、国家动植物检疫局和国家卫生检疫局合并组建国家出入境检验检疫局。

(五)加入世界贸易组织后

为了更好地适应中国对外开放和发展外向型经济的需要,满足日益扩大的国际经济合作和对外贸易的需要,顺应加入世界贸易组织及消除国际贸易技术壁垒的需要,2001年4月,国家出入境检验检疫局与国家质量技术监督局合并,组建了国家质量监督检验检疫总局(以下简称"国家质检总局"),内设卫生检疫监管司管理全国卫生检疫工作。2006年10月,国务院宣布《国际卫生条例(2005)》于2007年6月15日起生效,同时确定国家质检总局及各口岸检验检疫机关为《国际卫生条例》入境口岸的卫生主管当局。

第二节　卫生检疫的地位与作用

卫生检疫执行的是《国际卫生条例》，中国卫生检疫是全球公共卫生体系中的一环，目的是保护包括我国在内的全世界人类的健康安全，行使的是国家卫生主权，具有法律赋予的强制性。疾病无国界，预防是核心，随着国际贸易的发展和公共卫生风险的复杂性、多样性增加，卫生检疫工作内容、工作范围不断扩大延伸，逐步承担防治传染病、媒介生物、核生化有害因子等公共卫生风险传入传出，保障民众健康安全、便利人员和经贸往来、维护国家卫生安全的使命。

虽然卫生检疫成为一门独立的学科时间不是很长，但作为预防医学体系的一个重要组成部分，为人类社会的健康和发展做出了巨大的贡献。卫生检疫的作用主要体现在以下几个方面。

一、控制传染病，保护人类健康

在历史的长河中，人类遭受过各种烈性传染病危害，天花、鼠疫、霍乱、麻风病曾夺走无数的生命。在科学技术高度发达的今天，全球每年仍有千百万人感染艾滋病、疟疾、结核等传染病，传染病一直是人类最大的健康威胁之一，卫生检疫主要职责就是预防和控制传染病。1910年，俄国鼠疫传入满洲里，引发东北鼠疫大流行，造成6万余人死亡。在中国卫生检疫事业先驱伍连德博士带领下，仅用4个月的时间，有效控制了波及大半个中国的鼠疫疫情，这是人类历史上第一次成功的鼠疫防控行动。随后伍连德主持召开了万国鼠疫研讨会，中国卫生检疫取得前所未有的辉煌成就。

近代，人类通过采取卫生检疫和其他防制手段，逐步控制了危害人类最严重的鼠疫、霍乱、黄热病等传染病的传播和蔓延，中国卫生检疫坚持在口岸种痘30年，为全世界消灭烈性传染病——天花做出重大贡献。1952年抗美援朝期间，集安和安东两个交通检疫所在反细菌战中，为志愿军战士和边境居民消毒11万余人次，隔离留验斑疹伤寒病例近千例；1965年，印尼大规模排华，恰遇东南亚霍乱流行，检疫人员赶赴印尼对3万名撤回国内的归国华侨实施随船检疫，保障了归侨的健康安全，防止了传染病的传入。质检总局成立以来，卫生检疫严密防控严重急性呼吸综合症（SARS）、人感染高致病性禽流感、甲型H1N1流感、中东呼吸综合征和埃博拉出血热等突发公共卫生事件，密切监测艾滋病、传染性肺结核、疟疾、登革热等疫情，2008年首次发现2例输入性"基孔肯雅热"病例，每年查验出入境旅客30多亿人次，发现上万名传染病患者。卫生检疫为防止传染病输入造成公众健康危害做出了突出的贡献。

三分之二的传染病与蚊类、鼠类等媒介生物有关，老鼠还直接威胁着航行安全。2001年以来，卫生检疫从交通工具、集装箱和货物中截获输入性医学媒介生物2亿多只，检测出可导致鼠疫、乙型脑炎、莱姆病等传染病的病原体数十种，在边境地区监测到鼠间鼠疫疫情，提示人间鼠疫防控一丝不能放松。

二、应对处置突发事件，维护国家公共卫生安全

近年来，新发传染病给人类公共卫生安全带来极大的冲击，2003年的SARS、2004年禽流感、2009年甲型H1N1流感、2012年中东呼吸综合征、2013年人感染H7N9禽流感、2014

年埃博拉出血热,几乎每年都有 1～2 种新发传染病,对全球公共卫生安全构成威胁。卫生检疫是防控国际突发公共卫生事件的第一道防线,为全球疫情防控做出重要贡献。

2003 年,SARS 疫情突如其来,引发全球恐慌,成为一场没有硝烟的战争。卫生检疫临危受命、紧急行动,严格实施体温检测、健康申报、病例管理等八项制度,与各地各部门密切配合,取得抗击 SARS 的胜利。2009 年春天,甲型 H1N1 流感在墨西哥暴发,迅速蔓延全球,世界卫生组织史无前例地将流感大流行预警级别提到最高。卫生检疫临危受命、严防死守,输入性病例拦截率达到 46%,是发达国家的两倍多,大大延缓了疫情输入进程,避免了公众恐慌,为国内防控工作赢得了宝贵的时机,得到党中央、国务院的高度肯定。当年《中国青年报》开展的社会满意度调查中,社会公众满意度达到 87%,位居测评项目之首。

三、 提高口岸核心能力,保障口岸卫生安全

全球化背景下,人类相互依存度越来越高,为了减少传染病跨境传播、降低传染病危害,2005 年《国际卫生条例(2005)》修订发布,首次提出加强口岸核心能力的全新概念,从国际法层面明确各缔约国指定机场、海港和陆路口岸要发展和加强有效应对国际关注突发公共卫生事件的能力,变被动应对公共卫生风险为主动防御,防止传染病传入传出,维护全球公共卫生安全。经过 9 年坚持不懈的努力,口岸核心能力建设成效显著。2014 年,中国现有 259 个运营中的口岸已全部达标,得到了世界卫生组织的高度肯定,在此基础上,中国创建了 9 个国际卫生机场,6 个国际卫生港口。2014 年 7 月,世界卫生组织与质检总局联合在宁波召开口岸核心能力建设国际研讨会,陈冯富珍总干事亲自到会向全球推广中国经验,并用"非凡"两个字来形容中国口岸核心能力建设的伟大成就。

经过口岸核心能力建设,各口岸能够提供卫生安全的口岸设施设备、有效控制媒介生物、为国际旅客提供安全的食品饮用水、建立了固液体垃圾处理监管制度等。2008 年奥运会,开辟"绿色通道",打造"奥运餐桌",营造"和谐奥运"、"平安奥运"。2010 年世博会,对 4.9 万入境交通工具、653 万入境人员实施卫生检疫,为成功举办国际盛会提供了有力保障。

四、 维护社会稳定、促进经济发展

卫生检疫作为预防医学的分支,每当国家出现重大公共卫生风险,都参与处置,为社会稳定发挥出独特的作用。2008 年汶川大地震发生后,卫生检疫紧急组建卫生防疫队,冒着余震的危险,背负沉重的消毒药械,奔赴北川、都江堰等重灾区,进村入户,风餐露宿,累计消毒 3500 多万平方米,为确保"大灾之后无大疫"做出突出贡献。1986 年,因为苏联切尔诺贝利事故造成核扩散,卫生检疫承担起口岸放射性监测任务。2010 年以来,成功处置约 5000 起放射性污染、邮包白色粉末、化学物质泄漏事件。2011 年,日本大地震引发的核泄漏成为全球关注的焦点,卫生检疫在口岸检出放射性污染事件 1968 起,有力地防范了核辐射的输入风险。2013 年,从入境货物中检测出可严重危害人体健康的放射性中子,有效保障了人民的健康。

同时,卫生检疫也是国家经济转型发展的重要保障,作为出入境微生物、人体组织、生物制品、血液及其制品等特殊物品的主管部门,通过风险评估、简化审批手续,积极推动生物医药产业发展,2012 年出入境生物制品、血液制品等货值达到 340 亿美元,较 2011 年翻了一番。对新兴的邮轮旅游业,积极给予支持,2008 年,美国"钻石公主号"邮轮上 371 人感染诺如病毒导致群体性腹泻,卫生检疫快速反应,第一时间找准疫情根源,采取有效措施,避免数

千万元经济损失。

五、 开展传染病监测，服务国际旅行健康

20世纪后期,世界经济、科技、文化迅猛发展,国际旅行剧增,随着旅游人数增多和国际交通发展,疟疾、霍乱、艾滋病等一些传染病在国际间传播,影响全球公共卫生安全。旅行和贸易已经成为人类生活的一部分,如何将与旅行有关的健康危害因素降到最低程度,是摆在卫生检疫面前的一项重要任务。1983年,世界卫生组织召开了"国际旅行医学研讨会",1988年,世界卫生组织和世界旅游组织召开了"第一届国际旅行医学大会"。保障和促进国际旅行者的健康,成为卫生检疫新的发展方向。

1993年,卫生检疫在口岸全面开展国际旅行卫生保健工作,陆续在全国建立了168个国际旅行卫生保健中心,为出入境人员提供国际旅行健康咨询、健康体检、移民体检、预防接种、传染病防护用品等服务。近年来,通过贯彻"预防为主"和"人人享有健康服务"理念,建立健全了服务网络和服务平台,优化服务流程,提供优质的国际旅行健康咨询、预防接种等服务,提升健康管理水平。开展出入境人员健康教育和高危行为干预,全力保障出入境人员健康安全。积极参与国际旅行者医疗救助网络。研究国内的国际旅行健康需求,培育和引导符合中国公民特点的国际旅行健康服务市场。2001年以来,全国国际旅行卫生保健中心共体检0.17亿人次,预防接种0.14亿人次,有效保障了出境留学、劳务、维和、朝觐、科考等不同人群的健康安全。

第三节　卫生检疫工作的特性

一、 涉外性

卫生检疫工作是依据《中华人民共和国国境卫生检疫法》及其实施细则而开展的一种涉外行政执法行为,代表国家行使卫生主权,是国家涉外工作的一部分,外事无小事,处理每件事情都涉及国家利益,因此国境卫生检疫工作人员都要具备较高的政策、业务和外语水平,一举一动、一言一行都必须遵守国家的法律规定,处处把维护国家主权、国家利益和国家荣誉放第一位。同时,卫生检疫工作又是基于《国际卫生条例(2005)》这一国际法,需要具有普适性的国际公共卫生措施,因此,原则上国境卫生检疫在国内立法、执法时既要有主权意识,体现中国特色,也要基于《国际卫生条例(2005)》这一公共卫生领域的国际社会意志,遵循国际惯例,在参与制定国际条约时也要注意他国国内法的原则立场。

二、 强制性

卫生检疫直接影响着人民身体健康和社会经济的发展,甚至国家的安全和稳定,因此任何国家包括国际公约,都对检疫做了强制性的规定。卫生检疫工作是国家行为,是通过国家政权的强制力来保证其实施的。如《中华人民共和国国境卫生检疫法》第二章第七条明确规定:入境的交通工具和人员,必须在最先到达的国境口岸的指定地点接受检疫。除引航员外,未经国境卫生检疫机关许可,任何人不准上下交通工具,不准装卸行李、货物、邮包等物品,充分体现卫生检疫工作的强制性。

三、 科学性

卫生检疫工作属于技术执法,主要内容是贯彻卫生检疫的各项国际公约、国内法律法规,各项公约和法律法规又必须通过技术规范去实现。出入境人员、交通工具、集装箱、货物的查验和卫生处理,都须运用各种科学手段,才能切实发现和处置各类传染病、媒介生物和核生化有害因子。因此,要求卫生检疫人员必须具备较强的多学科知识和技术能力,不断的更新技术、方法和手段,保证卫生检疫任务圆满完成。

四、 合法性

卫生检疫工作是执法行为,遵守法规是每个国境卫生检疫人员的天职,检疫查验、卫生监督、隔离留验、卫生处理等工作措施都涉及限制交通工具、货物或人员自由,因此检疫工作必须法制化管理,工作上,不卑不亢,谦虚谨慎,不能随意执法,要有法定的工作范围、法定的工作内容、法定的工作依据、法定的工作标准。

五、 时间性

卫生检疫工作具有很强的时间要求,尤其在现代物流高度发达的时代,"时间就是金钱、时间就是效益"。口岸是出入境交通工具的临时停留场所,人员、货物必须迅速上下完毕,才能不影响外经外贸速度。另外,处理突发公共卫生事件如同救火,及时发现、及时控制、及时预警、源头管理,是处理突发公共卫生事件最基本原则,因此需要卫生检疫人员牢牢树立时间观念,准确、果断、科学处理突发公共卫生事件。

六、 预防性

卫生检疫属于预防医学范畴,从诞生那天起,就一直坚持预防为主的理念。近年来,卫生检疫转变思路,变被动应对为主动防御,采取风险评估的方法,主动对全球公共卫生风险进行监测、评估、预警、处置,将输入性疫情控制在萌芽状态,防止传染病的传播、蔓延,减少突发公共卫生事件给人类带来的损失和灾难,充分体现其预防性。

七、 合作性

卫生检疫在抗击 SARS、甲型 H1N1 流感、埃博拉出血热等疫情,应对日本地震核泄漏过程中,清楚地认识到卫生检疫工作的局限性,卫生检疫无法也没有能力包揽口岸突发公共卫生事件的处置工作。因此卫生检疫工作必须向境外、境内延伸,形成境外、口岸和境内三个层面的联防联控体系。境内与卫生、公安、海关、商务、环保、交通、旅游、教育、民航、宗教、防化部队等部门合作,境外与国际组织、周边国家和港澳台合作,互通信息、扬长避短,密切合作,形成合力。实践中联防联控机制取得良好的成效,有效防控了公共卫生风险跨境传播。

第四节　卫生检疫学的研究对象与内容

任何学科都有明确的研究对象和内容。卫生检疫学的研究对象,与其他学科有交叉也有差别。主要是传染病、医学媒介生物、核生化有害因子等公共卫生风险,以及传播这些公共卫生风险的载体。研究内容主要包括：一是传染病、医学媒介生物、核生化有害因子等公共卫生风险发生、发展、传播和预防控制规律；二是出入境人员、交通工具、集装箱、货物、行李、邮件、尸体骸骨、特殊物品等被感染、污染、携带媒介、宿主规律和控制方法；三是人员、交通工具、集装箱、货物、行李、邮件等的跨境流动规律，以及相关管理学、法律法规等，内容、范围很广，主要包括以下六个部分：

一、传染病预防与控制

传染病传入传出给中国造成巨大损失。2003 年，SARS 疫情发生，我国全境被世界卫生组织宣布为疫区，130 多个国家地区要求我国出境人员必须出具无 SARS 证明，方可进入对方国家，部分国家贸易中断、限制旅行，造成严重的影响。2011 年，新疆出现输入性脊髓灰质炎疫情，结束了中国维持了 10 年的无脊髓灰质炎状态，中国政府投入巨大的人力物力，耗时一年开展 4 轮计划免疫才恢复无脊髓灰质炎状态。近年来，输入性登革热、基孔肯雅热局部暴发疫情时有发生；每年都有归国劳务人员感染疟疾死亡，给当地民众造成巨大的损失。因此，需要贯彻"预防为主"的方针，加强对这些公共卫生危害的研究，找出其发生、发展、变化因素和规律；开展输入性传染病疫情的风险分析、预警和管理机制研究。建立面向基层、目标清晰、信息畅通、主动防控的口岸疾病预防控制体系，达到实时监测全球传染病疫情，做到"早发现、早研判、早预警、早处置"，将传染病风险消除在萌芽状态，充分体现卫生检疫执法把关的有效性。

重点研究领域包括传播传染病的载体和人员、交通工具流动的规律及其带来的公共卫生风险；传染病，尤其是新发传染病的疫苗、快速检测技术和控制技术、安全轻便的防护用品；高效、环保的消毒杀虫等卫生处理技术药械；检疫查验新技术等。例如，SARS 期间，红外线测温仪的研制使用，为卫生检疫工作无干扰式从人群中筛查传染病病例，起到了划时代的意义。

二、国际关注的突发公共卫生事件应急处置

SARS、新亚型流感、埃博拉出血热等国际关注的突发公共卫生事件，给全球公共卫生安全、经济发展，造成强烈的冲击和巨大的经济损失，呈现出"多样性、反复性、广泛性"的特点，影响范围已经广泛涉及卫生、经济、旅游、外交、政治等多个领域。全球协调统一应对国际关注的突发公共卫生事件是《国际卫生条例（2005）》的重点职责，也是卫生检疫工作的重点。需要重点研究如何建立指挥统一、各负其责、反应灵敏、运转高效、保障有力的口岸突发公共卫生事件应急处置体系，以及突发公共卫生事件发生发展规律、风险管理理论、应急准备、应急决策指挥、现场快速反应处置和口岸联防联控等应急处置机制。达到科学、高效、及时、准确处置突发公共卫生事件，实现应急工作常态化管理，消除和减少突发公共卫生事件对我国造成的危害。

三、媒介生物的监测与控制

鼠、蚊、蜚蠊等媒介生物可以携带病原体，伴随交通工具、集装箱、货物等全球流动，鼠疫的流行，疟疾、登革热、西尼罗热等蚊媒传染病在全球流行的范围越来越大，与医学媒介生物的跨境流动、定殖直接相关。卫生检疫媒介控制主要包括两方面，一是对口岸区域内的医学媒介生物进行监测和控制，二是对伴随交通工具、集装箱、货物输入的医学媒介生物进行监

测和控制。因此需要研究医学媒介生物生存、生长、生活习性等生态学;有效监测、控制医学媒介生物的技术;研究建立输入性医学媒介生物信息库,媒介远程鉴定和携带病原体检测;研究综合利用生物、物理和化学原理,高效低毒地控制口岸医学媒介,防止外来媒介生物入侵,造成传染病传播。

四、 核生化有害因子检测与监测

自然发生、意外泄漏或故意使用核生化有害因子可以对公共卫生造成巨大威胁,造成社会公众恐慌,1986 年切尔诺贝利核电站和 2011 年日本福岛核电站意外泄漏、2001 年美国 9·18 炭疽事件、1995 年日本奥姆真理教在地铁释放沙林毒气等造成的社会危害,已经充分证明核生化有害因子检测和监测的重要性和必要性。当前,国际恐怖主义活动形势严峻、出入境货物复杂多样,卫生检疫严把国门,需要研究核生化有害因子的基本类别、致病特点、扩散规律、有效防护、检测方法、处置措施等;研究核与辐射、生物战剂、化学毒剂的监测方案,排查处置规程和标准;建立口岸核与生化有害因子的监测工作机制,以及口岸核生化涉恐突发事件应急处置工作机制。

五、 口岸卫生监督管理

构建健康安全的口岸环境,为国际旅行者提供安全的食品和饮用水,防止出入境人员、交通工具、集装箱、货物在口岸感染、污染或携带上媒介生物,是卫生检疫的职责之一,也是《国际卫生条例(2005)》规定的口岸需要具备的常规能力。研究内容包括国境口岸食品饮用水监管、公共场所卫生监督、出入境交通工具卫生监督机制、媒介监测控制、集装箱场地卫生监督、固液体废弃物监督管理等;同时,卫生监督作为一种行政执法行为,需要研究卫生检疫行政执法、监督、管理活动的手段和规律。

六、 国际旅行健康保障

当前,全球每年国际旅行者人数超过 10 亿。我国每年出境旅行的人员超过 1 亿,并且呈快速发展势头。这一巨大的群体在世界范围内的流动,造成一些旅行相关的疾病越来越容易在国际间传播、蔓延,对公众造成健康危害。国际旅行者面临的和引发的相关卫生问题成为一门新的学科——旅行医学。国际旅行卫生保健是卫生检疫的一项重要工作内容,也是我国出境旅行人员健康保障的强烈需求。需要研究国际旅行健康影响因素;如何对出境旅行人员进行健康指导、旅行中和旅行后传染病监测;传染病的预防接种、疫苗研发;医学媒介生物的预防;针对不同人群,如朝觐、维和、劳务、科学考察等人员的国际旅行健康措施;不同旅行目的地,例如非洲、南美洲等地的传染病预防措施等。

第五节 卫生检疫的挑战与发展趋势

和平与发展是当今世界的主题,但非传统安全维护工作日益变得重要,公共卫生安全就是非传统安全的内容之一。卫生检疫承担着防止传染病、媒介生物、核生化有害因子跨境传播的职责,是非传统安全保障的重要组成部分,也是生物国防的重要方面。当前,全球公共卫生形势不容乐观,卫生检疫工作面临着多种挑战。

一、 传染病预防控制

全球传染病形势日趋复杂而严峻,口岸传染病预防控制压力越来越大。传染病严重威胁着我国民众的生命健康安全,突出呈现以下特点。一是传染病疾病谱日益增多。可引发全球流行的传染病不再仅局限于鼠疫、黄热病、霍乱等传统病种,几乎每年都有一种以上的新发或再发传染病出现,如 SARS、人感染高致病性禽流感、甲型 H1N1 流感、H7N9 禽流感、中东呼吸综合征、埃博拉出血热等。二是传染病病原体变异性持续增强。地球气候变暖,生态环境恶化,改变了人类的生存环境,也使得与人类共存的病原微生物基因变异,变成致命的传染病,如肠出血性大肠埃希菌、多耐药结核,超级细菌等。三是传染病国际间播散途径日益多样化。经济全球化,人流、物流日趋频繁,各类致病微生物及医学媒介生物等借助现代先进快捷的交通工具、集装箱、行李、邮件等进行跨境传播变得愈来愈容易,口岸传染病的防控压力也越来越大。中国是全球最大的发展中国家,人口多、底子薄、城乡发展不平衡。随着出入境人员、交通工具、货物不断增加,传染病输入的风险日益加大,稍有疏忽,都会对国家的稳定、经济的发展和公众的健康造成不可挽回的损失。

二、 核生化恐怖因子检测处置

国际核生化恐怖活动日趋频繁,口岸核生化恐怖因子检测处置能力需要加强。

美国"9·11 事件"后,反恐已成为 21 世纪全世界人民维护世界和平的主题。近年来,国际社会形势复杂多变,恐怖活动愈演愈烈,核生化恐怖事件呈持续增长态势,对我国公共安全构成巨大威胁。口岸作为改革开放和经济发展的前沿阵地,随时可能成为不法分子运送核生化有害因子的通道。核生化有害因子检测处置专业性强,技术难度高,给卫生检疫工作提出了较高的要求。

三、 旅行医学

出境人员健康安全需求不断提高,对旅行医学提出了更高要求。

改革开放以来,我国综合实力和人民生活水平不断提高,越来越多的国人跨出了国门,各类公共卫生风险会随着出境人员携带回国,造成局部疫情暴发流行。当前,我国国际旅行医学尚未完全跟上世界旅行医学发展的潮流和步伐,与民众日益增长的国际旅行健康需要不适应,因此,中国卫生检疫需要进一步履行国际旅行医学服务国民经济的职能,深入发掘其保障民生的职能,为出境人员健康做出更大贡献。

人类无论作为个体还是全体,没有健康,就不会有幸福生活、和谐社会。在众多的民生问题中,生命健康安全是最基本的、第一位的,卫生检疫以保护民众健康为使命,与人民群众生命健康息息相关。以人为本,确保"人人享有卫生检疫服务",是全心全意为人民服务根本宗旨的体现。

针对卫生检疫面临的挑战,从保护民众健康角度出发,从被动应对转变为主动防御,是卫生检疫未来发展的潮流;及时发现公共卫生风险,采取综合措施从源头控制,是公共卫生风险防控的核心理念。当今世界深刻变革,科学技术迅猛发展,医学技术、网络技术、地理信息技术等新兴技术与方法在卫生检疫领域中的应用,将给卫生检疫带来长足的进步。未来的世界,人员往来、货物贸易越来越便捷,多元化趋势更加明显,地球村越来越小,各种公共卫生风险会以不同形式出现,局部地区的公共卫生风险会在很短的时间内传播至全球每个角落,目前,卫生检疫呈现以下趋势。

1. 利用信息化技术,对全球公共卫生风险进行监测预警,及时发现公共卫生风险,将其消除在萌芽状态。

2. 世界卫生组织成员国联合行动,消除类似天花、脊髓灰质炎等可以通过疫苗有效预防的传染病。

3. 利用分子生物学等技术,研制多病种的快速检测试剂、传染病疫苗。

4. 研制核与辐射、生物、化学有害因子的高效检测处置技术。

卫生检疫是在人类交往和贸易日益频繁的特定历史条件下产生的,必将随着人类社会经济的发展发挥更加重要的作用,为保护全人类的健康做出更大贡献。

（张际文　张跃彬　薛永磊）

第二章　传染病概述

　　传染病是指由病原体感染人体或动物后产生的具有传染性、且在一定条件下可造成在人和/或动物间传播的疾病。历史上，传染病曾对人类造成重大灾难。随着科学的发展，传染病疾病谱发生了很大的变化，部分传染病得到了有效控制，如全球于 1979 年消灭了天花。但近年来，有些已经被控制的传染病再次流行，甚至超出原来的流行程度；同时还出现了多种新发的传染病，如获得性免疫缺陷综合征（AIDS，又称艾滋病）、严重急性呼吸综合征（SARS）、埃博拉出血热等。2014 年世界卫生统计（World Health Statistics 2014）数据显示，虽然传染病所导致的死亡人数在全球各地均呈现下降趋势，但仍占全球总死亡人数的约 1/3，传染病仍然是危害人类生命健康的全球性公共卫生问题，也是引起全球突发性公共卫生事件的主要危险因素。例如，2013 年 12 月开始在西非流行的埃博拉出血热（又称埃博拉病毒病），被世界卫生组织（World Health Organization，WHO）认为是"联合国建立以来最严重的公共卫生危机"。

　　预防传染病的传播是卫生检疫的主要任务之一。WHO 的《国际卫生条例》是协调各国合作，预防传染病全球传播的主要文件之一。根据各种传染病的生物学和流行病学特性，曾把传染病分为检疫传染病、监测传染病和控制传染病。随着国际间人员和货物的交往日趋频繁，新的国际疾病威胁和其他公共卫生风险明显增加。为此，WHO 对《国际卫生条例（1969）》进行了修订，修订后的《国际卫生条例（2005）》去除了检疫传染病的概念，改为"国际关注的突发公共卫生事件"，关注点从某些具体的传染病，转变为对人类构成严重危害的传染病、核生化恐怖等系列公共卫生风险。本章主要参考《国际卫生条例（2005）》第二版，结合《中华人民共和国传染病防治法》、《中华人民共和国国境卫生检疫法（2007）》、《突发公共卫生事件应急条例》等法律文件，概要介绍卫生检疫关注的主要传染病。

第一节　传染病的特征

一、传染病的基本特征

（一）有病原体

　　每种传染病均有其特异的病原体，传染病的病原体包括：朊病毒、病毒、衣原体、立克次体、支原体、细菌、真菌、螺旋体和寄生虫等。

　　病原体感染人体后能否致病，取决于病原体的数量、致病力、感染方式、个体免疫力等各种因素。只有在病原体数量大、致病力强、人体免疫力低时，病原体经适当的途径侵入机体才会致病。

（二）有传染性

传染性意味着病原体可通过某种感染途径感染他人。传染病人有传染性的时期称为传染期,传染期在每种传染病中都相对固定,是决定不同传染病隔离病人时间的主要依据。

由于病原体的致病力以及个体抵抗力的差异,各种传染病的发病率和不同个体在传染过程中的表现各不相同。在没有被动免疫的情况下,有些传染病的发病率很高,如天花、麻疹;而有些传染病感染后仅少数人发病,如流行性乙型脑炎、脊髓灰质炎。

（三）有流行病学特征

传染病的流行需要有传染源、传播途径和易感人群三个基本条件。

在不同的自然和社会因素的影响下,传染病流行表现出各种特征。

1. 流行性　传染病的流行根据强度和广度的不同,可分为散发、暴发、流行、大流行。

（1）散发:传染病在某地的发病率处于一般水平,病例以散在的形式发生,各个病例之间在发病时间和发病地点上没有明显的联系。

（2）暴发:在短时间内突然出现很多同类疾病的患者,这些患者大都经同一传染源或同一传播途径而获得感染,多数病人于该病的最长潜伏期内发病,且病例分布在一定的范围内。

（3）流行:传染病的发病率显著高于近年来的一般水平,或为散发病例的若干倍。

（4）大流行:某病在一定时间内迅速传播,波及全国各地,甚至超出国界和洲界。

2. 传染病的时间（季节、周期）、空间（地区）和人间（年龄、性别、职业）分布。

（1）部分传染病的发病率具有明显的季节性,主要与气温的高低和昆虫媒介密度有关,也与易感人群的暴露机会有关。某些病后免疫很牢固的传染病如麻疹,经过一次流行后,要经过一段时间使易感者比例再次升到一定比例,才会发生另一次流行,称为流行的周期性。

（2）某些传染病由于中间宿主、地理环境、气温、人民生活习惯等原因,常局限在一定地区内发生,称为地方性传染病。以野生动物为主要传染源的自然疫源性传染病,也属于地方性传染病。外来性传染病则指在国内或地区内原来不存在,而是国外或外地传入的传染病。

（3）传染病具有一定的年龄分布,如百日咳、猩红热多发于儿童。由于接触病原体的机会不同,导致性别分布和职业分布的不同,如林业工人易被蜱叮咬而感染蜱媒传染病如森林脑炎、莱姆病等。

（四）有感染后免疫

人体感染病原体后,人体都会产生一定的特异性免疫,可检测到特异性抗体。有的抗体具有保护作用,可防止再次感染;有的抗体则无保护作用。针对病原体及其产物（如毒素）的特异性免疫称为获得性免疫。感染后（包括疫苗接种）获得的免疫属于主动免疫,通过注射抗体或从母体获得抗体的免疫属于被动免疫。

二、　传染病的发病机制

（一）传染病的发生机制

1. 入侵部位　病原体的入侵部位与发病机制密切相关,入侵部位适当,病原体才能定植、生长、繁殖并引起病变。如志贺氏杆菌和霍乱弧菌必须经口感染,破伤风杆菌必须经伤口感染才能引起疾病。

2. 机体内定位　病原体入侵并定植后,可在入侵部位直接引起病变,如恙虫病的焦痂;也可在远离入侵部位引起病变,如淋巴结炎、肝炎等。各种传染病的机体内定位不同,各有其特殊规律性。

3. 排出途径 各种传染病都有较为特定的病原体排出途径,是感染者和病原携带者具有传染性的重要因素。①部分病原体的排出途径是单一的,如志贺杆菌只通过粪便排出;②有的病原体有多种排出途径,如脊髓灰质炎病毒可通过粪便和飞沫排出;③有的病原体存在于血液中,当虫媒叮咬或输血时排出,如疟原虫。各种病原体排出体外的持续时间不同,因此不同的传染病有不同的传染期。

(二)组织损伤机制

1. 直接损伤 病原体借助其机械运动及所分泌的酶可直接破坏组织(如溶组织阿米巴滋养体)或通过细胞病变而使细胞溶解(如脊髓灰质炎)。

2. 毒素作用 有的细菌分泌毒性很强的外毒素,可选择性损害靶器官(如肉毒杆菌的神经毒素)或引起功能紊乱(如霍乱肠毒素)。革兰阴性杆菌裂解后释放的内毒素则可激活单核-吞噬细胞释放细胞因子而引起发热、白细胞增加、感染性休克和弥散性血管内凝血(disseminated intravascular coagulation,DIC)等现象。

3. 机体的免疫反应 在免疫反应中,机体杀灭病原体的同时,还可能引起一定的组织损伤,产生变态反应或免疫病理反应,称为免疫发病机制。

三、 传染病的临床特征和诊断

(一)病程发展特征

急性传染病的发生、发展和转归,一般分4个阶段。

1. 潜伏期 从病原体侵入人体起,至开始出现临床症状为止的时期,称为潜伏期。每种传染病的潜伏期都有一个范围(最短,最长)并呈常态分布,是检疫工作观察、留验接触者的主要依据。潜伏期长短一般与病原体的感染量成反比,也与机体的抵抗力有关。如果主要由毒素引起病理生理改变的传染病,则与毒素产生和播散所需时间有关。

2. 前驱期 从起病到症状明显开始为止的时期称为前驱期,其中的临床表现通常是非特异性的,如头痛、发热、疲乏、食欲下降和肌肉酸痛等,一般持续1~3天。起病急骤者,可无前驱期。

3. 症状明显期 部分传染病患者度过前驱期后,进入症状明显期,在此期间该传染病所特有的症状和体征通常都有典型的表现,如具有特征性的皮疹、黄疸、肝脾肿大和脑膜刺激征等。部分疾病,如脊髓灰质炎、乙型脑炎等,大部分患者无症状明显期即进入恢复期,临床上称为"顿挫型(abortive type)",仅少部分患者进入症状明显期。

4. 恢复期 当机体的免疫力增长到一定程度,体内病理生理过程基本终止,患者的症状和体征基本消失,临床上称为恢复期。在此期间,体内可能还有残余病理改变(如伤寒)或生化改变(如病毒性肝炎),病原体尚未被完全清除(如霍乱、痢疾),但食欲和体力均逐渐恢复,血清中的抗体效价亦逐渐上升到最高水平。

有些传染病人在恢复期可出现再燃或复发。再燃指初发病已进入缓解后期,体温尚未降至正常时,又复上升,再度发病,但一般为期较短,如伤寒。复发指初发疾病已经转入恢复期或在痊愈早期,而发病的症状再度出现,病原体在体内亦再度出现,如疟疾、伤寒等。

恢复期病人经过检测,无病原体排出后,可出院。

(二)常见症状与体征

1. 发热 大部分传染病都可引起发热,发热的热型具有鉴别诊断意义,常见热型如下。

（1）稽留热：体温升高到39℃以上而且24小时内相差不超过1℃，可见于伤寒、斑疹伤寒等。

（2）弛张热：24小时体温相差超过1℃但最低点未达正常水平，常见于伤寒的缓解期等。

（3）间歇热：24小时内体温波动于最热与正常体温之下，可见于疟疾等。

（4）回归热：高热持续数日后自行消退，但数日后又再出现高热，可见于回归热、布鲁菌病等。若在病程中多次重复出现并持续数月之久，称为波状热。

（5）不规则热：发热时病人的体温曲线无一定规律，可见于流行性感冒等。

2. 皮疹　许多传染病在发热的同时伴有皮疹。出疹时间、部位和先后次序对诊断和鉴别诊断有重要参考价值。皮疹的形态分为：

（1）斑丘疹：斑疹呈红色不突出皮肤，多见于斑疹伤寒、猩红热等。丘疹呈红色突出皮肤，可见于麻疹、恙虫病、传染性单核细胞增多症等。粉红色的丘疹称玫瑰疹，可见于伤寒、沙门菌感染等。斑丘疹指丘疹和斑疹同时存在，多见于麻疹、登革热、风疹、伤寒、猩红热等。

（2）出血疹：亦称淤点，大小不等，形态不一，压之不褪色，多见于肾综合征出血热、登革热和流行性脑脊髓膜炎。出血疹可相互融合形成淤斑。

（3）疱疹：初起为水疱，多见于水痘、单纯疱疹和带状疱疹等病毒性传染病或立克次体及金黄色葡萄球菌败血症等。若疱疹呈脓性则称为脓疱疹。

（4）荨麻疹：大小不等、高出皮肤表面、有痒感的皮疹，可见于病毒性肝炎、丝虫病、蠕虫蚴移行症等。

（5）黏膜疹：可为充血性和出血性，可呈斑疹或斑丘疹。麻疹患者口腔颊黏膜的麻疹黏膜斑（Koplic斑）也属于黏膜疹。

各种传染病出疹时间、皮疹分布均有其规律，如水痘多在发热同一天出疹，皮疹多分布在躯干。天花在发热第3天出疹，皮疹分布在面部和四肢。有些疾病如登革热、流行性脑脊髓膜炎可同时出现斑丘疹和出血疹。

3. 腹泻　腹泻是传染病的常见症状之一，可分为分泌性腹泻与炎症性腹泻。

（1）分泌性腹泻：病原体或其产物作用于肠上皮细胞，引起肠液分泌增多和（或）吸收障碍而导致的腹泻。患者多不伴有发热、腹痛，粪便性状为稀便或水样便，粪便的显微镜检查多无细胞，或可见少许红、白细胞。可见于霍乱、产肠毒素性大肠埃希菌肠炎、诺如病毒性胃肠炎等。

（2）炎症性腹泻：病原体侵袭上皮细胞，引起炎症而致的腹泻，常伴有发热，腹痛、里急后重，粪便多为黏液便或黏液血便，粪便的显微镜检查见有较多的红、白细胞。包括细菌性痢疾、侵袭性大肠埃希菌肠炎、肠出血性大肠埃希菌肠炎、小肠结肠炎耶尔森菌肠炎等。

4. 毒血症状　病原体的各种代谢产物，包括毒素，可引起除发热外的多种症状，如疲乏、全身不适、厌食、头痛、肌肉、关节和骨骼疼痛等。严重者有意识障碍、谵妄、脑膜刺激征、中毒性脑病、呼吸衰竭和休克等，还可引起肝肾损害。

（三）传染病的诊断原则

综合流行病学资料、临床资料和实验室检测进行诊断。

1. 流行病学资料　流行病学资料（如暴露史、季节、地区等）在传染病诊断中占重要地位。某些传染病在发病年龄、职业、季节、地区及生活习惯方面有高度选择性，诊断时必须取得有关流行病学资料作为参考。预防接种史和既往病史有助于了解患者免疫状况。

2. 临床资料　发病诱因、起病方式对传染病的诊断具有重要参考价值。热型、腹泻、头痛、黄疸、玫瑰疹、焦痂、腓肠肌压痛和 Koplic 斑等特征性临床症状均有助于诊断和鉴别诊断。

3. 实验室及其他检查

（1）一般实验室检查：包括血液、大小便常规和生化检查。

1）血液常规：白细胞总数显著增加多见于化脓性细菌感染；革兰阴性杆菌感染、病毒性疾病和原虫感染时白细胞总数通常减少或正常；蠕虫感染嗜酸性粒细胞通常增加；嗜酸性粒细胞减少多见于伤寒、流行性脑脊髓膜炎等。

2）尿常规：有助于钩端螺旋体病和流行性出血热的诊断。

3）大便常规：有助于肠道细菌与原虫感染的诊断。

4）血液生化：有助于病毒性肝炎、肾综合征出血热等的诊断。

（2）病原学检查：

1）直接分离病原体：通过显微镜或肉眼检出病原体而确诊。

2）分离培养病原体：细菌、螺旋体和真菌通常可用培养基分离培养，立克次体则需动物接种或细胞培养才能分离出来，病毒分离一般需用敏感细胞分离和培养。标本应尽量于病程早期、未使用药物前采集，同时应注意标本的正确保存与运送。

3）检测特异性核酸：可用 DNA 印迹、RNA 印迹、RT-PCR 或 PCR 检测病原体核酸。

4）检测特异性抗原：病原体特异性抗原可提供病原体存在的证据，其诊断意义往往较抗体检测更为可靠。

（3）特异性抗体检测：在传染病早期，特异性抗体在体内滴度很低，在恢复期或后期则明显升高。取急性期及恢复期双份血清检测，抗体由阴转阳或滴度升高 4 倍以上，有重要诊断意义。特异性 IgM 抗体的检出有助于近期感染的诊断。

（4）其他检查：内镜、超声波、X 线等影像学检查，有助于疾病的诊断和鉴别诊断。

四、传染病的流行过程及影响因素

（一）传染病的流行过程

传染病的流行过程指传染病在人群中发生、发展和转归的过程，流行过程的发生需要三个基本条件：传染源、传播途径和易感人群。流行过程受社会和自然因素的影响。

1. 传染源（source of infection）　传染源是指病原体已在体内生长、繁殖并能将其排出体外的人和动物。传染源包括患者、隐性感染者、病原携带者、受感染动物；不同的传染源在流行中的重要性因不同传染病而异。

（1）患者：潜伏期、急性期和慢性期患者是重要的传染源，但不同疾病的传染期有明显差别。大部分传染病以临床症状期为主要传染期，病愈后病原体也随之消失。为防止传染病扩散，隔离时间一般参照该病的传染期而定。

（2）隐性感染者：某些传染病如流行性脑脊髓膜炎、脊髓灰质炎等，大部分感染者不发生明显的临床症状，而是以隐性感染为主。隐性感染者虽无临床症状，但可排出病原体，是重要的传染源。发现隐性感染者，在传染病控制中十分重要。

（3）病原携带者：分病后病原携带者和健康病原携带者，部分健康病原携带者可能属于隐性感染者。由于病原携带者无症状但能排出病原体，难以被发现和管理，在传染病的传播中起重要作用。病原携带者作为传染源的意义，与排出病原体的数量、性质、携带时间、携带者的职业、卫生习惯、周围的卫生条件、周围人群的易感水平有关。

（4）受感染动物：以动物为重要传染源的传染病，如鼠疫、流行性出血热、狂犬病等，受感染动物是最重要的传染源。人与动物对病原体的易感性、感染动物数量、与人的接触机会和方式，均影响受感染动物作为传染源的意义。

2. 传播途径　病原体离开传染源后，到达另一个易感者的途径，称为传播途径（route of transmission）。每种传染病由一定传播因素所传播，有的病原体的传播途径是单一的，有的是多因素的。

（1）呼吸道传播：患者鼻咽部存在病原体，当患者呼吸、讲话、咳嗽、喷嚏时排出体外，分布于病人周围的空气中，根据病原体耐受性的不同，可通过飞沫、飞沫核或尘埃传播。

呼吸道传播传染病的流行特征为：①病例集中而且连续发生；②潜伏期短的疾病可形成暴发或流行；③可出现周期性和季节性升高现象，一般以冬春季多见；④病例常以儿童为主；⑤流行的强度常与人群的免疫状况、生活水平、居住条件密切相关。

（2）消化道传播：通过进食含病原体的水或食物而引起，如霍乱、伤寒、细菌性痢疾。水源被污染可引起暴发或流行。病原体在水和食物中的存活时间、水源和食物被污染的程度和范围、居民卫生习惯等，均可影响疾病的扩散。

（3）接触传播：分为直接接触和间接接触两种。

1）直接接触：指没有外界因素的参与下，传染源直接与易感者接触，如性接触；输注带病原体的血液、血液制品及药物；使用污染的医疗器械；器官移植等。直接接触传染病的流行特征为：①病例一般呈集中性出现；②可在家庭中传播；③个人卫生习惯不良者易发生。

2）间接接触：指通过被污染的生产工具和日常生活用品所造成的传播，也称为日常生活接触传播。如痢疾、甲型病毒性肝炎、伤寒等。其流行特征为：①散在发病，很少流行，可在家庭或同住者之间传播；②个人卫生习惯不良、卫生条件较差地区发病率较高；③流行过程缓慢，四季皆可发生病例，无明显季节高峰；④加强传染源管理和严格消毒制度可减少病例发生。

当病原体的芽胞（如破伤风、炭疽）、幼虫（如钩虫）或虫卵（如蛔虫）污染土壤时，可经土壤传播。传染源的排泄物或分泌物直接或间接污染土壤也可经土壤传播。寄生虫病易于通过土壤在儿童中传播。

（4）病媒传播：以医学媒介生物（如啮齿类、吸血节肢动物蚊子、跳蚤、白蛉、恙虫等）为中间宿主的传染病如鼠疫、疟疾、斑疹伤寒等。该类疾病的流行特征为：①有严格的季节性和地区性；②有明显的职业特点，如森林脑炎多见于伐木工人，流行性乙型脑炎多见于养猪者；③发病具有年龄特点，病例多集中于儿童或新迁入疫区的易感者；④一般无人直接感染人的病例。

3. 人群易感性　对某一传染病缺乏特异性免疫力的人称为易感者（susceptible population），易感者在某一特定人群中的比例决定该人群的易感性。当易感者在人群中的比例达到一定水平时，如果出现传染源和合适的传播途径，则传染病的流行易于发生。预防接种可降低易感者水平，减少流行的发生。

（1）人群易感性升高的主要因素：易感人口免疫力的自然消退或免疫人口的减少、易感人口输入（增加）等。

（2）人群易感性降低的主要因素：计划免疫；流行后或隐性感染后免疫人口的增加；人

群生活条件的改善,健康水平提高,非特异性免疫力的增强等。

(二)影响传染病流行的因素

社会因素和自然因素均可通过影响传染病流行的三个环节发生作用,从而起到促进或抑制流行过程的作用。

1. 自然因素 地理、气象、生态等自然因素通过:①直接影响病原体的生存能力;②影响机体的非特异性免疫力;③制约媒介生物和中间宿主的生长、繁殖和活动等方面,明显影响传染病的流行。寄生虫病和虫媒传染病对自然条件的依赖性尤为明显。传染病的地区性和季节性与自然因素密切相关。

2. 社会因素 包括社会制度、人口、经济、文化、教育、宗教信仰、居住条件、职业和劳动条件、社会地位、就医条件、个人卫生水平、社会的安定与动荡等,对传染病流行过程具有决定性的作用,而且往往比自然因素更为重要。社会因素主要影响传播途径,还可以作用于自然因素而影响流行过程。

五、 传染病的预防与管理

传染病的预防与管理主要根据传染源、传播途径和易感者这三个传染病发生的要素,从管理传染源、切断传播途径、保护易感人群三个方面进行预防。

(一)管理传染源

1. 早发现、早诊断 很多传染病在发病早期传染性最强,因此,早发现早诊断,及时确定传染源并采取隔离、治疗等相应措施,十分重要。使用传染病检测新技术,如基因检测、便携式快速测定装置等,有助于快速确定传染病例,是保证早发现早治疗的技术保障。

2. 健全传染病疫情报告制度 建立健全的疫情报告网和报告制度,是早发现早诊断的基础。《中华人民共和国传染病防治法》规定传染病进行分类管理和报告制度。1989 年《传染病防治法》规定的法定报告病种为 3 类 35 种。2004 年修订后,调整为 3 类 37 种。2008年将手足口病列入丙类传染病,2009 年将甲型 H1N1 流感列入乙类传染病(采取甲类的预防、控制措施)。2013 年将人感染 H7N9 禽流感纳入乙类传染病,将甲型 H1N1 流感从乙类调整为丙类传染病,并纳入现有流行性感冒进行管理;解除对人感染高致病性禽流感采取的传染病防治法规定的甲类传染病预防、控制措施。至 2014 年 10 月,规定管理的传染病共三类 41 种,分别为甲类(2 种)、乙类(25 种)和丙类(13 种),此外埃博拉出血热(又称埃博拉病毒病)为检疫传染病,但没有明确归类。

国务院可以根据情况,增加或者减少甲类传染病病种,并予公布。国务院卫生行政部门根据传染病暴发、流行情况和危害程度,可以决定增加、减少或者调整乙类、丙类传染病病种并予以公布。

(1)甲类传染病:鼠疫、霍乱。为强制管理的传染病,城镇要求发现后 2 小时内通过传染病疫情监测信息系统上报,农村不超过 6 小时。

(2)乙类传染病:传染性非典型肺炎(又称严重急性呼吸综合征,SARS)、病毒性肝炎、细菌性和阿米巴性痢疾、伤寒和副伤寒、艾滋病、淋病、梅毒、脊髓灰质炎、麻疹、百日咳、白喉、流行性脑脊髓膜炎、猩红热、流行性出血热、狂犬病、钩端螺旋体病、布鲁氏菌病、炭疽、流行性和地方性斑疹伤寒、流行性乙型脑炎、黑热病、疟疾、登革热。为严格管理的传染病,城镇要求发现后 6 小时内上报,农村不超过 12 小时。对乙类传染病中的 SARS、肺炭疽,采用甲类传染病的预防、控制措施。

（3）丙类传染病：肺结核、血吸虫病、丝虫病、包虫病、麻风病、流行性感冒、甲型 H1N1 禽流感、流行性腮腺炎、风疹、新生儿破伤风、急性出血性结膜炎、除霍乱、痢疾、伤寒和副伤寒以外的感染性腹泻病、手足口病。为监测管理传染病，要求发现后 24 小时内上报。

在我国，多个部委建立了传染病疫情直报系统，如国家卫生和计划生育委员会的人传染病疫情直报系统，国家农业部的动物传染病疫情报告系统等。相关部门应当主动收集、分析、调查、核实传染病疫情信息。接到传染病疫情报告或发现传染病暴发、流行时，应当立即报告当地卫生行政部门，由当地卫生行政部门立即报告当地人民政府，同时报告上级卫生行政部门和国务院卫生行政部门。

国际上，WHO、其他国家的疾病预防中心的报告等，均是获取疫情的渠道。在获取疫情数据的基础上，运用大数据、云数据等互联网新技术，系统分析和评价疫情报告数据，得出疫情分布规律，并采取相应的控制措施，在当今人员和货物交往越来越频繁的情况下，有效防控传染病的传播有着非常重要的作用。

3. 隔离和治疗传染源　传染病患者是重要的传染源，对发现的患者需要进行尽早隔离，即将患者置于不能向外传播的条件下，防止病原体的扩散，同时对患者进行及时治疗。

（1）不同的传染病有不同的隔离要求：①甲类传染病鼠疫、霍乱，乙类传染病传染性非典型肺炎，即严重急性呼吸综合征（SARS）、肺炭疽，必须强制隔离治疗。拒绝隔离治疗或隔离期未满即擅自脱离隔离治疗者，可由公安机关协助医疗机构采取强制隔离治疗措施；②乙类传染病可住院隔离或在家隔离，按有关规定严格管理，直至治愈；③丙类传染病和部分传染源作用不大的传染病如钩端螺旋体病、血吸虫病、疟疾等患者可不必隔离，正常治疗即可。

（2）隔离期限：自发病之日起到传染病完全消失止。各种传染病的隔离期限长短取决于该种传染病的传染期，也可参照微生物学检验结果决定。最好在微生物学培养阴性后解除隔离。

4. 对病原携带者的措施　病原携带者是传染病的另一重要传染源，人数多、无症状、在人群中自由活动，极易发生传播。通过病原体分离和培养，发现和治疗病原携带者，对发现的病原携带者应做好登记、定期随访、指导督促养成良好的卫生习惯和行为。经 2～3 次病原学检查为阴性者可解除管理。

为防止传染病继续传播，传染病患者和病原携带者不宜从事易于使该病传播扩散的职业或工种，如痢疾、伤寒和副伤寒携带者不得从事饮食、食品、供水、宾馆、旅馆、托幼机构、游泳池、浴池工作，直到病原体转阴后方可恢复工作。艾滋病、乙型和丙型肝炎病原携带者不得献血，艾滋病携带者不得从事生物制品、血站、托幼机构、服务行业等。

5. 对传染病接触者的管理　传染病接触者指与传染源有密切接触，并可能受染的易感者，管理的日期从接触的最后一天算起，至该传染病的最长潜伏期。对不同传染病的接触者分别采取不同的措施：

（1）留验：即将接触者收留在指定场所，限制其活动范围，进行观察、诊断和治疗，主要对于甲类传染病、乙类传染病 SARS、肺炭疽的接触者。

（2）医学观察：一般乙类和丙类传染病的接触者可正常学习和工作，但要接受体检、测量体温、病原学检查和必要的卫生学处理。若出现早期症状，应立即按病人对待，进行必要的处理。

（3）紧急预防接种或药物预防：对疫区人群可采取主动或被动免疫，或采取药物预防，如采用呋喃唑酮预防霍乱，青霉素、红霉素预防白喉、金刚烷胺或达菲预防流感等。

6. 管理动物传染源 动物作为传染源引起传播和流行的部分传染病,根据传染病的性质和动物的经济价值,采取捕杀、隔离、治疗及预防接种措施。对患禽流感、炭疽和疯牛病的家畜应杀死后焚烧或深埋,严禁宰杀后食用及使用其皮毛。

(二)切断传播途径

各种传染病可以通过不同的传播途径进行传播和流行,需根据不同的传播途径,制订相应的管理措施。

1. 改善卫生条件 消除环境中可能存在的疾病传播因子,是预防传染病的根本措施。

(1)加强食品卫生的监督和管理,管好水源和粪便。严格执行《食品卫生法》和《生活饮用水卫生管理条例》等卫生法规和条例,痢疾、伤寒、肝炎患者和病毒携带者,活动性肺结核、化脓性或渗出性皮肤病以及其他有碍食品卫生的患者均不得参与制作和销售直接入口食品的工作。

(2)呼吸道传染病主要经空气传播,多在冬春季发病,在流行期应尽量少去公共场所。公共场所应做好通风、消毒等。个人养成良好的卫生习惯,不随地吐痰、咳嗽和打喷嚏时要捂住口鼻。

(3)改善环境卫生,居室周围采用高效低毒安全快速的消杀灭方法,杀灭蚊蝇、虱、蚤、臭虫、蟑螂、老鼠等传播媒介。

2. 加强卫生检疫

(1)为防止传染病传播,在国境口岸,国境卫生检疫机关依照有关法规,对出入境人员、交通工具、货物和行李等实施卫生检查,以防传染病由国境传入或传出。

(2)在国内,则由卫生主管部门依法对染疫地区人员、货物和交通工具进行卫生检查以防止传染病在国内传播。

3. 对屠宰场的管理 为防止人畜共患传染病,可对动物进行预防接种,定期对牲畜进行检查。屠宰场应设专职卫生检疫人员,禁止病死动物肉上市。制作加工时应防止熟食受污染。

4. 加强血源和血制品管理,防止医源性传播 艾滋病、乙型、丙型肝炎等均可经血液传播。加强献血员管理,严格执行《采血供血机构和血液管理办法》,对献血员进行 HBsAg、抗-HCV、ALT、HIV 抗体筛查,医疗单位要严格执行一人一针一管和一次一用一消毒的办法,控制医源性传播。血站和生物制品单位应按《血液制品管理条例》要求,生产和供应血液制品和含人体成分的生物制品。

(三)保护易感人群

1. 健康教育 卫生主管部门应统一部署和实施有效传染病预防策略、法规和措施,并采取多种形式进行广泛的健康教育,向广大群众宣传控制传染病的传播、危害和防治对策等科学知识。从事食品、托幼、教育、医疗行业的从业人员应具备良好的卫生防病知识和职业道德。

2. 预防接种

(1)人工主动免疫:即用免疫原性物质(疫苗)接种易感者,使机体产生对相应病原体的特异性免疫。疫苗包括死疫苗、减毒活疫苗、类毒素疫苗、亚单位疫苗、多肽疫苗等,根据不同疾病和免疫效果进行选择。

计划免疫是按规定的免疫程序,按计划对应免疫人群进行预防接种,以提高人群免疫水平。是"人工主动免疫"的一种实施形式。当前我国儿童计划免疫是对 7 岁及以下的儿童进行百白破、脊髓灰质炎、卡介苗、乙型病毒性肝炎、甲型病毒性肝炎、流行性乙型脑炎、流行性脑脊髓膜炎、麻疹、风疹和腮腺炎三联疫苗的基础免疫及以后适时的加强免疫。

（2）人工被动免疫：通过注射含有特异性抗体的免疫血清或细胞因子等免疫制剂，使机体立即获得特异性免疫。作用快，持续时间短，主要用于治疗和紧急预防。

六、生物恐怖中的传染病管理和控制

生物恐怖通过蓄意释放传染病病原体或其产生的毒素，从而造成人群中传染病的暴发、流行或中毒，导致人的失能和死亡，以达到引起恐慌和社会动乱，恐吓或强迫政府和社会等政治目的。生物恐怖的病原体常为病毒和多重耐药菌，缺乏有效的治疗手段，一旦发生，后果极为严重，严重威胁人民生命和健康。

（一）生物恐怖的病原体特点

生物恐怖制造者多选用具有较高传染性和播散能力的病原体，或对病原体进行修饰，以提高致病性和播散能力。美国疾病预防和控制中心（CDC）根据病原体所导致疾病的严重程度对生物恐怖病原体进行了分类。

1. A类 具高致病性、高致死率，强传播能力，可进行人与人传播；能够引起公众恐慌和社会分裂；为预防该病传播需要公共卫生系统进行周密的规划。这类病原体主要包括天花病毒、鼠疫杆菌、土拉菌、肉毒杆菌、埃博拉病毒、马尔堡病毒、拉沙病毒和炭疽杆菌。

2. B类 具较高致病性但致死率较低；具较强传播能力，能进行人与人传播；为预防该病传播需要公共卫生系统和医疗机构增强实验室检测能力并对疾病进行监测。这类病原体主要包括布鲁菌病、威胁食品安全致病菌（如沙门菌属）、威胁水安全的致病菌（霍乱、隐孢子虫）、鼻疽和类鼻疽、鹦鹉热、Q热、葡萄球菌肠毒素B、病毒性脑炎等。

3. C类 易获得、传播能力强、具潜在高致病性和高致死率，能够对个体健康产生严重威胁。这类病原体多引发新传染病，如汉坦病毒、Nipah病毒、SARS病毒。

在以上病原体中，真正可能大规模危害人群，造成城市和国家瘫痪的生物恐怖武器，主要有天花病毒、炭疽杆菌、鼠疫杆菌、肉毒杆菌、土拉菌。

（二）生物恐怖的流行病学特点

1. 传染源难以追查 一般生物恐怖主要通过散布气溶胶、污染水源和食品或由媒介生物引起，攻击点具有不确定性和分散性，突发，很难确定最初的传染源。

2. 传播途径隐蔽 正常情况下，每种传染病有其特定的传播途径。但生物恐怖多采取气溶胶经呼吸道感染，反常的传播途径会干扰疾病的诊断和治疗。

3. 人群普遍缺乏免疫力 生物恐怖往往会选择目标人群缺乏免疫力的病原体或经改造和修饰，毒性增强或耐药的病原体，增加了防治难度。

4. 流行形式特殊 生物恐怖袭击后，受攻击地区人群可同时大批感染，出现暴发流行，发病例数在短时间内迅速达到高峰。

（三）生物恐怖的判断、现场隔离和救治

可疑生物恐怖发生后，检测机构应采集各种可疑材料，包括被投放物、被污染物品、病人、尸体及动物标本等。因病原体多为强致病微生物，必须特别注意个人防护，采样完毕后应彻底消毒处理所用器材和衣物等。

1. 生物恐怖发生后首先应采取隔离措施，划分现场。

（1）一般将紧邻事故污染现场的区域划为热区（hot zone，红区），在此区域救援人员必

须装备防护装置。

（2）围绕热区以外的区域为温区（warm zone，黄区），在此区域的人员要穿戴适当的防护装置以避免二次污染。一般以黄色线将此区与外面的区域划分，此线也是洗消线，所用出此区域人员必须在此线上进行洗消处理。

（3）洗消线外是冷区（cold zone，绿区），患者的抢救、支持指挥机构设在此区，此区的分离线是冷线（绿线），用以控制进入人员。

2. 生物恐怖救治的急救措施主要包括以下措施。

（1）气道检查：判定呼吸道是否通畅，并采取措施保持气道通畅。

（2）呼吸系统功能评估：观察是否有自主呼吸、呼吸频率、深浅等，如果疑有呼吸停止，须立即给予人工呼吸。

（3）循环系统功能评估：测定血压、脉搏，检查有无活动性大出血。

（4）神经系统功能评估：检查意识状态、有无昏迷等。

（5）显露全身，以便检查。

（四）生物恐怖的预防

随着生物恐怖在全球的威胁升高，各国相继推出了相应的预防政策。主要包括：①制订应对的应急预案、规划和流程；②训练紧急反应队伍，以控制感染，收集标本，分析等；③公众教育，向医务人员、媒体、一般公众解释发生袭击时应如何行动；④多部门合作，建立全国数据库，密切监测可疑病例；⑤确保有足够的安全实验室，以迅速对怀疑的患者进行检测；⑥资源储备，确保在袭击发生时，有足够的实验室、人员和物资；⑦加强与其他国家的合作，共享信息，有效预防。

第二节 呼吸道传播传染病

呼吸道传播的传染病，主要经空气、飞沫或尘埃传播，具有病例集中而且连续发生；易暴发或流行；多有明显的周期性和季节性，流行的强度常与人群的免疫状况、生活水平、居住条件密切相关等特点。主要包括 SARS、流行性感冒、人感染高致病性禽流感、甲型 H1N1 流感、肺结核等。

一、严重急性呼吸综合征

严重急性呼吸综合征（severe acute respiratory syndrome，SARS）是由 SARS 冠状病毒引起的急性呼吸道传染病，传染性强。

（一）病原学

SARS 冠状病毒属冠状病毒科，为单股正链 RNA 病毒。病毒颗粒周围有典型的鼓槌状突起，外形呈日冕状。可在非洲绿猴肾细胞（Vero 细胞）、狗肾细胞、人胚肾细胞、人胚肺细胞、人横纹肌肿瘤细胞等细胞系中繁殖。

SARS 冠状病毒较稳定，在干燥的塑料表面最长能存活 4 天，在尿液中至少能存活 1 天，粪便中至少存活 2 天，在腹泻患者粪便中则能生存 4 天。在 4℃ 培养中存活 21 天，−80℃ 保存稳定性佳。对常用的各种消毒剂和紫外线敏感，加热到 56℃ 90 分钟或 75℃ 30 分钟可灭活病毒。

（二）流行病学

1. 传染源　患者是主要传染源，急性期患者体内病毒含量高，传染性强。少数"超级传播者"可造成数十甚至成百人感染。

2. 传播途径

（1）呼吸道传播：短距离飞沫传播是主要的传播途径，患者打喷嚏、咳嗽、大声讲话时，飞沫直接被易感者吸入而发生感染。气溶胶是另一种方式，易感者吸入含病毒的气溶胶而感染。

（2）消化道传播：粪便中的病毒污染了建筑物的污水和排气系统可造成局部流行。

（3）接触传播：通过直接接触患者的呼吸道分泌物、消化道排泄物或其他体液，或者间接接触被污染的物品，也可导致感染。

3. 易感者　人群普遍易感，发病者以青壮年居多，儿童和老人少见，男女比例为1∶0.87左右。患者家庭成员和医务工作者属高危人群。患病后可获一定程度的免疫力，尚无再次发病的报告。

4. 流行特征　发生于冬末春初，有明显家庭和医院聚集发病现象。社区发病以散发为主，偶见点状暴发流行。主要流行于人口密集的大都市，农村地区较少发病。

（三）发病机制

发病机制尚不清楚，SARS病毒在呼吸道黏膜上皮、肺泡上皮和肺血管上皮内复制，导致的免疫损伤可能是本病的主要病因。病理改变以肺最明显，可见弥漫性肺泡病变，肺水肿和透明膜形成，3周后可见肺间质纤维化。

（四）诊断

潜伏期2～14天。

1. 流行病学史　发病前2周内有与SARS患者有密切接触史，或属于被传染的群体发病者之一，或有明确传染他人的证据；曾到过或居住于目前有SARS流行的区域。

2. 临床表现　典型患者起病急，以发热（>38℃）为首发症状，常无上呼吸道卡他症状，发病早期即可有明显的气短和进行性呼吸困难，病情于10～14天达到高峰，发病2～3周后体温恢复正常，肺部炎症消退较慢。重症患者病情急，进展快，易出现呼吸窘迫综合征。儿童较成人病情轻，妊娠早期孕妇易流产，老年患者症状常不典型。部分患者无发热。

3. 实验室检查

（1）常规检查

血常规：外周血白细胞计数通常正常或下降，绝对淋巴细胞计数常下降。

血液生化：谷丙转氨酶（ALT）、肌酸磷酸激酶（CPK）与乳酸脱氢酶（LDH）水平升高，血氧饱和度降低。

（2）血清学检查

病毒抗原测定：测血清或组织中病毒抗原。

病毒抗体测定：免疫法测血清中SARS病毒抗体。

（3）病原学检查

病毒分离：呼吸道分泌物、血液等标本接种到Vero细胞中进行培养，分离病毒后用RT-PCR或免疫法进行鉴定。

病毒核酸检测：RT-PCR测呼吸道分泌物、血液和大便等标本中病毒RNA。

（4）影像学检查：大量患者在早期出现不同程度的片状、斑片状浸润性阴影或呈网状改变。部分重症患者进展迅速,呈大片状阴影,常为多叶或双侧改变,肺部阴影与症状、体征不一致。对胸片无病变而临床表现怀疑的患者,1~2天内要复查胸部X线。

4. 抗生素治疗无明显效果。

(五)预防与控制

1. 控制与管理传染源

(1)疫情报告:SARS为乙类传染病,但预防和管理措施采取甲类传染病的方法执行。发现或怀疑本病时,城镇2小时、农村6小时内向卫生防疫机构报告。

(2)隔离治疗患者:对临床诊断和疑似病例应在指定的医院按呼吸道传染病分别进行隔离治疗。同时具备以下3个条件才能考虑出院:体温正常7天以上,呼吸系统症状明显改变,X线胸片有明显吸收。

(3)隔离观察密切接触者:对医学观察病例和密切接触者,应在指定地点接受隔离观察,为期14天。在家中隔离观察时应注意通风,避免与家人密切接触。

2. 切断传播途径

(1)严格隔离病人:医院应建立专门通道,病区应有无交叉的清洁区、半污染区和污染区。病房、办公室均应通风良好。疑似患者和确诊患者应分开病房收治,所有诊疗用品、建筑物空间、地板、物体表面、患者用过的物品、排泄物必须严格按照要求进行充分消毒。进入病区人员应注意个人防护。

(2)社区综合预防:①加强科普宣传,流行期间减少大型集会活动,保持公共场所通风换气;②注意空气、水源和下水道系统的处理消毒;③保持良好的个人卫生习惯,打喷嚏、咳嗽和清洁鼻子后要洗手,流行季节避免前往人多或相对密闭的地方;④有咽痛、咳嗽时,及时就医,注意戴口罩,避免与他人密切接触。

(3)在SARS流行期间实施国境卫生检疫和国内交通工具检疫,以防止疾病传入或传出。

3. 保护易感人群 尚无效果肯定的预防药物或疫苗。医务人员及其他人员进入病区,应注意个人防护,需戴12层面纱口罩或N95口罩,戴手套、隔离衣,避免体表暴露。

二、流行性感冒

流行性感冒(influenza),简称流感,是由流感病毒引起的急性呼吸道传染病,具有高度传染性。流感病毒分甲、乙、丙三型,其中甲型流感病毒易变异,可引起流行或大流行,威胁性最大。

(一)病原学

流感病毒属正黏病毒科,单股负链RNA病毒。病毒一般呈球形,自外向内,分为外膜(囊膜)和核心两部分。核心由单股负链RNA、RNA聚合酶和核蛋白构成,核蛋白为型特异性抗原,据此分为甲(A)、乙(B)、丙(C)三型,三型间无交叉免疫。外膜中含表面抗原血凝素(HA)和神经氨酸酶(NA)两种糖蛋白,以及基质蛋白M2。HA和NA均是株特异性抗原,是划分甲型流感病毒亚型的主要依据。

根据流感病毒感染对象的不同,可分为人、猪、马及禽流感病毒等。此外,流感病毒按照HA和NA抗原不同可分为若干亚型。国际通用的流感病毒株的命名包含以下6个要素:核蛋白抗原型别(用ABC表示)、宿主来源(若宿主非人类来源)、发现地区、毒株编号、分离年份,如果是甲型流感,还需在括号内根据HA和NA注明亚型,表示为HnNn,其中H代表血凝素,N代表神经氨酸酶。例如,1997年在香港人和鸡中分离到的两种H5N1流感病毒,分别表示为A/HongKong/156/97(H5N1)和A/chicken/HongKong/220/97(H5N1)。

抗原变异是流感病毒独特而显著的特征,由于不断发生抗原变异导致流感反复流行。在感染人类的三种流感病毒中,甲型流感病毒变异性极强,常引起流感大流行,乙型次之,丙型流感病毒的抗原性非常稳定。

流感病毒不耐热,100℃ 1分钟即被灭活,在0~4℃可存活数周。在-60℃或冻干条件下可长期保存。对干燥、日光、紫外线、乙醚、乙醇、氯都很敏感,一般抗生素对它无效。

(二)流行病学

1. 传染源　流感病人和隐性感染者是主要传染源,潜伏期末即有传染性,发病3天内传染性最强。

2. 传播途径　主要在人与人之间经飞沫直接传播,也可通过被污染的手、食具、茶杯或玩具等日常用品而传播。

3. 人群易感性　人对流感普遍易感,感染后对同型病毒有免疫力,但维持时间短,各型及亚型之间无交叉免疫。由于病毒的抗原性和致病性极易发生变异,病毒变异后人群无免疫力,易于引起流行。

4. 流行特征　流感在世界各地均有发生,流行特点为突然发生,迅速蔓延,一般规律是从大城市向小城市和农村扩散,从集体单位向居民扩散,多发生于冬、春季。甲型流感易发生流行和大流行,其流行具有一定的周期性:一般间隔10~15年就会发生一次抗原性转变,产生一个新亚型,可引起世界性大流行;一般2~3年发生一次内部抗原漂移,常引起季节性或地方性流行。乙型流感病毒只有抗原漂移,无抗原转变,以局部流行为主,5~6年发生一次。丙型则为散发。

(三)发病机制

流感病毒选择性侵犯Ⅱ型肺细胞、肺泡巨噬细胞和非纤毛状上皮细胞,影响细胞再生、转运和表面活性产物形成,损伤天然免疫反应,炎症反应加强,细胞因子表达失常,造成感染细胞功能障碍或死亡。病理检查可见支气管黏膜严重坏死,肺泡内大量淋巴细胞浸润,散在的出血灶和肺不张,透明膜形成。

(四)诊断

流感的潜伏期通常为1~7天。

1. 流行病学史　冬春季在同一地区,1~2天内有大量上呼吸道感染病人发生,有与流感病人近距离接触史。

2. 临床表现　以全身中毒症状为主,呼吸道症状轻微。临床上主要分为单纯性流感型、流感病毒性肺炎、中毒型流感三种类型。后两种类型病情严重,病死率较高。单纯流感型常见,预后较好。除以上三型外,在流行中尚可见到"胃肠型"流感。主要表现为恶心、呕吐及严重腹泻等消化道症状,病程2~3天,恢复较快。

3. 实验室诊断

(1)血象:白细胞总数减少,中性粒细胞明显减少,淋巴细胞比例增高,单核细胞也可增加。此种特殊血象在发病初期即出现,持续10~15天。如合并细菌感染则白细胞总数及中性粒细胞比例增高。

(2)细胞学及病毒抗原检查:起病3日内鼻咽膜压片染色找包涵体,病毒抗原检测呈阳性。

（3）血清抗体检测:取急性期及病后 3~4 周的双份血清,进行补体结合试验或血凝抑制试验,滴度增长 4 倍以上,为阳性。

（4）病毒分离:取急性期(1~3 天)含漱液或咽部拭子,接种于鸡胚或组织培养进行病毒分离。

（五）预防与控制

1. 控制传染源　及早对患者实行呼吸道隔离和治疗,隔离时间为 1 周或至主要症状消失。发现疫情及时报告,及时掌握疫情动态。

2. 切断传播途径　流行期间应暂时停止大型集会及集体文娱活动,尽量少去公共场所。注意室内通风,必要时进行公共场所消毒。病人用过的物品和分泌物,进行消毒处理。医务人员工作期间戴口罩、勤洗手,防止交叉感染。

3. 保护易感人群

（1）疫苗接种:是最基本的预防措施。WHO 每年都会预测当年将出现的新流感病毒株类型并公布新的流感疫苗组成成分。我国目前使用三种流感疫苗:全病毒灭活疫苗、裂解疫苗和亚单位疫苗。①全病毒灭活疫苗免疫原性好但副作用较大,不适合 13 岁以下儿童;②亚单位疫苗副作用小但免疫原性一般;③裂解疫苗免疫原性和副作用均比较理想,应用较为普遍。

1）重点接种人群:65 岁以上老人;严重心肺疾病患者、慢性肾病、糖尿病、免疫缺陷病或受激素及免疫抑制剂治疗者、医疗卫生机构工作者。

2）不宜接种人员:对鸡蛋或疫苗中其他成分过敏者、格林-巴利综合征患者、怀孕 3 个月内的孕妇、急性感染性疾病患者、严重过敏体质者。

（2）药物预防:应用药物预防可降低发病率,可使得高度受威胁而又不能接种疫苗的易感者及时得到保护。可选用金刚烷胺、奥司他韦等。

4. 监测与管理　为预防流感大流行,需要加强疫情监测,掌握国内外疫情动态,分析流行因素,了解当前人群的免疫水平。WHO 建立了国际流感中心,我国的流感中心设在中国预防医学科学院病毒研究所。

（1）血清抗体监测:选择中小学校 1~2 所,以 5 岁为一年龄组,每组不少于 60 人,于流行前测血清抗体滴度。一般认为,当人群对新分离出的流感病毒株血清抗体阳性率低于 30% 时,则预测可能发生中小流行。

（2）在流行季节,对门诊患者或疑似患者采咽喉含嗽液作培养,分离病毒并及时鉴定血清型,如分离到病毒应及时向流感中心上报。

三、 人感染高致病性禽流感

人禽流感(human avian influenza)由甲型流感病毒某些感染禽类亚型中的一些毒株引起,为人、禽、畜共患急性传染病。其中高致病性禽流感常由 H5 和 H7 亚型引起,病情严重,死亡率较高。

（一）病原学

感染禽类的甲型流感病毒称为禽流感病毒,属于甲(A)型流感病毒属,其生物学特点和分型与流感病毒一致,为单股负链 RNA。按病毒外膜血凝素(HA)和神经氨酸酶(NA)表面抗原的不同,可分为 16 个 H 亚型(H1~H16)和 9 个 N 亚型(N1~N9),其中的 H5 和 H7 亚型毒株能引起严重的禽类疾病,称为高致病性禽流感病毒。目前感染人的禽流感亚型主要是 H5N1、H7N7、H9N2 等。其中以 H5N1、H7N9 亚型的患者病情重,病死率高。人类对大多数亚型没有免疫力,禽流感病毒有启动人类新的流感大流行的潜在威胁。

禽流感病毒对热、乙醚、氯仿、丙酮等敏感,对低温抵抗力强。在自然环境下,口腔、鼻腔和粪便中的病毒由于受到有机物的保护,具有较大的抵抗力。分离禽流感病毒需要在生物安全防护三级(P3)实验室进行。

(二)流行病学

1. 传染源 患禽流感或携带禽流感病毒的鸡、鸭、鹅等家禽,其他禽类、野禽或猪也有可能成为传染源。

2. 传播途径 主要是呼吸道传播,也可通过密切接触感染的家禽及其分泌物、排泄物、受病毒感染的水而感染。可人与人之间直接传播的发生有限。

3. 易感人群 人群普遍易感,12 岁以下儿童、年老体弱者发病率较高,病情较重。与不明原因病死家禽或感染、疑似感染禽流感家禽密切接触人员是高危人群。H7N9 禽流感病毒在人群中存在隐性感染。

4. 流行特征 禽流感病毒感染具有高度职业相关性。家禽从业者、医务人员、实验室工作人员有较高病毒抗体滴度。

对于 H5N1,一般禽流感常发生于人禽流感之前;而 H7N9,可无禽流感发生,只出现人流感。WHO 发布的数据显示,全球 H5N1 禽流感死亡率达 60%,H7N9 死亡率约 30%。

(三)发病机制

发病机制与流感病毒类似。

(四)诊断

潜伏期 1～7 天。

1. 流行病学史 发病前一周内曾到过禽流感暴发地区,或与禽流感患者有密切接触者;或与病禽及其分泌物、排泄物等有密切接触者;或从事禽流感病毒实验室工作人员。

2. 临床表现 起病急,早期表现类似普通流感。体温大多持续在 38.5℃以上,热程 1～7 天。大多数患者病情较轻,少数患者(特别是 H5N1 亚型感染者)病情进展迅速,出现重症肺炎、呼吸窘迫综合征、肺出血、胸腔积液、全血细胞减少、败血症、休克、多脏器功能衰竭以及 Reye 综合征等多种并发症,可导致死亡。

3. 实验室检查

(1)常规检查

血常规:白细胞总数一般正常或偏低,重症者白细胞和淋巴细胞数量减少。

(2)血清学检查

1)病毒抗原检测:测定患者血清样本中甲型流感核蛋白抗原及禽流感病毒 H 型抗原。

2)病毒抗体检测:发病初期和恢复期双份血清,病毒抗体前后有 4 倍以上升高,可作为回顾性诊断的参考指标。

(3)病原学检查

1)病毒分离:可从患者呼吸道标本中(如鼻咽分泌物、口腔含漱液、气管吸出物或呼吸道上皮细胞)中分离禽流感病毒。

2)病毒核酸检测:采用 RT-PCR 法测定病毒核酸。

(4)影像学检查:X 线胸片可见肺内斑片状、弥漫性或多灶性浸润,但缺乏特异性。重症患者肺内病变进展迅速,呈大片毛玻璃状或肺实变影响,少数可伴有胸腔积液。

4. 诊断标准

（1）医学观察病例：有流行病学史，1 周内出现流感临床表现者。

（2）疑似病例：有流行病学史和临床表现，呼吸道分泌物、咽拭子、痰液、血清甲型流感病毒抗原阳性。

（3）临床诊断病例：被诊断为疑似病例，但无法进一步取得临床检验标本或实验室检查证据，而与其有共同接触史的人被诊断为确诊病例，并能排除其他诊断者。

（4）确诊病例：有流行病学史和临床表现，从患者呼吸道分泌物或尸检肺组织标本中分离出特定病毒或相关禽流感亚型核酸检测阳性，且恢复期双份血清抗禽流感病毒抗体滴度较发病初期有 4 倍以上升高者。

（五）预防与控制

1. 监测及控制传染源　加强禽类疾病监控，一旦发生禽流感疫情，捕杀高致病性禽流感疫点半径 3km 范围内的全部家禽，并对疫点 5km 范围内的易感禽类进行强制性紧急免疫接种，并应加强对密切接触禽类人员的检疫。对病人和疑似患者进行隔离治疗。

2. 切断传播途径　发生疫情后：①对禽类养殖场、市售禽类摊档以及屠宰场进行彻底消毒，对死禽及禽类废弃物应销毁或深埋；②医院要彻底消毒，防止病人排泄物及血液污染院内环境及医疗用品；医护人员要做好个人防护；③加强检测标本和实验室毒株的管理，分离禽流感病毒需在 P3 实验室；④严格执行操作规范，防止医院感染和实验室的感染及传播。

3. 保护易感人群　养成良好的个人卫生习惯，勤洗手，保持室内空气清新流通，尽量少去空气不流通和人群聚集的公共场所，禽类食品加热 75℃ 以上 2 分钟，以灭活病毒，避免食用生鸡蛋。

4. 禽流感的监测与控制同流感病毒。

四、 流行性脑脊髓膜炎

流行性脑脊髓膜炎，简称流脑，是由脑膜炎奈瑟菌引起的急性化脓性脑膜炎。

（一）病原体

脑膜炎奈瑟菌（又称脑膜炎球菌）属奈瑟氏菌属，革兰染色阴性肾形双球菌，大小为 $0.6 \sim 0.8 \mu m$，有荚膜，无芽胞，不活动。普通培养基上不易生长，在巧克力或血琼脂培养基上生长良好。

脑膜炎奈瑟菌具有下列主要抗原：群特异性荚膜多糖、外膜蛋白抗原、脂寡糖抗原、菌毛抗原等。细菌对干燥、湿热、寒冷、阳光、紫外线及一般消毒剂均极敏感。

（二）流行病学

1. 传染源　带菌者和流脑病人为本病传染源。本病隐性感染高，带菌者具有重要的流行病学意义。

2. 传播途径　病原菌主要经咳嗽、打喷嚏借飞沫传播。密切接触（如同睡、怀抱、接吻）对 2 岁以下婴幼儿的发病有重要意义。

3. 人群易感性　人群普遍易感，感染后产生持久免疫力；各群间有交叉免疫，但不持久。本病隐性感染率高，婴幼儿（6 个月 ~2 岁）的发病率最高。

4. 流行特征　本病呈世界性分布，全年均可发病，在温带地区可出现地方性流行，但在冬春季节会出现季节性发病高峰。

（三）发病机制

病原菌自鼻咽部侵入人体,释放内毒素,激活补体,血清炎症介质明显增加,产生循环障碍,出现弥散性血管内凝血、出血和休克,最终造成多器官功能衰竭。根据病理改变,可分为败血症期和脑膜炎期。

（四）诊断

1. 流行病学史　冬春季节发病(2～4月为流行高峰),1周内有流行性脑脊髓膜炎患者密切接触史;或当地有本病发生或流行,既往未接种过流行性脑脊髓膜炎菌苗者。

2. 临床表现　潜伏期为1～7天。

按病情分为普通型、暴发型、轻型和慢性型4种类型。主要临床表现为突发高热、剧烈头痛、频繁呕吐、皮肤黏膜淤点、淤斑及脑膜刺激征,严重者可有败血症休克和脑实质性损害。暴发型起病,起病更急剧,病情多变,如不及时治疗可迅速致死。

3. 实验室检查

（1）常规检查

1）血常规:外周血白细胞明显增高,中性粒细胞增高,并发弥散性血管内凝血(DIC)者血小板减少。

2）脑脊液检查:病初仅颅内压增高,随后脑脊液出现混浊,白细胞数明显增高,以多核细胞为主,蛋白含量增加,糖及氯化钠降低。

（2）细菌学检查:是确诊的重要手段。

1）涂片检查:皮肤淤点处的组织液或离心沉淀后的脑脊液做涂片,查革兰染色阴性双球菌。

2）细菌培养:取淤斑组织液、血或脑脊液,进行细菌培养。应在使用抗生素前收集标本。有脑膜炎奈瑟菌生长时,应做药物敏感性试验。

3）细菌DNA测定:RT-PCR等测定细菌DNA。

（3）血清学检查

1）特异性抗原检测:检测血液、脑脊液中的特异性多糖抗原,本方法快速、灵敏、特异,有助于早期诊断。

2）特异性抗体检测:检测血清特异性抗体,不能早期诊断,只能作为回顾性诊断或流行病学调查。

（五）预防与控制

1. 管理传染源　对患者进行呼吸道隔离和治疗,隔离至症状消失后3天,一般不少于病后7天;密切接触者应医学观察7天。应按乙类管理传染病要求,做好疫情报告工作。

2. 切断传播途径　搞好环境卫生,保持室内通风。流行期间加强卫生宣教,应避免大型集会或集体活动,不要携带婴幼儿到公共场所,外出应戴口罩。

3. 保护易感者　疫苗预防以15岁以下儿童为主要对象,新兵入伍及免疫缺陷者均应注射。对密切接触者和疑似患者,除作医学观察外,可进行药物预防。

五、 结核病

结核病(tuberculosis)是由结核杆菌引起的慢性传染病,可累及全身多个脏器,以肺结核最多见。

（一）病原学

结核病的病原菌为结核分枝杆菌,属分枝菌属,包括人型、牛型、马型及鼠型等种类。对人致病的主要为人型(标准株 H37Rv)。结核杆菌无芽胞,无鞭毛、不能活动。严格需氧,呈缓慢分枝生长,需培养 4～6 周才能繁殖成明显的菌落。对外界抵抗力较强,耐干燥,在干痰中可存活 6～8 个月,对热、紫外线、乙醇敏感,75% 酒精 2 分钟、煮沸 1 分钟能被杀灭。

结核杆菌菌体含类脂质、蛋白质和多糖,菌体成分与其抗酸性、多态性、抵抗力、诱导宿主免疫反应及致病性相关。在特定条件下,结核杆菌的形态、致病性、药物敏感性等特性可发生改变,如形成 L 型细菌、产生耐药菌株等。对至少包括异烟肼和利福平两种或两种以上药物产生耐药的结核病称耐多药结核病(multiple drug-resistant tuberculosis,MDR-TB),常由不合理的化疗引起,HIV 感染与耐多药结核病发生也有关系。

（二）流行病学

1. 传染源　为能排出细菌的结核病人或动物(主要是牛)。排菌的开放型肺结核患者是主要传染源。正规化疗后,随着痰菌排出量减少而传染性降低。

2. 传播途径　结核菌主要通过呼吸道传播。肺结核患者咳嗽、打喷嚏时喷出的带菌飞沫,健康人吸入可引起感染。患者随地吐的痰干燥后,痰菌随尘埃飞扬,亦能使人感染,次要传播途径为消化道传播,其他途径如通过皮肤,母婴传播则很少见。

3. 人群易感性　人对结核普遍易感,婴幼儿、青春后期和老年人发病率较高。社会经济地位较低人群因居住拥挤、营养不良等原因,发病率较高;患糖尿病、硅沉着病、恶性肿瘤以及过度劳累、妊娠、免疫抑制状态(器官移植、AIDS)患者易发结核病。

4. 流行特征　近年来,结核病发病率和耐药结核在全球均呈增加趋势。在我国,结核的发病人数和死亡人数均居法定疫情报告传染病首位,同时原发耐药率高达 18.6% ,是全球的高发区。

（三）发病机制

结核病的基本病变是结核杆菌侵入人体后,机体产生细胞介导的免疫反应和迟发型超敏反应,引起炎症反应,基本病变有渗出、增生和变质三种。主要病理学改变为结核结节、浸润、干酪样变和空洞形成。

（四）诊断

结合流行病学资料、临床表现、实验室与影像学辅助检查综合分析,主要诊断依据为胸部 X 线、CT 检查与痰菌检查。

1. 流行病学史　与结核杆菌患者有密切接触史,婴儿和儿童有家庭开放性肺结核密切接触者。有结核病诱因或好发因素,如糖尿病、免疫抑制疾病或使用免疫抑制剂等。

2. 临床症状　出现下列情况需特别注意:①反复发作或迁延不愈的咳嗽、咳痰或呼吸道感染正规抗菌治疗 3 周以上仍无效;②痰中带血或咯血;③长期发热(常为午后低热),可伴食欲减退、体重减轻、盗汗、月经失调等;④肩胛区湿啰音或局限性哮鸣音;⑤关节疼痛、皮肤结节性红斑、泡性结膜炎表现而无免疫学疾病依据;⑥有渗出性胸膜炎、肛瘘、长期淋巴结肿大等病史。

3. 实验室检查

（1）常规检查

1）血常规:外周血白细胞一般正常,可有血红蛋白降低,在急性进展期白细胞可增多,重症感染时可发生类白血病样血象。

2）血沉：可加快。

（2）病原体检查

1）涂片镜检：痰、尿、胸水、粪便等各种分泌物、排泄物以及淋巴结穿刺物涂片可查到抗酸杆菌。

2）病原菌分离：用改良罗氏培养基，分离培养 4 ~ 6 周后进行涂片镜检，同时可辨别非结核分枝杆菌，是诊断标准。

3）特异性核酸检测：检测结核杆菌 DNA，可用于结核菌鉴定、耐药性检测、基因分组等。

（3）血清学检测：测血清、痰液、胸水等体液中相关抗体。

（4）结核菌素试验：结核菌素是结核杆菌的特异代谢产物，可鉴定人体是否感染结核杆菌。

（5）影像学检查：包括 X 线胸透、胸片、CT 等，有助于对病变部位、范围、性质、发展情况和治疗效果作出判断。

（五）预防与控制

1. 控制传染源　加强本病防治知识宣传，早发现、早诊断、早治疗痰菌阳性肺结核患者。直接督导下短程化疗以有效治愈患者。

2. 切断传播途径　患者痰液用2%来苏儿或1%甲醛（2 小时）消毒，污染物阳光曝晒。

3. 保护易感者　新生儿出生时接种卡介苗。对儿童、青少年或 HIV 感染者等有感染结核杆菌好发因素且结核菌素试验阳性者，酌情预防用药。

4. 监测与管理　进行结核病感染率、患病率、死亡率调查，做好卫生检疫各项工作，防止结核病患者入境。

第三节　消化道传播传染病

消化道传播的传染病主要经水或经食物传播，其流行特征为：患者有饮用同一污染水源或污染食品的历史，可出现暴发流行。

一、霍乱

霍乱是由霍乱弧菌引起的以吐泻为主要症状的烈性肠道传染病，发病急、传播快、波及面广、危害严重。

（一）病原学

霍乱的病原为霍乱弧菌。霍乱弧菌为革兰阴性菌，呈弧形或逗点状，菌体尾端有一根鞭毛，运动活泼呈穿梭状，在急性病例的排泄物中，霍乱弧菌呈群鱼状排列。除 O139 霍乱弧菌有荚膜外，其他霍乱弧菌均无荚膜。

霍乱弧菌在普通培养基及无盐培养基中生长良好，需氧、耐碱不耐酸，一般增菌培养用 pH 8.4 ~ 9.0 的碱性蛋白胨水。霍乱弧菌能在无盐培养基中生长，可借此分离霍乱弧菌。

霍乱弧菌具有耐热的菌体（O）抗原和不耐热的鞭毛（H）抗原，H 抗原为霍乱弧菌属所共有，O 抗原有较高的特异性，有群特异性和型特异性两种抗原，是霍乱弧菌分群和分型的基础。仅 O1 和 O139 血清型能产生外毒素，因此具有致病性。

O1 群霍乱弧菌是霍乱的主要致病菌,有两个生物型:古典生物型和埃尔托生物型。根据 O 抗原的不同,可分为三个血清型:小川型(含 A、B 抗原)、稻叶型(含 A、C 抗原)和彦岛型(含 A、B、C 抗原)。非 O1 群霍乱弧菌中的 O139 血清型可引起流行性腹泻,WHO 要求将 O139 霍乱弧菌群与 O1 群同等对待。

霍乱弧菌耐受力很弱,对热、干燥、直射阳光等都很敏感,煮沸或 0.2% ~0.5% 过氧乙酸可立即将其杀灭。但在自然环境中存活时间较长。在未处理的江水、井水、塘水中,埃尔托型霍乱弧菌可存活 1~3 周,在藻类和甲壳动物中的存活期更长。

(二)流行病学

1. 传染源　患者和带菌者是主要传染源。其中轻型和隐性感染者不易确诊,往往不能及时隔离和治疗,在疾病传播上起重要作用。

2. 传播途径　主要经消化道传播。可通过污染水源、食物、密切接触和苍蝇传播。水和食品被污染可引起暴发流行。霍乱可沿水路、陆路、航空等交通线路向外地迅速传播。

3. 人群易感性　人对霍乱弧菌普遍易感。隐性感染较多,病后可获一定免疫力,能产生抗菌抗体和抗肠毒素抗体,但亦有再感染的报道。O1 群和非 O1 群霍乱弧菌之间无交叉免疫。

4. 流行特征

(1)地理分布特征:有地方性疫源地,沿海是霍乱流行的主要地区。现代交通工具可使霍乱迅速传播至内陆、高原乃至沙漠地带。盐碱地区发病率高于非盐碱地区。

(2)季节分布:霍乱主于夏秋季节流行,以 7~10 月为主。

(三)发病机制

霍乱弧菌进入小肠后,借鞭毛运动穿过黏液到达肠黏膜细胞,菌毛黏附于上皮细胞刷状缘的微绒毛上,生长繁殖产生肠毒素。毒素与上皮细胞上的神经节苷脂受体结合,进入细胞,可导致肠黏膜的隐窝细胞过度分泌水、氯化物及碳酸盐,同时抑制肠绒毛细胞对水和电解质的吸收,导致大量体液和电解质进入肠腔而引起剧烈吐泻,因大量脱水和电解质丢失,引起代谢性酸中毒、循环衰竭、休克。

(四)诊断

潜伏期数小时至 6 天。

1. 流行病学史　在霍乱流行地区、流行季节,任何有腹泻或呕吐的患者,均应怀疑霍乱可能,均需做排除霍乱的粪便细菌学检查。凡有典型症状者,均先按霍乱处理。

2. 临床症状　典型临床表现为剧烈腹泻、呕吐以及由此引起的脱水、周围循环衰竭、代谢性酸中毒和急性肾衰竭等。病程分为泻吐期、脱水期和恢复期。

3. 实验室检查

(1)常规检查

血常规及生化检查:失水可造成血液浓缩,红细胞、白细胞均增加,尿素氮、肌酐升高。

尿常规:可见少量蛋白、少量红细胞、白细胞和管型。

粪便常规:可见黏液和少许红细胞、白细胞。

(2)病原学检查

1)涂片检查:吐泻物或培养物涂片做革兰染色镜检,可见革兰阴性弯曲的弧菌,无芽胞、无荚膜(O139 霍乱弧菌可产生荚膜),鱼群样排列。

2)动力试验和制动试验:新鲜吐泻物做悬滴或暗视野显微镜镜检,可见运动活泼呈穿梭状的弧菌,为动力试验阳性。若加入抗 O1 群或 O139 群抗血清后,细菌停止运动为制动实验阳性,可作为流行期的快速诊断方法。

3)细菌培养:取吐泻物、肛拭子或可疑食品、水标本接种于 pH 8.4 的碱性蛋白胨水中增菌后,进一步培养做细菌分离鉴定及制动试验。

4)核酸检测:通过检测霍乱弧菌毒素基因亚单位(CTxA)和毒素协同菌毛基因(TcpA)来鉴别霍乱和非霍乱弧菌,并可利用 TcpA 基因进一步鉴别古典生物型和埃尔托生物型霍乱弧菌。根据 O139 血清型的特异片段可检测 O139 霍乱弧菌。

(3)血清学检查:感染霍乱后可产生抗菌抗体和抗肠毒素抗体。抗菌抗体中的抗凝集素抗体双份血清滴度 4 倍以上升高有诊断意义。

4. 诊断标准

(1)带菌者:无临床表现,但大便或肛拭子细菌培养分离到 O1 或 O139 群霍乱弧菌。

(2)疑似病例:①在霍乱流行区生活,或 5 日内到过霍乱流行区,或发病前 5 日有不洁食物或饮水史,与霍乱患者或带菌者有密切接触史或共同暴露史;②出现霍乱轻症的临床表现;③泄吐物或肛拭子标本经 PCR 检测霍乱毒素基因阳性。

(3)确诊病例:①有上述流行病学史;②具备各型霍乱临床表现;③吐泻物或肛拭子培养中检出 O1 群或 O139 群霍乱弧菌。

(五)预防与控制

1. 控制传染源　建立健全肠道门诊,及早发现患者和带菌者,对患者按照甲类传染病进行严格隔离治疗,直至症状消失后 6 天;或隔日粪便培养 1 次,连续 3 次阴性方可解除隔离。对接触者严密检疫 5 天,留粪便培养并服药预防。发现可疑疫情时应立即向当地卫生行政部门及上级部门报告,城镇 2 小时内,农村 6 小时内上报。

2. 切断传播途径　加强饮水消毒和食品管理,建立良好卫生设施。对患者和带菌者的排泄物进行彻底消毒。消灭苍蝇等传播媒介。

3. 保护易感者　对高危人群推荐使用 B 亚单位-全菌体疫苗 BS-WC。O139 疫苗尚在研究中。

4. 加强国境检疫　各口岸要注意世界各国疫情,加强出入境检验检疫,防止通过交通工具传入。

如有霍乱流行并传入我国的确切征象时,应立即向国家检验检疫总局、卫生和计划生育委员会报告并转报国务院,同时采取相应措施,并按相应程序和要求向 WHO 通报。

(1)对可疑旅客实施隔离、留验和就地诊验,留验期不超过 5 天。

(2)对来自疫区、或有感染霍乱或染疫嫌疑的飞机、船舶、列车及所载行李、货物、排泄物、压舱水实施相应的卫生处理。

二、 脊髓灰质炎

脊髓灰质炎(poliomyelitis)是由脊髓灰质炎病毒引起的急性消化道传染病。多感染 5 岁以下儿童,又名"小儿麻痹症"。

(一)病原学

脊髓灰质炎病毒(poliovirus)为小核糖核酸病毒科肠道病毒属,立体对称 20 面体,无包膜,为单股正链 RNA。按抗原性不同可分为Ⅰ、Ⅱ、Ⅲ型血清型,各型间很少交叉免疫。

脊髓灰质炎病毒不耐干燥,56℃ 30 分钟可灭活,对紫外线、漂白粉、双氧水、高锰酸钾、臭氧、2%碘酊均敏感,耐受乙醇、乙醚,在污水和粪便中可存活数月,冰冻条件下可保存数年。

（二）流行病学

1. 传染源　人是脊髓灰质炎唯一的自然宿主。隐性感染和轻症瘫痪型患者是主要传染源。儿童较成人排毒率高,排毒时间长,对本病的播散和流行起主要作用。

2. 传播途径　脊髓灰质炎主要经粪-口传播,感染初期主要通过鼻咽排出病毒,随着病情较重病毒随粪便排出,可污染水源、食物、玩具、土壤等引起传播,易感者主要因日常生活接触而感染,少数可经呼吸道传播。此外,口服减毒活疫苗在通过粪便排出体外后,在外界环境中有可能恢复毒力,变异为病毒,感染其他易感者。

3. 易感人群　人群对本病毒普遍易感,感染后获持久免疫力并具有型特异性。抗体可通过胎盘和母乳由母体传给新生儿,但在生后6周抗体水平已无保护作用。故6月龄以上小儿发病率逐渐升高,至5岁后又降低,到成人时多具一定免疫力。

4. 流行特征　2000年我国已达到无脊髓灰质炎目标,但与我国接壤部分地方仍有脊髓灰质炎流行,野病毒传入我国并引起流行的危险性仍然存在。此外,发生了脊髓灰质炎疫苗变异为病毒导致的病例。

（三）发病机制

病毒经口咽进入人体后,首先在鼻咽部和胃肠道复制,然后侵犯相关淋巴组织,大部分病毒不进入血液,一般不会出现症状或仅轻微不适,为隐性感染。部分患者出现病毒血症,但不侵犯神经系统,为顿挫型感染。少量病毒通过血脑屏障,进入中枢神经系统,在脊髓前角运动神经细胞中增殖,引起细胞坏死,若神经元受损严重,则引起瘫痪症状。

（四）诊断

本病潜伏期:潜伏期5~35天,一般9~12天。

1. 流行病学史　当地有病例,未服用疫苗者接触患者后出现多汗、烦躁、感觉过敏、颈背疼痛、强直、腱反射消失等现象,应怀疑本病。

2. 临床症状　以发热、肢体弛缓性麻痹为特征,好发于婴幼儿。可分为以下几种。①轻型:隐性感染,需经病毒分离和血清学检查证明,占90%以上;②顿挫型:具有前驱期症状,神经系统正常,确诊需病毒及血清学检查,占4%~8%;③无瘫痪型:以无菌性脑膜炎为主要表现,占4%~17%;④瘫痪型:以瘫痪为主要表现,占1%~2%。

3. 实验室检查

（1）常规检查

1）血常规:白细胞正常,血沉加大。

2）脑脊液:与其他病毒所致脑膜炎改变类似,颅压稍高,细胞数略增,早期中性粒为主,后期淋巴细胞为主,退热后细胞数迅速恢复正常。

（2）病原学检查:起病一周内咽部、粪便、血液和脑脊液中可分离病毒。

（3）血清学检查:检测特异性抗体。

4. 疫苗相关病例　免疫功能低下儿童,服用减毒活疫苗后,可能发生感染,发生率极低。从粪便中只分离到疫苗株病毒。

（五）预防与控制

1. 管理传染源　患者自起病日起至少隔离40天,密切接触者应医学观察20天,对病毒携带者应按患者的要求隔离。

加强国境卫生检疫,对装自受染地区的压舱水、食品、饮用水、蔬菜及易被污染的生活污水作脊髓灰质炎病毒分离、定型和毒株性质的鉴定。早期发现传入的病毒野生株,采取有效措施控制脊髓灰质炎病例传入。

2. 切断传播途径 急性期患者粪便需消毒后排放,染有粪便的尿布、衣裤应煮沸消毒,被服应日光曝晒。

3. 保护易感人群

(1)人工主动免疫

1)口服减毒活疫苗(OPV):使用方便,95%以上接种者可产生长期免疫,但不可用于免疫功能缺陷者或免疫抑制剂治疗者。我国目前多使用三价减毒活疫苗,服苗对象主要为5岁以下儿童,服用疫苗时应用冷水吞服。

2)灭活疫苗:较为安全,可用于免疫功能缺陷者或免疫抑制剂治疗者,免疫维持时间短,需重复注射。

(2)被动免疫未服用过疫苗的幼儿、孕妇、医务人员、免疫低下者、扁桃体摘除等局部手术后,若与患者密切接触,应及早注射丙种球蛋白。

(3)本病流行期间,儿童应少去人群众多场所,避免过分疲劳和受凉,推迟各种预防注射和不需要的手术等。

(4)了解人群免疫状态,及时发现免疫空白和薄弱环节,有重点地开展强化免疫,积极消除免疫空白。

三、诺如病毒性胃肠炎

(一)病原体

诺如病毒(norovirus)属人类杯状病毒科诺如病毒属,是引起人类急性病毒性胃肠炎的重要病原微生物。诺如病毒呈圆球状或多面状,直径35～39nm,具有典型的羽状外缘,表面有杯状凹痕,无包膜,表面粗糙,呈二十面体对称;为单股正链RNA。病毒对热、酸和消毒剂耐受性强,耐受氯消毒,需高温(100℃)灭活。诺如病毒从急性胃肠炎患者的粪便中分离,不能在细胞或组织中培养,也没有合适的动物模型。

(二)流行病学

1. 传染源 患者是主要传染源。

2. 传播途径

(1)消化道传播:是主要的传播途径,主要通过污染的水和食物传播。

(2)接触传播:直接接触感染者、与患者共餐或使用相同的餐具、或在污染的水中游泳均可造成感染。常在社区、学校、餐馆、医院、托儿所、孤老院及军队等处暴发流行。

3. 易感人群 人群普遍易感。病毒抗体没有显著的保护作用,极易造成反复感染。

4. 流行特征 诺如病毒性胃肠炎在全球流行,全年均可发生感染,寒冷季节呈现高发。

(三)发病机制

病毒感染肠黏膜细胞后,小肠黏膜虽完整,但发生组织学损伤,包括绒毛变宽、变平、变短,单核细胞浸润和细胞质内空泡形成。

(四)诊断

本病潜伏期一般为1～2天。

1. 流行病学史 在一次腹泻流行中,有与腹泻患者密切接触史者。

2. 临床症状 突发起病,主要症状为恶心、呕吐、发热、腹痛和腹泻。儿童患者呕吐普遍,成人患者腹泻为多,粪便为稀水便或水样便,无黏液脓血。通常病程 1~3 天自愈。

3. 实验室检测

（1）常规检查

大便常规:镜检白细胞<15/HP,未见红细胞。

（2）病原学检查

1）电镜:直接电镜或免疫电镜负染技术,检测患者粪便上清液中病毒颗粒。

2）病毒核酸检测:测定粪便、被污染的水和食品中的病毒 RNA。

（3）免疫测定

1）病毒抗原测定:测定粪便标本中的病毒颗粒表面可溶性抗原。

2）病毒抗体测定:测患者血清中特异性抗体。

（五）预防与控制

1. 管理传染源 对患者及时隔离治疗,对密切接触者和疑诊患者严密观察。

2. 切断传播途径 对患者、疑似患者和带菌者的吐泻物和污染的物品、空气、饮用水、厕所、病房等进行随时消毒。严格执行《中华人民共和国食品安全法》,加强饮食卫生、水源及粪便管理,防止病从口入。

3. 保护易感者 尚无疫苗。在发生流行时停止宴请聚餐。

第四节 接触传播传染病

接触传播分为直接接触和间接接触两种,包括性接触、输注带病原体的血液、血液制品及药物、使用污染的医疗器械、器官移植、日常生活接触等。接触传染病具有病例集中或散在出现,可在家庭中传播,个人卫生习惯不良者易发生等特点。其中埃博拉出血热、马尔堡病毒病、拉沙热被称为病毒性出血热。

一、 埃博拉出血热

埃博拉出血热（又称埃博拉病毒病,Ebola virus disease,EVD）,是由埃博拉病毒引起的急性出血性传染病。主要通过接触患者的血液和排泄物传播。

（一）病原学

埃博拉病毒属丝状病毒科,单股负链 RNA 病毒。病毒呈长丝状体,直径 70~90nm,内含直径 40nm 的病毒衣壳。病毒有脂蛋白包膜,包膜上有呈锯齿排列的糖蛋白突起。病毒在室温下稳定,60℃ 1 小时可使病毒全部灭活,40℃可存活数日,-70℃可长期保存,对紫外线、X 射线、多种消毒剂(如 1% 甲醛、次氯酸钠、过氧乙酸、醋酸等)均敏感。

埃博拉病毒属包括五个亚型:本迪布焦型、扎伊尔型、雷斯顿型、苏丹型、塔伊森林型,不同亚型病毒基因组构成差异较大,但同一亚型的病毒基因组相对稳定。本迪布焦、扎伊尔和苏丹埃博拉病毒与非洲埃博拉病毒病大型疫情相关。雷斯顿埃博拉病毒属种见于菲律宾和中国,尚无人感染的报道。

埃博拉病毒可感染多种哺乳动物细胞,给猕猴接种埃博拉病毒后可产生与人类相似的症状并引起死亡。

（二）流行病学

1. 传染源 灵长类动物、患者和无症状携带者为主要传染源。大蝙蝠科果蝠被认为可能是埃博拉病毒的自然宿主。

2. 传播途径

（1）接触传播：埃博拉病毒首先通过接触感染动物的血液、分泌物、器官或其他体液传染人类。然后通过直接接触感染者的血液、分泌物、器官或其他体液；或间接接触被患者体液污染的物品（如床上用品、衣物）而传播。在安葬仪式上与死者尸体直接接触，也可能对埃博拉病毒的传播发挥作用。

（2）注射途径：使用未经消毒的注射器也是该病的重要传播途径。

（3）性传播：在患者精液中检测到病毒，故存在性传播的可能性。

3. 人群易感性 人群普遍易感。发病者主要集中在成年人，因成年人与患者接触机会多。

4. 流行情况 埃博拉出血热无明显的季节性，男女间发病率无明显差异。

（三）发病机制

免疫机制在埃博拉出血热的发病中起重要作用。主要病理改变为单核-吞噬细胞系统遭受破坏，淋巴系统受抑制及血管的损伤导致血管闭塞，血栓形成和出血，最后形成坏死性损害。

（四）诊断

本病潜伏期为 2～21 日，在出现症状后才具有传染性。

1. 流行病学史 在疾病流行期间在流行地区工作或生活过，或与患者有接触史，或由流行区转诊而来。

2. 临床表现 典型病例急起发病，有发热、极度虚弱、肌肉疼痛、头痛和咽喉痛症状。先期症状为突然出现发热、乏力、肌肉疼痛、头痛和咽喉痛症状。随后会出现呕吐、腹泻、皮疹、肾脏和肝脏功能受损症状，某些情况下会有内出血和外出血（如牙龈渗血、便中带血）。重症患者多于病程第 8～9 日死亡，死亡原因主要为脑卒中、心肌梗塞、低血容量休克或多发性器官衰竭。

3. 实验室检查

（1）常规检查

1）血常规：白细胞减少，并可出现非典型的浆细胞样淋巴细胞及中性粒细胞核异常形态（杆形、球形或哑铃形）；血小板下降。

2）生化检查：血清谷草转氨酶和谷丙转氨酶活性明显增高，有些病人的血清淀粉酶也升高，血浆蛋白浓度明显降低。

（2）血清学检查：在症状出现后 7～10 日从血清中检出特异性 IgM 抗体，IgM 抗体可维持 3 个月，IgG 抗体可维持很长时间。故 IgG 抗体检测主要用于血清流行病学调查，IgM 抗体可作为近期感染的血清流行病学调查指标，但不能满足早期诊断的需要。

（3）病原学检查

1）电镜法：急性期患者抗凝血、尿液或组织培养的上清液均可查到病毒。

2）病毒分离：多种细胞如 Vero、SW13、MA104、BHK2I 都可用于埃博拉病毒分离，然后检测病毒抗原。

3）病毒基因测定：常用 RT-PCR 测定病毒基因。

特别注意:由于患者样本具有极端生物危害风险,应当在最高级别的生物防护条件下对没有灭活的样本进行实验室检测。

(五)预防与控制

1. 管理传染源

(1)患者和疑似病例应分别严格隔离,疑似病例的监测应持续到最后一次接触后21天。

(2)和患者有密切接触的人(包括没有穿隔离衣与患者或被患者污染的器械接触的医务工作者)实施21天健康监测,一旦体温超过38.3℃应立即住院,严格隔离。偶尔的接触应该处于警惕中,一有发热应立刻报告。

(3)埃博拉出血热于2014年8月被列入我国的检疫传染病,发现疫情需按照《中华人民共和国传染病防治法》的要求,城镇2小时内,农村6小时内向卫生主管部门及时报告疫情。

2. 控制传播途径

(1)对患者的分泌物、排泄物、具有传染性的医疗污物(污染的针头、注射器等)均要严格消毒,避免更多人接触。

(2)死亡的患者应立即火化。

(3)治疗过程应尽量避免接触病毒,病毒分离与培养只能在生物安全四级的实验室进行。

(4)加强国境卫生检疫,防止埃博拉病毒病传入。

3. 保护易感者 尚没有针对埃博拉出血热的特异性疫苗。主要通过健康教育,使民众了解疾病本质、传播途径和控制措施,做好个人防护。

(1)减少因直接或者密切接触患者及其体液而带来人与人之间的传播风险:避免与埃博拉患者发生密切身体接触;治疗应该在严格隔离保护条件下进行。

(2)减少因接触或食用受到感染的果蝠、猴子、猿的生肉而带来的野生动物传播到人的风险:处理动物时应当戴上手套并且穿上适当的防护服;这类动物的血和肉应彻底煮熟,方可杀灭病毒。

(3)从人和动物身上采集埃博拉感染调查标本,应由训练有素的实验室工作人员进行操作,并且在有适当装备的实验室处理样本。

4. 由于雷斯顿埃博拉病毒病在猪和猴子中的疫情要早于人间感染,建立动物卫生监测体系有助于早期发现疫情。

二、马尔堡病毒病

马尔堡病毒病,又称马尔堡出血热,是由马尔堡病毒引起的急性出血性传染病。

(一)病原学

马尔堡病毒(Marburg virus)也称为绿猴病病毒、绿猴因子,为单链负股RNA,与埃波拉病毒同属丝状病毒科丝状病毒属。病毒呈长丝状、分支状或盘绕状,直径80~90nm,长度130~2600nm,外周有囊膜,表面有长约10nm的突起。马尔堡病毒只发现一个血清型,不含唾液酸,这是它与埃博拉病毒的主要区别。

马尔堡病毒对热有中等程度的抵抗力,60℃1小时可使其丧失感染性。在室温及4℃时存放35天其感染滴度基本不变,-70℃可以长期保存。对紫外线、γ射线、脂溶剂、乙醚、β

丙内酯、次氯酸和酚类等敏感。

（二）流行病学

1. 传染源 患者、灵长类为主要传染源。自然储存宿主尚不清楚。

2. 传播途径

（1）接触传播：本病毒的人与人之间的传播，需要与患者密切接触（接触具有高病毒浓度的血液或其他体液），或直接接触受感染野生动物（猴子和果蝠等）的血液、脏器。

（2）医源性传播：通过受污染的针头也是主要的传播途径之一。

（3）性传播：在临床痊愈之后 7 周仍可通过受感染精液传播。

3. 人群易感性 人群普遍易感，最经常发生在照护患者期间。

（三）发病机制

发表机制与埃博拉出血热十分相似。主要病理改变为单核-吞噬细胞系统遭受刺激，淋巴系统受抑制及血管的损伤导致血管闭塞，血栓形成和出血，最后形成坏死性损害。

（四）诊断

本病潜伏期 3~9 日。

1. 流行病学史 在流行期间在流行地区与患者或灵长类动物有接触史，或由流行区转诊而来。

2. 临床表现 感染最初阶段，患者突然发热、头痛、全身疲乏不适、肌肉酸痛。感染后第 3 天开始出现严重水样腹泻、腹痛、恶心和呕吐，第 2~7 天出现特有的皮疹，无瘙痒，有时遍布全身。多数病例在 5~7 天逐步出现严重出血，表现为口鼻出血、血尿、阴道出血和消化道出血，可因出血或休克死亡。

3. 实验室检查

（1）常规检查血常规：淋巴细胞减少，中性粒细胞增多，血小板显著减少，伴有反常的血小板凝聚。

1）血液生化检查：出现具特征性的天冬氨酸转氨酶（AST）>丙氨酸转氨酶（ALT）。

2）尿常规：发病早期即有蛋白尿。

（2）血清学检查检测病毒抗原：检测血液、组织匀浆、肝细胞中的病毒抗原。

检测病毒抗体：测定血清中 IgG 和 IgM 两类抗体。

（3）病原学检查

1）电镜检查：在急性期，可取患者或猴的血液和尿或死亡患者或猴的肝脏等标本，电镜观察到病毒粒子，即可做出诊断。

2）病毒分离：病毒的分离可取上述标本接种 Vero 细胞，3 天后采用免疫荧光技术即可检出细胞内的病毒抗原；也可将上述标本接种豚鼠、乳鼠或猴，动物发病后检查血液或组织器官中的病毒抗原。

（五）预防与控制

1. 控制传染源

（1）患者和疑似病例应分别严格隔离，和患者或病猴有密切接触的人实施 21 天的健康监测。

（2）男性患者要禁止性交 3 个月，或直到精液检查无病毒。

2. 切断传播途径

（1）严密消毒，防止因接触污染的血液和分泌物或经医疗器械而发生感染。

（2）对来自受染地区的旅客和动物（尤其是猴）应严格进行检疫。实验猴群一旦发生疑似病例，应全部捕杀和焚毁，有关房舍及用具必须彻底消毒。

3. 保护易感人群

（1）在接触患者时要采取严格防护措施，避免因直接或者密切接触患者而带来的人际间传播风险。

（2）病毒分离要在最高等级的生物安全实验室进行，检验应该在特殊的超净工作台内进行。饲养和解剖可疑猴时，也要同样采取严密的预防措施。

三、拉沙热

拉沙热（又名拉萨热）是拉沙病毒所导致的急性传染病，属于病毒性出血热的一种。

（一）病原学

拉沙病毒为沙粒病毒科广沙粒病毒属，直径为 100～150nm，双股负链 RNA，有包膜，上有刺状突起，病毒内有 20～25nm 浓密的核糖体颗粒。对脂溶剂和去垢剂敏感。病毒可在绿猴肾传代 Vero 细胞中生长繁殖，主要宿主为多乳鼠。

（二）流行病学

1. 传染源　受染的多乳鼠和患者。多乳鼠排泄物和分泌物可污染食物、水源、用具、尘土和环境，成为人类感染本病毒的主要传染源。患者的血液、尿和分泌物及炎性渗出物曾数次引起医院内感染的暴发流行。

2. 传播途径

（1）接触传播：①动物-人：直接或间接接触被鼠的粪、尿及其他分泌物污染的物品或进食被污染的食物和水；②人-人：密切接触重症患者，使用被污染注射器、输液器以及手术器械，输入带毒血液等。

（2）呼吸道传播：经呼吸道吸入被污染的尘土、气溶胶等而感染。

（3）性传播：病毒可通过受污染的精液传播。

3. 易感人群　人群普遍易感，无年龄、性别及职业等差别。感染后可获特异性抗体，但可再次被感染。

4. 流行特征　拉沙热主要流行于西非。本病的流行无明显的季节性，社区发生的病例多呈散发流行表现，暴发流行则主要发生在医院。

（三）发病机制

病毒可侵犯多种器官和组织，如肝、脾、肾，引起多脏器功能衰竭而死亡。

（四）诊断

潜伏期 6～21 日。

1. 流行病学史　在流行地区凡遇到发热、咽痛、呕吐、尿蛋白阳性的患者即应考虑到拉沙热的可能。非流行地区遇有类似患者，近 20 日有到非洲旅行的历史，或与类似患者密切接触的历史。

2. 临床表现　80% 的感染者为无症状的隐性感染。典型症状为发热、全身虚弱、头痛、喉咙痛、肌肉疼痛、胸痛、恶心、呕吐、腹泻、咳嗽以及腹痛，病程约 1～4 周。严重者可发展到出现头颈部肿胀，胸腔积水，口、鼻等腔道出血，以及低血压、休克、震颤、定向障碍和昏迷。25% 的患者出现耳聋，其中半数在 1～3 个月后恢复部分功能。

3. 实验室检查

（1）常规检查

1）血常规：发病早期可有中等程度的白细胞和血小板减少,凝血酶原时间和凝血时间延长。

2）尿常规：半数患者尿中蛋白质增多,出现细胞和颗粒管型。

（2）血清学检查测定血中拉沙热病毒抗体。

（3）病原学检查

1）病毒分离：将发病期 14 日以内的血液、口咽含漱液、胸腔渗液、尿液等接种到 Vero 细胞中分离病毒。

2）病毒核酸测定：RT-PCR 测病毒核酸。

（五）预防与控制

1. 管理传染源

（1）消灭拉沙热病毒的主要传染源多乳鼠,降低鼠密度。

（2）疑似及确诊的拉沙热患者,尽早予以隔离,对其生活场所及排泄物分泌物进行认真的消毒。

（3）对与患者有密切接触者,应进行 20 天的医学观察。

2. 切断传播途径

（1）避免直接接触鼠类及其排泄物。

（2）保护食物和水源不被鼠类接触、污染;不吃生、冷以及无严格保护及消毒（煮开）的食物。

（3）与患者接触的工作人员或家属,可穿隔离衣、戴口罩、手套等做好个人防护工作。

（4）对患者的分泌物、排泄物进行消毒,还应特别做好患者用过的医疗器械和用具的彻底消毒。

3. 保护易感人群 目前尚无疫苗。

（1）加强个体防护：①家庭成员和医务人员避免接触患者血液、体液和排泄物;②避免接触鼠类、鼠排泄物、被鼠污染的水和食物。

（2）预防性用药：对与患者有密切接触的高危人群如家属等,可以口服利巴韦林预防。

四、流行性出血热

流行性出血热是由汉坦病毒（Hanta virus）引起的,以鼠类为传染源的一种自然疫源性疾病。我国是本病的高发区。

（一）病原学

汉坦病毒属布尼亚病毒科汉坦病毒属,呈圆形或卵圆形,单股负链 RNA。病毒核心为 RNA 及核壳,外层为脂质双层包膜,外膜上有纤突。

汉坦病毒至少分为 40 个血清型/基因型,不同型别对人的毒力和临床表现各不同,在全球各地的分布也不同。汉坦病毒抵抗力差,不耐热,56℃ 30 分钟或 100℃ 1 分钟可灭活,不耐酸,pH 5 以下易灭活,对紫外线、乙醚、乙醇等敏感。

（二）流行病学

1. 传染源 在我国,主要宿主和传染源为黑线姬鼠（野栖）、褐家鼠（家栖）、大林姬鼠（林区）。患者早期的血和尿液中携带病毒,但人不是主要传染源。

不同血清型病毒有严格的鼠种依赖,由于不同地区有不同鼠种,因此各地流行的汉坦病毒血清型各不相同。如Ⅰ型病毒由黑线姬鼠携带,主要在亚洲和东欧等地流行;Ⅱ型由家鼠和实验室大白鼠携带,呈全球分布;Ⅲ型主要在欧洲流行,Ⅳ型主要由美国田鼠携带,与人类疾病关系不明,Ⅴ型主要在美洲流行。

2. 传播途径

(1) 接触传播:被鼠咬伤;或皮肤黏膜直接接触带病毒的鼠类排泄物;或间接接触带毒鼠类排泄物污染的物品而导致感染。这是本病的主要传播途径。

(2) 消化道传播:进食被鼠类排泄物污染的食物而被感染。

(3) 呼吸道传播:鼠类排泄物如尿、粪、唾液等污染尘埃后形成气溶胶,能通过呼吸道传播而引起人体感染。

(4) 垂直传播:孕妇感染本病后,病毒可以经胎盘感染胎儿。

(5) 病媒传播:寄生于鼠类身上的革螨或恙螨可传播病毒。

3. 人群易感性 人群普遍易感,本病隐性感染率低,感染后大多发病并获得稳定的免疫力。

4. 流行特征

(1) 季节性和周期性:四季均能发病,但有明显高峰季节,与鼠类活动、密度、与人的接触机会有关。黑线姬鼠传播者以冬春季为高峰,5~7月为小高峰。家鼠传播者以3~5月为高峰,林区姬鼠传播者以夏季为流行高峰。野鼠传播者发病有周期性,家鼠传播者周期性不明显。

(2) 地区性:遍及全球各地,流行区主要分布在亚洲,我国疫情最重。

(3) 人群分布:以男性青壮年农民和工人为主,与接触传染源的机会多少有关。

(三) 发病机制

汉坦病毒侵犯血管内皮细胞、骨髓、肝、脾、肾、肺及淋巴结等组织,进一步增殖后再释放入血引起病毒血症,引起免疫损伤,造成全身小血管及多数脏器的损伤。基本病理改变为全身小血管内皮细胞肿胀、变性和坏死,管腔内可有微血栓形成。由于广泛性小血管病变和血浆外渗,使周围组织水肿和出血。病变以肾最为明显,其次为心、肝、脑等脏器。

(四) 诊断

潜伏期一般为7~15天。

1. 流行病学史 在流行区或在潜伏期内到过流行区,在发病季节,有鼠接触史。

2. 临床症状 早期有发热、出血、三痛症状(头痛、腰痛、眼眶痛)和三红体征(面红、颈红及上胸部充血潮红);典型病例分发热期、低血压休克期、少尿期、多尿期、恢复期。

3. 实验室检查

(1) 常规检查

1) 血常规:白细胞自病程第3日起逐渐升高;早期中性粒细胞增多,核左移,有中毒颗粒;重症患者可见幼稚细胞呈类白血病反应。第4~5病日后,淋巴细胞增多,并出现较多的异型淋巴细胞。从发热后期开始至低血压休克期血红蛋白和红细胞数量增多,血小板数量减少。

2) 尿常规:病程第2日即可出现尿蛋白,可见红细胞、白细胞和管型。此外尿沉渣中可发现巨大的融合细胞,这些融合细胞中能检出汉坦病毒。

3) 血液生化:肝肾功能损伤,血尿素氮、肌酐、酸碱度、电解质在发热期、休克期、少尿期与多尿期的变化往往相反。凝血功能降低。

4）其他检查：心电图异常，眼压和眼底异常。

（2）血清学检查

病毒抗原检测：早期患者的血清可以进行循环抗原检测。周围血的中性粒细胞、淋巴细胞和单核细胞，以及尿和尿沉渣细胞，可检出病毒抗原。

特异性抗体检测：IgM 抗体发病第 2 日即能检出；IgG 一周后滴度上升 4 倍有诊断价值。目前认为核蛋白抗体的检测，有利于早期诊断；而 G2 抗体的检测，则有利于预后判断。

（3）病原学检查

病毒分离：发热期患者的血清、血细胞和尿液等标本接种 Vero 细胞或 A549 细胞，分离病毒。

病毒核酸检测：RT-PCR 测病毒 RNA。

（五）预防与控制

1. 管理传染源　患者自起病日起至少隔离 40 天，密切接触者应医学观察 20 天，对病毒携带者应按患者的要求隔离。

2. 切断传播途径　用药物、机械等方法灭鼠；防止鼠类排泄物污染食品；不接触鼠类及其排泄物；动物实验时要防止被大、小白鼠咬伤。

3. 保护易感人群　疫苗进行人工主动免疫；采用抗毒血清进行被动免疫。

4. 监测与控制　做好鼠密度、鼠带病毒率、易感人群监测，以准确评估本病的流行风险。

五、艾滋病

获得性免疫缺陷病（acquired immunodeficiency syndrome，AIDS），又称艾滋病，是由人类免疫缺陷病毒（human immunodeficiency virus，HIV）引起的慢性传染病，具有传播迅速、发病缓慢、病死率高等特点。

（一）病原学

HIV 病毒属逆转录病毒科慢病毒属人类慢病毒组，为单股正链 RNA 病毒。病毒呈球形，由核心和包膜组成，核心包括两条正链 RNA，互补 DNA，病毒蛋白 R 和病毒复制所需酶类。病毒最外层为类脂包膜，其中嵌有 gp120 外膜糖蛋白 gp41 跨膜糖蛋白，还包含多种宿主蛋白。HIV 主要感染 CD_4^+T 淋巴细胞、单核-吞噬细胞、小神经胶质细胞和骨髓干细胞等。分为 HIV-1 和 HIV-2 两型，全球流行的主要毒株是 HIV-1。

HIV 变异性很强，以 env 基因变异率最高，变异株在细胞亲和性、复制效率、免疫逃逸、临床表现等方面均有明显变化。不规范的抗病毒治疗是导致耐药变异的重要原因。

HIV 对外界抵抗力低，对热敏感，100℃ 20 分钟可将 HIV 完全灭活。能被 75% 乙醇、0.2% 次氯酸钠和漂白粉灭活，但对 0.1% 福尔马林、紫外线和 γ 射线不敏感。HIV 进入人体可刺激产生抗体，但不是中和抗体，仅表示被 HIV 感染，抗-HIV 阳性的血清有传染性。

（二）流行病学

1. 传染源　艾滋病患者、HIV 感染者是本病传染源。无症状感染者，以及处于窗口期（血清病毒阳性而 HIV 抗体阴性）的感染者具有重要流行病学意义。

2. 传播途径　艾滋病的传播途径主要有：性接触、血液传播及母婴传播。

（1）性接触：HIV 存在血液、精液、阴道分泌物、唾液、眼泪和乳汁中，性接触传播是一种主要的传播方式。与发病率相关的因素包括性伴侣数量、性伴侣的感染阶段、性交方式和性交保护措施等。

（2）血源传播：共用针具静脉吸毒，输入被 HIV 感染的血液或血液制品、介入性医疗操作均可受感染。

（3）母婴传播：感染 HIV 的孕妇可经胎盘将病毒传给胎儿，也可经产道及产后血性分泌物、哺乳等传给婴儿，目前认为母婴传播感染率为 11% ~60%。

（4）其他：接受 HIV 感染者的器官移植、人工授精，或使用被感染的医疗器械，医务人员被含 HIV 的针头刺伤等均可受染。由于 HIV 在离体的情况下抵抗力很弱，经食物、水、昆虫或生活接触不会传播。

3. 人群易感性　人群普遍易感，高危人群包括：静脉注射吸毒者，男性同性恋、性乱者、经常接受输血或血制品患者。

4. 流行特征　艾滋病在全球流行和蔓延。我国艾滋病疫情呈低流行状态，但感染率呈上升趋势，疫情正在从高危人群向一般人群扩散，流行模式多样。

（三）发病机制

HIV 对 CD_4^+T 淋巴细胞（包括单核细胞、巨噬细胞和树突状细胞等）有特殊亲嗜性，可进入宿主的 T 细胞并进行复制。病毒导致 T 淋巴细胞，尤其是 CD_4^+T 淋巴细胞减少，破坏细胞免疫和细胞介导的体液免疫。由于免疫功能低下造成机会感染，是艾滋病患者主要的死亡原因。

（四）诊断

潜伏期平均 9 年，从数月到 15 年不等。

1. 流行病学史　不安全性生活史、静脉注射毒品史、输入未经 HIV 抗体检测的血液或血液制品、HIV 抗体阳性者所生子女或职业暴露史等。

2. 临床表现　我国艾滋病诊疗标准和指南，将艾滋病的全过程分为急性期、无症状期和艾滋病期。

（1）急性期：初次感染后，大多数患者临床症状轻微，以发热最为常见。此期可检出 HIV RNA 及 P24 抗原，而 HIV 抗体可在感染后数周才出现。

患者近期内有流行病学史和临床表现，实验室 HIV 抗体由阴转阳即可判断；或仅实验室 HIV 抗体由阴转阳即可判断。

（2）无症状期：此期持续时间一般为 6 ~8 年，时间长短与感染病毒的数量、型别、感染途径、机体免疫状况、营养条件及生活习惯等因素有关。本期免疫系统受损，CD_4^+T 淋巴细胞计数逐渐下降，同时具有传染性。

有流行病学史、结合 HIV 抗体阳性即可判断；或仅 HIV 抗体阳性即可判断。

（3）艾滋病期：为感染 HIV 后的最终阶段。患者 CD_4^+T 淋巴细胞计数明显下降，多<$200/mm^3$；血浆 HIV 病毒载量明显升高。此期主要临床表现为 HIV 相关症状、各种机会性感染及肿瘤。

有流行病学史，HIV 抗体阳性，加上出现 HIV 相关症状、各种机会性感染及肿瘤中的任意一条即可判断。

3. 实验室检查

（1）一般检查：白细胞、血红蛋白、红细胞及血小板均有不同程度减少，尿蛋白常阳性。

（2）免疫学检查：T 细胞总数降低，CD_4^+T 淋巴细胞减少，$CD_4/CD_8 \leqslant 1$，链激酶、植物血凝素等阴性。

（3）血生化：血清转氨酶升高及肾功能异常。

（4）血清学检查

1）抗体检测：血清、尿液、唾液和脑脊液抗 HIV 抗体，主要查血清 gp24 及 pg120 抗体。

2）抗原检测：测定血或体液中 HIV 特异性抗原，如 p24 抗原。

（5）病原学检查

1）病毒分离：患者血浆、单核细胞和脑脊液可分离出 HIV。

2）病毒核酸检查：体外淋巴细胞培养，测定 HIV-RNA。

（五）预防与控制

1. 管理传染源 患者及 HIV 携带者血、排泄物和分泌物必须进行消毒，AIDS 进展期患者应注意隔离。加强国境检疫，防止传染源传入。

2. 切断传播途径

（1）严格消毒医疗器械，不共用针头，如被 HIV 感染者用过的针头或器械刺伤，应在 2 小时内服用 AZT，连用 4 周。

（2）严格筛查血液及血制品，血液抗-HIV 阳性者应禁止献血、血浆、器官、组织和精液。

（3）加强艾滋病相关的性知识、性行为的健康教育。

（4）切断母婴传播：对 HIV 感染的孕妇可采用产科干预、加以抗病毒药干预以及人工喂养措施。

3. 保护易感人群 在进行手术及有创检查前应检测 HIV 抗体，加强对高危行为者的 HIV 感染监测，接触患者血液或体液时，应戴手套穿隔离衣。

六、炭疽

炭疽（anthrax）是由炭疽杆菌引起的人畜共患急性传染病。

（一）病原学

炭疽杆菌为革兰染色阳性需氧芽胞杆菌，无鞭毛，不能运动；芽胞居中呈卵圆形，在宿主体内形成荚膜。在普通培养基上有氧条件下生长良好，体外可形成芽胞。

炭疽杆菌产生 3 种外毒素：保护性抗原、水肿因子和致死因子。单独注射这些外毒素对动物不致病，混合注射后可致小鼠死亡。

炭疽杆菌繁殖体对日光、热，及一般化学消毒剂敏感。但在体外环境中形成芽胞后，对外界抵抗力明显增强，煮沸 1 小时、干热 140℃ 3 小时才能杀灭，一般消毒剂均不能杀灭，在土壤、动物尸体中存活数年至数十年。

（二）流行病学

1. 传染源 主要为患病的食草动物，如牛、马、羊、骆驼等食草动物，其次是猪、狗。动物的皮、毛、肉、骨粉均携带细菌。尽管炭疽患者的分泌物和排泄物可查出细菌，但人与人之间的传播尚不确定。

2. 传播途径

（1）接触感染：直接或间接接触染菌动物的皮、毛、骨粉、肉、排泄物等可引起皮肤炭疽。

（2）呼吸道感染：吸入带大量芽胞的尘埃、气溶胶可引起肺炭疽。

（3）消化道：进食受污染的肉类和乳制品可引起肠炭疽。

3. 人群易感性 人群普遍易感。兽医、动物屠宰、制品加工、动物饲养人员为高危人群，大部分炭疽为散发，也可能发生大规模的流行，病后可获持久免疫力。

4. 流行特征　炭疽为全球分布,在牧区呈地方性流行。感染多发生于牧民、兽医、屠宰以及动物皮毛加工工人等,但生物恐怖炭疽则缺乏职业人群特征。

（三）发病机制

当发疽杆菌侵入伤口或破损的皮肤后进入人体,其芽胞被吞噬细胞吞噬,并在吞噬细胞内发芽成为繁殖体,产生外毒素(致死毒素和水肿毒素)以及抗吞噬的荚膜,引起局部组织水肿、出血、坏死和全身中毒症状。炭疽感染的组织病理学特征为浸润性出血、坏死以及周围明显水肿。

（四）诊断

本病潜伏期1~5天。

1. 流行病学史　多有与病畜接触史或从事与动物及其制品接触的工作。

2. 临床表现　按感染部位和临床表现不同,可分为皮肤炭疽、肺炭疽、肠炭疽、炭疽败血症、脑膜炎炭疽等类型。

（1）皮肤炭疽:无痛性非凹陷性水肿、焦痂溃疡等。

（2）肺炭疽:发热、咳嗽、咳黏液带血痰,呼吸紧迫,肺部仅闻散在的细小啰音或有胸膜炎体征,肺部体征与病情不符。X线表现为出血性肺炎、胸腔积液和纵隔影增宽。

（3）肠炭疽:恶心、呕吐、出血性肠炎,重症呈腹膜炎征象,常并发败血症和感染性休克。

（4）炭疽败血症:多为继发,严重全身中毒症状,高热、寒战、感染性休克、弥散性血管内凝血,腔道出行,皮肤出现出血点或大片淤斑。

（5）脑膜炎炭疽:多为继发性,起病急,有明显脑膜刺激征,昏迷,脑压升高,脑脊液多呈血性或黄色。

3. 实验室检查

（1）常规检查

血常规:炭疽患者外周血白细胞明显增高,中性粒细胞增高。

（2）血清学检查

1）抗原测定:测定各种样品中炭疽杆菌抗原。

2）抗体测定:血清抗炭疽特异性抗体滴度出现4倍以上升高。

（3）病原学检查

1）细菌学检查:伤口分泌液、皮肤焦痂、痰、血液、呕吐物、粪便以及脑脊液标本直接涂片,革兰染色,见到典型炭疽杆菌。

2）动物接种:标本接种豚鼠或小白鼠皮下,出现局部肿胀、出血为阳性反应;接种动物多于48小时内死亡;在动物内脏和血液中查到大量炭疽杆菌。

3）细菌核酸测定:测定样本中炭疽杆菌DNA。

（五）预防与控制

1. 管理传染源　对疫区食草动物进行疫苗接种;加强动物检疫,对可疑病畜、死畜必须焚毁或加大量生石灰深埋在离地面2米以下,禁止食用或剥皮。患者应严格隔离治疗至痊愈;对患者的用具、被服、分泌物、排泄物及用过的敷料等均应彻底消毒或烧毁;遗体应火化。接触者医学观察8天。

2. 切断传播途径　对高危人群加强劳动保护;可疑受污染的皮毛原料应消毒后再加工;畜产品在屠宰、运输、收购等过程中应做好检疫工作;防止水源污染,加强饮水、饮食及乳制品的监督。

3. 保护易感者 职业性接触家畜以及畜产品者应做好个人防护工作;易感人群可给予炭疽杆菌减毒活菌苗接种,每年接种 1 次;对暴露后人群预防用药。

第五节 病媒传播传染病

病媒是指能够在人和人之间或者从动物到人传播传染病的生物体。主要的病媒生物包括啮齿类(老鼠)、蚊、蜱、蝇、沙蝇、跳蚤、锥蝽和一些淡水螺。该类传染病的流行与媒介生物的活动密切相关,因此往往有严格的季节性和地区性,部分疾病与职业有关。

一、鼠疫

鼠疫是由鼠疫杆菌引起的烈性传染病,属于自然疫源性疾病,传染性强、病死率高,历史上发生过多次全球大流行,严重危害人体健康。

(一)病原学

鼠疫的病原菌鼠疫耶尔森杆菌(Yersinia pestis)为肠杆菌科耶尔森菌属,革兰阴性两端浓染小杆菌,无鞭毛、无芽胞、不活动,在动物体内和早期培养中有荚膜。兼性需氧,在普通培养基上生长良好。

鼠疫杆菌的抗原主要有:①荚膜 FI 抗原,抗原性强,有高度特异性,已广泛用于血清学诊断;②毒力 V/W 抗原,可促进荚膜产生,抑制吞噬,保护细菌生长繁殖,与细菌侵袭力有关。

鼠疫杆菌产生两种毒素,一种为外毒素,属蛋白质,仅对鼠类有毒性。另一种为内毒素(脂多糖),较其他革兰阴性菌内毒素毒性强,可引起发热、弥散性血管内凝血、中毒、休克等损害。

鼠疫杆菌抵抗性较弱,对光、热、干燥和一般消毒剂均敏感,但在潮湿、低温与有机体内存活时间较长,在脓液和痰液中可存活 10~20 天,蚤体内存活 1 个月,尸体中存活数周至数个月。

(二)流行病学

1. 传染源

(1)动物间鼠疫:主要是鼠类和其他啮齿动物,储存宿主以旱獭属和黄鼠属最为重要,其他如狗、猫、骆驼、绵羊、家兔、狐、狼等也可作为传染源可引起散发流行。

(2)人间鼠疫:褐家鼠、黄胸鼠、肺鼠疫患者、带菌者(包括健康带菌者和恢复期带菌者)是人间鼠疫的主要传染源。

2. 传播途径

(1)动物和人间鼠疫的传播途径:主要为"啮齿动物→蚤→人"的传播模式,以鼠蚤为传播媒介,鼠蚤叮咬是主要传播途径。蚤吸入含病菌的鼠血后,其中的鼠疫杆菌在其前胃大量繁殖,形成菌栓堵塞消化道,当蚤再叮咬其他鼠或人时,病菌随之侵入构成感染。

(2)经皮肤感染:因抓痒通过皮肤伤口侵入人体,少数因直接接触病人的痰液、脓液或病兽的皮、血、肉受染。

(3)呼吸道飞沫传播:肺鼠疫患者痰中的鼠疫杆菌,可通过飞沫传播,造成人间的大流行。一般情况下腺鼠疫并不造成对周围的威胁。

3. 人群易感性 人类对鼠疫高度易感,无年龄、性别差异。病后有持久免疫力。预防接种可获一定免疫力,可降低易感性。

4. 流行特征

(1) 流行情况:以非洲、亚洲和美洲最多。在我国主要发生在云南和青藏高原,发病最多的是青藏高原喜马拉雅旱獭疫源地和云南西部黄胸鼠疫源地。

(2) 流行性:多通过交通工具向外传播,引起流行和大流行。

(3) 人间鼠疫和鼠间鼠疫的关系:人间鼠疫流行,均发生在动物间鼠疫之后,人间鼠疫多由野鼠传至家鼠,由家鼠传染于人引起。

(4) 季节性:与鼠类活动和鼠蚤繁殖情况有关,人间鼠疫多在 6~9 月,肺鼠疫多在 10 月以后流行。

(5) 隐性感染:在受染地区发现有无症状的咽部带菌者。

(三) 发病机制

鼠疫杆菌通常经皮肤侵袭人体,进入局部淋巴组织,引起出血坏死性淋巴结炎,累及周围组织显著水肿出血,进而引起败血症和毒血症,血管内栓塞,发生弥散性血管内凝血和感染性休克。

(四) 诊断

鼠疫的潜伏期一般在 1~6 天,经过预防接种者可延长至 9~12 天。国际上规定为 6 天。

首例患者必须以细菌学为诊断依据,但疑似鼠疫病例,在细菌学未做最后判定之前,不可轻易排除鼠疫。

1. 流行病学史 患者在发病前 10 天,去过鼠疫流行区,有鼠疫动物或患者接触史。

2. 临床表现 突起发病,有严重的毒血症状及特有的淋巴结肿痛或高热、咳嗽、咯血及出血倾向等。

3. 实验室检查

(1) 常规检查

血常规:白细胞总数明显升高,红细胞、血红蛋白、血小板减少。

尿常规:蛋白尿和血尿。

大便常规:呈血性或黏液血便。

(2) 血清学检查

细菌抗原测定:用特异性抗血清检测可疑标本中抗原,特异性、灵敏度和准确性均较高。

细菌抗体测定:检测特异性荚膜 FI 抗体(持续 1~4 年),常用于流行病学调查及回顾性诊断。

(3) 病原学检验

涂片检查:脓液、痰液、血液、脑脊液、淋巴结穿刺液涂片或印片;革兰染色,可见革兰阴性两端浓染短小棒状杆菌。

细菌培养:各种样本接种于普通琼脂或肉汤培养基,分离出鼠疫杆菌,进一步鉴定用生化反应、噬菌体裂解试验或血清学鉴别。

动物感染实验:各种样本或培养液注射于豚鼠或小鼠皮下或腹腔,24~72 小时内死亡,解剖做细菌学检查。

细菌基因检查:PCR 和 DNA 探针法测定鼠疫杆菌 DNA。

（五）预防与控制

1. 管理传染源

（1）灭鼠、灭蚤，监测和控制鼠间鼠疫。

（2）严格隔离：患者和疑似患者分别隔离；对肺鼠疫患者要采取更为严格的隔离封锁及防护措施。腺鼠疫隔离至淋巴结肿大完全消散后再观察 7 日；肺鼠疫隔离至痰培养连续 6 次以上阴性者。

（3）医学观察：密切接触者医学观察 9 天，曾接受预防接种者观察 12 天，并进行预防性治疗。

（4）医护人员须严格进行自身防护。

（5）加强疫情报告

国内：发现可疑疫情时应立即向当地卫生行政部门及上级部门报告，城镇 2 小时内，农村 6 小时内上报。

口岸：如有肺鼠疫流行并传入我国的确切征象时，应立即向国家检验检疫总局、卫生和计划生育委员会报告并转报国务院，采取相应措施。同时按相应程序和要求向 WHO 通报。

2. 切断传播途径

（1）做好环境卫生，灭鼠，灭蚤。

（2）患者排泄物和分泌物彻底消毒；死于鼠疫者的尸体应用尸袋严密包扎后焚烧。

（3）口岸应加强出入境检验检疫，防止鼠疫传入：①对可疑旅客实施隔离、留验和就地诊验，留验期不超过 6 天；②对来自受染地区或有感染鼠疫或染疫嫌疑的飞机、船舶、列车及所载行李、货物等分别实施灭鼠、灭蚤等消毒卫生处理。

3. 保护易感者

（1）加强个人防护：不接触不明死因的动物。参与治疗或进入疫区的人员必须穿防护服、高筒靴、戴面罩、厚口罩、防护眼镜、橡皮手套等。

（2）预防性服药：可口服磺胺嘧啶或四环素，均连用 6 天。

（3）预防接种：主要对象为疫区及毗邻地区的居民，参加防疫工作人员及进入疫区人员，应在接种 10 天后方可进入疫区。

（4）开展国际旅行健康咨询：对前往有鼠疫疫情国家和地区的人员，要进行预防鼠疫知识的咨询，如预防接种、投药、防鼠、防蚤的知识。

4. 鼠疫监测　凡已知有鼠疫自然疫源地、与邻国疫源地毗邻地区和其他有鼠疫指征的可疑地区，应每年开展鼠疫监测工作。对来自疫区的交通工具、人员、货物等也应做好鼠疫监测。

二、黄热病

黄热病（yellow fever）是由黄热病毒所致的蚊媒传播传染病，我国无黄热病，但该病的传播媒介伊蚊在我国广泛存在。

（一）病原学

黄热病毒为黄病毒科黄病毒属，单股正链 RNA。病毒呈球形，病毒 E 蛋白是主要的包膜糖蛋白，含病毒血凝素和中和抗原决定簇。M 蛋白可使病毒感染性增加。黄热病毒抵抗力弱，对紫外光、胰酶、乙醚、氯仿等敏感。

（二）流行病学

1. 传染源 黄热病分城市型和丛林型两种流行形式。城市型的主要传染源为患者及隐性感染者。丛林型的主要传染源为猴和其他灵长类。蚊吸吮患者或病猴血液后 9～12 天即有传染性，可终生带毒，并可经卵传代。

2. 传播途径 按对黄热病在人间流行的传统分型法，其传播途径有：

（1）患者——埃及伊蚊——人（城市型）。

（2）灵长类宿主——多种吸血蚊——人（丛林型）。

（3）灵长类宿主——多种吸血蚊或吸血蜱——灵长类（动物间传播）。

（4）埃及伊蚊、非洲伊蚊、辛浦森伊蚊、带叉-泰氏伊蚊等多种吸血蚊均为主要传播媒介。

3. 易感人群 人群对黄热病普遍易感。城市型中成年人大多因感染获得一定的免疫力，患者多为儿童。丛林型中患者主要为成年男性。感染后可获得持久免疫力。

4. 流行特征

（1）地区分布：自 20 世纪以来，黄热病地方性流行区仅局限于中南美（北纬 10°和南纬 20°）及非洲（北纬 15°和南纬 10°）。全球其他地区已较好地控制了该病的发生和流行。但由于埃及伊蚊对杀虫剂产生了抗药性，在人员交往密切的今天，必须警惕黄热病传入引发流行的可能性。

（2）季节性：与吸血伊蚊的繁殖季节吻合，一般在 3～4 月份，但是在丛林地带边缘的地方性流行区则季节性不很明显。

（3）流行特征

1）城市型黄热病：传播媒介比较单一，在城市中消灭了埃及伊蚊后，也就基本消灭了城市中黄热病的传播。

2）丛林黄热病：丛林型黄热病由于其宿主动物数量多、分布广，传播媒介复杂，呈自然疫源性流行。当大量无免疫力的人进入自然疫源地时可遭受感染，并可能迅速发生暴发，甚至传到城市，引起城市型黄热病。

（三）发病机制

黄热病毒具有嗜神经及嗜内脏性，侵入机体后，先在局部淋巴结中复制，在症状出现前不久至发病初 3～5 天，病毒进入血液系统，形成病毒血症。病毒侵犯心、肝、肾、大脑细胞，可能直接损害被感染细胞，引起广泛组织病变。肝脏病变最具诊断特异性。

（四）诊断

本病潜伏期 3～6 天，偶有 10～13 天者，法定为 6 天。

1. 流行病学史 在黄热病流行区，无有效黄热疫苗接种史，在一个潜伏期内出现黄热病临床症状者。

2. 临床症状 起病急，体温迅速升高，全身疼痛（头部尤为剧烈），呕吐，相对缓脉，血压下降，出血倾向（鼻出血、咖啡色呕吐物、黑便），可有或无黄疸。

3. 实验室检查

（1）常规及生化检查

血常规：白细胞减少，中性粒细胞比例降低，血小板正常。

尿常规：尿蛋白，颗粒管型及红细胞。

大便常规：大便隐血试验阳性。

生化检查:血清转氨酶升高,血清胆红素增高,肝、肾功能异常。

（2）血清学检查

血清抗体:血清特异 IgM 抗体阳性,或特异性 IgG 抗体滴度 4 倍以上增加。

病毒抗原:患者标本中检测病毒抗原呈阳性。

（3）病原学检查

1）病毒分离:采集发病后三日内患者血清接种白纹伊蚊 C6/36 细胞或 AP/61 细胞培养,或血清乳鼠接种可分离病毒。

2）病毒核酸检测:从患者标本中查出黄热病毒 RNA。

（五）预防与控制

1. 控制传染源　对疑似和确诊病例应隔离治疗。患者在病毒血症期间进行防蚊隔离。对来自疫区人员实施卫生检疫。

2. 切断传播途径　防蚊灭蚊,消灭蚊虫滋生地,防范受染动物进入人群居住地。

3. 保护易感人群　受染地区普种疫苗,对前往黄热病受染地区人员应提前 7～10 天接种黄热病减毒疫苗。在疫区加强个人防蚊措施。

4. 加强国境卫生检疫,严防黄热病的传入,对来自受染地区人员要求出示有效预防接种证书;对染疫或染疫嫌疑交通工具、人员按《国际卫生条例2005》《中华人民共和国国境卫生检疫法》及《实施条例》的规定处理。

5. 黄热病监测

（1）宿主动物监测:监测雨林及周边地区灵长类和其他脊椎动物体内带毒情况,了解黄热病毒在宿主动物中的分布规律,并制订积极的防范措施。

（2）媒介监测:监测野、家栖吸血蚊属、吸血蜱等吸血媒介的带毒情况。计算成蚊密度和蚊幼密度,确定媒介种属,对杀虫剂的耐(抗)药性。调查中需要加强自我保护,以避免意外发生。

三、疟疾

疟疾是由疟原虫感染引起的寄生虫病,由雌性按蚊叮咬传播。间日疟和三日疟常有反复发作;恶性疟发作不规则,易引起脑型疟等凶险发作。

（一）病原学

疟疾的病原体是疟原虫,可感染人类的疟原虫有四种:间日疟原虫、三日疟原虫、恶性疟原虫和卵形疟原虫。

疟原虫生活史可分为在人体内和按蚊体内两个阶段。

1. 疟原虫在人体内的发育　人为疟原虫的中间宿主。当染疟雌性按蚊叮咬人体时,蚊体内的子孢子进入人体末梢血液后侵入肝细胞内,进行无性的裂体增殖,形成裂殖体。随着肝细胞的破裂,裂殖子散出,部分侵入红细胞进行发育繁殖。最后红细胞破裂,大量的裂殖子、血红蛋白及代谢产物进入到血液中而引起疟疾的发作。红细胞破裂放出的裂殖子,大部分再侵入正常的红细胞,进行裂体增殖,重复上述发育过程,引起反复发作;完成红细胞内期裂体增殖所需的时间因虫种而异,间日疟原虫、卵形疟原虫为 48 小时,三日疟原虫为 72 小时,恶性疟原虫为 36～48 小时。

疟原虫的子孢子有两个遗传表现型,即速发型和迟发型,两者可同时侵入肝细胞。速发型子孢子在肝细胞发育较快,只需 12～20 天即可发育为成熟的裂殖体,引起初发疟疾,迟发型则需经过 6~11 个月才发育成熟,引起疟疾复发。间日疟和卵形疟有迟发型子孢子,因此有复发,三日疟和恶性疟没有迟发型子孢子,无复发。单纯迟发型感染则为长潜伏期疟疾。

经过数代裂体增殖后,部分裂殖子在红细胞内不再进行裂体增殖,而是发育成雌、雄配子体。配子体对人体无致病作用,在雌性按蚊叮人时进入蚊体内,进行有性繁殖。

2. 疟原虫在蚊体内的发育 蚊为疟原虫的终末宿主。当雌性按蚊刺吸患者或带虫者的血液时,仅配子体可在蚊虫胃内继续发育。在合适的温度下,雌、雄配子体发育成雌、雄配子,两者结合成合子,并发育伸出伪足成为动合子,而后动合子穿过胃壁,在弹性纤维膜下发育成囊合子。囊合子内部的核反复分裂,形成许多子孢子。子孢子穿出囊壁,进入蚊唾腺内,当蚊刺吸食人血时,子孢子随蚊唾液进入人体。

(二)流行病学

1. 传染源 疟疾患者和无症状带虫者是疟疾的传染源,仅在末梢血中存在成熟的雌、雄配子体时具传染性。

2. 传播途径

(1) 蚊媒传播:雌性按蚊是疟疾的传播媒介,经叮咬人体传播。在我国,平原地区最重要的疟疾传播媒介是中华按蚊,山区以微小按蚊为主,丘陵地区以嗜人按蚊为主。海南的山林地区则为大劣按蚊。

(2) 血液传播:输入带疟原虫的人血、使用被疟原虫污染的注射器而感染。

(3) 母婴传播:感染疟疾的孕妇可通过经胎盘传给胎儿,引起先天性疟疾,但较少见。

3. 易染人群 人对疟疾普遍易感,感染后虽可获得一定的免疫力,但不持久。曾被同种疟原虫感染者,症状较轻或无症状,非流行区人员感染则临床表现较重。

4. 流行特征

(1) 流行地区:疟疾主要流行于热带及亚热带,其次为温带,大致处于北纬 62°和南纬 40°线。流行区以间日疟最广,恶性疟主要流行于热带。我国以间日疟流行为主,仅海南和云南为间日疟和恶性疟混合流行。

(2) 流行季节:疟疾有明显的季节性,一般间日疟以夏秋季为多,恶性疟以秋季为多,三日疟则以秋冬季为多。

(3) 温度、湿度、雨量、地形环境、经济状况、人口流动、风俗习惯、医疗卫生等对疟疾的流行都有重要的影响。近年来疟原虫和按蚊的抗药性越来越严重,全球的疟疾呈现重新蔓延趋势。

(三)发病机制

疟疾的主要病变是由于疟原虫在肝细胞和红细胞内发育繁殖,引起红细胞周期性成批破坏,裂殖子及其代谢产物、残余的和变性的血红蛋白以及红细胞碎片等一起进入血液,产生一系列病理生理改变,包括发热、贫血、组织缺氧、免疫病理、网状内皮细胞增生等。

(四)诊断

潜伏期:间日疟和卵形疟 13~15 天,三日疟 24~30 天,恶性疟 7~12 天。

1. 流行病学资料 有在疟疾流行季节或在有蚊季节到过疟疾流行区居住或旅行史、有疟疾发作史或有近期接受输血史。

2. 临床表现 临床症状以周期性定期发作的寒战、高热和大汗,伴有贫血及脾肿大为主要特征。体温常达 40℃ 或更高,常伴头痛、全身酸痛、乏力,但神志清楚。

各种疟疾两次发作之间有一定的间歇期。间日疟、卵形疟隔日发作一次,如未经治疗,一般发作5~7次后,因体内产生了一定的免疫力,可自行停止发作。此时血内疟原虫还未消灭,常在2~3个月内复燃。三日疟每隔2日发作一次,很少自愈。恶性疟发作时间不定,热型多不规则或持续发热。

疟疾凶险发作主要由恶性疟引起,临床分为脑型、胃肠型和其他型,其中脑型最为严重,多见于免疫力不足的儿童与初进入高疟区的外来人口,病情较重,死亡率较高。

输血性疟疾临床发作与蚊传疟疾相似,但治疗后一般无复发。

3. 实验室检查

（1）常规检查

血常规:急性期白细胞数大多正常,红细胞减少,网织细胞增多,血小板减少,但一般无自发出血倾向。

（2）血清学检查

抗原检测:检测血中特异性疟原虫抗原。

抗体检测:检测血中特异性抗体,主要用于流行病学调查。

（3）病原学检查

疟原虫检查:血液厚血片和薄血片经吉姆萨染色后镜检,查找疟原虫。也可用骨髓穿刺涂片查疟原虫。

核酸检测:PCR或DNA探针杂交检测疟原虫特异DNA,能鉴定耐药性。

（五）预防与控制

1. 管理传染源　健全疫情报告,及早发现和彻底治疗现症患者和带疟原虫者。

2. 切断传播途径

（1）消灭按蚊,防止被蚊叮咬。做好个人防护,根除蚊的滋生地。

（2）口岸检疫部门对来经疟区的发热患者或有过疟疾史者,应及时采血检查疟原虫及其抗体。在进行出入境人员健康检查时,应详细了解被检者有否疟疾史或疟区接触史,必要时进行疟原虫检查。

（3）对来经疟区的交通工具、运输设备和某些可能藏匿蚊虫的货物及物品,入境时应进行详细的卫生检查和相应的卫生处理。在国境口岸,应定期进行媒介监测,注意有无疟蚊传入。

3. 保护易感人群　对进入疟疾流行区或高疟区的易感者,应给予预防服药。预防服药不论个人或集体,每种药物不宜超过半年。同时,应加强疟疾防治知识教育,加强个人防护措施,避免蚊虫叮咬。

4. 疟疾监测

（1）传染源监测:做好流行程度调查,包括居民患疟史调查和疟疾感染情况两部分,以期较全面地了解当地居民疟疾感染的情况。

（2）媒介监测:全面了解当地媒介按蚊的种群数量、分布情况、生态习性、幼虫滋生地及密度、按蚊自然感染率等数据。如该流行区存在有恶性疟,还应当开展恶性疟原虫对抗疟药的敏感性试验。

四、登革热

登革热(dengue fever)是由登革热病毒经伊蚊传播的虫媒病毒性传染病,分布广、发病率和病死率均高,目前约有一半世界人口面临登革热的威胁。

（一）病原学

登革热病毒属黄病毒科的黄病毒属,呈哑铃型、杆状或球形20面体,单股正链RNA。外膜含型和组特异性抗原,可分为4个血清型(DEN-1、DEN-2、DEN-3和DEN-4)。感染一种血清型病毒并恢复后,对该型病毒具有终生免疫,但对其他血清型病毒只有部分和短暂的交叉免疫,并会增加随后感染其他血清型病毒时罹患重症登革热的危险。

登革热病毒不耐热,50℃30分钟或100℃2分钟可灭活。耐低温,在人血清中−20℃可存活5年,−70℃存活8年以上,对酸、乙醚、紫外线、0.65%甲醛敏感。

（二）流行病学

1. 传染源　患者和隐性感染者是主要传染源。在流行期间可有大量轻型和隐性感染者,可能是更重要的传染源。猴子、蝙蝠体内可查到病毒抗体,但作为传染源的作用还未确定。

2. 传播途径　伊蚊(主要是埃及伊蚊和白纹伊蚊)是主要的传播媒介。吸食人血后8~14天伊蚊即有传播能力,被感染的蚊虫终生均能传播病毒。在非流行期,伊蚊可能是登革热病毒的贮存宿主。

3. 易感人群　在新流行区,人群普遍易感,但发病以成人为主。在地方性流行区,成人几乎均可查出中和抗体,故发病以儿童为主。

4. 流行特征　登革热多流行于热带和亚热带地区,主要在北纬25到南纬25。通常先流行于市镇,然后向农村蔓延。近年来登革热传播主要发生在城市和半城市地区,流行季节与伊蚊的活动高峰季节有关,主要在夏秋雨季。

（三）发病机制

发病机制尚未完全明了。机体感染登革热病毒后产生特异性抗体,抗体与病毒形成免疫复合物,激活补体和凝血系统,导致血管通透性增加,血液蛋白从微血管渗出,引起血液浓缩、休克、DIC,血小板减少和出血。病理改变为全身毛细血管内皮损伤,出现和血浆蛋白渗出,微血管周五出血、水肿及淋巴细胞浸润,单核-吞噬系统增生。

（四）诊断

本病潜伏期2~15日,平均6天。

1. 流行病学史　在登革热流行区或到过流行区、在流行季节(夏秋雨季)突然起病。

2. 临床表现

按WHO标准分为登革热和登革出血热两种类型。临床上,登革热分为典型、轻型与重型三型;登革出血热分为无休克的登革出血热和登革休克综合征。

（1）登革热感染导致流感样症状,典型临床表现包括发热、皮疹、出血和淋巴结肿大。如果高热(40℃)伴随以下症状中的两种,则须考虑登革热:严重头痛、眼球后疼痛、肌肉和关节痛、恶心、呕吐、腺体肿胀以及出疹,有出血倾向。轻型表现类似流行性感冒,以发热和淋巴结肿大为主,皮疹稀少或无,无出血倾向。

（2）登革出血热是登革热的严重表现形式,起病类似典型登革热,发热2~5天后病情突然加重,多器官大量出血和休克,血液浓缩,血小板减少,白细胞增多,肝大,多见于儿童,病死率高。

3. 实验室检查

（1）常规检测

血常规:白细胞总数自病程第2日起即有明显减少,第4~5天降至低点,中性粒细胞百分比也见降低,血小板减少。

尿常规:部分病例有蛋白尿和红细胞尿。

（2）血清学检查血清抗体测定:测定血清 IgM 或 IgG 抗体。

抗原测定:患者样本或病毒培养样本中测定 DV 抗原。

（3）病原学检查

病毒分离:取急性期患者的血清接种于伊蚊胸肌细胞、猴肾细胞、新生的乳鼠脑内培养,分离鉴定病毒。

病毒核酸测定:RT-PCR 扩增病毒核酸。

（五）预防与控制

1. 控制传染源　患者防蚊隔离治疗,隔离时间应不少于 5 天;可疑患者应进行医学观察;做好疫情监测,识别轻型患者,早诊断,早隔离,早治疗;加强国境卫生检疫,防止传染源传入。

2. 切断传播途径　改善环境卫生,消灭伊蚊滋生地,降低成蚊密度,控制蚊的繁殖;妥善处理固体废物,防止人为制造蚊虫栖息地;加强国境卫生检疫,防止带毒蚊虫传入;在疾病流行期间,实施紧急病媒控制措施,包括广泛使用杀虫剂。

3. 保护易感人群　加强个人预防,防止蚊虫叮咬;旅游时尽可能避开登革热流行区。前往流行地区时要注意个人防护。

4. 监测

（1）对每名报告病例及其接触者进行调查与实验诊断,并对病者所在区域的疫情监测及预测。

（2）常年定点采集蚊标本及测定密度,发现埃及伊蚊房屋指数达到 2%,立即发出预警。

（3）鉴定患者、捕获成蚊及部分孑孓中的登革热病毒型别。

五、西尼罗热

西尼罗热是由西尼罗病毒经蚊媒传播的人畜共患传染病,能够引起人类致命性神经系统疾病。

（一）病原学

西尼罗病毒为黄病毒科黄病毒属,单股正链 RNA,大小 40~60nm,呈二十面体。

病毒对热、紫外线、化学试剂如乙醚等敏感,加热至 56℃,30 分钟即可灭活。对低温和干燥的抵抗力大,用冰冻干燥法在 4℃可保存数年。病毒在乳鼠脑内繁殖,并培养传代。

（二）流行病学

1. 传染源　鸟类是病毒的储存宿主和主要传染源。患者、隐性感染者、家畜（如马）也是可能的传染源。

2. 传播途径

（1）蚊媒传播:当蚊叮咬被西尼罗病毒感染的鸟时受感染,病毒在蚊的唾液腺经过 10~14 日发育成熟,在叮咬过程中将病毒传播给人或动物。

（2）接触传播:与其他受感染动物血液或其他组织接触也有可能感染病毒。极少数通过器官移植、输血和母乳喂养感染。尚未有西尼罗河病毒通过一般接触出现人间传播的记载。

（3）垂直传播：受感染的母亲通过胎盘传染胎儿。

3. 易感人群　人类普遍易感,野外作业者或旅行者是本病的高危人群,如农民、森林工人、园林管理员、建筑工人及其他户外工作者。

4. 流行特征　西尼罗热多发病于蚊虫活跃的夏秋季,热带终年可发病。近年来,西尼罗热的流行区域不断扩张,并出现了较多的重症病例（西尼罗脑膜炎和脑炎）。

（三）发病机制

人类因受感染蚊虫的叮咬被传染,病毒通过血-脑屏障进入脑实质,从而引起发热或脑炎症状。

（四）诊断

本病潜伏期一般为 3～14 天。

1. 流行病学史　来自于西尼罗病毒感染的主要流行地区,发病前 2 周内有蚊虫叮咬史。

2. 临床症状　约 80% 的感染者没有任何症状（即隐性感染者）,20% 的感染者会发展为西尼罗热,症状包括发热、头痛、疲倦、全身酸痛、恶心和呕吐,偶尔伴有（身体躯干）皮疹和淋巴结肿大。严重疾病（又称为神经感染性疾病,如西尼罗脑炎或脑膜炎或西尼罗脊髓灰质炎）的症状还包括头痛、高热、颈部僵硬、麻木、定向障碍、昏迷、震颤、抽搐、肌肉无力和麻痹等神经系统症状。50 岁以上人群以及免疫抑制人群（如器官移植患者）感染后发展为重症的风险最高。

3. 实验室检查

（1）常规检查

血常规：外周血白细胞正常或稍高,中性粒细胞及淋巴细胞多在正常范围。

脑脊液：压力升高,外观无色透明或微混浊,蛋白轻度升高,糖及氯化物正常,细胞数轻度增加,以单核细胞增加为主。

（2）血清学检查

抗体检测：当患者出现临床表现时,几乎可以在所有收集的脑脊液和血清样本中发现 IgM。血清 IgM 抗体可能持续存在一年以上。

（3）病原学检测

病毒分离：患者的脑脊液、感染早期血清、脑组织,鸟类及其他哺乳动物的肾、脑组织等,接种细胞可分离并测定病毒。

病毒核酸检测：检测脑脊液和各种组织标本中的西尼罗病毒 RNA。

（五）预防与控制

1. 控制传染源　患者防蚊隔离治疗;可疑患者应进行医学观察;加强国境卫生检疫,防止传染源传入;染毒的马和其他哺乳动物应进行适当的隔离,以预防马传播病毒。

2. 切断传播途径　①环境综合治理,消灭蚊虫滋生地,降低媒介蚊虫的密度;②在处理患病动物及其组织,进行宰杀和拔毛程序时应穿戴手套及其他保护衣物,降低动物传染人类的风险;③疫情发生时,应考虑在受染地区限制血液和器官捐献并开展实验室检验,降低通过输血和器官移植传播的风险;④加强国境检疫,防止带毒蚊虫进入境内。

3. 保护易感人群　①目前尚无特效药物治疗和人用疫苗预防,有马用疫苗;②做好个人防护,避免蚊虫叮咬,在暴发时减少户外活动;③在处理患病动物时应做好个人防护;④从疑似的西尼罗河病毒感染者和动物中提取的标本必须由训练有素的工作人员在装备适当的实验室中进行处理。

4. 西尼罗热监测

（1）西尼罗河病毒动物疫情的出现先于人间病例,应建立积极的动物疫情监测系统发现鸟类和马中的新病例,以进行早期预警。

（2）在病毒存在区域制定综合、全面的蚊虫监测和控制规划。确定当地传播西尼罗河病毒的蚊虫种类、密度和蚊带毒比例。

六、 裂谷热

裂谷热(rift valley fever,RVF)是由裂谷热病毒引起的,经蚊类媒介或接触传播的人畜共患病毒性传染病。病毒侵袭家畜(包括黄牛、水牛、山羊和绵羊)以及人类。

（一）病原学

裂谷热病毒属布尼亚病毒科沙蝇病毒属,为单股负链 RNA 病毒,表面有包膜,呈球型,直径 90～100nm,对脂溶剂和热敏感。病毒只有一个血清型。

（二）流行病学

1. 传染源　感染的牛、羊、骆驼、猴子、鼠类以及白鼬为主要传染源。

2. 传播途径

（1）接触传播:人类主要是通过与被感染的动物血液或组织接触而感染,或者食用未煮熟的感染动物的肉类而感染。

（2）蚊媒传播:受感染蚊虫或嗜血苍蝇叮咬也会导致人类感染,通常是伊蚊叮咬。

（3）呼吸道传播:实验室的工作人员从事病毒培养或处理带病毒样品工作时,也可以通过吸入气溶胶而被感染。

3. 易感人群　人类病普遍易感,高危人群包括:①在流行病地区旅游的外国游客,露宿者;②在流行病地区,牧民、屠宰工作人员、兽医以及其他与被感染动物组织有接触者。

4. 流行特征　最常见于非洲东部和南部的牧区。流行的高峰在夏秋季。与蚊虫的活动密切相关。

（三）发病机制

病毒对肝细胞和内皮细胞的直接侵袭导致细胞损伤,免疫反应也参与致病过程。病理改变为皮肤、皮下组织及内脏器官广泛出血。

（四）诊断

潜伏期 2~6 天。

1. 流行病学史　患者有在疫区(非洲)的生活、旅行史,或有与患者或病畜体液接触史。

2. 临床表现　多数患者无症状。典型症状以发热、出血、脑炎和肝炎为特征,起病急骤,高热达 38~40℃,可为双峰热,并有畏光、剧烈头痛、肌痛及相对缓脉。常无皮疹,偶有皮肤黏膜小出血,罕见大出血。重症患者通常会出现三种明显综合征中的一种或多种症候:眼部疾病(0.5%~2% 的患者)、脑膜炎(<1%)或出血热(<1%)。

3. 实验室检查

（1）常规检查

血常规:早期白细胞计数正常或白细胞总数增加,继之白细胞减少,伴中性粒细胞减少,但杆状核增加,血小板数减少。

尿常规:可见尿蛋白、红细胞、白细胞和管型。

血液生化:肝功能和肾功能损害。

脑脊液:并发脑炎时,蛋白轻度增高。淋巴细胞增多,糖含量正常。

（2）血清学试验病毒抗原检测:测定各种样品中病毒抗原。

病毒抗体检测:测定血中病毒特异性抗体,但病毒和其他白蛉热病毒属之间存在着交叉反应。

（3）病原学检查

病毒分离:从发热期的患者和动物的血液、死亡动物的肝、脾和脑细胞组织,以及流产胚胎的器官中,接种分离病毒并鉴别。

检测病毒核酸:采用实时荧光定量 PCR 检测病毒核酸。

（五）预防与控制

1. 控制传染源 ①已有用于动物的疫苗,人用疫苗尚未获得许可;②在暴发之前进行动物免疫,接种时应避免重复使用针管和耳咽管而造成病毒传播;③暴发流行时不应当进行动物疫苗接种;④限制或禁止牲畜移动,以减缓病毒传播。

2. 控制传播途径 ①加强环境卫生,减少蚊虫密度,杀灭蚊虫幼虫;②在宰杀动物时应当穿戴手套和其他适当的保护服,谨慎处理生病动物或其组织。减少病毒从动物到人的传播风险;③在家畜流行病地区,所有动物产品(血液、肉和奶)在食用之前均应彻底煮熟;④在接触血液和组织时要做好防护措施,严格处理使用过的注射器。

3. 保护易感人群 ①加强个人防护,防止蚊虫叮咬;②在宰杀动物时处理生病动物或其组织要穿戴手套和其他适当的防护服;③照料疑似或确诊的裂谷热患者时,要注意个人防护;④从疑似患者或动物病例身上采集诊断用样本时,应当由受过训练的工作人员进行处理,并在装备适当的实验室加工处理。

4. 监测与控制 ①由于裂谷热在动物中的暴发先于人间病例的出现,建立可靠的动物卫生监测系统有助于提供早期预警;②使用卫星图像和天气/气候预报数据可建立裂谷早期预警系统,有助于避免流行和暴发。

本 章 小 结

本章首先从传染病的基本特征、发病机制、诊断原则、流行过程及影响因素、管理和控制等方面,介绍传染病的主要特征。然后分别讲述国际关注的主要呼吸道传播传染病、消化道传播传染病、接触传播传染病、病媒传播传染病的生物学特性、流行病学特点以及诊断、预防与控制原则。

案例分析

案例 2008 年某口岸截获全国首例输入性基孔肯雅热现症病例

一、背景

基孔肯雅热是由基孔肯雅病毒引起,以发热、皮疹及关节疼痛为主要特征的急性传染病。本病经伊蚊传播,主要流行于非洲和东南亚地区,近年在印度洋地区有大规模流行。

二、检疫查验情况

（一）口岸查验

2008 年 3 月 4 日,G 机场口岸检疫人员在对某航班入境人员检疫查验时,发现 1 名来自斯里兰卡的劳务人员发热,经对其及同行 19 人进行流行病学调查、医学排查和现场快速筛查,发现 7 人为登革热疑似病例。检疫人员立即将这 7 人送往指定的传染病医院。经医院诊断,该发热旅客为登革热实验室诊断病例,收住院治疗。其他 6 名为既往登革热感染者,医院放行后回 S 省。

（二）实验室检测

2008 年 3 月 6 日,G 检验检疫局派员采集了该发热旅客的血液标本,3 月 6 日下午,G 局技术中心卫生检疫实验室通过荧光 RT-PCR 方法检出基孔肯雅病毒核酸阳性,未检出登革热病毒。3 月 7 日,实验室对 RT-PCR 扩增片段进行测序,结果与基孔肯雅病毒核酸序列相符,高度怀疑是基孔肯雅热病例,检测结果及时通知了医院。3 月 8 日 G 局对第 1 名基孔肯雅热疑似病例同行人员进行追踪调查和电话随访,并对 7 份已采集血液,通过荧光 RT-PCR 法检出第 2 例基孔肯雅病毒疑似病例。3 月 14 日,中国疾病预防控制中心派出两位专家抵达 G 省,对 G 局实验室检测结果进行复核检测,结果与 G 局实验室的检测结果一致。

三、法律依据

（一）《国际卫生条例（2005）》

第二十条　入境口岸机场和港口的职责。

第二十二条　入境口岸主管当局的作用。

第二十三条　到达和离开时的卫生措施。

（二）《中华人民共和国国境卫生检疫法》

第五条　国境卫生检疫机关发现检疫传染病或者疑似传染病时,除采取必要措施外,必须立即通知当地卫生行政部门,同时用最快的方法报告国务院卫生行政部门,最迟不得超过 24 小时。

第十二条　国境卫生检疫机关对检疫传染病染疫人必须立即将其隔离,隔离期国境医学检查结果确定,对检疫传染病染疫嫌疑人应当将其留验,留验期限根据该传染病的潜伏期确定。

第十五条　国境卫生检疫机关对入境、出境的人员实施传染病监测,并且采取必要的预防、控制措施。

（三）《中华人民共和国国境卫生检疫法实施细则》

第十六条　卫生检疫机关发现检疫传染病、监测传染病、疑似检疫传染病时,应当向当地卫生行政部门和卫生防疫机构通报;发现检疫传染病时,还应当用最快的办法向国务院卫生行政部门报告。当地卫生防疫机构发现检疫传染病、监测传染病时,应当向卫生检疫机关通报。

第十九条第三款:对国境口岸的卫生状况实施卫生监督;对入境,出境的交通工具、人员、集装箱、尸体、骸骨以及可能传播检疫传染病的行李、货物、邮包等实施检疫查验、传染病监测、卫生监督和卫生处理。

（四）《口岸传染病排查处置基本技术方案》（国质检卫【2008】270 号）

第四部分　口岸蚊媒传染病排查处置技术方案。

四、结果处置

1. 结果处置

（1）启动应急预案　G 局将有关情况均及时向国家质检总局和当地卫生行政部门做了报告和通报,三方协商处置。

（2）鉴于该批人员回国后居住地均在 S 省，G 局又向 S 局通报，提请 S 局协助当地疾病预防控制中心做好对第 2 例疑似病例的防控和其他同行人员的流行病学调查及随访工作。

2. 讨论

（1）基孔肯雅热是蚊媒传染病，埃及伊蚊和白纹伊蚊是本病的主要传播媒介。我国原无本病，但存在传播媒介，当传染源传入后，易于发生流行。因此加强国境卫生检疫，防止传染源传入，或在传染源传入后控制传染源，是防止本病传播的主要措施。

（2）检测病毒核酸属于病原学快速检查方法，不仅可检测病毒，还可进行病毒分型，有助于及时发现国外输入的传染源。

（3）国境口岸发现国内未见传染病输入病例后，应强化多部门应急联合防控措施，从控制传染源、切断传播途径、保护易感者三方面，有效控制输入性传染病的传播。

思考题

1. 传染病流行过程的三个基本环节是什么？
2. 传染病有哪些基本特征？
3. 传染病的诊断需要综合分析哪些资料？
4.《中华人民共和国传染病法》规定的法定传染病分为哪几类？每类传染病的上报时限是多少？

（吕斌　刘燕婕）

第三章　卫生检疫基础理论

卫生检疫的发生和发展贯穿于人类与传染病的不懈抗争过程。虽然近七百年来，卫生检疫的理念、方法、技术以及工作范围等在不断发展、扩展和提升，但卫生检疫学的研究对象、基本宗旨、基础理论和最终目的始终如一，即卫生检疫是在公共卫生框架下，基于公共卫生的理念、技术，针对危害人类生命健康安全，能跨区域、跨国、跨洲传播，构成国际、国内关注的各类公共卫生风险，实施主动预防、被动查验的工作。理论上，卫生检疫学的研究内容适用于任何区域的公共卫生风险的发生、发展、传播和预防控制，小到乡界、村界，甚至是一栋建筑内外，大到国家间、洲际间的卫生检疫。实践中，我国的卫生检疫主要分为防控国际公共卫生风险传播的国境卫生检疫和防控国内公共卫生风险传播的国内卫生检疫。

第一节　卫生检疫关注的公共卫生风险

卫生检疫学属于公共卫生学的子学科，其以公共卫生的理论、技术和方法为核心主线，研究两个重点，一是"疫"，二是"检"。疫，传统和狭义的"疫"是指传染病，现代和广义的"疫"是指任何能跨境传播，引起社会关注的公共卫生风险，既包括传染病，也包括核与辐射、生物、化学等危害人体健康的有害因子。检，传统和狭义的"检"是指在边境、国境口岸，针对单一个体采取的检查、隔离、卫生处理等强制卫生措施，现代和广义的"检"是指所有预防、控制公共卫生风险发生、传播、扩散的卫生措施，包括疫情的监测、预警、通报，人群的健康宣教、预防接种，口岸对出入境人员、交通工具的查验和处置，口岸核心能力建设等。基于此，卫生检疫管理的核心是公共卫生风险。

一、概念和类别

卫生检疫关注的公共卫生风险(public health risk of health quarantine concern)，以下简称"检疫关注的风险"，特指危害人群生命健康安全，能跨区域、跨国、跨洲传播和扩散，引发严重和直接危险事件，构成国际、国内关注需采取卫生检疫措施予以应对的公共卫生风险。随着全球人口的增长、自然界的演变、科学文明的进步和国内外交通、贸易的发展，危害人群健康的传染病病原体不断变化，其他危害人群健康的物质不断增加，各类风险可以依托便捷的交通和贸易，在国际、国内迅速传播，并对人群健康安全造成局部、区域或全球性的危害，构成国际、国内关注。检疫关注的风险主要包括以下四类。

(一)传染病

传染病是由各种病原体引起的，能在人与人、动物与动物或人与动物之间相互传播的一类疾病。病原体中大部分是微生物，小部分为寄生虫，寄生虫引起的传染病又称寄生虫病。《国际卫生条例(2005)》附件2列明了由国家监测系统发现，且需通报世界卫生组织的多种传染病,包括霍乱、肺鼠疫、黄热病、病毒性出血热等传染病。我国《传染病防治法》分甲、乙、丙三类规定了41种重点传染病。我国国境口岸关注的传染病名录由国务院卫生行政部门确定和公布。

（二）核辐射危害因子

辐射是一种自然现象,广泛存在于宇宙中,其按本质可以分为电磁辐射和粒子辐射。人体遭受各种核辐射会产生各种类型和程度的损伤或疾病,统称为放射性疾病,包括全身性、局部性放射性疾病和放射性辐射所致远期损伤。与人类生活相关的核辐射源主要有医疗照射、职业照射、事故和应急照射、天然本底辐射照射、核能生产排放放射性物质以及放射性材料照射、核武器爆炸等。

（三）生物危害因子

广义的涉及公共卫生风险的生物危害因子包括致病微生物和生物制剂等,此处所指为利用生物学手段或传染因子(如细菌、病毒、真菌等)造成人群伤害的危害因子,重点指各种生物战剂,包括细菌类(如炭疽杆菌、鼠疫杆菌、霍乱弧菌、布鲁氏杆菌、土拉菌、鼻疽假单胞菌、伤寒杆菌、痢疾杆菌、大肠埃希菌O157、结核杆菌)、病毒类(如天花、埃博拉、马尔堡、裂谷热、拉沙热、口蹄疫、禽流感)、真菌类(如组织胞浆菌、肺球霉菌、烟曲霉菌)、立克次体类(如流行斑疹伤寒立克次体)、衣原体类(如鸟疫衣原体)和毒素类(如肉毒毒素、相思子毒素、产气荚膜杆菌ε毒素、蓖麻毒素、金黄色葡萄球菌肠毒素)等各种生物病原体和毒素。如2001年美国遭受的炭疽粉末信件袭击事件,炭疽粉末就属于生物有害因子。

（四）化学危害因子

危险化学品是指具有毒害、腐蚀、爆炸、燃烧、助燃等性质,对人体、设施、环境具有危害的剧毒化学品和其他化学品。化学危害因子属于危险化学品,其中卫生检疫重点关注的是化学毒剂,包括神经性毒剂(如沙林、梭曼、塔崩、VX等)、糜烂性毒剂(如芥子气、路易氏剂等)、全身中毒性毒剂(如氢氰酸、氯化氰等)、窒息性毒剂(如光气、双光气等)和失能性毒剂(如BZ、一些麻醉性强效镇痛剂等)。如1995年发生的东京地铁毒气事件,造成13人死亡,约5500人中毒,1036人住院治疗。事件发生的当天,日本政府所在地及国会周围的几条地铁主干线被迫关闭,26个地铁站受影响,东京交通陷入一片混乱。施毒人员使用的就是沙林毒气。

二、风险的特征

检疫关注的风险,属于公共卫生风险的一种,但其具有自身显著特征,这些特征既独立存在,又相互影响,在研究风险的发生、传播、扩散和预防控制中应予以综合考虑。

（一）有载体

无论是传染病,还是核生化有害因子都必须依托载体而形成跨境传播。如传染病的载体可以是人员、病媒生物及其宿主、动物等。核辐射有害因子的载体可以是贸易往来的石材、放射源等。生物、化学有害因子的载体可以是属于危险品的货物,以及恐怖战剂等。正是这些载体形成了卫生检疫的风险源。

（二）可传播

这是检疫关注的风险与其他公共卫生风险的主要区别。如2011年,日本3·11地震造成日本福岛第一核电站1~4号机组发生核泄漏事故。对福岛核电站而言,在其正常运转时,电站运行的核辐射风险能被有效管控,不会造成危害,不构成检疫关注的风险。但发生核泄漏事故后,核辐射有害因子可以随着气流、洋流、往来商船、出口货物等向其他国家和地区扩散,构成了检疫关注的风险,各国均采取了严格检疫措施防范可能的输入风险。

(三) 能造成群体危害

与危害个体健康的风险不同,检疫关注的风险应能对人群的健康和生命安全造成损害,造成群体危害。如一名高温中暑的旅客和一名患埃博拉出血热的旅客,在临床上都有发热体征,但前者无传染性,不造成群体危害,不属于卫生检疫管理对象,后者则有传染性,能造成群体危害,须隔离诊治,属于卫生检疫严格管理的对象。

(四) 能引起社会关注

检疫关注的风险可传播,能危害群体健康,严重时会造成社会恐慌,影响正常的交通、贸易秩序,故需要各相关方共同采取应对措施,以控制风险。如《国际卫生条例(2005)》提出了"国际关注的突发公共卫生事件"的概念,即通过疾病的国际传播构成对其他国家的公共卫生风险;以及可能需要采取协调一致的国际应对措施。自2009年以来,世界卫生组织先后将甲型H1N1流感、中东呼吸综合征、埃博拉出血热、脊髓灰质炎野病毒确定为国际关注的突发公共卫生事件。

三、 风险传播的三个环节

检疫关注的风险传播过程就是各种风险因子通过人员流动、交通贸易往来在不同国家、地域间,在不同人群间发生、发展和结束的过程。风险的传播和扩散必须具备三个基本环节,即风险源、传播途径和易受危害人群。若能完全切断其中的一个环节,即可防止该种风险的发生、传播和扩散。各种风险的薄弱环节各不相同,在预防控制中应予充分利用。

(一) 风险源

指能够携带、运输检疫关注的风险,并能向外传播风险的人员、动物、交通工具和物品等。

1. 人员　指国际、国内旅行的旅行者,交通工具的司乘人员和边境、国境口岸等交通枢纽的工作人员等。人员是最重要的风险源,其作为传染病的患者、隐性感染者、病原携带者,能造成传染病病原体的跨境传播。同时,人员还能携带、投放、传播核生化有害因子等。

2. 交通工具　指一切人造的用于人类代步或运输的装置,如自行车、汽车、摩托车、火车、船只及飞行器等,其中也包括马车、牛车等动物驱动的移动设备。由于汽车、飞机、船舶等现代交通工具结构复杂,能大批量携带人员、货物,频繁、快速地跨境、跨国移运,是重要的风险源。

3. 病媒生物和宿主动物　指通常能传播传染性病原体的病媒生物和宿主动物。

(1) 病媒生物是指能传播疾病的医学啮齿动物和医学节肢动物。它们具有传播某些种类传染病、贮存某些种类传染病病原体作用。我国卫生检疫重点关注蚊、蝇、鼠、蚤、蜚蠊、螨、蜱、蠓8种病媒生物。

(2) 宿主动物是指传染性病原体寄居的动物,如禽类是禽流感的宿主动物。

4. 运载工具　指对跨境、跨国携带、运输的货物、物品予以包装、承载的设备,主要指集装箱、货物包装等。其中,集装箱是具有一定强度、刚度和规格,专供周转使用的大型装货容器,其运输便捷,能装载各种物品,反复使用,易藏匿病媒生物,易被有毒有害物质沾染,且存在集装箱并利用作为转移垃圾、污物、有毒有害物质的场所,故集装箱是重要的风险源。

5. 货物、行邮等物品　是运输的有形产品,主要包括货物、交通工具上使用的物品和行李、邮包等。

(1) 货物:是指经由运输部门或仓储部门承运的一切原料、材料、工农业产品、商品以及其他产品,既包括通过传统方式运输的物品,也包括通过快件运营单位投送的快件。部分货物是重要的风险源,如生物制品可能有致病性,废金属可能含有放射性废弃物,废纸可能携带病原微生物等。

(2) 行李:是旅行者的个人物品。

(3) 邮包:是指由邮件或快递服务部门进行输送的,注明收件地址的物件或包裹。

6. 尸体、棺柩

(1) 尸体:是指生物死后留下的躯体,在此指人类尸体。由于细菌真菌分泌的酶的作用,尸体经过一段时间,会腐烂变成二氧化碳和水,成为病原体滋生的良好场所。另外,对于患传染病死亡的尸体,病原体仍可在体内存活繁殖。因此,尸体是具有高度风险的传染源。我国卫生检疫法要求,对患有检疫传染病和炭疽死亡的尸体及其棺柩不得出入境,尸体必须就近火化,火化后的骨灰可以出入境。

(2) 棺柩:指装有尸体的棺材。入殓时,应对尸体进行卫生处理、防腐处理和全面有效包裹。良好入殓后的尸体,不会继续腐烂,病原体难以滋生,所以检查棺柩检疫关注的风险主要关注两个方面:①防腐处理是否有效,可检查尸体卫生状况,是否腐烂、是否散发不良气味,是否有病媒昆虫滋生;②包装是否合格,可检查包装是否卫生、干爽、严密,是否有漏液、漏气、破损等。

（二）传播途径

风险源作为载体,将检疫关注的风险从一个地方带至另一个地方的方式,称为传播途径。风险的传播途径与人类的生产、生活紧密相关,一种风险源可以依托多种交通方式,形成多条传播途径,造成风险的跨境、跨国传播、扩散。

1. 水运　指使用船舶运送客货的一种运输方式。

水运分海运和河运两种,它们是以海洋和河流(包括人工挖掘的运河)、湖泊等作为交通线。根据海运和河运自身的运输特点,其作为检疫关注的风险传播途径的特点也有区别。

(1) 海洋运输:是使用船舶等水运工具经海上航道运送货物和旅客的一种运输方式。是国际贸易中最主要的运输方式,占国际贸易总运量中的三分之二以上,我国绝大部分进出口货物,都是通过海洋运输方式运输的。海运具有运量大、成本低、通达全球等优点,但运输速度慢,受自然条件影响大,航行日期不准确是其不足之处。

海运有沿海运输、近海运输、远洋运输三种类型。

1) 沿海运输:是使用船舶通过大陆附近沿海航道运送客货的一种方式。一般使用中、小型船舶,如粤港澳之间每日往来的小型船舶。这种运输方式,船舶航线固定、航程明确、船卫生状况易于控制,但由于船舶往来频繁,能快速在区域间造成检疫关注的风险的传播。

2) 近海运输:是使用船舶通过大陆邻近国家海上航道运送客货的一种运输形式。视航程可使用中型船舶,也可使用小型船舶,如中国和韩国之间的往来客轮、货轮。这类运输方式传播检疫关注的风险的特点与沿海运输类似,但由于航程稍长,对潜伏期短的传染病在航行过程中就能被发现和控制。

3) 远洋运输:是使用船舶跨大洋的长途运输形式。依靠运量大的大型船舶,主要包括运送旅客的邮轮和运送货物的集装箱轮、散杂货轮。远洋运输的船舶,航行时间长,司乘人员在船上生活时间长,因此对船舶卫生状况和管理水平要求高。同时,由于船舶跨国、跨洲航行,航行路径远,停靠国家和地区多,其成为检疫关注的风险源长距离、跨地域传播的主要途径。如1348年,意大利人在威尼斯拉古萨(Ragusa)城设立的世界上第一个检疫站,就是为了防止船舶通过海运携带黑死病(即鼠疫)的传入和蔓延,由此诞生了卫生检疫。

(2)河运:是"内河运输"的简称,是使用船舶和其他水运工具,在国内的江、河、湖泊、水库等天然或人工水道运送货物和旅客的一种运输方式。它具有成本低、耗能少等优点,但其受自然条件限制较大,速度较慢,连续性差。河运传播检疫关注的风险的特点与沿海运输类似。

2. 空运 指用飞机或其他航空器作为载体,运送人员、物资、邮件等的一种运输方式。

空运的航线明确,管理严格,飞机或其他航空器卫生状况相对较好,但空运由于其自身独特特点,使其成为跨境、跨国、跨地区传播检疫关注的风险源的最重要路径,其特点有以下几方面。

(1)速度快:空运是目前最快的运输方式,能快速地将人员、货等从一处运往另一处,这也造成检疫关注的风险源能通过空运迅速传播。

(2)覆盖广:全球所有沿海、内陆国家和地区全部都能通航,这是海运和陆路运输无法比拟的,但这也会造成内陆和沿海、沿河地区检疫关注的风险的相互输入和传播。

(3)往来频繁:一架客运航班能在一天内快速往返多个机场,如果其携带检疫关注的风险源,能迅速引起多地的传播扩散。

(4)飞机或航空器的结构适宜传播检疫关注的风险:尤其对客运飞机而言,客舱内空间狭小、密闭,飞机上如有检疫关注的风险源能快速在飞机内造成传播。如2009年甲型H1N1流感流行期间,我国某机场口岸从来自一个国外的航班中检出6例输入性甲型H1N1流感患者,其原发病例是1名患病乘客。此外,飞机内部结构复杂,狭窄空间多,死角多,也有利于病媒生物的传播。如我国某机场口岸曾在一架入境飞机上检出7只活鼠和1只死鼠。

3. 陆路交通运输 指采取人员徒步、动物驮拉和汽车、火车等陆路交通工具为载体,运送人员、物资的交通和运输方式。陆路交通运输主要是联接陆路接壤或部分通过桥梁、隧道实现跨海、跨江联接的国家和地区间交通运输方式。从联接方式区分,陆路交通运输分为固定线路联接和无固定线路直接联接两种方式。

(1)固定线路联接:如公路、铁路、桥梁、隧道等,这种联接方式主要沿固定路线传播检疫关注的风险,易于防控。

(2)无固定线路直接联接:多由边民直接通过陆地接壤跨境、跨国交通和运输,路线不定,检疫关注的风险源来源不明,难以发现,是检疫关注的风险很高的传播途径。

4. 自然传播途径 除水运、空运和陆路交通运输等人工传播途径外,检疫关注的风险还能通过空气、水体、土壤、动物迁徙等自然介质实现传播。如核生化有害因子都能通过气流、水流扩散,病媒生物传染病可随着相关媒介的活动而传播,陆地接壤的动物迁徙、候鸟迁徙等都是检疫关注的风险传播的重要路径。如2013年中国发生人感染H7N9禽流感疫情,自江、浙、沪、皖成为疫情高发的区域以后,随着时间推移,更偏北的河南、河北等地出现疫情,疫情传播与候鸟的迁徙路线图吻合。

自然传播途径受气温、湿度、日照、风向等自然因素的影响较大,对部分传染病的传播而言还具有生物学特异性,如疟疾通过按蚊传播,我国主要的传疟按蚊是中华按蚊、嗜人按蚊、微小按蚊和大劣按蚊,在没有这些蚊种分布的地区,难以造成疟疾的传播。

（三）易受危害人群

指易于遭受检疫关注的风险危害的人群,主要包括出入境人员和口岸人群。其中出入境人员既是检疫关注的风险源的易感者,也是检疫关注的风险源的载体,是卫生检疫的重点防控对象。针对不同检疫关注的风险源,人群易受危害的程度也不同,如核、生物、化学有害因子能在任何时段,对所有人群造成伤害。而传染病根据其病原体不同,流行季节不同,所需传播的病媒生物不同和人群免疫力的不同,对人群的危害程度也不同。因此,加强对出入境人员和口岸人群的健康宣教,提供科学适宜的旅行健康服务,做好必要的卫生防护是有效防止检疫关注的风险传播的重要手段。

四、 风险传播及危害的影响因素

检疫关注的风险的传播并造成危害除须具备风险源、传播途径和易受危害人群三个环节外,还受到以下三个因素的影响。

（一） 人群因素

主要包括人群结构、生活习惯、职业分布、人群对传染病的易感性等多个方面。

1. 人群结构　　主要指人群年龄构成、性别构成等,如疾病的发生与年龄的关系相当密切。容易传播而且病后有巩固免疫力的传染病,大多在儿童中发病率高,如麻疹、百日咳、水痘,学龄前儿童发病率最高;腮腺炎则在学龄儿童中多见。有一些传染病如脊髓灰质炎、流行性乙型脑炎、流行性脑脊髓膜炎等,人群中普遍存在隐性感染,成人多已获得免疫,故这些传染病的发病率以儿童年龄组为高。

2. 职业分布　　对风险传播也有密切影响,如禽鸟市场售卖人员是感染和传播禽流感的重要风险源;皮毛厂工人易患炭疽;农牧场工人易患布鲁菌病;江、浙及四川农民易患钩虫病;北方伐木工人易患森林脑炎等。

（二） 自然因素

自然环境中的各种因素,包括地理、气象、生态等对检疫关注的风险的发生、发展、传播和扩散有着重要影响。其中,寄生虫病、虫媒传染病的传播受自然条件的影响尤为明显。如传播登革热的埃及伊蚊和白纹伊蚊生存在我国广东、广西、海南等热带和亚热带地区,而北方没有这类蚊种,故我国北方地区即使有输入性登革热病例,也难以造成本地流行。又如夏季天气炎热,人们饮食生冷食品易发生肠道传染病;冬季寒冷,冷空气刺激呼吸道黏膜使血管收缩,呼吸道局部缺血,致使抵抗力降低,易发生呼吸道疾病,且人们室内活动时间长,易于病菌的飞沫传播。

（三） 社会因素

包括政治制度、社会制度、生产生活条件、风俗习惯、卫生设施、医疗条件、文化水平、经济、外交、宗教等人类活动所形成的一切条件。社会因素对检疫关注的风险传播的影响是双向的,良好的社会因素能很好地阻断检疫关注的风险的跨境传播。如中国政府履行国际义务,完成 259 个国家一类口岸的核心能力建设任务,极大提升口岸公共卫生保障水平,我国输入性传染病的检出能力极大提升。在 2009 年甲型 H1N1 流感疫情期间,全国口岸检出 45% 以上的输入性甲型 H1N1 流感病例,为国内防控争取了宝贵的准备时间。反之,较差的社会因素也会导致检疫关注的风险的迅速扩散。

第二节 卫生检疫关注的公共卫生风险筛查

一、概述

检疫关注的风险筛查,是指采取一定的技术手段,对旅行者、交通工具、货物、邮包、集装箱、传播媒介等具体的检疫对象进行检查,发现可能存在的检疫关注的风险,并对风险的具体种类进行甄别、确认。其目的是为了发现、甄别和确认检疫关注的风险,为进一步的处置提供指导,筛查的基础数据也可以为政策制定提供技术依据。检疫关注的风险筛查是整个卫生检疫工作的基础。

(一)筛查的特点

检疫关注的风险筛查的主要特点,是更为强调对检疫关注的风险因子能查出、早查出、快查出。这是由国境口岸出入境人流和货流量大、流转时间非常短、面对的检疫关注的风险多三个特点所决定的。

(二)筛查的意义

检疫关注的风险筛查是卫生检疫的基础。有效的风险筛查,可以及早期发现检疫关注的风险,为进一步处置提供依据;长期系统的风险监测,还可以掌握风险传播的整体规律,为决策服务。

(三)筛查的技术手段

早期卫生检疫关注的风险只有传染病,采用的筛查方法有隔离、申报、医学检查。随着社会的进步,医学科学的发展,尤其是一些医学相关交叉学科的发展,筛查的手段越来越多。现代卫生检疫采用筛查手段有申报、卫生检查、健康文书检查、体温监测、医学巡查、流行病学调查、实验室检测、病媒生物监测、核与辐射实时监测、化学性危害因子实时监测等。

随着经济全球化进程的加快,各国、各地区间联系日趋紧密,人员和货物的流动日趋频繁,通关越来越强调快速和便捷。《国际卫生条例(2005)》的宗旨明确提出,卫生检疫应最大限度地防止传染病传播,并最低限度地妨碍交通运输。这些变化对筛查技术提出了新的要求。快速、高通量、准确、简便、经济,是检疫关注的风险筛查技术发展的方向。

二、检疫隔离

检疫隔离(quarantine),是指将可能携带检疫关注的风险因子的人员、物品或交通工具与其他人员和物体分开,通过一定时间隔离和检查,判断其是否携带检疫关注的风险因子,以防止扩散。检疫隔离,不同于作为处置措施的"隔离(isolation)",检疫隔离是一种风险筛查方法,目的发现传染病的手段,也可以理解为一种预防性的控制措施。

(一)检疫隔离的产生

14世纪鼠疫世界大流行期间,意大利的港口设置了被称作"健康督察人"的官员,对入境船舶进行40天的隔离检疫,隔离检疫期间每天对船舶及旅行者进行医学检查,期满仍无疫情发生的,才允许入境。

采用检疫隔离作为检疫关注的风险的发现手段,主要有三个原因:①早期医学技术不发达,不能开展免疫学、分子生物学等针对病原体的检查来确诊或排除传染病,只能使用临床诊断;②传染病有潜伏期,在潜伏期以内往往没有任何症状,必须等到已经出现比较典型的临床症状,才能够发现传染病患者,临床上才能确诊;③早期的传染病控制实践证明隔离可以有效地早期发现患者,并能预防其扩散。

(二)检疫隔离的实施方法

针对某一具体的传染病,在其最长潜伏期内,对检疫对象进行限制;在隔离期间,一般要对人员每天作体格检查和必要的临床检验,以便及时发现传染病患者;直至潜伏期结束仍没有传染病发生的征兆才予以放行。因此,在卫生检疫早期,隔离和医学检查往往联合起来应用,既作为发现传染病的手段,也是对传染病的预防性控制措施。隔离检疫作为一种发现传染病,或排除染疫的技术手段,持续了300多年。随着实验室检查技术的不断进步,尤其是传染病早期诊断技术的进步,在现代卫生检疫,更多的是采用隔离作为一种控制检疫关注的风险散播的措施在使用,而不是发现的手段。

三、医学检查

这里所说的医学检查(medical examination),是指具有一定资质人员,采用科学的技术方法,对可能携带检疫关注的风险的旅行者进行检查,包括健康文书检查、体格检查、现场快速检测、影像学检查等,以发现传染病等检疫关注的风险。

医学检查也是卫生检疫的传统筛查方法,是和隔离检疫一起产生的,针对的传染病也是一个动态的过程。

(一)医学检查的特点

1. 一般针对特定传染病 为了筛查检疫关注的风险开展的医学检查,不同于临床意义上检查。卫生检疫医学检查主要是为了筛查具体的某一个或某几个传染病,发现传染病患者或可疑感染者,将这些旅行者和健康人群区别开来。如口岸对来自鼠疫疫区的客轮开展卫生检疫时,其中一项非常重要的工作就是其所有旅行者必须经过健康检查方能入境,检查的内容包括:是否发热;是否有肺炎症状;是否存在淋巴结肿痛,包括腹股沟、腋下、颈部及颌下淋巴结;通过篦子篦头发来查找是否有蚤类携带;询问其是否有患者接触史等。在境内对鼠疫疫区的封锁隔离,也会对出入的人员开展类似的医学检查。

2. 多采用快速筛查方法 考虑到较少的对正常旅行活动带来干扰,方便旅行者,卫生检疫医学检查强调时效性,一般都是采用快速筛查的方法,检查的结果是即时的,或者在短短的数分钟之内可以判断。例如,利用胸透技术筛查开放性肺结核,利用胶体金免疫层析快速检测试剂条筛查疟疾等。

3. 强调避免假阴性 卫生检疫医学检查阴性的人群,往往就作为健康人群放行;阳性的人群则需要进行进一步的检查确认。因此,使用的方法更为注重强调避免假阴性,尤其在疫情来临的时候,选择的快速检测方法更是强调避免假阴性。

(二)医学检查的方法

医学检查的方法,主要包括体格检查、影像学检查、现场快速检测等。

1. 体格检查 主要针对具体的传染病症状和体征,例如,针对流行性出血热检查是否存在发热伴"三红"、"三痛"症状;针对登革热检查是否存在发热伴头痛、背痛和肌肉关节疼痛。

2. 影像学检查 一般是为了发现呼吸道传染病,如针对肺结核,SARS 等的检查。

3. 快速检测 一般采用快速检测试纸条,常检测感染期的免疫学指标,发现现症感染的征兆。如针对通过检测 PF 乳酸脱氢酶和 pan 乳酸脱氢酶来筛查疟疾,通过检测登革病毒 IgM 抗体的快速筛查登革病毒感染。

四、 健康申报

健康申报(health declaration),就是责任人对可能携带的检疫关注的风险向卫生当局进行报告,包括旅行者对个人的传染病相关情况的报告,以及责任人对交通工具、货物、行李、邮包的可能携带的检疫关注的风险的报告。1851 年在巴黎召开的第一次国际卫生会议,制定了第一个有 137 条内容的地区性《国际卫生公约》。其中规定,船舶在出发时实施检疫,颁发船舶卫生证书;船舶在抵达港口时无疫病发生,并对船舶在航行中的卫生情况对港口进行报告,则允许自由交通。这是申报制度的由来。在随后的《国际卫生公约》、《国际卫生条例》中,均要求交通工具负责人主动对目的港进行卫生状况的申报。申报制度是建立在信用的基础之上,随后也衍生了一系列相应的奖惩措施。健康申报制度起初应用于国际航行的船舶,后来在国际航行的飞行器中也得到了应用,并很快扩展到普通旅行者。目前,许多国家的卫生检疫相关法律规定,旅行者、交通工具运营者需在入境时填写相应的申报书,主动申报检疫关注的风险。目前,在境内对检疫关注的风险的区域性防控中,也可以采用健康申报的形式。

(一)健康申报的分类

1. 按申报方式划分 有现场纸质申报、远程电子申报两种。远程电子申报又包括传真申报、邮件申报、网络在线申报、手机 App 客户端申报等。

2. 按照申报主体划分 包括旅行者个人申报、船舶健康申报、航空器健康申报、其他交通工具健康申报等。例如,出入境旅行者、航空器、船舶,分别使用《出/入境健康申明卡》《航空总申报单卫生部分》《航海健康申报书》进行健康申报。

(二)健康申报的内容

1. 健康申报的内容包括可能存在的所有检疫关注的风险因子:①是否有传染病病人;②是否有可疑传染病症状;③是否携带医学媒介生物;④是否携带致病性微生物病原体;⑤是否有其他检疫关注的风险因子。

2. 根据其申报的主体不同,申报的内容也有所不同。一般旅行者的申报内容仅限于:①是否罹患传染病;②是否有可疑传染病症状;③是否有可疑接触史;④是否携带致病性病原体等其他检疫关注的风险因子。

3. 船舶由于其航程较长,申报的内容较为复杂。如 WHO 要求,国际航行船舶的船长或船医在到达缔约国领土的第一个停靠港口前应当查清船舶如下情况,并进行申报。

(1) 是否持有有效的免予卫生措施控制/卫生控制措施证书;卫生状况是否需要复查;船舶是否访问过世界卫生组织确定的“受染地区”;访问的港口和日期;船舶的船员、旅客或其他人员的人数和姓名,其中包括在此期间他们访问的所有港口/国家。

(2) 船员的健康情况:包括在航行中:①是否有人死于非意外事故;②在船上或在国际航行中是否有或曾有怀疑为患有传染性疾病的病人;③旅行中患病旅客的总人数是否超过正常/预期人数;④目前在船上是否有病人;是否请医师会诊;⑤是否船上存在可导致感染或疾病传播的情况;⑥在船上是否曾采取卫生措施;⑦船上是否发现偷渡者;⑧船上是否有患病的动物或宠物。

（3）在没有船医的情况下船长应视具有以下症状者为患有传染性疾病的受染嫌疑者。

1）持续数天发热，或伴有：①休克；②意识减退；③腺体肿胀；④黄疸；⑤咳嗽或呼吸短促；⑥不寻常出血；⑦瘫痪。

2）有或无发热：①任何急性皮肤发红或发疹；②严重呕吐（不属于晕船）；③严重腹泻；④反复惊厥。

4. 对于航空器，国际民用航空组织、世界卫生组织规定的航空器总申报单的卫生部分包括以下几方面。

（1）机舱内是否患有除晕机或意外伤害以外疾病的患者（包括出现的疾病症状或体征，如出疹、发热、寒战、腹泻者）以及在中途离机的患者。

（2）是否存在可导致疾病传播的其他情况。

（3）描述飞行中每次除虫或卫生处理的详情（地点、日期、时间、方法），如在飞行中未采取除虫措施，提供最近一次除虫的详情。

（三）健康申报的优缺点

与其他筛查方法相比，健康申报的优势有以下几方面。

1. 效率高　大部分旅行者、交通工具未携带卫生当局关注的检疫关注的风险。每个旅行者、交通工具负责人在抵达口岸之前，均可以对需要申报的内容进行提前准备，主动申报，可以将携带风险与不携带风险的快速区分开来，与采用其他方式，被动的对每个检疫对象进行筛查相比，大大提高了效率。

2. 针对性强　对于申报人而言，由于申报的内容是经 WHO、其他卫生相关的国际组织、各国卫生主管部门商定，全面而又有针对性。对于负责卫生检疫的人员而言，申报人申报的内容即为某一种或某一类检疫关注的风险的征兆，可以很容易的确定具体的检测目标。

3. 速度快　随着经济的发展，跨国家、跨地区的人员和货物流动非常频繁，每天出入境的人员、交通工具数量庞大，不可能对其一一甄别，主动申报尤为重要。主动申报是最为有效的发现可疑传染病的方式，也是成本最低，效益最高的一种方式。健康申报制度是一种被动的筛查技术，也有其缺点。由于一旦申报了阳性问题，可能需要启动比较繁琐的检疫关注的风险排查和进一步的控制程序，因此，申报责任人可能会存在刻意瞒报的行为。此外，由于健康申报依赖于申报人个人的知识水平、责任心，还可能存在错误报告、漏报等情况。

五、体温监测

体温监测（temperature monitoring）是指利用一定的技术手段，主动对目标人群进行体温测量，以发现有发热的症状的人。这是传染病症状监测的一种传统方法。大部分传染病的首发症状是发热，且发热持续时间也较长。因此，利用发热这一症状，就可以将可疑的传染病患者与一般人群快速区别开来。

（一）体温测量的工具

体温一般是指中心体温，但中心体温是无法直接测量的。实际工作中是采用一些有代表性，又容易测量的部位的温度来代表体温，例如额头温度、口腔温度、直肠温度、腋窝温度和内耳温度。

体温测量一般采用体温计，它是一种最高温度计，可以记录一定时间内所曾测定的最高温度。体温计的测量范围一般是 35～42℃，测量精度一般要求±0.1℃。常见的体温计有水银体温计、电子体温计、红外体温计等。水银体温计准确、经济，但由于存在汞污染的问题，已经被很多国家禁用。

（二）红外线体温测量工具

温度高于绝对零度（−273.15℃）的物体都会不断地产生红外线。物体的红外辐射能量的大小、波长的分布与它的表面温度相关。因此，对物体辐射的红外线进行测量，便能准确地测定它的表面温度。红外线体温计即采用这个原理进行体温测量。根据测量的部位不同，常见的红外体温计可分为耳温计、额温计。

红外线额温测量方便易行，被广泛用于体温监测。常见的红外线额温计包括手持式额温枪、通道式额温监测仪、红外线体（额）温监测系统等。

（三）红外线体温监测

红外线体温监测，是指利用红外线额温检测技术，自动或半自动的对大量的流动人群进行体温普测，以发现有发热的症状的人员。一般采用通道式额温监测仪、红外线体（额）温监测系统作为监测工具。

红外线体温监测有五个主要优点：①可以实现普查，这也是最重要的一个优点；②测量是非接触式的，可以避免交叉感染；③测量时间短，一般数秒即可，甚至可以瞬间测量；④可以直接显示温度，没有读数误差；⑤效率高，采用一定的技术可以实现同时测量大量的流动人群，并能够自动报警。

红外线体温监测也存在一定的缺点。主要有三条。一是精确度差，红外额温测量的误差一般为±0.2℃甚至更高。二是测量误差大，额温受外界环境影响较大，不能准确代表体温；三是需要实时校准，这是因为红外线测量本质上是一种比对测量，需要一个标准温度对比。由于这些缺点，红外线体温监测只是一种初筛的技术手段，对于监测发现的可疑发热人员，需要采用其他体温计进行精确测。

六、 医学巡查

医学巡查（medical inspection），是指采用以查、看、听、闻为主的方式，对特定的一般是移动的人群进行巡查，主要是为了发现一些传染病的症状和体征，以及发现旅行者携带的其他检疫关注的风险因子。医学巡查是一种粗略的筛查方法，是体温监测的有效补充。发现的问题可以通过医学检查等方法进行进一步确认。

（一）医学巡查的方法

医学巡查采用的方法主要是"查、看、听、闻"，这也是非常重要的医学的诊疗技术。不论是西医强调的"视、触、叩、听"，还是中医强调的"望、闻、问、切"，都对此非常重视。医学巡查可以发现一些传染病的重要症状和体征，这已经被医学实践所证实。例如在2009年的甲型H1N1流感防控工作中，深圳口岸有30%的病例是通过医学巡查发现的。

医学巡查重点关注的症状和体征包括：干咳，流涕，呼吸困难，皮疹，骨骼、肌肉及关节疼痛带来的步态改变，皮肤潮红，精神症状，脱水症状与体征，皮肤黏膜出血症状，眉毛脱落等。

（二）医学巡查的特点

1. 方便快捷　与医学检查相比，医学巡查主要采用视诊，耗时更短，并不影响旅客的正常通过。

2. 可以同时检查多个传染病症状和体征　有很多传染病体征，比单纯的发热更为重要，例如，医学巡查是发现皮疹的有效手段。借此可以发现更多的传染病感染的征兆，为进一步的医学检查提供依据。

3. 可以实现普查　在通道进行的巡查,可以对每一个旅行者进行观察,而由于消耗大量的人力物力,医学检查只能进行抽查。

4. 可以发现其他检疫关注的风险因子　卫生检疫需要筛查的风险因子很多,医学巡查除可发现传染病外,还可以发现其他风险因子,如可能携带致病性病原微生物的携带物的输入,甚至与核辐射、化学性有害因素等涉及恐怖活动的携带物等。

5. 医学巡查准确度差　由于医学巡查是短时间对流动人群的观察,不借助客观的工具,与医学检查相比,准确性比较差。

6. 检出率不稳定　医学巡查是否能有效发现可以感染者,完全依赖检疫人员的知识水平、工作经验和责任心,缺乏稳定的客观工具。

七、文书检查

文书检查(documents inspection)是指对检疫关注的风险有关的证件、证明、记录等材料等进行检查,查找检疫关注的风险因子存在的证据。

卫生检疫文书检查,既包括对旅行者个人有关资料的检查,也包括对交通工具、货物、行李、邮包有关记录和证明材料的检查。

(一)文书检查的内容

理论上讲,凡是和检疫关注的风险相关的文书,都应该检查。检查的内容包括:主动申报的文书、证明材料、客观的记录等。

1. 针对旅行者检查　除健康申报表外,还可以根据具体情况检查其身份证明材料、旅行史的材料、健康证明、预防接种证明、诊断和治疗记录等。

2. 针对交通工具　除了检查其健康申报书外,还需要关注其员工名单、旅客名单、航程中的医学日志(包括是否有传染病病例、航程中出现的病例及其处置、是否有未能明确诊断的可疑病例、是否有群体性症状出现)、交通工具的卫生相关证明材料(卫生控制/免于卫生控制证书、卫生处理记录、预防接种证书、健康证明书)、行程证明材料(出发地、途经地和目的地)、载货清单、其他日志材料等。

(二)文书检查的注意事项

检查卫生检疫相关的文书,重点关注如下问题。

1. 申报的内容是否准确完整。

2. 文书材料是否能够明确证明其旅行史,包括出发地、途经地、目的地等,判断是否途经疫区。

3. 检查卫生相关的记录材料中,是否有与检疫关注的风险相关的事件,如有无不明原因的病例发生,有无群体性症状出现,是否发现了医学媒介生物。

4. 不同材料互相印证和核实,查找是否有刻意漏报、瞒报等问题。

八、卫生学检查

卫生学检查(hygiene inspection)主要是指依据卫生学基本理论知识,通过询问、目测、资料查阅、抽样检测等方式,对交通工具,集装箱、货物、行李、邮包等进行检查,查找可能存在的检疫关注的风险。

(一)卫生学检查的主要内容

1. 水、食品的卫生状况　根据相关的卫生标准进行,包括感官检查和标签检查,必要时可以抽样检测。

2. 固体、液体废弃物检查　主要检查管理情况，是否按照规定管理，是否擅自处置。

3. 检查交通工具员工是否存在可疑症状　通过健康观察和询问进行。包括观察神态、表情、面色等，询问一些基本情况和有针对性的询问病史、流行病学史等。

4. 医学媒介生物检查　医学媒介生物是可以贮存和传播传染病一类生物的统称，常见的包括鼠、蚊、蠓、蝇、蜚蠊、蚤、蜱、螨等。其检查方法依据一系列监测和控制标准，主要包括检验检疫行业标准、国家标准。可以采用目测法、监测工具捕获法等方法。

（二）卫生学检查的注意事项

1. 核实健康申报卫生学检查首先要核实其申报内容是否与事实相符，要逐条核对。

2. 重点关注医学媒介生物医学媒介生物可以传播多种传染病，其体型小，适应性强，很容易通过出入境交通工具、集装箱、货物、行李、邮包等传播。要根据医学媒介生物的生态特点检查。如通过查找小型积水区域找蚊的幼虫，通过检查食品、垃圾存放地查找蝇、蜚蠊和鼠类。

3. 核实其重要的记录文书是否存在瞒报漏报行为主要是医学相关的日志，与询问和检查的结果是否相一致。

九、 流行病学个案调查

流行病学个案调查（epidemiological case study），通常也称为个案调查，是指利用特定的调查表格，对个体的基本情况、特定的暴露史和健康状况等内容进行调查，为个案的诊断以及控制检疫关注的风险的传播、蔓延提供依据。

流行病学个案调查对象，是其他筛查手段有阳性发现的人员，包括：传染病可疑感染者、食物中毒人员、核与辐射等其他检疫关注的风险因子可疑携带者。通过流行病学技术辅助发现检疫关注的风险的具体种类，指导诊断和处置。包括对主动申报的人员，也包括检疫隔离、医学检查、体温监测、医学巡查、文书检查、卫生学检查等其他筛查工作中发现的可疑人员。

（一）流行病学个案调查的目的

1. 为进一步的确诊提供依据　流行病学个案调查的对象是已经有证据表明存在检疫关注的风险的人员。通过对其一般状况、现症史、暴露史（接触史、旅行史等）的调查，可以为明确诊断提供依据。

2. 追查共同受污染的人群和密切接触者　对检疫关注的风险因子受染人员进行调查，通过其暴露情况可以追查是否存在共同暴露人群，也可追查该受染人员的密切接触者。及时地追查可以更早发现更多的可能受污染的人员，以便于采取针对性措施，防止检疫关注的风险的扩散。

3. 为预防检疫关注的风险扩散控制提供依据　根据检疫关注的风险因子的传播途径等特点，以及调查获得的个案活动范围，暴露史，可以判断检疫关注的风险因子可能播散的范围，对选择控制方式，划定处理范围提供科学依据。

（二）个案调查的主要内容和注意事项

1. 个案调查的主要内容　根据具体检疫关注的风险因子的特点及其传播途径的不同，调查的主要内容有所侧重。但都要包括一般状况、现症史、暴露史等。尤为强调对暴露史的调查，重点关注的是机体在外环境中接触某些因素，包括化学、物理、生物学的因素。

2. 个案调查的注意事项　个案调查效果取决于能否获得完整和真实的内容,依赖于设计良好的调查表和训练有素的调查员。调查表的设计需要注意以下事项。

（1）调查表内容要紧扣调查目的,针对不同目的要设计不同的调查表。例如,对传染病可疑感染者的调查,要反映出目标传染病的主要特征,包括临床症状、体征及其流行病学特点。对食物中毒的个案调查,要重点调查现症史,尤其是首发症状和发病时间;并重点调查膳食暴露史。

（2）内容要简洁,针对性强。调查内容要反复推敲,原则是无关的项目一个也不能要,有关的项目一个也不能少。

（3）文字表述要简单明确,不要使用模棱两可或容易被误解的表述方式,要便于被调查者理解和回答。

（4）问题要尽量采用是非题和选择题,尽量不要采用开放性问题。

（5）尽可能采用客观定量指标,便于调查员提问,也便于被调查者回答。

十、 实验室检查

实验室检查(laboratory examination),是指针对生物性检疫关注的风险因子开展的实验室检测,包括传染病病原体、毒素等。既包括快速筛查,也包括确认检测。检测的样品一般是通过上述隔离、医学检查、健康申报、医学巡查、流行病学检查、文书检查、卫生学检查等方法发现的可疑传染病感染者。

实验室检查使用的样品种类很多,需要根据不同的传染病的特性选择。包括:咽拭子、血清、全血、尿液、肛拭子或粪便、鼻咽分泌物(如痰液)、呕吐物、脑脊液、疱疹液等。其中最为常用的是前 6 种。

（一）分类

根据检测的目的可以分为两类:一类是针对具体的病原体,进行感染的确认或排除,为执法提供依据;另一类是针对某些传染病开展的日常监测,目的是为了了解其流行动态。

前者往往是疫情流行时,针对具体受染地区,具体传染病的针对性检测,是为了发现早期感染的患者,以便于采取隔离治疗,甚至是禁止入境。需要等待检测结果出来后方能进行处置,做出是否需要隔离治疗,是否不予入境等决定。如可疑旅行者是否罹患开放性肺结核的诊断。

后者是传染病监测的一部分,针对重点关注的某些传染病进行检测。检测结果并不作为针对旅行者个体的执法依据。主要是为了掌握人群传染病感染的整体概况,如流感的监测。

（二）常用的检测方法

1. 直接检查疟原虫、微丝蚴、溶组织阿米巴原虫及包囊,血吸虫卵,螺旋体等病原体可直接在显微镜下检查,及时确诊。

2. 病原体分离培养进行培养与分离鉴定　细菌能在普通培养基或特殊培养基内生长,病毒及立克次体必须在活组织细胞内增殖,培养时根据不同的病原体,选择不同的组织与培养基或动物接种。

3. 免疫学检测　免疫学检查是一种特异性的诊断方法,可用已知抗原检查未知抗体,也可用已知抗体检查未知抗原。常用的包括:①免疫层析快速检测;②直接和间接凝集试验;③沉淀试验;④补体结合试验;⑤中和试验;⑥免疫荧光检测;⑦放射免疫检测,⑧酶联免疫吸附试验等。

4. 分子生物学检测　主要是指针对病原体核酸的检测。包括普通（RT）PCR、巢式PCR、实时荧光（RT）PCR、核酸分子杂交、基因芯片技术、DNA 序列测定与分析等。

（三）实验室检查注意事项

1. 根据疫情流行情况选择不同的检测方法

（1）在疫情流行时,实验室检查是针对具体的病原体,为了把出于感染早期的感染者与正常人群区分开来,可能还没有出现典型症状,此时采用的检测方法首选快速,并应该是具有较高的阳性预测值,假阴性低。快速初筛阳性的,采用确认方法进行进一步检测。主要是为了快速处置,将绝大部分的健康人群快速通关,减少人员滞留,同时,集中人力物力,对快速初筛阳性的,进行进一步处置。例如,疫情流行时,可以选择胶体金快速检测试纸条,没有合适的快速检测试纸条的,可以选择荧光 PCR 方法。

（2）疫情的非流行期,实验室检测针对的可能是某一类病原体,侧重于筛查,检测方法首先关注的是高通量。根据检测样品的不同,一次检测尽可能的筛查更多种类的病原体。例如此时可以选择通用引物检测技术、基因芯片检测、蛋白芯片检测等高通量的检测技术。

2. 确诊需要慎重　由于口岸的特殊性,卫生检疫实验室检测不同于医院的实验室检测。针对的检测目标可能是境内少见的病原体,或者尚未传入境内的病原体。而且,检测的结果会作为口岸卫生检疫执法的依据,甚至会采取限制人身自由的手段进行隔离治疗,因此,检测的确认,需要慎之又慎。一般需要不同检测人员、不同方法进行重复,甚至是不同的实验室进行重复检测。

3. 针对某种少见病原体感染的诊断,尽量采取金标准进行确诊,如细菌,需要拿到具体菌株,病毒需要分离到毒株。如果时间不允许,则至少需要采用不同原理的两种方法进行检测,取得一致的结果方可判定位阳性,或者有核酸测序的结果作为佐证。如针对抗原抗体的检测和针对核酸的检测结果一致或者针对不同保守区域的核酸,进行重复检测,结果一致。

十一、其他风险因子监测

检疫关注的风险因子,还包括化学性、核与辐射风险因子。

（一）化学性风险因子监测

化学性风险因子很多。卫生检疫所说的化学性风险因子,主要是指涉及恐怖袭击的有害因子,如化学毒剂。

卫生检疫化学性风险因子监测重点关注的化学毒剂包括:神经性毒剂（如沙林、梭曼、塔崩、VX 等）、糜烂性毒剂（如芥子气、路易氏剂等）、全身中毒性毒剂（如氢氰酸、氯化氰等）、窒息性毒剂（如光气、双光气等）、失能性毒剂（如 BZ、一些麻醉性强效镇痛剂等）。

由于化学毒剂种类众多,化学性质各不相同,很难用一个统一的快速检测方法检测。这里所说的化学性有害因子监测主要目的是当危害发生时能够做出反应,并不一定是预防性探测。目前常用的检测方法包括离子迁移谱仪、火焰光度探测器、红外光谱仪、电化学检测技术、表面声波技术、光电离检测技术等。

（二）核与辐射监测

核与辐射监测的目的主要是为了发现核与辐射有害因子,防止其危害人们健康。一般有两种情况:一种是误带,常见的有建材、矿石、饰品等;另一种是核与辐射恐怖活动的蓄意携带。

1. 针对核辐射因子的检测　包括 α 粒子探测仪、β 粒子探测仪、γ 射线探测器、中子探测器等。由于核辐射有害物质均会发生 γ 射线，而且 γ 射线的穿透性很强，卫生检疫的核辐射监测一般是针对 γ 射线。进一步做核素分析、表面污染测定等工作时，才进行其他辐射的检测。

2. 核辐射监测　主要利用 γ 射线射入到探测其中，会发生一定的物理变化，记录这一变化，即可实现对 γ 射线的实施监测，也即对核辐射因子进行实施监测。目前最为常用的是半导体和闪烁体探测技术。利用计算机技术可以实现实时监测，自动报警等功能。

第三节　卫生检疫关注的公共卫生风险控制

一、 概述

检疫关注的风险控制，是指采用科学的技术手段和措施，对已经发现的检疫关注的风险进行处理，或者在发现检疫关注的风险征兆时，采取预防性措施进行处理，避免风险的进展或扩散。检疫关注的风险控制的目的有三个：保护旅行者的健康；预防检疫关注的风险的进一步发展；防止检疫关注的风险的扩散。

检疫关注的风险因子也有风险源、传播途径、易受危害人群。能够有效切断"风险源→传播途径→易受危害的人群"这一流行链的任何一个环节，都可以阻断检疫关注的风险因子的传播流行。检疫关注的风险流行的三个环节受到人群因素、自然因素和社会因素的影响和制约，其通过影响这三个环节的连接和延续，影响检疫关注的风险因子的流行和消长。通过对检疫关注的风险因子流行的三个环节、两个因素施加影响，可以影响其传播流行。因此，对检疫关注的风险进行控制的主要技术手段分为两类，一是直接对检疫关注的风险流行环节的控制，二是改变自然和社会因素来影响检疫关注的风险的流行环节。需要强调的是，检疫关注的风险的控制，需要突出群体性。

检疫关注的风险控制采用的主要技术方法包括：预防接种、医学观察、卫生处理（除污、消毒、杀虫、灭鼠）、联防联控。既有宏观的管理手段，也有具体的控制措施。

二、 隔离

隔离（isolation），是指把已经被检疫关注的风险因子污染的人员、物品、交通工具等，与其他未受污染的人员、物品和交通工具分开，防止检疫关注的风险因子的扩散，直至其携带的检疫关注的风险因子得到有效控制为止。这是一种卫生控制措施。隔离作为预防传染病传播的控制措施，最早出现于 14 世纪后半期中世纪鼠疫大流行期间。当时在意大利米兰，由于在教堂内的人与外部隔离而未罹患鼠疫，米兰大主教以此提出了隔离的方法控制鼠疫传播，后来这一措施被多国采用，做为控制传染病流行的措施。检疫关注的风险不仅仅是传染病病原体，还包括受污染的食物和水、核辐射污染物，化学性有害因子污染物等。因此，"隔离"的对象包括患者和受污染的物品。

（一）隔离控制的理论基础

检疫关注的风险的传播、扩散，需要风险源、传播途径、易受感染的人群三个环节。隔离是对风险源采取的强制性控制措施。通过控制风险源，可以将风险源与易受危害的人群有效分离,使其不能够传播到易受危害的人群,从而切断检疫关注的风险的传播。经过几百年的传染病防治实践,证明隔离是一种有效的控制传播的措施。

隔离可以最大限度地缩小污染范围,减少检疫关注的风险传播的机会,如在传染病流行时划定疫区限制人员出入;传染病院对患者采取隔离治疗;在食物中毒时间发生时立即控制可疑食品等。

(二) 隔离的方式及时间

一般根据各种检疫关注的风险因子的致病力大小和传播途径的不同,而采取不同的隔离措施。

1. 隔离的方式 以能够阻断检疫关注的风险的传播为宜。如传染病患者,隔离地点和隔离方式取决于传染病病原体的致病力、传染病的传播方式等。

(1) 对于致病力强、传染性强的烈性传染病,如霍乱、鼠疫、严重急性呼吸综合征(SARS)等,往往是多种措施并用,采取最严格隔离,包括对患者行动的限制、对病房空气的消毒和压力控制、对排泄物的灭菌处理、每日常规消毒等。

(2) 对于经空气中飞沫传播的感染性疾病如流行性感冒、肺结核等,采取呼吸道隔离,重点是对气流的控制,以及对空气的消毒处理,防止病原体通过空气传播。

(3) 对于消化道传染病如细菌性痢疾、伤寒、甲型病毒性肝炎等采取消化道隔离或床边隔离,重点是对排泄物的消毒处理。

(4) 对于接触传播的疾病如皮肤炭疽、气性坏疽等采取接触隔离,避免易感者与患者的直接接触。

(5) 对于病媒生物传播的疾病如疟疾、流行性乙型脑炎等,采取虫媒隔离,重点是控制媒介生物,避免媒介生物将病原体携带扩散。

(6) 对于食物中毒采取的隔离控制,只需要对可疑食品、水进行封存和控制,一般不需要对中毒者进行隔离。

2. 隔离时间的长短 应根据检疫关注的风险的特点确定,需要具体问题具体分析。如传染病的隔离时间一般是其最长传染期,原则上是以患者没有传染性,不能再传染他人。

3. 隔离的方式和时间,还和人们对风险源的认识水平有关。对于新发传染病,最初往往采取更为严格的隔离措施。如2009年甲型H1N1流感全球大流行初期,我国对于输入的病例最初是按照呼吸道传播疾病最为严格的标准(参考SARS病例)进行隔离治疗;随着学术界对甲型H1N1流感认识程度的深入,逐渐改到普通呼吸道传染病病房隔离,再过渡到居家自行隔离。

三、 医学观察

医学观察(medical observation),是指要求传染病受染嫌疑人或密切接触者在规定的时间内,到卫生主管部门指定的地点去接受诊察和检验。

采用医学观察作为控制措施,主要是因为传染病具有潜伏期,在潜伏期期间可以不表现出任何症状,难以诊断,也难以排除。而且,有些传染病在潜伏期内就具备了传染性。因此,对于某些传播速度快、危害严重的传染病,对于染疫嫌疑人、可疑的接触者均需要采取一定的措施,限制其与易感人群接触。进行一定时间(一般是最长潜伏期)指定地点的观察,可以在发病初期早诊断,有助于治疗。更重要的是,可以防止处于潜伏期的感染者把病原体传播给其他易感人群。

(一) 医学观察的要素

1. 医学观察有三个要素。

(1) 观察的对象：不是所有的传染病都需要医学观察，医学观察针对的传染病一般是传播速度快，危害严重的传染病。

医学观察的对象包括：①传染病患者的直接密切接触者；②有证据表明存在暴露嫌疑的人员；③传染病的一般接触者；④有可疑接触史的旅行者等。例如，对于 SARS 患者的密切接触者和一般接触者，会采取医学观察，而对于季节性流感患者的密切接触者，一般不进行医学观察。

(2) 观察时间：根据传染病的种类，确定具体的医学观察时间。一般是从其暴露发生时开始计算，观察至该种传染病的最长潜伏期。

(3) 观察地点：观察地点往往需要由卫生主管部门根据评估的情况指定。

一般综合考虑传染病的致病能力、传染病的传播能力和传播方式等因素确定，可以是到指定的医疗卫生机构观察，也可以自行居家观察。例如，对埃博拉出血热的密切接触者，进行医学观察，居家医学观察就可以了，因为潜伏期没有传染性，不需要隔离医学观察或集中医学观察，一般不需要限制其日常活动。而 SARS 感染者潜伏期就有传染性，因此，SARS 患者和可疑患者的密切接触者，均需要隔离医学观察，常采取集中隔离的方式，也可以居家隔离，但均需要限制其与易感人群的接触。

2. 对于传染病受染嫌疑人　最早使用"留验""就地诊验"两种措施。在随后的传染病预防控制实践中，一般统称为"医学观察"，根据是否采取强制措施，医学观察还可以强化为隔离医学观察和集中地点隔离医学观察。医学观察的内涵更广，也更便于理解和操作。医学观察这一概念的提出，最早出现在 SARS 防控工作中，在 2009 年甲型 H1N1 流感防控工作中得到了更为广泛的应用，并逐渐成熟。

(二) 医学观察与隔离的区别与联系

医学观察与隔离都是控制措施，既有区别也有联系。

1. 两者的区别主要有以下几方面。

(1) 采取的措施不同：隔离也可针对个体人员，但与医学观察相比，隔离具有强制性，严格限制人身自由。隔离的同时会对隔离对象进行治疗，并对隔离场所每日进行针对性消毒处理，对隔离对象的排泄物也会进行相应的处理。医学观察一般不涉及治疗，强调防止病原体的散播，一般不限制人身自由。

(2) 针对的对象：不同隔离针对的对象更广泛，是所有的检疫关注的风险源，不仅仅是人员，还包括具有检疫关注的风险扩散因素的物品、场所、区域。即便是人员，隔离的对象也是确诊的传染病患者，而医学观察针对的是有受染嫌疑的人，包括传染病患者的密切接触者或其他证据表明有受染嫌疑的人。

(3) 使用的场所不同：对传染病患者的隔离只能在有资质的医疗机构进行，如传染病医院。根据传播途径的不同，对隔离场所的要求也有差异。医学观察根据具体情况，可以指定医疗卫生机构，也可以居家观察。

(4) 针对疾病种类不同：大部分传染病都需要隔离治疗，但需要医学观察的传染病比较少，一般是针对甲类传染病或者参照甲类管理的传染病才采取该措施。

(5) 持续的时间不同：隔离的时间根据传染病种类、治疗效果综合确定，常常需要隔离到没有传染性为止；医学观察时间一般不超过该种传染病的最长潜伏期。

2. 医学观察与隔离的联系 广义上讲,医学观察也是一种隔离,但由于观察的对象不一定会被感染,尚无任何症状,"隔离"的地点不一定在医院,而是根据其被感染的风险大小,选择不同的隔离地点。医学观察期间,如果被观察对象发病则应立即隔离,即处置方法更为严格,变成真正意义的"隔离治疗"。

四、 交通工具指定地点检疫

交通工具指定地点检疫(vehicles parked in designated locations for quarantine),指的是对于有一定的证据表明存在检疫关注的风险的交通工具,卫生主管部门要求其在指定的地点停靠,接受卫生检疫相关的检查和处理,直至处理完毕后经许可方可进行下一步作业。

交通工具通常停靠在最便捷的位置,接驳方便,以方便旅行者上下或货物装卸。但对于可能被检疫关注的风险污染的交通工具,仍停靠在最为便捷的位置,就会使得风险扩散得更快速、容易。因此,在这种情形下,卫生主管部门往往会指定一个地点供存在检疫关注的风险污染或污染嫌疑的交通工具停靠,接受进一步的检查,明确或排除污染。

(一) 交通工具指定地点检疫的产生

交通工具指定地点检疫,其理论依据起源于针对船舶的"锚地检疫"。锚地检疫一般针对来自检疫传染病疫区或者有检疫传染病染疫嫌疑的船舶,指定一个离岸较远的海域下锚停泊,等待卫生主管当局登船检疫,排除检疫传染病染疫嫌疑或采取一定的措施处置后,方能靠泊作业。这是把出入境船舶作为一个整体进行控制。

经过数百年的实践,证明锚地检疫在防止传染病传入与传出方面是切实有效的。而且,指定地点并不限于检疫锚地,根据船舶可能携带的检疫关注的风险情况,指定泊位,也是指定地点检疫的一种。因为锚地检疫针对的只是船舶,对于航空器、车辆一直缺乏类似的处理措施。

交通工具指定地点检疫是一种依法采取的强制性措施。《国境卫生检疫法》对入境船舶的锚地检疫做了规定。1998年发布的《国内交通卫生检疫条例》及随后颁布的实施方案,提出染疫交通工具要在指定地点停靠,接受检疫,该项规定在2003年SARS疫情中得到了应用。正式提出"交通工具指定地点检疫"这个名词是2009年的口岸甲型H1N1流感防控工作中。

(二) 交通工具指定地点检疫的应用

交通工具指定地点检疫,本质上是对交通工具的一种整体控制。一般是针对以下三种情形。

1. 针对来自某些高风险传染病疫区的交通工具,进行预防性处置。一般是检疫传染病疫区,或者其他卫生主管部门认为需要采取指定地点检疫措施的其他传染病。

2. 在交通工具上发现高风险的传染病患者、病原携带者或疑似病人时。一般是检疫传染病,或者卫生主管部门根据疫情流行情况判定。

3. 发现其他检疫关注的风险因子污染嫌疑,不加控制可能会造成传播时。

(三) 交通工具指定地点检疫停靠地点的选择原则

停靠地点的选定应遵循以下原则。

1. 被检疫的交通工具便于到达。

2. 远离人口密集区。

3. 合适的地理位置 地形、风向等条件利于对检疫关注的风险进行控制。

4. 便于处置　具备顺利实施卫生检疫工作的必要条件,包括能调集实施卫生检疫工作人员和物资、能及时和方便转移患者或疑似感染者等。例如,船舶指定的停靠地点一般在检疫锚地,或者根据上述原则指定的泊位;航空器一般是根据上述原则指定机位;客车一般是根据上述原则指定的停车场所。

五、 卫生处理

广义的卫生处理,是指和消除传染源、切断传播途径有关的所有措施,包括隔离、留验、就地诊验等医学措施和消毒、杀虫、灭鼠等卫生措施。卫生处理是一种强制性的措施。

狭义的卫生处理是指消毒、杀虫、灭鼠以及除污的统称。这些是消除传染源、切断传播途径的重要手段,从上世纪初开始,我国就开始了对入境船舶的消毒、杀虫、灭鼠工作。本节所阐述的卫生处理,指的是狭义的卫生处理。

(一) 消毒

消毒(disinfection)是指杀灭或清除传播媒介上的病原微生物,使其达到无害化的处理程序。卫生检疫工作所说的消毒,主要目的是为了杀灭致病性病原微生物,防止其传播。

1. 消毒的分类

(1) 按照消毒的目的,消毒可以分为疫源地消毒和预防性消毒两种。

1) 疫源地消毒:是指对于有传染源存在的区域进行消毒,以免病原体感染其他易感者。疫源地消毒又分为随时消毒和终末消毒二种。①随时消毒:指及时杀灭并消除由污染源排出的病原微生物而进行的随时的消毒工作;②终末消毒:指传染源离开某区域后,对该区域进行的彻底消毒,以期将传染病所遗留的病原微生物彻底消灭。

2) 预防性消毒:是指未发现传染源的情况下,对可能被病原体污染的物品、场所和人体进行消毒措施。

(2) 按照采用的方法,可以分为物理方法和化学方法。

1) 物理方法:主要是热力消毒,包括干热消毒和湿热消毒。

2) 化学方法:主要是采用化学消毒剂。在卫生检疫处理中,化学方法更为常用。

(3) 按照消毒水平的高低,消毒可分为高水平消毒、中水平消毒与低水平消毒。

1) 高水平消毒能杀灭一切细菌繁殖体包括分支杆菌、病毒、真菌及其孢子和绝大多数细菌芽胞。

2) 中水平消毒杀灭除细菌芽胞以外的各种病原微生物包括分支杆菌。

3) 低水平消毒能杀灭细菌繁殖体(分支杆菌除外)和亲脂类病毒的化学消毒方法以及通风换气、冲洗等机械除菌法。

2. 实施消毒需要注意的问题

(1) 消毒工作开始前,应该首先评估消毒的目的,针对的病原体类型,根据消毒的目的选择合适的消毒方法,如采用化学方法,就需要选择合适的消毒剂。

(2) 对物品表面、空气的消毒,一般采用消毒剂。值得注意的是,完成某一水平的消毒,在选择了合适的消毒剂后,也需要在规定的条件下,以合适的浓度,经过有效的作用时间方能达到效果。

(3) 不同的传播机制引起的传染病,消毒的效果有所不同。①肠胃道传染病,病原体随排泄物或呕吐物排出体外,污染范围较为局限,如能及时正常地进行消毒,切断传播途径,中断传播的效果较好;②呼吸道传染病,病原体随呼吸、咳嗽、喷嚏而排出,再通过飞沫和尘埃而播散,污染范围不确切,进行消毒较为困难。须同时采取空间隔离,才能阻断传播。

（4）在消毒工作时还须注意影响消毒的因素,如消毒剂量(包括消毒的强度及作用时间)、消毒物品污染的程度、消毒的温度、湿度及酸碱度、有关化学拮抗物、消毒剂的穿透力及表面张力等。

（二）除虫

除虫(deinsectization),也称杀虫,是指采用一定的物理、化学手段,控制或杀灭处理对象中携带的能够传播人类疾病的昆虫媒介的方法。

1. 物理除虫方法 常用的两类,一类是利用高温或者低温,杀灭病媒昆虫,如煮沸衣物除螨虫;一类是利用微波、辐射等对病媒昆虫进行杀灭。

2. 化学除虫方法 即采用杀虫剂除虫,该方法在卫生检疫工作中更为常用。按照作用方式,杀虫剂可分为:①胃毒剂:经虫口进入其消化系统起毒杀作用,如敌百虫等;②触杀剂:与表皮或附器接触后渗入虫体或腐蚀虫体蜡质层,或堵塞气门而杀死害虫,如拟除虫菊酯、矿油乳剂等;③熏蒸剂:利用有毒的气体、液体或固体的挥发而发生蒸气毒杀害虫或病菌,如溴甲烷等;④内吸杀虫剂:被植物种子、根、茎、叶吸收并输导至全株,在一定时期内,以原体或其活化代谢物随害虫取食植物组织或吸吮植物汁液而进入虫体,起毒杀作用,如乐果等。卫生检疫工作中,触杀剂和熏蒸剂最为常用。

（三）灭鼠

灭鼠(deratization)指采取卫生措施控制或杀灭控制对象中存在的传播人类疾病的啮齿类媒介的程序。控制对象可以是一批货物、单个交通工具,也可以大到一片区域。

按照使用的方法,灭鼠可以分为四类:化学药剂灭鼠、器械灭鼠、生物灭鼠、生态灭鼠。卫生检疫工作目前使用的是化学药剂法和器械灭鼠法。

1. 化学药剂灭鼠 化学药剂灭鼠目前最为常用,是大规模灭鼠中最经济的方法。化学灭鼠方法可分为:摄入性毒杀、吸入性毒杀。

（1）摄入性毒杀常用毒饵法,是采用粮食或其他鼠类偏好的食品,按照一定的剂量拌入急性或慢性灭鼠剂,引诱鼠类摄入而毒杀鼠类。在水源缺乏的局限区域,采用毒水代替毒饵可能效果更好,因为鼠类每天摄入水的需求更大。

（2）吸入性毒杀常用毒气法,即熏蒸灭鼠,是采用有毒气体,在密闭的环境下进行灭鼠。熏蒸灭鼠的特点:①具有强制性,不必考虑鼠的食性;②不使用粮食和其他食品;③见效快,使用得当效果好。一洞数鼠可一次毒毙于洞内,适于疫区处理,一般多在数小时内即获得最大效果;④不少熏蒸剂兼有杀虫作用;⑤对禽畜比较安全;⑥适用于特殊场所灭鼠,如鼠患严重的船舶,采用熏蒸灭鼠比较合适;⑦用量较大,因而经济支出增多。这主要因为必须使毒气在整个空间保持一定的浓度,不像经口毒物进入鼠体后就能全部发挥作用。

2. 器械灭鼠 指采用鼠笼、鼠夹、粘鼠板、电击等物理方法,对鼠进行捕捉或直接杀灭。该方法适用于小环境或室内环境,有些方法还是监测手段。优点在于可以同时捕获鼠类,进行携带病原体等深入研究,可综合判断鼠传疾病的风险。缺点在于消耗的人力物力大,效率低,不适用于大环境的消毒。

3. 生物灭鼠与生态灭鼠

（1）生物灭鼠:是指利用生物手段灭鼠。既包括利用各种鼠的天敌,又包括鼠类的致病微生物。但后者目前很少应用,甚至有人持否定态度。

（2）生态灭鼠:是一种综合措施,主要是通过恶化鼠类的生存条件,降低环境对鼠类的容纳量来实现,一般针对一个大的区域。采取的措施包括:减少鼠的栖息场所、繁殖场所、饮水场所、断绝食物来源。其中断绝食物来源最为重要。

对于大区域的灭鼠,往往多种方式联合使用。

(四)除污

除污(decontamination)是一个综合的概念,是指采用卫生措施消除控制对象携带的可以构成检疫关注的风险的传染性病原体或有毒物质的程序。

广义的除污包括了消毒、杀虫、灭鼠。狭义的除污,主要是两类,一类是除去污染物,为进一步的消毒工作做好准备,可以提高消毒效率。例如,先对地面呕吐物进行清理,然后进行地面消毒。另一类是除去非传染性的其他有毒物质,如化学性毒物、核放射性毒物。例如,2011年日本福岛核电站事故中,很多来自或途经日本的船舶被放射性粉尘污染,在我国入境时被查出放射性超标,均需要到公海采用科学的方法进行除尘、除污,经检测合格后方能入境。

六、 医学媒介生物控制

医学媒介生物控制(vector control),是指在目标区域采用一定的技术手段,杀灭医学媒介生物,改造或消除滋生地,阻断外来的医学媒介迁入,以控制目标区域的医学媒介生物的种类和数量。

(一)医学媒介生物控制的意义

我国法定报告的41种传染病中有约1/3属于媒介生物性传染病,其发病例数占法定报告传染病总发病例数的5%~10%,但死亡例数占法定报告传染病总死亡例数的30%~50%。可以看出,媒介生物传播的疾病更为严重。

大部分媒介生物传播的疾病还没有可靠的疫苗,控制其传播的医学媒介生物是唯一可行的预防措施。

对于媒介传染病而言,传播媒介几乎是其唯一的传播途径。研究证明,如果某区域医学媒介密度控制在一个比较低的范围,虽然并没有完全消灭媒介,但也可以有效阻断媒介传染病在这个区域的传播,或者说媒介传染病的发生在这个区域是个小概率事件,只能以个案出现。

(二)控制方法

根据不同的医学媒介生物种类,可采用不同的方法和手段进行控制。整体而言,包括化学药剂毒杀法、物理器械捕捉或隔离法、生态环境综合治理法和生物性防制法等。具体的应用在卫生处理一节中已经述及,在后面的章节中还会详细介绍。

对于医学节肢动物,目前应用最为广泛,也最为有效的方法还是化学药剂毒杀法。但滋生地的控制也非常重要。对于鼠类的区域密度控制,单纯的化学药剂毒杀效果不佳。必须配合使用环境综合治理,消除其滋生地,以及结合使用物理阻隔的方法,如利用防鼠网、防鼠灯等。

整体而言,改造环境、因地制宜、标本兼治、不同种类化学药剂与不同施用方法联合及交替使用,这样才能有效降低医学媒介生物密度,将其控制在不足为害的程度。

(三)控制标准

根据长期的实践和科学研究的数据,我国制定了一系列医学媒介生物控制的法规和标准。我国和医学媒介生物控制相关的法规和标准很多,包括国家标准、卫生部行业标准、农业部行业标准、国家质检总局行业标准、爱卫会控制标准、地方法规、地方标准等,多达数十个等。如《病媒生物密度控制水平——蜚蠊、鼠类、蚊虫、蝇类》系列国家标准(GB/T 27773 蜚蠊、GB/T 27770 鼠类、GB/T 27771 蚊虫、GB/T 27772 蝇类)。

七、 联防联控机制

联防联控机制(joint prevention and control),是指在应对检疫关注的风险时,和预防控制措施有关的多个部门联合起来,建立统一的协调或指挥机构,共同负责、部门联动、协调沟通,共同控制检疫关注的风险,预防其扩散。

(一)联防联控机制的产生与发展

我国针对传染病等检疫关注的风险采取联防联控措施,最早起源于 SARS 的预防控制工作。SARS 的早期应对工作中发现,单纯依赖卫生部门,是很难有效控制 SARS 传播的。传染病防制涉及卫生、交通、宣传、旅游、文化教育、公安、科技等多部门,而且传染病疫情变化很快,没有一个顺畅的联合办公机制,在应对疫情时沟通不畅,不仅不能形成合力,还可能会带来措施上的冲突,让公众无所适从。

SARS 后期预防控制工作,全国各地建立了多种形式的联合工作机制,这是联防联控机制在传染病疫情中最早的应用。学界对 SARS 预防控制工作的总结和反思中,也强调联防联控机制的重要性。

检疫关注的风险种类很多,尤其是一些传染性很强的传染病,随着人群旅行、交通工具移动可以很快地扩散到世界各地。其具体应对往往会涉及多个国家和地区的多部门合作。

在 2009 年甲型 H1N1 流感全球大流行期间,我国就建立了全局性的应对甲型 H1N1 流感联防联控工作机制,下设综合、口岸、医疗、保障、宣传、对外合作、科技、畜牧兽医等 8 个工作组和 1 个专家委员会,在中央统一领导下分工负责、协调配合,共同落实各项防范措施,切实做好应对准备。各国境口岸、地方政府等也建立了相应的区域性联防联控机制。各种联防联控机制的建立,使得应对工作更加高效,我国的甲型 H1N1 流感应对工作取得了突出的成绩,得到了 WHO 的认同。

甲型 H1N1 流感应对工作,使得我国的联防联控机制建设逐步走向成熟,在一定程度上,相关部门的沟通协作机制常态化。在此后应对 H7N9 疫情、登革热疫情、埃博拉出血热疫情等工作时,均第一时间建立联防联控机制,也取得了良好的效果。

联防联控机制的应用也扩展到卫生检疫关注的其他公共卫生风险的预防控制工作中去。例如,福岛核电站泄漏事故,就建立了包括口岸联检单位、口岸管理部门、地方环保部门在内的联防联控机制,有效应对了这一突发事件。

(二)联防联控机制的组成

联防联控机制的核心在于将和处理检疫关注的风险有关的部门、机构联合起来,形成合力,做到共同负责、部门联动、协调沟通,高效率的联合应对。

建立一个良好的联防联控机制,至少包括三个要素:①有适宜的组成单位;②明确职责分工,不交叉,也不留空白;③制定高效的协调工作机制。

应对不同的检疫关注的风险,联防联控机制的建立方法也有所不同,主要体现在组成单位的不同。组成单位选择要适宜,一般要经过仔细推敲,甚至请专家组论证。原则上和处置直接相关的单位要列入,和处置无直接关联的单位不要列入。并不是单位越多越好,单位太多沟通效率会下降,工作也不容易形成合力。明确职责分工非常重要,因为联防联控机制设立的初衷就是避免部门之间权责不清,工作不协调导致处置失败。职责一定不能留空白,职责分工还要考虑到不同单位的专业特点,让专业的人去做专业的事。联防联控是否有效,还依赖于高效的协调工作机制。要形成一个统一的指挥机构,并明确各单位的联络人,明确联络制度,协调工作制度等。

第四节 卫生检疫关注的公共卫生风险监测

传统卫生检疫的主要工作是在边境、国境等交通枢纽设立检疫场所,对跨境人员、交通工具、货物等实施风险筛查,以发现、控制风险。现代卫生检疫按照"主动预防"思路,运用风险管理理论和方法,逐步转向针对本地、本区域、本国家乃至全球的检疫关注的风险,采取主动监测识别、评估预警和通报交流的方法,及时发现风险,并提出预防措施,防范风险的发生和传播。

一、 概论

检疫关注的风险监测是广义的概念,属于风险分析的过程。风险分析(risk analysis)是一个基于科学的、按照结构化方法进行的开放透明的过程,根据 FAO/WHO 联合咨询机构(1995-99)的意见,风险分析包括风险评估(risk assessment)、风险管理(risk management)和风险信息交流(risk communication)三个步骤。本节所指的检疫关注的风险监测是指利用各种技术手段对本区域、本国家乃至全球可能发生、传播的检疫关注的风险进行监测识别、评估预警和通报交流,以指导检疫措施的实施甚至检疫政策的制定,达到预防和控制风险发生和传播的目的。

检疫关注的风险监测的范围包括全球关注的风险,本区域检出的输入性风险,本区域对外往来人员、交通工具、货物等数据。将监测识别的各种数据构建数据库,根据需要建立不同类型的评估预警模型,对数据进行分析、评估,分类别予以风险预警,并适时通报,以防范风险的发生、发展、传播和扩散。

检疫关注的风险监测的目的包括:①各种风险能及时被监测发现;②对监测发现的风险能科学、及时地分析、评估和预警;③能根据预警信息,及时为风险的预防和后续管理提供依据。监测内容包括"监测识别""评估预警"和"通报交流"。监测意义在于,通过收集各地各类的检疫关注的风险,能及时识别可能存在的风险源、传播途径和主要危害人群,对收集的潜在风险通过不同类型的评估模型展开评估,将其划分为不同风险级别并予以预警,根据预警信息,提出针对控制风险源、切断传播途径、保护易受危害人群的针对性预防控制措施,将风险可能造成的危害尽可能消除在萌芽之中,以最大限度保护人群生命健康,促进交通、贸易顺畅往来。

二、 监测识别

风险的监测识别有别于第二节的风险筛查,风险筛查的方法是通过具体的技术操作和执法过程,对每一个跨境活动的人员、交通工具等进行筛查,以发现是否携带风险,并造成传播,其目的是为了发现风险。而风险监测识别是指,出于某种公共卫生目的,系统地有针对性地连续收集数据,如传染病监测数据(发病率的变化、人群分布特点等)和医学媒介生物监测数据(密度动态、种群组成和变动、生态特点、消长规律以及与疾病的关系等),对收集到的数据进行识别,去伪存真,为评估提供数据支持,同时各项数据还是采取公共卫生应对措施的依据。

（一）监测的范围

风险监测应涵盖检疫关注的风险因子的风险源、传播途径、易受危害人群的三个环节和人群因素、自然因素、社会因素的三大因素。具体监测时,应覆盖三大范围。

1. 全球检疫关注的风险。包括：①全球各国家和地区传染病流行的种类、时间、发病或死亡等信息；②重点传染病全球流行情况,如鼠疫、霍乱、黄热病、中东呼吸综合征、埃博拉出血热等国际关注传染病的全球统计数据和当前流行情况；③卫生检疫关注的传染病全球流行情况,如质检总局《国境口岸传染病疫情信息报告及发布管理规定》规定的国境口岸重点防控的 28 种传染病在境外的流行国家分布和发病数据；④周边国家和地区传染病流行情况,包括我国周边国家/地区的传染病统计数据和最新发病数据；⑤往来密切国家和地区传染病流行情况；⑥国内传染病流行子数据库,包括国内疾控系统及其他卫生部门公布的传染病流行统计数据和通报的传染病发病数据；⑦其他核生化危害因子的风险信息。

2. 本区域检出的输入性检疫关注的风险。可包括口岸卫生检疫对出入境人员、交通工具、货物、集装箱等各类检疫对象通过风险筛查发现的各类检疫关注的风险因子。国内卫生检疫可以是本地区检出的输入性检疫关注的风险。

3. 通航交通工具、物流数据交通、运输是检疫关注的风险。传播的重要路径,可通过交通、民航、铁路等部门,收集往来、通航的航空器、船舶、列车、汽车等交通工具信息；通过码头、货运公司等,收集集装箱、货物等数据。

（二）监测的方法

监测的方法有很多种,目的是能够有效采集风险信息,主要的方法有以下几种。

1. 疫情报告制度 是一种被动的监测方法,主要依靠卫生行政指令实现疫情收集。我国《传染病防治法》《国境卫生检疫法》等都对各类疫情的收集、报告有明确清晰的要求。如我国的传染病报告卡制度规定,各级各类医疗机构、疾病预防控制机构、采供血机构、卫生检疫机构、学校、托幼机构、农场、林场、煤矿、劳教及其所有执行职务的医护人员、医学检验人员、卫生检疫人员、疾病预防控制人员、社区卫生服务人员、乡村医生、个体开业医生等疫情责任报告人,在发现法定传染病时必须及时报告填报卡片。另外,《国际卫生条例（2005）》也明确要求,各缔约国从基层、中层和国家层面应建立发生在本国领土的所有地区于特定时间和地点发生的,超过预期水平的,涉及疾病或死亡的事件。

2. 主动收集数据 属于主动监测方法,即采取各种技术手段主动收集、监测各类检疫关注的风险,包括人工收集和信息化技术收集。在此主要介绍信息化技术收集。进入 21 世纪以来,网络信息化技术迅猛发展,人们在迅速获取全球海量资讯的同时,生活方式也随之改变。运用现代信息化技术,能实现主动、全天候、不间断、全自动采集全球检疫关注的风险信息,极大提升风险监测识别的效率。以全球传染病监测为例,可通过以下步骤,实现自动智能监测。①建立监测标的。将全球各类专业疫情信息网站和主流新闻媒体作为监测标的。②建立搜索方法。使用垂直搜索技术检索专业网站,确保信息全面采集；使用元搜索技术检索新闻资讯网站信息,确保信息快速获取。③建立无间断搜索技术。可采取网络抓取等各种方法,全天 24 小时不间断的检索网站信息。④建立信息去重方法。提取检索信息关键内容,将重复信息聚类归为一条。⑤建立识别方法。可采用核心词、相关词、国家和地区名的三级过滤模型,核心词包括需监测的重点传染病名和"未明原因传染病",相关词包括暴发、流行、死亡等传染病状态词,国家和地区名包括全球所有国家/地区和重要城市的名称。通过核心词过滤可得到与传染病相关的信息,相关词过滤则进一步找出其中与传染病流行相关的信息,再通过国家和地区名过滤,就筛选出所需要的信息,即某个国家或地区的传染病流行相关信息。⑥科学整理信息。采用自然语意分词、要素提取等技术手段,将检索到的一段信息自动加工整理成核心关键词,简明扼要提炼信息。如传染病名、流行国家、感染人数、死亡人数等。

三、 评估预警

检疫关注的风险的评估和预警是风险监测控制的关键部分,其选择多种适宜的数学模型,对监测识别到的各类检疫关注的风险进行多角度的分析,对其潜在的发生、发展情况及进一步跨境传播的危害予以科学评价,并发出预警信息,为后续科学制定防控政策、措施提供坚实的数据支持。风险评估的方法很多,有专家会商法、德尔菲法、风险矩阵法、决策流程图法等,其中德尔菲法是应用最广泛的基础方法之一,德尔菲法是按照既定程序,采用背对背通信征询的方式收集专家们的意见,经过多轮征询、修改和归纳,最后形成具有广泛代表性和可靠性的结果。

质检总局和各级检验检疫部门根据卫生检疫的工作特点和要求,从日常风险评估和专题风险评估两方面开展国境口岸公共卫生风险评估工作,对其中高风险事件予以预警,为口岸传染病防控工作提供决策依据。在此重点结合几种评估方法,介绍如何开展日常和专题评估、预警。

(一) 日常评估、预警

根据科学、简单、方便、操作性强的原则,主要选择定量预警和移动百分位数法预警两种方法进行日常评估、预警。

1. 定量预警　是操作性最强、最简单方便的预警方法,其原理是当监测对象的频次达到某一数值(阈值)时,评估模型即发出预警信号。

定量预警分析主要用于口岸检出的重大公共卫生事件,包括以下方面:①检疫传染病、甲类管理传染病、国际关注传染病;②核生化有害因子;③其他重大风险事件。

对于不同风险对象定量预警设定的阈值和预警级别,可采用德尔菲专家咨询法,综合大量专家意见予以确定。

2. 百分位数法预警　是通过计算当前观察值在若干历史数据的百分位数,对高于预警百分位数的情况予以警示。在实际应用案例中,多采用中位数(50百分位数)作为预警百分位数,即对大于中位数的情况发出预警。

百分位数法主要用于有一定历史数据的公共卫生风险信息的预警,可根据数据特性设定不同的观察周期和预警频率。如运用百分位数法对某地区流感病例异常增多进行风险评估、预警,过程如下。

(1) 设定观察周期及预警频率。以7天为一个数据观察周期,每天预警一次,每次统计当天及其前6天的数据。

(2) 选定历史数据。统计期为既往3年,每年5个对应的数据(分别为与当前观察期完全对应的时间段以及前后各两周),共15个历史数据。

(3) 计算及预警。根据公式计算当前观察值在历史数据的百分位数,并与设定的预警值(如中位数 P_{50})比较,对超过 P_{50} 的发出预警。

（二）专题评估、预警

对于一些复杂风险事件发生发展情况的分析,日常预警方法无法满足,需选择适宜的其他方法进行专题评估预警。专题预警的方法很多,侧重方向、基础条件和适用范围也稍有不同,一般都需要通过构建数学模型来计算、评估相关风险的可能性,以下简要介绍部分模型。

1. 风险矩阵法　于 20 世纪 90 年代中后期提出,最早在军方的风险管理体系之中有应用,后逐渐扩展到安全生产管理、金融风险评估等多个领域,现已成为应用最为广泛的风险管理方法之一。

风险矩阵法主要用于对事件发生、发展风险的分析,它运用矩阵对风险发生概率和发生后危害两个维度进行综合分析来评估风险,以提高风险分析的全面性。

风险矩阵法在卫生检疫领域,研究和运用较多的是通过分析某种传染病在全球的分布、媒介生物情况、季节因素、传播途径等因素,研究其通过入境人员、交通工具、货物、集装箱等途径从国境口岸传入我国的可能性分析,以及综合传染性、病死率、国际关注程度、对社会稳定和国家声誉等因素等作出该传染病的危害严重程度分析,识别和评估其传入风险,从而指导口岸一线卫生检疫人员针对不同风险层级采取不同的检疫措施,最大限度地防范或减低输入性传染病所引起的公共卫生事件的危害。

以境外暴发某虫媒传染病疫情为例,其传入风险的分析过程如下。

（1）确定风险因子:使用德尔菲法评估、确定两个维度的风险因子,一是影响传染病传入可能性的风险因子(如全球感染病例分布情况、全球媒介分布情况、与我国往来航班密度情况等),二是影响传入后危害的风险因子(如传染性、死亡率、有效疫苗或预防药物等)。选择风险因子要有针对性地选择主要影响因素,因子要相对稳定、易于收集、量化和评价,并且因子间要避免交叉,保证相对独立。

（2）计算因子权重系数:采用层次分析法和两两比较,分别计算传染病传入可能性和传入后危害两个维度所有风险因子的权重系数。每个维度所有风险因子权重系数的总和应为 1。

（3）确定风险度表:对风险因子的各种不同程度进行量化评分,形成风险度表。如对"死亡率"这个风险因子,<1%、1% ~ 2%、2% ~ 5%、5% ~ 10%、>10%,对应的评分分别为0.2、0.4、0.6、0.8、1。

（4）计算两个维度风险系数:对照（3）已设定的风险度表,首先对传入可能性的每个因子进行评分,乘以各自权重系数后累加得到传入可能性的总加权评分,即传入可能性的风险系数;然后对影响传入后危害的每个因子进行评分,乘以各自权重系数后累加得到传入后危害程度的风险系数。

（5）评定维度级别:建立风险系数评级表,风险系数为 0 ~ 20%、20% ~ 40%、40% ~ 60%、40% ~ 60%、80% ~ 100%,分别对应传入可能性为罕见、不太可能、可能、很可能、几乎确定,对应传入后危害为可忽略、较小、中等、较大、灾难性。将（4）计算得出的该虫媒传染病的传入可能性、传入危害的风险系数分别代入风险系数评级表,划定两者的风险级别。

（6）建立风险矩阵等级表:为综合评价传入可能性和传入后危害的总体风险,根据 Borda 投票排序法,对两个维度不同等级的组合进行排序,建立风险矩阵等级表。

（7）判断风险等级:将（5）中得到的传入可能性、传入危害的分级输入风险矩阵等级表,得出最终对应的风险水平分级。

2. 生态位模型　生态位模型的概念最早于 1957 由英国生态学家 Hutchinson 提出,用于模拟生物生存的生态环境条件,主要应用方向包括疾病传播(病原微生物)、生物的生存、发展情况的研究和评估,在卫生检疫领域主要包括:①评估境外虫媒传染病传入危害;②分析境外有害动植物传入我国的风险;③研究某种疾病传播扩散的趋势、范围及影响程度。

生态位模型的建立主要有三个方法:规则集遗传算法(GARP)、最大熵(maximum entropy)和回归树(regression tree),其中最大熵模型是应用最广的一种。

最大熵理论认为,在已知条件下,熵最大的事物最接近它的真实状态,因而预测的风险最小。最大熵建模的原理是从有限的已知信息中计算出熵最大的生态位模型,进而推测出生物在新的地理环境中的适生性。

目前,有多种计算机软件可协助用户建立最大熵模型,其中用途最广泛的是 MAXENT 软件,可评估物种分布及适生情况。

以"评估境外虫媒传染病传入危害"为例,简要介绍分析过程如下。

(1) 收集该媒介生物在境外流行区域多个监测点的地理信息数据和生态环境数据,如海拔、温度、湿度、日照、降雨、植被等。

(2) 将上述数据导入 MAXENT,建立影响该媒介生物生存的生态环境要素的计算公式,即最大熵模型。

(3) 计算该媒介生物在目标地区的适生性。将目标区域相应的生态环境要素数据代入最大熵模型计算公式,计算该物种在目标区域的适生性,也就是该物种传播入侵的潜在风险。

(4) 风险评估、预警的实施

评估、预警的方法很多,可以根据实际工作需要组织实施。如国家质量监督检验检疫总局 2013 年下发的国境口岸公共卫生风险评估管理办法要求,国境口岸公共卫生风险评估分为日常风险评估和专题风险评估,日常风险评估分为每日评估和定期评估。对于国家质量监督检验检疫总局日常风险评估中发现的可能导致国际关注的突发公共卫生事件的风险,由国家质量监督检验检疫总局开展专题风险评估;对于各级检验检疫部门日常风险评估中发现的可能导致本辖区口岸突发公共卫生事件的风险,由所在地直属检验检疫局开展专题风险评估,必要时报请国家质量监督检验检疫总局开展专题风险评估。

四、 通报和交流

(一) 检疫关注的风险通报

是指对监测筛查发现的风险、评估预警的结果向其他机构通报,其主要指不同机构间的正式通报,带有官方性质。通报的内容是能引起关注的检疫关注的风险,目的是及时、正式告知相关部门,达到交流信息,知晓情况,并在必要时协调调动资源做好预防、控制。

以《国际卫生条例(2005)》的要求为例,各缔约国对监测信息发现具有公共卫生风险时,应对外向世界卫生组织和相关国家通报,对内向相关组织或部门通报。其在附件 1"各缔约国应具备的监测和应对核心能力要求"中提出:"缔约国应该利用现有的国家机构和资源,监测、报告、通报、核实、应对和合作活动"。其中,当地社区层面和(或)基层公共卫生发现在本国领土的所有地区于特定时间和地点发生的,超过预期水平的,涉及疾病或死亡的事件,立即向相应的卫生保健机构报告所掌握的一切重要信息。中层公共卫生应对能力要求:确认所报告事件的状况并支持或采取额外控制措施;和立即评估报告的事件,如发现情况紧急,则向国家级机构报告所有重要信息。国家层面评估和通报的能力要求:在 48 小时内评估所有紧急事件的报告;和如评估结果表明,该事件属应通报事件,则通过相关要求立即通报世界卫生组织;与其他有关政府部门建立直接联系;以现有最有效的通讯方式与医院、诊所、机场、港口、陆路口岸、实验室和其他重要的业务部门联系,以传达从世界卫生组织收到的关于在缔约国本国领土和其他缔约国领土上发生事件的信息和建议。

（二）风险交流

是指在风险评估者、风险管理者和其他团体之间进行的一种关于风险信息和意见交流的互动过程。检疫关注的风险交流是指各相关方就检疫关注的风险、风险所涉及的因素和风险认知、风险管理等内容,相互交换信息和意见的过程。其遵循科学客观、公开透明、及时有效、多方参与的原则,交流时应以科学为准绳,以维护公众健康权益为根本出发点,贯穿卫生检疫工作全部过程。交流的主体可以是卫生行政机关、疾病预防机构、社会团体、新闻媒体和公众;交流内容可以是检疫关注的风险信息、预警情况、检疫措施、旅行健康需求等;交流方式可以包括书面、口头、网络、微媒体、会议、培训、讲座、演练等。

第五节　卫生检疫关注的风险预防

卫生检疫工作通过加强边境、国境等交通枢纽的公共卫生能力建设,开展人员旅行健康宣教和服务,加强交通工具、运输工具运营者以及货物、物品承运人的管理等措施,以预防检疫关注的风险的发生、发展、传播和扩散。

一、概论

广义的风险预防是指,在损失发生前为了消除或减少可能引发损失的各种因素而采取的一种风险处理方式。本书所指检疫关注的风险预防是指基于公共卫生理论、技术和方法,通过加强边境、国境等交通枢纽的公共卫生能力建设,主动实施健康教育、预防接种、卫生保洁等人群和环境卫生干预措施,预先防范检疫关注的风险的发生、发展、传播和扩散,以减小危害发生的可能性和损失程度。

检疫关注的风险预防采取的技术措施均围绕检疫关注的风险传播的三环节和三因素开展,即控制风险源、切断传播途径和保护易受危害人群,同时注意三个因素的影响。就具体内容而言,应涵盖人群健康预防、交通枢纽的公共卫生保障以及交通、物流等运营者的管理三大方面。检疫关注的风险预防的四个目标如下。

1. 防范检疫关注的风险的发生和发展　对监测预警发现的可能导致风险发生的潜在危险,主动实施公共卫生干预,以消除风险。如一名准备前往黄热病疫区的旅客,预防接种黄热病疫苗,以防止在疫区旅行期间感染黄热病。

2. 防范检疫关注的风险的传播和扩散　对任何可能导致检疫关注的风险传播和扩散因素,及时实施主动干预措施,以消除传播和扩散的可能。如口岸病媒生物监测发现白纹伊蚊密度超过标准,提示口岸已形成传播登革热、乙型脑炎等的高风险环境,应及时组织灭蚊,并做好口岸环境卫生的管理。

3. 保护人群生命健康　通过采取人群预防接种、健康宣教、环境卫生保洁等措施,保护健康人群免受检疫关注的风险危害。

4. 保障正常交通、贸易秩序　通过采取物品装运前的卫生检查、运输卫生管理、交通工具卫生监督等措施,预先做好交通运输的卫生安全保障,避免在航行、运输途中发生卫生事件,造成危害,避免交通工具、物品等在抵离边境、国境口岸等交通枢纽时被实施交通或贸易限制措施。如国际航行船舶应预先接受卫生检查,获得有效《船舶免予卫生控制措施证书》,以证明船舶具备良好的卫生状况和卫生管理能力,从而避免因船舶卫生状况不好而被入境港口采取强制卫生措施,影响货物装卸和船期安排。

二、 人群健康预防

人群健康预防是检疫关注的风险预防的一种重要策略,是指采取技术措施,对包括健康人在内的整个人群采取健康教育、旅行健康服务等措施,达到保持人群健康、预防检疫关注的风险发生、发展、传播和扩散的目标,是直接面向人群采取的公共卫生措施。

（一）人群健康预防的策略

包括两个方面,即全人群健康预防和重点人群健康预防。

1. 全人群健康预防　指面向全体社会公众,包括健康人群,制定宏观卫生检疫政策,投入基础性卫生检疫资源,主要通过健康教育、社区活动等提升全人群的公共卫生意识,使之了解检疫关注的风险发生、传播的基本常识,知晓预防控制的简单措施,并主动发展每个个体的能力,参与并承担防范检疫关注的风险的相关活动和社会责任。

2. 重点人群健康预防　指面向易受检疫关注的风险危害的人群,制订特定卫生检疫措施,投入针对性卫生检疫资源,主要通过预防接种、健康教育、旅行卫生保健等,对重点人群主动实施预防性干预措施,提升其防疫知识和防疫能力,避免受到危害,保护身体健康安全。

（二）人群健康预防的措施

1. 健康教育　指通过有组织、有计划、有系统的社会教育活动,使人们自觉采纳有益于健康的行为和生活方式,消除或减轻影响健康的危险因素,预防疾病,促进健康,提高生活质量,并对教育效果做出评价。健康教育的核心是教育人们树立健康意识、促使人们改变不健康的行为生活方式,养成良好的行为生活方式,以降低或消除影响健康的危险因素。

与传统公共卫生所指的健康教育有所区别,卫生检疫的健康教育更加侧重于对检疫关注的风险的发生发展机制、传播扩散原因、预防控制手段以及旅行健康知识等内容的教育。而传统公共卫生的健康教育主要关注增强人体健康,预防非正常死亡、疾病和残疾的发生,改善人际关系,增强自我保健能力,倡导文明、健康、科学生活方式等内容。

（1）卫生检疫健康教育的主要内容包括:①全球各国和地区卫生移民、留学、务工、旅游等的政策和要求;②国际、国内传染病的流行情况,疾病传播和预防控制的基础知识;③防范各种核生化有害因子基础知识;④旅行的健康防护与保健;⑤卫生、安全交通方式的选择等。

（2）卫生检疫健康教育的主要方式包括:①口岸、航站楼、候车候船大厅等交通枢纽的公共宣传。如我国口岸卫生检疫部门在口岸大厅、出入境通道设立宣传栏,发放宣传资料,为出入境旅客讲解疫情防控常识和出入境旅行健康知识等。②公众主动向卫生检疫、疾病预防、医疗卫生等机构进行健康咨询。③重点人群的健康教育,即针对易受检疫关注的风险危害的特定人群开展的健康教育。如非洲部分国家和地区为疟疾流行区,对前往疫区的旅客针对性开展防疟知识宣教。④社区健教活动,主要指面向全人群开展的科普性质的健康教育活动。

2. 旅行医学服务　指针对旅行过程中涉及的各种健康需求、医学需求提供的服务。

旅行医学的综合性强,涉及流行病学、预防医学、急诊医学、传染病学、热带医学等,其既要考虑到旅行目的地特有的疾病和环境条件,也要考虑到旅行者人身安全和个性化旅程中的健康问题。旅行医学服务围绕"旅行者、旅程和健康干预"的旅行医学三要素而展开,主要内容包括旅行健康咨询、旅行健康管理、旅行预防接种服务、旅行医疗救助服务和国际旅行健康促进等内容。如根据《国际卫生条例(2005)》规定和我国卫生检疫法规,对来自或前往黄热病疫区的人员,应接种黄热病疫苗。

三、 交通枢纽的公共卫生保障

交通枢纽(transportation junction)又称运输枢纽,是几种运输方式或几条运输干线交会,并能办理客货运输作业的各种技术设备的综合体。一般由车站、港口、机场和各类运输线路、库场以及运输工具的装卸、到发、中转、联运、编解、维修、保养、安全、导航和物资供应等设施组成,构成综合运输网的关键环节。对卫生检疫而言,交通枢纽是各种检疫关注的风险汇聚和传播的必经路径,是风险的易发点、传播的中转点和控制传播的关键点,做好交通枢纽的公共卫生保障是切断卫生检疫传播途径,保护易受危害人群的重要手段。

(一)交通枢纽的卫生检疫学分类

根据卫生检疫工作,交通枢纽分为国际交通枢纽和国内交通枢纽。

1. 国际交通枢纽　即出入境口岸,包括国际机场、港口、陆路口岸以及为入境或出境的旅行者、行李、货物、集装箱、交通工具、物品和邮包提供服务的单位和区域。

2. 国内交通枢纽　即国内交通运输网络中的车站、港口、机场和货物、物品的存储、装卸点等。

《国境卫生检疫法》和《国际卫生条例(2005)》对出入境口岸都有明确的定义。《国境卫生检疫法》规定:"国境口岸"是指国际通航的港口、机场、车站、陆地边境和国界江河的关口。《国际卫生条例(2005)》规定:"入境口岸"是指旅行者、行李、货物、集装箱、交通工具、物品和邮包入境或出境的国际关口,以及为入境或出境的旅行者、行李、货物、集装箱、交通工具、物品和邮包提供服务的单位和区域;"陆路口岸"是指一个缔约国内的陆地入境口岸,包括道路车辆和火车使用的口岸;"港口"是指国际航行的船舶到达或离开的一个海港或内陆水路港口;"机场"是指国际航班到达或离开的任何机场;"集装箱装卸区"是指为装卸用于国际运输的集装箱而专门开辟的地点或设施。

(二)指定机场、港口和陆路口岸的核心能力

国际交通枢纽和国内交通枢纽的公共卫生保障措施、目的一样,都是科学、有效提升枢纽点的公共卫生防控能力,提升卫生安全保障水平。根据国际公共卫生发展的需要,《国际卫生条例(2005)》就国际交通枢纽,即出入境口岸的公共卫生能力建设创新性提出"指定机场、港口和陆路口岸的核心能力"(以下简称"口岸核心能力")的概念,在此予以重点阐述。

1. 建设口岸核心能力的目的和要求　针对公共卫生风险,为预防、抵御和控制其国际传播提供应对措施,同时尽可能避免对国际交通和贸易造成不必要的干扰。《国际卫生条例(2005)》要求,各缔约国应该指定理应发展口岸核心能力的机场、港口和陆路口岸。

2. 口岸核心能力建设内容分为5项随时具备的能力和7项应急能力。

(1) 5项随时具备的能力为:①能提供地点适宜的医疗服务机构(包括诊断设施)和足够的医务人员、设备和场所,以使患病的旅行者得到迅速的诊治;②能调动设备和人员,以便将患病的旅行者运送至适当的医疗设施;③配备受过培训的人员检查交通工具;④通过酌情开展卫生监督,确保使用入境口岸设施的旅行者拥有安全的环境,包括检查饮水供应、餐饮点、班机服务设施、公共洗手间、固体和液体废物处理措施和其他潜在的危险地方;⑤制订尽可能切实可行的计划并提供受过培训的人员,以控制入境口岸及其附近的媒介和宿主。

(2) 应对可能的国际关注的突发公共卫生事件,具备的 7 项应急能力为:①通过建立和完善突发公共卫生事件应急预案,为突发公共卫生事件提供适当的应对措施,包括在相应的入境口岸、公共卫生和其他机构和服务部门任命协调员和指定联系点;②评估和诊治受染的旅行者或动物,为此与当地医疗和兽医机构就其隔离、治疗和可能需要的其他支持性服务做出安排;③提供与其他旅行者分开的适当场地,以便对怀疑受染或受染的人员进行访视;④对嫌疑旅行者进行评估,必要时进行检疫,检疫设施最好远离入境口岸;⑤采取建议的措施,对行李、货物、集装箱、交通工具、物品或邮包进行除污、除虫、灭鼠、消毒,或进行其他处理,包括适当时在为此目的特别指定和装备的场所采取这些措施;⑥对到达和离港的旅行者采取出入境控制措施;⑦调动专用设备和穿戴合适个人防护装备的受过培训的人员,以便运送可能携带感染或污染的旅行者。

这些建设内容涵盖了口岸公共卫生保障必须提供的服务和达到的水平,对提升口岸公共卫生防控水平,预防、抵御和控制风险传播,保护正常交通贸易秩序有重要作用。截至2014 年 7 月,中国政府批准了 285 个对外开放口岸,其中空港 63 个,海(河)港 137 个,陆路口岸 85 个。口岸数量多,基础条件差异大,既有年均出入境旅客数超过 2 亿人次的陆路口岸和年出入境旅客超过 7000 万人次的国际机场口岸,也有年出入境人员不足万人的季节性口岸和边民往来频密的陆路口岸。通过近 7 年的建设,中国所有正在运营的 259 个对外开放口岸核心能力全部达到了要求。

四、 交通、物流等运营者管理

交通、物流运营者是指面向单位和个人,在交通工具和交通枢纽提供交通、运输、仓储等服务的运营人,以及承接物品邮寄、运输的承运人,主要包括交通枢纽运营者、交通工具运营者和货物、物品承运者。他们是交通、物流的直接参与者和实施者,对检疫关注的风险的传播途径环节发挥影响和作用。良好的交通、物流运营管理能在切断检疫关注的风险传播途径的同时,促进交通和贸易的发展。恶劣的运营管理不仅会加剧检疫关注的风险的传播,还会对交通和贸易造成负面影响。

(一)交通枢纽运营者的管理

交通枢纽运营者是指口岸、机场、港口、车站及各类运输线路等的所有者和运营者,他们在所辖区域,面向人群、交通工具、物流等提供公共服务,保证交通枢纽的运营和维护。交通枢纽运营者应提供与交通流量相匹配的卫生服务,包括为旅客提供必需的医疗服务,保障所辖区域的环境卫生,提供筛查、控制检疫关注的风险传播的场所和设施,建立必备的防控风险传播和应对突发公共卫生事件的能力等。以出入境口岸为例,口岸所有者和运营者是建设和发展《国际卫生条例(2005)》口岸核心能力的主体。

交通枢纽运营者的管理应包括以下内容。

1. 建立卫生管理制度,并投入必要资源,保证制度的落实。

2. 为使用交通枢纽的人员提供清洁卫生的食品、饮用水及相应公共设施,并保持无感染源或污染源,包括无病媒生物和宿主。

3. 为使用交通枢纽的交通工具、货物、物品等提供清洁卫生的设施设备,并保持无感染源或污染源,包括无病媒生物和宿主。

4. 负责清除和安全处理在运营过程中产生的受污染的水或食品、人或动物排泄物、废水和任何其他污染物。

5. 负责监测和控制交通工具等排放的污水、垃圾、压舱水和其他有可能引起疾病的物质。

6. 采取措施,保障交通枢纽工作人员的身体健康,重点做好食品、饮用水从业工作人员的健康管理。

7. 建立有效的应急机制以应对意外的公共卫生事件。

8. 为卫生主管部门提供必需的设施、场地等各项资源,以保证工作开展。

9. 对所辖区域发生的任何涉及卫生检疫的风险,应及时通报卫生主管部门,并配合开展预防、控制工作。

（二）交通工具运营者的管理

交通工具运营者是指船舶、车辆、航空器等的所有者和运营者,他们直接为旅客、货物和物品等提供跨境、跨区域运输服务,应具备提供与交通工具运输能力相匹配的卫生服务能力。交通工具运营者的管理应包括以下内容。

1. 建立卫生管理制度,并投入必要资源,保证制度的落实。如,国际航行船舶的所有者及运营者者应使船舶保持良好的卫生状况,并按要求具备《船舶免予卫生控制措施证书》。

2. 为使用交通工具的人员提供清洁卫生的食品、饮用水及相应公共设施,并保持无感染源或污染源,包括无病媒生物和宿主。

3. 为使用交通工具的货物、物品等提供清洁卫生的设施设备,并保持无感染源或污染源,包括无病媒生物和宿主。

4. 负责清除和安全处理在交通工具在行驶、运输过程中产生的受污染的水或食品、人或动物排泄物、废水和任何其他污染物。

5. 负责监测和控制交通工具等排放的污水、垃圾、压舱水和其他有可能引起疾病的物质。

6. 采取措施,保障交通工具工作人员的身体健康,重点做好食品、饮用水从业工作人员的健康管理。

7. 在设计、建造交通工具时,应保证其结构和使用不易产生和传播公共卫生危害。主动配合卫生主管部门开展的预防性卫生检查,并按要求予以改进。

8. 建立有效的应急机制以应对意外的公共卫生事件。

9. 为卫生主管部门提供必需的设施、场地等各项资源,以保证工作开展。

10. 对航行期间发生的任何涉及卫生检疫的风险,应及时通报卫生主管部门,并配合开展预防、控制工作。

（三）货物、物品承运者的管理

货物、物品承运者是指接受货物、物品所有者及其代理人的委托,为其提供货物、物品运输服务的运营者,如货运公司、集装箱公司、邮快件运营商等。他们应对承运的货物、物品提供符合卫生学要求的铺垫材料、外包装,以保证其在运输过程中不致造成或传播检疫关注的风险。货物、物品承运者的管理应包括以下内容。

1. 建立卫生管理制度,并投入必要资源,保证制度的落实。

2. 为使用货物、物品提供符合卫生学要求的铺垫材料、外包装,并保持无感染源或污染源,包括无病媒生物和宿主。如对装载需低温保存食品的冷藏集装箱,应预先做好集装箱的清洁卫生,检查集装箱冷藏效果,并做好集装箱的适载检验。

3. 科学、合理安排运输作业,避免交叉污染。如多用途使用集装箱时,集装箱托运人和受托人应当尽力避免交叉污染。

4. 在货物、物品的装卸、仓储、运输过程中提供清洁卫生的设施设备,并保持无感染源或污染源,包括无病媒生物和宿主。如对集装箱装卸区应配备检查和隔离集装箱的设施。

5. 在承运前,应向货物、物品的委托人履行告知义务,并实施必要的卫生学检查,不应承运不符合卫生要求的货物、物品。

6. 负责清除和安全处理在运输过程中产生的各种污染物。

7. 在设计、建造运输工具时,应保证其结构和使用不易产生和传播公共卫生危害。主动配合卫生主管部门开展的预防性卫生检查,并按要求予以改进。

8. 建立有效的应急机制以应对意外的公共卫生事件。

9. 为卫生主管部门提供必需的设施、场地等各项资源,以保证工作开展。

10. 对运输期间发生任何涉及卫生检疫的风险,应及时通报卫生主管部门,并配合开展预防、控制工作。

本章小结

　　卫生检疫是在公共卫生框架下,基于公共卫生的理论、技术和方法,针对危害人类生命健康安全,能跨区域、跨国、跨洲传播,构成国际、国内关注的各类公共卫生风险,实施主动监测预防和被动查验控制的公共管理行为。卫生检疫的核心任务是对卫生检疫关注的公共卫生风险(简称"检疫关注的风险")实施管理。检疫关注的风险,属于公共卫生风险的一种,特指危害人类生命健康安全,能跨区域、跨国、跨洲传播和扩散,引发严重和直接危险事件,构成国际、国内关注需采取卫生检疫措施予以应对的公共卫生风险。风险主要包括传染病、核辐射危害因子、生物危害因子和化学危害因子4类,具备有载体、可传播、能造成群体危害、能引起社会关注4大特征。风险的传播和扩散必须具备3个基本环节,即风险源、传播途径和易受危害人群,同时受人群、自然和社会3个因素的影响。卫生检疫主要围绕两部分工作展开对风险的控制和预防,一是对个案的风险筛查和控制,二是对群体的风险监测和预防。

案例分析

案例3-1　某口岸卫生检疫发现输入聚集性疟疾疫情

一、背景

2011年8月29日晚9时,一个从非洲C国回国的33人劳务工团经某口岸入境。卫生检疫人员对该团实施检疫时发现1名发热旅客,红外热成像体温监测系统显示体温37.6℃,水银体温计复测体温39.7℃。卫生检疫人员随即展开现场检疫排查。

二、卫生检疫情况

流行病学调查显示该旅客:男性,中国籍,有寒战、高热、关节酸痛、乏力等症状,在C国务工6个月。其自述曾患过疟疾并服药治疗,近期有被蚊虫叮咬史,最近一次发病为2日前,目前正口服和注射抗疟药物治疗,同住人员近两周内有类似症状。据调查,8月28日,张某与同行32名工友从C国出发,8月29日晚到达香港机场后直接乘坐同一辆巴士经某口岸入境,拟在深圳住宿一晚后于 8 月 30 日返回原籍居住地。卫生检疫人员根据流行病学调查及医学检查结果初步判断旅客疑似疟疾感染。为进一步排查,检疫人员采集血液样本送某疾控中心检测,并根据联防联控机制,将其转运至指定医院诊治。对同行 32 名密切接触者逐一复测体温,进行医学检查,均正常。流行病学调查显示 32 名密切接触者都曾在非洲疟疾疫区国家做劳务工,其中患过疟疾者 20 人,其中一个月前发病者 6 人,三个月前发病者 9 人,半年前发病者 5 人,19 人曾用药治疗。卫生检疫人员要求 32 名密切接触者填写健康申明卡,采集样本,给予健康建议,发放就诊方便卡后放行。卫生检疫人员随后对该团旅客经过的口岸区域、接触的检疫设施设备、乘坐的大巴、随行行李等做灭蚊处理和终末消毒。

8 月 30 日,某保健中心经胶体金法初筛,核酸检测复核,检出该旅客和同行 5 名人员血检疟原虫阳性,分型检测为恶性疟,结合医学检查和流调结果,确诊该 6 人为疟疾患者。卫生检疫人员立即联系该 6 名患者,通报检测结果,给予健康建议,要求其做好自我隔离,做好自身和周边环境的防蚊灭蚊处理,并及时到医院就诊。同时,将疫情情况通报地方卫生部门,通报 33 名旅客所在地的卫生检疫部门和疾病预防控制部门,要求协助做好后续处置和监管工作。

三、法律依据

(一)《国际卫生条例(2005)》

第二十条　入境口岸机场和港口的职责。

第二十二条　入境口岸主管当局的作用。

第二十三条　到达和离开时的卫生措施。

(二)《中华人民共和国国境卫生检疫法》

第五条　国境卫生检疫机关发现检疫传染病或者疑似传染病时,除采取必要措施外,必须立即通知当地卫生行政部门,同时用最快的方法报告国务院卫生行政部门,最迟不得超过 24 小时。

第十二条　国境卫生检疫机关对检疫传染病染疫人必须立即将其隔离,隔离期国境医学检查结果确定,对检疫传染病染疫嫌疑人应当将其留验,留验期限根据该传染病的潜伏期确定。

第十五条　国境卫生检疫机关对入境、出境的人员实施传染病监测,并且采取必要的预防、控制措施。

(三)《中华人民共和国国境检疫法实施细则》

第四条　入境、出境的人员、交通工具和集装箱,以及可能传播检疫传染病的行李、货物、邮包等,均应当按照本细则的规定接受检疫,经卫生检疫机关许可,方准入境或者出境。

第十六条　卫生检疫机关发现检疫传染病、监测传染病、疑似检疫传染病时,应当向当地卫生行政部门和卫生防疫机构通报;发现检疫传染病时,还应当用最快的办法向国务院卫生行政部门报告。当地卫生防疫机构发现检疫传染病、监测传染病时,应当向卫生检疫机关通报。

第十九条第三款　对国境口岸的卫生状况实施卫生监督;对入境、出境的交通工具、人员、集装箱、尸体、骸骨以及可能传播检疫传染病的行李、货物、邮包等实施检疫查验、传染病监测、卫生监督和卫生处理。

四、案例分析

疟疾是严重危害我国人民身体健康和生命安全、影响社会经济发展的重要寄生虫病,临床以周期性寒战、发热、头痛、排汗和贫血、脾肿大为特征,于夏秋季发病较多,在热带及亚热带地区一年四季都可以发病,并且容易流行。为切实保障广大人民群众身体健康,促进经济与社会协调发展,响应联合国千年发展目标高级别会议提出的在全球根除疟疾的倡议,我国政府决定在 2010 年全面开展消除疟疾工作,到 2020 年全国实现消除疟疾。口岸疟疾检疫防控是卫生检疫的重点工作。

就此次输入聚集性疫情进行分析,疟原虫是检疫关注的风险因子,患病旅客是风险源,其乘坐香港至深圳的大巴入境是传播途径,患者同行的旅客和口岸人群是易受危害人群。深圳市属亚热带海洋性气候,有按蚊滋生的生境并监测到按蚊蚊种,具备传播疟疾的自然环境。卫生检疫通过口岸体温监测、医学排查、流行病学调查、实验室检测和转运指定医院诊治,有效发现和控制了检疫关注的风险源;对入境大巴、口岸区域等实施卫生处理,有效切断传播途径;对同行旅客给予健康建议,实施医学观察,随后发现同行 5 人也感染疟疾,并及时通报相关部门,有效保护了易受危害人群。

案例 3-2　某口岸卫生检疫发现途经 R 国的入境船舶放射性监测超标

一、背景

2011 年 4 月 23 日,一艘途经 R 国的某集装箱船舶经某海港口岸入境。卫生检疫人员对船舶实施入境登轮检疫时发现,船舶垃圾舱内申报卸载的约 6m³ 垃圾放射性超过相关标准。卫生检疫人员随即展开检疫排查。

二、卫生检疫情况

2011 年 3 月 11 日,R 国东北部海域发生里氏 9.0 级地震并引发海啸,地震造成 R 国 F 核电站发生核泄漏事故。该船舶曾于 3 月 18～19 日停靠 R 国港口,又于 4 月 11～15 日再次停靠 R 国附近港口,该船舶途经 F 核电站所在地海域时距核电站最近距离为 150 海里。

卫生检疫人员检查发现,放射性强度最高的垃圾袋中均装有该轮更换通风系统时卸下的过滤材料,该批过滤材料可能吸附了 R 国港口及附近海域大气环境中的放射性颗粒,引致放射性监测超标。卫生检疫人员按规范对放射性超标的垃圾做除污处理,集中密闭封存,加封检验检疫封识,设立隔离区,要求人员不得靠近,垃圾不得卸下;对该船舶其余部位及船员实施放射性检测,未发现超标现象,并给予船员健康建议,要求做好自我健康监护;对卸载的集装箱在码头指定地点集中堆放,进行放射性检测,未发现超标现象;在该船舶靠港作业完毕后再次登轮对其实施放射性检测,未发现超标现象,允许其离港;将该船相关信息及时通报下一港卫生检疫部门,做好联防联控。

三、法律依据

(一)《国际卫生条例(2005)》

第二十条　入境口岸机场和港口的职责。

第二十二条　入境口岸主管当局的作用。

第二十三条　到达和离开时的卫生措施。

(二)《中华人民共和国国境卫生检疫法》

第四条　入境、出境的人员、交通工具、运输设备以及可能传播检疫传染病的行李、货物、邮包等物品,都应当接受检疫,经国境卫生检疫机关许可,方准入境或者出境。具体办法由本法实施细则规定。

第七条　入境的交通工具和人员,必须在最先到达的国境口岸的指定地点接受检疫。除引航员外,未经国境卫生检疫机关许可,任何人不准上下交通工具,不准装卸行李、货物、邮包等物品。具体办法由本法实施细则规定。

（三）《中华人民共和国国境检疫法实施细则》

第三十一条　船舶实施入境查验完毕以后,对没有染疫的船舶,检疫医师应当立即签发入境检疫证;如果该船有受卫生处理或者限制的事项,应当在入境检疫证上签注,并按照签注事项办理。对染疫船舶、染疫嫌疑船舶,除通知港务监督机关外,对该船舶还应当发给卫生处理通知书,该船舶上的引航员和经卫生检疫机关许可上船的人员应当视同员工接受有关卫生处理,在卫生处理完毕以后,再发给入境检疫证。

船舶领到卫生检疫机关签发的入境检疫证后,可以降下检疫信号。

四、案例分析

就此次放射性超标疫情进行分析,放射性颗粒是检疫关注的风险因子,船舶是风险源,海运入境是传播途径,船上船员和口岸人群是易受危害人群。卫生检疫通过放射性监测有效发现了检疫关注的风险源,对具有放射性的船舶垃圾实施卫生处理,集中密闭封存,设立隔离区,有效控制了检疫关注的风险源;对船舶、集装箱、船员实施卫生检疫,有效切断传播途径;对船员给予健康建议,并及时通报船舶下一港卫生检疫部门,做好联防联控,有效保护了易受危害人群。

思考题

1. 一名出入境旅客在旅行途中感染传染病,这名旅客是检疫关注的风险源吗？以此案例简述检疫关注的风险有哪些特点？

2. 一艘国际航行邮轮在航行途中发生大量旅客腹泻的疫情。以此案例浅谈检疫关注的风险因子传播的要素有哪些？

3. "隔离"对防控检疫关注的风险主要发挥哪些作用？

4. 发现旅客携带检疫关注的风险的卫生检疫措施有哪些,简述之？

5. 简述如何开展检疫关注的风险监测工作？

（胡龙飞）

第四章 人员卫生检疫

　　人员卫生检疫是国境卫生检疫的重要内容,根据相应的卫生检疫风险,通过对出入境人员实施有针对性的卫生检疫,及时发现传染病患者、染疫嫌疑人或受放射性污染人员,并采取有效的隔离、观察、治疗、管理和控制手段,以消灭传染源或控制污染源,同时通过相应的卫生处理措施,切断传播途径,防止污染扩散,最大限度地保护贸易及人员的往来和交流。

　　中国人员卫生检疫始于1873年,新中国成立后,我国人员卫生检疫得到快速发展,自1999年成立检验检疫机构以来,人员卫生检疫各项规章制度不断健全,设施不断完善,模式不断更新,技能不断提高。特别是近年来,根据《国际卫生条例(2005)》的要求,各口岸大力推进口岸卫生检疫核心能力建设,在出入境通道普遍配置了体温检测、放射性监测等查验设备,并在检疫现场设置了隔离、留验、诊察等设施,同时配备了专业的医疗卫生人员,应用风险管理等先进管理理念,结合信息化等管理手段,使人员卫生检疫的科学性、规范性和工作效率得到全面提升。目前我国已经建立了覆盖全国259个海、陆、空港口岸的完整的卫生检疫查验网络。据统计,2013年全国口岸出入境人员达4.54亿人次,全国口岸共排查有症状出入境人员2.8万人次,检出疟疾、登革热、肺结核、基孔肯雅热等32类传染病共3671例,有力地维护了口岸的卫生安全和人民群众身体健康。

第一节　出入境人员主要公共卫生风险

　　人员检疫的对象包括所有出入境人员,主要分为出入境交通员工及出入境旅客两大类,由于其各自具有不同特点,所携带的公共卫生风险也有较大差异。

一、 出入境交通工具员工卫生风险

　　交通员工系指在国际航行的交通工具上服务的人员,主要包括机组人员、船员、列车乘务员、汽车驾驶员等。随着科学技术的发展,新型交通、运载工具不断问世并投入使用,其操作人员也被列入交通员工接受检疫,如宇宙飞船、航天飞机、登月车上宇航员,他们完成飞行任务后均需接受隔离检疫。

　　交通员工检疫中可能发现公共卫生风险主要包括传染病、核辐射危害因子、生物危害因子等。交通员工卫生风险的发生及其危险性与多种因素相关,主要风险因素有以下方面。

(一) 职业特点

　　交通员工所从事工作的职业特点是导致其卫生风险的主要原因。交通员工随交通工具长年累月往来各国港口和边境线,接触面广泛,暴露于各种不同环境,生活不规律,导致对某些传染病有易感性,地区流行病也可通过他们远距离传播。在某些交通工具上,交通员工同时也是服务员,与旅客的安全、健康有直接联系,某些隐性感染,如肠道传染病带菌者在交通

工具上进行饮食操作将直接威胁到旅客卫生安全。为了运行安全一般对交通工具上的员工配备和岗位设置有严格规定并接受监督,有员工因病或其他原因离去,需相应增补合格人员,因此在检疫查验时要求提供交通员工名单,并注意审查员工变动原因,是否某些员工因患传染病而途中离去。

（二）交通方式

交通工具在短时间内跨越较大区域是导致交通员工卫生风险增大的重要因素。现代化交通工具特点是快速、舒适、安全,尤其是飞机,跨越太平洋飞行只需十余个小时航程,从东南亚国家到我国南方空港的飞行时间只需两小时左右。在检疫传染病潜伏期内,一些交通员工可能多次接触受染区域,有的在一个航程中接触一种传染病以上的受染区域;有的在本航次并非来自传染病受染区域,但在前一航次已受感染。因此,发现疑似传染病病人时,不能局限于考虑本航次流行病学资料,进一步追溯调查有助于诊断,以判别是否染疫。

（三）医疗卫生

医疗卫生条件的局限是交通员工发生卫生风险不可忽视的问题。各类交通工具除少数远洋船舶配备有医护人员外,由于条件所限,医疗卫生条件相对较差。因此交通员工感染了某些疾病特别是慢性传染病,往往因处于隐性感染期或因症状不明显而被忽视,得不到及时诊治,因此对交通员工提供医药服务开展传染病监测,定期健康体检,是人员卫生检疫工作重要的一环,其目的是保护交通员工健康,及时发现传染病并采取相应预防措施。

二、 出入境旅客卫生风险

出入境旅客检疫中可能发现的公共卫生风险主要包括传染病、核辐射危害因子、生物危害因子等,其主要的影响因素包括旅行史、交通方式、个体因素等。

（一）旅行史

旅客是否来自或途经传染病受染区域,来源地有无传染病暴发,有无核泄漏等情况发生是导致其检疫风险的主要原因。此外,来源地卫生状况、地理、气象、生态等情况也直接关系到卫生风险大小。如旅途中有无蚊虫叮咬或接触传染病患者以及禽鸟、动物等接触情况;又如寄生虫病、虫媒传染病的传播受自然条件的影响尤为明显;再如气候因素,夏季天气炎热,人们饮食生冷食品易发生肠道传染病;冬季寒冷,冷空气刺激呼吸道黏膜使血管收缩,呼吸道局部缺血,致使抵抗力降低,易发生呼吸道疾病。

（二）交通方式

旅客交通方式与卫生风险息息相关。如目前较常见的邮轮,司乘人员多且在船上生活时间长,容易导致传染病传播,同时食品、饮用水也可能导致疾病暴发;乘坐客运飞机,由于客舱内空间狭小、密闭,同时速度快,飞机上如有公共卫生风险很容易在飞机内和所到目的地造成传播扩散。

（三）个体因素

主要包括旅客年龄,职业、自身健康状况、预防接种、生活习惯、旅游情况等。卫生风险的大小除与旅客自身健康状况直接相关外,与年龄、职业、生活习惯等也密切相关。

三、 人员卫生检疫的意义

检疫是人类在与传染病的长期斗争中,发现和认识传染病、预防与控制传染病的流行及传播所采取的行之有效的防制措施之一。消灭传染源,切断传播途径,保护易感人群,是预防和控制传染病发生和流行的基本原则和有效措施,人员检疫查验正是建立在这一基本准则的基础上,针对传染病流行过程的三大环节,采取相应防控措施,在预防和控制传染病由境外输入或由国内输出中发挥重要作用。主要体现在以下方面。

1. 及时发现传染病患者和传染病染疫嫌疑人,并进行有效的隔离、观察、治疗、管理和控制,以消灭传染源。

2. 采取科学有效的卫生处理措施,切断传染病的传播途径。

3. 在科学有效地控制传染病传播的同时,最大限度地保护贸易和人员来往、交流。

4. 采集疫情信息,对传染病发生和流行的态势做出评价,为采取干预措施,保护易感人群提供科学依据和技术支持。

近年来,随着全球经济一体化的不断发展,各国人员往来愈加频繁,同时国际间传染病也时有发生。目前传染病仍然是许多国家和地区面临的主要卫生问题,已控制的传染病死灰复燃,并不断有新发现的传染病威胁人类健康的严峻现实,给出入境人员的身体健康带来严重威胁。为此,全球各地都在不断加强人员检疫查验工作,防范各类传染病的输入、输出和传播,这些检疫措施在防控严重急性呼吸综合症(SARS)、甲型H1N1流感、人感染高致病性禽流感、中东呼吸综合征等传染病中发挥了积极作用。

第二节　出入境人员公共卫生风险筛查

出入境人员公共卫生风险筛查常见方法主要包括:健康申报、体温监测、医学巡查、流行病学调查、医学检查、样本采集与检测、放射性监测、证单查验等,在此基础上对发现症状或异常的出入境人员采取相应风险控制措施。

一、健康申报

健康申报(health declaration)是指出入境人员及口岸相关部门向检疫部门提供自身及涉及健康卫生的相关信息,以便进行传染病排查,防止疫情的传入传出。通过申报信息,工作人员第一时间收集了解出入境人员相关健康信息,掌握出入境人员的健康状况,以便及时主动发现传染病疫情,并通过采取相应措施防止疫情扩散传播。

出入境人员健康申报主要包括交通工具运营者报告、旅客主动申报、口岸区域内报告等方式。

(一)交通工具运营者报告

由交通工具负责人集体申报交通员工和旅客健康状况,对患病人员注明姓名、发病日期及主要症状。此外申报内容还包括在交通工具上是否有人死于非意外事故、是否有患者;在国际航行中是否有或曾有被怀疑为患有传染性疾病的患者;交通工具上是否存在可导致感染或疾病传播的情况、是否曾采取卫生措施、是否有患病的动物或宠物等。

(二)旅客主动健康申报

旅客主动申报包括:常态下的健康申报和应急状态下的健康申报。

1. 常态下的健康申报　在未发生国际关注突发公共卫生事件的常态下,出入境人员免予填写《出/入境健康申明卡》,实行出入境人员主动申报制度。出入境人员有下述症状或情况之一的,其本人或其监护人应填写《出/入境健康申明卡》并主动申报,接受检疫查验:①有发热、持续咳嗽,以及呕吐、腹泻、皮疹、呼吸困难、不明原因皮下出血等症状的;②已经诊断患有传染性疾病或精神病的；③携带特殊物品（微生物、人体组织、生物制品、血液及其制品）、骸骨、放射性物质等具有公共卫生风险的物品。

2. 应急状态下的健康申报　在下列紧急情况下，根据国家主管部门发布的公告要求，实行书面健康申报制度，所有出入境人员填报《出／入境健康申明卡》：①发生国际关注的突发公共卫生事件，世界卫生组织发布临时建议的；②境外发生重大传染病疫情和突发公共卫生事件，经评估属于传入高风险等级的；③境内发生重大传染病疫情和突发公共卫生事件时，可能造成国际间传播的。

（三）口岸经营者申报

口岸区域内发生突然出现的媒介生物密度严重超出控制标准或啮齿动物异常死亡、人员传染病疫情等信息，口岸经营者应及时报告卫生检疫部门。

通过审核交通工具运营者报告、旅客健康申报信息、口岸区域报告及国外通报疫情等信息，对于各类传染病的患者、疑似患者采取相应卫生措施，对不能排除为疑似患者的出入境人员，实施进一步排查。

二、体温监测

体温监测（temperature monitoring）是指通过在出入境通道上设置红外体温检测仪等设施设备或人工手段，对出入境人员实施体温检测，从而筛查体温异常人员，继而开展传染病排查的一种手段。

发热是绝大多数传染病的首发症状，对出入境人员实行体温监测，筛查发热人员，及时进行传染病排查，有利于缩小传染病传播范围，减少接触人员，降低传染病危害。

（一）监测要求

在出入境检疫通道上设置红外体温监测设备，保证对所有出入境人员实施体温检测，对交通员工则在交通工具上用手持式体温检测仪及水银温度计等进行体温检测。

1. 测温仪器技术要求

（1）初筛仪器：使用体温监测设备要求报警信号清晰（语音提示、灯光报警）、测温速度≤0.3秒、检测分辨力≤0.2℃、最大允许误差±0.4℃，有温度数值显示，且测温仪的显示值必须是实际温度值。

（2）复测仪器：使用水银体温计在腋下测量（检测误差≤0.1℃）。

（3）仪器的校正：定期对测温仪器检测进行计量校正，保证测温仪器的准确性。

2. 测温设施配备要求　体温监测设备设置在出入境检疫通道上，在检疫通道附近必须要设有专门用于体温复测的诊察室，室内要有检查台、椅子、检查床，配置经计量部门检测合格的体温计、防护用品和必需的消毒设施。

（二）监测程序

1. 为保证初筛体温检测的准确性，在出入境检疫现场设置蛇行护栏，以便于出入境人员逐个有序地接受体温检测。

2. 发现出入境人员初筛体温超过设定温度报警时，立即为患者佩戴防护口罩，进诊察室或设立屏风在屏风内接受复测，注意体温计放置位置的准确，保证测温质量。

3. 体温复测后在体温复测场所对出入境人员进行流行病学调查和医学检查，如排除传染病可能，向其发放"就诊方便卡"嘱其自行就医后直接放行。

4. 如不能排除传染病可能，需要送医院进一步检查的出入境人员，工作人员着防护服装将其带入临时隔离检疫场所隔离,同时安排转送医院的相关准备工作。

三、 医学巡查

医学巡查(medical inspection)是指在检疫查验现场通过观察、咨询等方式判断出入境人员有无传染病相关症状或体征,从而开展传染病排查的一种手段。当境外发生疫情时,重点对来自受染区域的入境人员开展医学巡查;当国内发生疫情时,重点对出境人员开展医学巡查。

(一)巡查内容

主要结合旅客面容有无潮红、苍白、水肿或失水,结膜有无充血,巩膜有无黄疸,皮肤有无皮疹、出血点或淤斑,精神状态有无异常或不振,有无呕吐、腹泻、体态、行动、呼吸有无异常等呈现病态者。

(二)入境人员巡查

1. 现场配备医学巡查专用箱,箱内配置测温仪、体格检查用品、防护口罩及服装、消毒器械、对讲机、流行病学调查表及相关疾病防治宣传材料。

2. 入境交通工具到港后,在登机、船、车办理入境检疫查验手续同时对入境人员进行医学巡查,发现可疑情况及时采取卫生措施。

3. 在入境检疫通道对入境人员办理入境手续同时进行医学巡查,发现可疑情况及时采取卫生措施。

(三)出境人员巡查

1. 现场配备医学巡查专用设备,配置物品同前。

2. 在出境人员候机、船、车场所进行经常性医学巡查,宣传相关传染病防治知识,观察询问出境人员健康状况,发现可疑情况及时采取卫生措施。

3. 出境人员登机、车、船时,对出境人员进行医学观察,发现可疑情况及时采取卫生措施。

四、 流行病学调查

流行病学调查(epidemiological investigation)是指对出入境人员中出现个别传染病或不明原因疾病患者开展个案调查或当交通工具、口岸区域出现暴发疫情时开展暴发调查,了解核实疫情,查找相关危险因素,探索病因并为采取相应卫生措施提供依据。

(一)调查内容

根据出入境人员出现症状,设计或选择相应的调查表,确定相应内容,调查内容要求完整、简洁、明确、具体,主要包括以下方面。

1. 一般项目 姓名、性别、国籍、年龄、职业、住址、联系方式等。

2. 临床部分 发病日期、症状、体征、已经采取的检查、治疗情况等。

3. 流行病学部分 病前接触史、4周之内到达的国家和地区,可能感染日期和地点、可能传染源、传播途径,预防接种史、既往病史、家族史等,对国际旅行者要特别关注有无传染病患者、继发传染病患者接触史;有无野生动物、禽鸟类接触史;有无蚊虫叮咬史等。

(二)调查方法

1. 个案调查 通过询问的方式分别与有症状人员、同行人员、密切接触者、船舶或航空器运营人员等进行谈话,了解相关情况,对相关人员发生各类公共卫生风险做出初步判定,对不同国籍人员要注意询问方式,取得对方配合。

2. 现场调查 对调查对象所乘坐交通工具的卫生环境、食品饮用水以及媒介等情况进行监督检查、采样检测。

3. 资料整理分析 对调查到信息进行补充、核实,分析流行特征,对个体病例采取相应卫生措施,对暴发疫情分析时间、空间和人间的三间分布规律,及时开展疫情评估,制定防控措施。

五、 医学检查

医学检查(medical examination)是指对初步怀疑患有传染病或限制入境疾病人员,借助必要的医疗器械,采用视诊、触诊、叩诊、听诊等方法进行初步评估,以确定其健康状况和对他人的潜在公共卫生危害,包括体格检查、影像学检查等。

体格检查主要针对具体的传染病症状和体征,如针对流行性出血热检查是否存在发热伴"三红"、"三痛"体征。影像学检查一般是为了发现呼吸道传染病,如针对肺结核,SARS等的检查。一般检查以非创伤性检查为主,主要包括对耳、鼻、口进行医学检查,使用耳内、口腔或皮肤温度计评估体温、医学检查、听诊、体外触诊、视网膜检影、体外采集尿液、粪便或唾液标本、体外测量血压等;对皮肤被刺伤或切开,或者器具或异物插入身体或体腔等创伤性(invasive)检查,必须征得本人知情同意并签字确认。

六、 样本采集与检测

样本采集与检测(sample collection and detection)是指在体温检测、流行病学调查、医学检查的基础上,对不能排除患有传染病的出入境人员采集其血液、排泄物、分泌物等样本,开展实验室检测,以便结合临床症状和流行病学调查结果进行疾病诊断。

在采样过程中,应当以尊重其尊严、人权和基本自由的态度对待出入境人员,并尽量减少因此类措施而引起的任何不适或痛苦,对创伤性采集血液等样本时需征求相关人员的同意,签署采样知情同意书。

(一) 样本采集

1. 鼻、咽拭子采集 采集咽拭子时,叮嘱患者放松,发"啊"声,立即用压舌板压住患者舌前2/3,聚酯纤维头拭子适度用力多次抹擦悬雍垂(腭垂或小舌)后部咽后壁及双侧扁桃体,避免触及舌部,取出后置采样管,折断手接触部位的塑料柄,使拭子浸泡至采样液中,旋紧管盖。一般选用涤纶或人造棉拭子(如常用的聚酯纤维拭子),不能用藻酸钙拭子或木杆拭子,因其可能使某些病毒失活或抑制PCR反应;脱脂棉含有荧光物质,影响实时荧光定量PCR结果。

2. 粪便采集 对黏液脓血便应挑取黏液或脓血部分,液状粪便采集水样便或含絮状物的液状粪便2~5ml;成形粪便至少取蚕豆大小粪便1块(约5g)放于病毒采样管和(或)肠道细菌采样管。集体腹泻或食源性疾病暴发患者粪便采集,应根据患者人数决定采取样品的数量;尽量在急性腹泻期及用药前采集。

3. 肛拭子采集 若无法获得粪便时,可采用病毒采样管和(或)肠道细菌采样管进行肛拭子采集。将棉拭子插入肛门4~5cm深处(小儿2~3cm)轻轻转动一圈,取直肠表面的黏液后取出,盛入保存液中送检,为保证多个检验项目的开展,同一患者应至少采集2支肛拭子。

4. 静脉血采集　采血部位：肘静脉、手背部手腕部等体表静脉。采血器材：碘酒，消毒医用棉球，消毒医用棉签，压脉带，一次性采血针，真空定量采血管。严格无菌操作，静脉采集全血 4~5ml。

5. 指尖末梢血采集　采血部位：中指或无名指尖内侧，半岁以下婴幼儿选择拇指或足部。寻找适宜采血部位，取浸泡 75% 酒精的棉球进行消毒，待干燥后右手持一次性采血针进行毛细血管穿刺，取一干棉球拭去第一滴血并弃去，左手由近心端向远心端挤压，挤压时适当用力，右手持微量采集管收集穿刺部位血液，一般采集量 200μl 或以上，血液采集入微量采集管后立刻混匀。

6. 痰液采集　对于肺部感染应采取痰标本，以清晨第一口痰为最佳；患者用清水或冷开水反复漱口，用力深咳，直接吐入无菌采集容器中，一般采用一次性痰杯进行采样。

7. 尿液采集　主要采用中段尿采集法，先用肥皂水清洗外阴部，再以无菌水洗净，一般取首次晨尿的中段尿 10~20ml 于无菌容器内。

（二）样本运送

样品采集后应及时标明相关信息，包括样品名称、编号、采样时间、采样量、采样者、检测项目及流行病学资料等。

样品应采用加贴有生物危害标识的冷链包或冷链箱运送至实验室，冷链箱应易于携带、消毒和密封，有足够的空间可以容纳采集的样品和使用的采样工具，具有防渗漏、耐受性性能好等功能。样品应于 2 小时内送到实验室，若超过两小时但能在 24 小时内运送的，应于送样前置于 4℃ 冰箱内冷藏保存。对于 24 小时内不能送检的，应置于 −20℃ 以下冷冻保存。

（三）样本检测

针对生物性卫生检疫风险因子开展的实验室检测，包括传染病病原体、毒素等的快速筛查和确认检测。

1. 两级检测

（1）快速检测：在查验现场一般采用快速检测试剂实施快速初筛检测，常检测感染期的免疫学指标，发现感染的征兆；目前在口岸常规开展的快速检测项目有：登革热、疟疾、甲型流感病毒、乙型流感病毒、甲型肝炎病毒、霍乱弧菌等。

（2）确认检测：对初筛阳性的样本则送专业实验室用 PCR、基因芯片及基因测序等分子生物学方法进一步确证检测。

2. 常用检测方法

（1）直接检查　疟原虫、微丝蚴、溶组织阿米巴原虫及包囊、血吸虫卵、螺旋体等病原体可在直接在显微镜下检查，及时确诊。

（2）病原体分离培养　进行培养与分离鉴定。细菌能在普通培养基或特殊培养基内生长，病毒及立克次体必须在活组织细胞内增殖，培养时根据不同的病原体，选择不同的组织与培养基或动物接种。

（3）免疫学检测　免疫学检测是一种特异性的诊断方法，可用已知抗原检测未知抗体，也可用已知抗体检测未知抗原。常用方法：①免疫层析快速检测；②直接和间接凝集试验；③沉淀试验；④补体结合试验；⑤中和试验；⑥免疫荧光检测；⑦放射免疫检测；⑧酶联免疫吸附试验等。

（4）分子生物学检测　主要是指针对病原体核酸的检测。主要包括普通 PCR、巢式 PCR、实时荧光 PCR、核酸分子杂交、基因芯片技术、DNA 序列测定与分析等。

七、 放射性监测

放射性监测(radioactivity monitoring)是指通过设置在出入境人员检疫查验通道及行李传送带上的放射性监测设备或利用便携式放射性监测仪对出入境人员及其携带物进行核与辐射检测,防止出入境人员及携带物中夹带放射性超标物质,防范口岸核生化恐怖,维护国家卫生安全和人民群众的身体健康。

在出入境检疫通道上设置门式放射性监测仪,在查验现场配置便携式 α、β、γ 及中子检测设备,保证对出入境人员及其携带物实施有效检测。

1. 通道式核和辐射监测系统的阈值设定　γ 射线计数率(CPS)值不大于本底值的 3 倍;中子不得检出。

2. γ 放射剂量当量率测量　仪器的探头应尽量贴近放射性超标报警人员或携带物的表面,距离 0.1m,每 10 秒读数 1 次,取各点 3 次读数的平均值,为测量值(测量值进行修正)。剂量当量率的计算:

$$H = (Hs - Hb) \times K \qquad 式(4-1)$$

其中,H 为被测物品的剂量当量率(单位 μSv/h);Hs 为仪器测得的剂量当量率;Hb 为仪器测得的本底值;K 为 γ 辐射仪的校正系数。

3. α、β 表面污染的测量　检测 α、β 表面污染时,探头距离物品应在 1 或 3cm,以不大于 15cm/s 速度移动。测量点面积应大于 500cm^2,测量时间 1 分钟,每个点测量 10 次。每次测量读数,即计数/探头面积/秒,取平均记数值,然后计算表面污染结果。

$$C(\alpha 或 \beta) = \frac{Na(\alpha 或 \beta) - Nb}{\eta 4\pi(\alpha 或 \beta) \times S} \qquad 式(4-2)$$

其中,C(α 或 β) 为 α 或 β 表面污染水平,单位为贝克每平方厘米(Bq/cm^2);Na 为检测仪器的计数率/秒;Nb 为本底值记数率/秒;η4π(α 或 β) 为 α 或 β 表面污染测量仪的效率因子;S 为检测仪器探测窗的面积,单位为平方厘米(cm^2)。

4. 核素分析　按仪器说明规范操作,可满足常规测量需要。将探头紧贴于被测物体表面,进行分析,实现现场定性和定量测量。

八、 证单查验

证单查验(certificate examination)是指检疫查验人员通过向出入境人员或相关方索取相应证书或单证,以判定出入境人员身体健康状况和潜在卫生风险的一种查验方式。

1. 交通工具总申报单　审核交通工具总申报单,了解人员、交通工具及装载货物等相关情况,重点关注入境人员在旅途中的健康情况,注意旅程中人员变动情况并查明原因。

2. 国际预防接种证书　对来自黄热病疫区的人员,应查验黄热病预防接种证书。重点检查签发日期、签发机构、是否有医师签名等,判断证书真伪,证书签发是否规范、有效,根据入境人员所持护照、旅行证件中的出入境登记情况,确定其离开感染环境的具体日期,判断预防接种是否生效。此外应按照主管部门要求,查验其他传染病预防接种证书。

3. 国际旅行健康证明书　对以下人员应查验《国际旅行健康证明书》:①申请来华定居

或任职、就业、学习在华居留一年以上的外国人;②在国外居住三个月以上国内公民回国,以及回国定居或工作的华侨和港澳台同胞入境时应出示健康证明;③在国际交通工具上工作的中国籍员工;④出入境交通工具上的食品和饮用水从业人员;⑤对经批准出国劳务、留学、探亲、定居及其他原因出境 1 年以上的中国公民,要求其出示有效国际旅行健康证明书。

第三节　出入境人员公共卫生风险控制

一、卫生措施

口岸检疫机构根据检疫查验结果,依据相关法律法规,分别对出入境人员采取相应措施或建议,防止疫情或有毒有害物质扩散,维护口岸卫生安全和人群身体健康。

隔离、留验和就地诊验是我国《国境卫生检疫法》及其实施细则中明确规定的控制检疫传染病的重要措施。一般对染疫人进行隔离,对染疫嫌疑人则采取留验,而对一般接触者采取就地诊验。

(一)入境人员卫生措施

1. 排除受染嫌疑,单证审查、携带物检查均符合卫生检疫要求的人员、准予入境。

2. 来自黄热病疫区,未持有效黄热病预防接种证书的人员,对其实施从离开感染环境之日起 6 日的留验、就地诊验或实施预防接种并留验到预防接种证书生效或潜伏期满为止。

3. 应当持有而未持有效《国际旅行健康证书》的人员,要求其在入境后一个月内到就近卫生检疫部门或县级医院以上的医疗单位进行健康体检并办理《国际旅行健康证书》。

4. 对确定感染检疫传染病等重大传染病的患者,实施相应隔离措施,对无法排除染疫嫌疑的人员,将其转送至指定医院进行进一步诊疗,同时对其可能污染的区域、物品等实施卫生处理。

5. 发现患有严重精神病、传染性肺结核或者有可能对公共卫生造成重大危害的其他传染病的境外人员,应阻止其入境,可采取立即监护出境或搭乘最近航班(船舶、飞机或车辆)监护出境等措施。

6. 来自受染受染地区,从离开感染环境的时间算起未超过潜伏期的旅客,以及来自监测传染病和国家主管部门发布的其他传染病受染区域的旅客,根据流行病学情况和医学检查结果,认为应进一步监测的,发给"就诊方便卡"并进行追踪监测。

7. 境外人员不愿接受隔离、留验等检疫处置措施的,经说服教育无效,应禁止入境,并在监护下离境。

8. 对入境人员携带的微生物、人体组织、血液及其制品、生物制品、骸骨、其他有碍公共卫生的物品等,按照第六章相关要求进行检疫查验和处置。

9. 对以下信息及时进行后续追踪调查,做好记录,并按规定进行报告和通报。

(1) 追踪送指定医院排查人员的诊治情况。及时追踪送指定医院排查人员的诊断、实验室检验和治疗情况,完善填写医学排查记录表。

(2) 了解地方卫生部门后续监管情况。对移交地方卫生部门采取后续监管措施的传染病可疑病例或恢复期人员,及时追踪有无后续发病或康复情况。

(3) 发放《就诊方便卡》人员的后续追踪。及时追踪持《就诊方便卡》人员到医院的诊治信息。

（4）密切接触者信息。追踪密切接触者一个潜伏期后有无发病及治疗情况。

（二）出境人员卫生措施

1. 没有受染嫌疑，单证审查、携带物检查均符合卫生检疫要求的人员，准予出境。

2. 前往黄热病疫区的中国籍公民、无有效黄热病预防接种证书的，建议其补种后，并建议接种生效后出境。对前往国家和地区有要求，需进行某种预防接种而未接种者，建议其补种后出境。

3. 经批准出国劳务、留学、探亲、定居及其他原因出境1年以上的中国公民，不能出示有效国际旅行健康证书的，在补办国际旅行健康证书后，准予出境。

4. 发现检疫传染病等重大传染病染疫人或染疫嫌疑人应阻止其出境，视情况分别采取隔离、留验、消毒、除虫等措施。发现监测传染病人应劝阻其出境，并采取相应的传染病控制措施。

5. 对患有禁止入境疾病的境外人员，实施监护出境。乘交通工具离境的，工作人员应监护患者登上交通工具，并通知交通工具负责人采取相应的防护措施。

6. 对出境人员携带的微生物、人体组织、血液及其制品、生物制品、骸骨、其他有碍公共卫生的物品等，按照相关要求进行检疫查验和处置。

7. 向出境人员发放宣传资料、提供前往国家和地区的疫情及有关卫生检疫要求及手续等咨询服务，提供国际旅行健康咨询和国际旅行保健服务。

二、 检出各类传染病处置

针对出入境人员检疫查验中发现的各类传染病，分别采取相应技术措施，防止疫情或有毒有害物质扩散。

（一）呼吸道传染病处置

呼吸道传染病是指由病原微生物引起的、经空气飞沫传播、通过呼吸道侵入并能引起易感人群感染和流行的一类传染病。全年均可发病，一般在冬、春季节多见，传染性强，易在短时间内迅速传播，造成疫情暴发、流行或大流行。重点关注严重急性呼吸综合征（SARS）、人感染高致病性禽流感、肺鼠疫、肺炭疽、传染性肺结核和流行性脑脊髓膜炎。

1. 病例转移

（1）在交通工具、检疫查验通道或口岸区域经初步排查发现呼吸道传染病可疑病例后，首先划分密切接触者和一般接触者。在做好相关防护措施的前提下，将可疑病例和密切接触者转至隔离观察室进行详细排查。

（2）在无国际关注呼吸道传染病发生时，对交通工具上和口岸现场的一般接触者给予健康建议后放行。当发生国际关注呼吸道传染病时，对交通工具上和口岸现场的一般接触者登记个人信息、给予健康建议后放行。

2. 可疑病例的排查

（1）针对性流行病学调查：在初步排查的基础上，结合呼吸道传染病特点，进一步调查可疑病例发病前4周的流行病学情况，并详细填写传染病可疑病例流行病学调查表和传染病可疑病例医学排查记录，重点调查了解以下几方面。

1）个人资料、主诉、现病史、旅行史、患者及禽鸟接触史、既往史、预防接种史等。

2）途经国家和地区呼吸道传染病的流行情况。

（2）症状和体征：按照医学操作规范要求开展详细的体格检查、症状观察、询问，重点关注呼吸道传染病的症状、体征,如发热、干咳、胸痛、气促、呼吸困难、肺部啰音等。

1) 以发热为首发症状,体温一般高于38℃;可伴有头痛、关节酸痛、肌肉酸痛、乏力、腹泻;常无上呼吸道卡他症状;可有咳嗽,多为干咳、少痰,偶有血丝痰;可有胸闷,严重者出现呼吸加速,气促,或明显呼吸窘迫。肺部体征不明显时,应高度怀疑其为SARS疑似病例。

2) 体温持续在39℃以上,可伴有流涕、鼻塞、咳嗽、咽痛、头痛、肌肉酸痛和全身不适。可有恶心、腹痛、腹泻、稀水样便等消化道症状,有临床表现明显的肺炎或肺部实变体征时,应高度怀疑其为人感染高致病性禽流感疑似病例。

3) 高热、寒战,体温达到39～40℃,剧烈头痛、恶心、呕吐、烦躁不安、意识模糊、心律不齐、血压下降、呼吸急促、皮肤黏膜有出血点及伴有黑便、血尿、咳痰、咯血、呼吸困难,四肢及全身发绀。肺部体征与临床表现不符时,应高度怀疑其为肺鼠疫疑似病例。

4) 寒战、高热、气急、呼吸困难、喘鸣、发绀、血样痰、胸痛。有时在颈下、胸部出现皮下水肿。肺部仅闻及散在的细湿啰音。常并发败血症和感染性休克时,应高度怀疑其为肺炭疽疑似病例。

5) 午后低热、乏力、食欲缺乏、体重减轻、盗汗等;有干咳或只有少量黏液痰,有不同程度咯血;胸部有刺痛,一般不剧烈,随呼吸和咳嗽而加重,可有渐进性或急骤出现的呼吸困难,甚至发绀时,应高度怀疑其为开放性肺结核疑似病例。

6) 出现急性发热、剧烈头痛、恶心、呕吐、颈强直、畏光、皮肤淤斑等临床表现时,应高度怀疑其为流行性脑脊髓膜炎疑似病例。

(3) 辅助检查

1) 采样送检:对有快速检测方法的呼吸道传染病,应对疑似病例进行现场快速检测,同时采集样本包括咽拭子、咽嗽液、血液尽快送实验室进行病原体检测。

2) 拍胸部X光片。

3) 对有快速检测方法的呼吸道传染病,应进行现场快速检测。

(4) 疑似病例的判定:结合可疑病例流行病学调查结果、症状与体征以及实验室检测结果,判断其是否为某种呼吸道传染病疑似病例。

3. 人员处置

(1) 对排除传染病可能的,给予健康建议、发放《就诊方便卡》,予以放行。

(2) 怀疑为SARS、人感染高致病性禽流感、肺鼠疫、肺炭疽、传染性肺结核和流行性脑脊髓膜炎等重点关注呼吸道传染病的疑似病例:①立即送指定医院进行进一步诊疗,同时上报上级机构,通报当地卫生行政部门;②离开隔离室时需采取严格的防疫措施,沿指定移送路线将患者转移到救护车上。

(3) 对于有典型症状或者快速检测结果阳性的常见呼吸道传染病可疑病例,则在做好相应防护措施的前提下将患者转送至指定医院进行进一步诊疗,并按规定报告和通报。否则登记个人信息,给予健康建议并发放《就诊方便卡》后放行。

(4) 如果有足够证据怀疑感染其他传染病的疑似病例,根据相应的传染病排查处置技术方案进行处理。

(5) 当判断可疑病例为呼吸道传染病疑似病例时,对密切接触者进行同样的医学排查。对无相关症状的密切接触者,登记个人信息、给予健康建议、发放《就诊方便卡》后放行。根据可疑病例诊断结果,决定是否通报密切接触者目的地的卫生部门进行后续监管。

4. 后续处置

（1）消毒：对发现呼吸道传染病疑似病例的交通工具和（或）口岸现场污染区域进行终末消毒，包括疑似病例占用的部位、卫生间、污染的环境、接触的物品、呕吐物、排泄物、交通工具内空气等。具体工作要求和标准参见相关章节。

（2）除鼠、除虫：宜对被污染区域实施除鼠、除虫处理。具体工作要求和标准参见相关章节。

5. 追踪调查和资料存档　转送指定医院诊治的疑似病例、发放《就诊方便卡》后放行的人员、密切接触者的追踪调查和资料存档按照相关要求进行。

（二）消化道传染病处置

消化道传染病是指由病原微生物经口侵入肠道引起感染而导致的传染病，以粪-口为主要传播途径，患者或携带者可通过排泄物（如呕吐物、粪便等）排出病原体，然后通过污染食物和密切接触造成感染和传播。全年均可发病，一般在夏、秋季高发，人群普遍易感，在口岸传染病防控中占有重要地位。重点关注霍乱、细菌性痢疾、肠出血性大肠埃希菌 O157：H7 感染性腹泻、诺如病毒感染、副溶血弧菌感染。

1. 病例转移

（1）在交通工具、检疫查验通道或口岸区域经初步排查发现消化道传染病可疑病例后，首先划分密切接触者和一般接触者。在做好相关防护措施的前提下，将可疑病例和密切接触者转至隔离观察室进行详细排查。

（2）在无国际关注消化道传染病发生时，对交通工具上和口岸现场的一般接触者给予健康建议后放行。当发生国际关注消化道传染病时，对交通工具上和口岸现场的一般接触者登记个人信息、给予健康建议后放行。

2. 可疑病例的排查

（1）针对性流行病学调查：在初步排查的基础上，结合消化道传染病特点，进一步调查可疑病例发病前 4 周的流行病学情况，同时详细填写传染病可疑病例流行病学调查表和传染病可疑病例医学排查记录，重点调查了解：①个人资料、主诉、现病史、旅行史、接触史、既往史、预防接种史等；②发病前 3 天可疑病例食用的食品、饮用水情况，查看水源、食物卫生状况及交通工具上的蝇、蜚蠊等医学媒介密度，初步判断发病时间、传播途径及传染源；③途经国家和地区消化道传染病的流行情况。

（2）症状和体征：按照医学操作规范要求开展详细的体格检查、症状观察、询问，重点关注特征性症状，包括每天呕吐的次数、呕吐物性状、呕吐的方式、腹泻的次数、粪便的性状和颜色、有无里急后重、有无腹痛、腹痛部位、有无发热、有无脱水征、有无脑水肿表现等，为后续判断和排查提供依据。

1）出现剧烈腹泻，水样便（黄水样、清水样、米泔样或血水样），伴有呕吐，迅速出现脱水或严重脱水，包括口唇干燥、皮肤弹性差、眼窝下陷，循环衰竭及肌肉痉挛（特别是腓肠肌），或与霍乱可疑病例或带菌者有密切接触史，并发生腹泻、呕吐症状者，应高度怀疑其为霍乱疑似病例。

2）出现脓血便或黏液便，或伴有里急后重症状，呕吐症状不明显，或伴发热，应高度怀疑细菌性痢疾疑似病例。

3）出现鲜血便、痉挛性腹痛，低热或不伴发热，应高度怀疑肠出血性大肠埃希菌 O157：H7 感染性腹泻疑似病例。

4）对来自诺如病毒流行区，或与诺如病毒感染者有密切接触史，出现腹泻、水样便或稀便、无黏液及血便，应高度怀疑诺如病毒感染疑似病例。

5）有进食海产品或被副溶血性弧菌污染的食品史，起病急，有激烈腹痛和腹部阵发绞痛、水样便，应高度怀疑副溶血弧菌感染疑似病例。

（3）辅助检查：对有快速检测方法的消化道传染病，应对可疑病例进行现场快速检测，同时采集呕吐物、粪便标本等送实验室进行病原学检测。

（4）疑似病例的判定：结合可疑病例流行病学调查结果、症状与体征以及实验室检测结果，判断其为何种传染病疑似病例。

3. 人员处置

（1）排除传染病可能的，给予健康建议、发放《就诊方便卡》，予以放行。

（2）怀疑为霍乱、细菌性痢疾、肠出血性大肠埃希菌O157∶H7感染性腹泻、诺如病毒感染、副溶血弧菌感染等重点关注消化道传染病的疑似病例应：①立即送指定医院进行进一步诊疗，同时上报上级机构，通报当地卫生行政部门。②离开隔离室时需采取严格的防疫措施，沿指定移送路线将患者转移到救护车上。

（3）怀疑感染大肠埃希菌、阿米巴原虫、轮状病毒等其他消化道传染病的疑似病例，如症状和体征明显，可转送指定医院，否则登记个人信息、给予健康建议并发放《就诊方便卡》后放行。

（4）如果有足够证据怀疑感染其他重点关注传染病的疑似病例，根据相应的传染病排查处置技术方案进行处置。

（5）当判断可疑病例为消化道传染病疑似病例时，对密切接触者进行同样的医学排查。对无相关症状的密切接触者，登记个人信息、给予健康建议、发放《就诊方便卡》后放行。根据可疑病例诊断结果，决定是否通报密切接触者目的地的卫生部门进行后续监管。

4. 后续处置

（1）消毒：对可疑病例的呕吐物、排泄物、污染的环境、接触的物品、卫生间等进行消毒；对污染的食品、饮用水实施封存及消毒；对交通工具进行消毒，具体工作要求和标准参见相关章节。

（2）除鼠、除虫：宜对被污染区域实施除鼠和除虫处理，具体工作要求和标准参见相关章节。

5. 追踪调查和资料存档　转送指定医院诊治的疑似病例、发放《就诊方便卡》后放行的人员、密切接触者的追踪调查和资料存档按照相关要求进行。

（三）蚊媒传染病处置

蚊媒传染病是以蚊类为传播媒介，将病原生物从宿主向人传播，危害人类健康的易传染、流行甚至暴发的疾病，在口岸传染病防控中占有重要地位。主要代表疾病有黄热病、登革热、疟疾、日本脑炎等，重点关注黄热病、登革热、疟疾、流行性乙型脑炎（日本脑炎）、西尼罗热、基孔肯雅热。一般在夏、秋季节多见。该类传染病分布于全球热带、亚热带近100个国家和地区，每年发病人数达5000万，尤其是东南亚国家，几乎每年均有蚊媒传染病的暴发流行，已成为世界公共卫生问题。

1. 病例转移

（1）在交通工具、检疫查验通道或口岸区域经初步排查发现蚊媒传染病可疑病例后，首先划分密切接触者和一般接触者。在做好相关防护措施的前提下,将可疑病例和密切接触者带至隔离观察室进行详细排查。

（2）在无国际关注蚊媒传染病发生时,对交通工具上和口岸现场的一般接触者给予健康建议后放行。当发生国际关注蚊媒传染病时,对交通工具上和口岸现场的一般接触者登记个人信息、给予健康建议后放行。

2. 可疑病例的排查

（1）针对性流行病学调查:在初步排查的基础上,结合蚊媒传染病特点,进一步调查可疑病例发病前4周的流行病学情况,同时详细填写传染病可疑病例流行病学调查表和传染病可疑病例医学排查记录,重点调查了解:①个人资料、主诉、现病史、旅行史、接触史、既往史、接种史等;②病情进展、用药和就诊治疗的情况;③蚊虫叮咬史、途经地区的主要蚊媒传染病流行情况。

（2）症状和体征:按照医学操作规范要求开展详细的体格检查、症状观察、询问,重点关注热度、热型、皮疹、头痛、肌痛、骨关节痛、出血征、精神症状等。

1）出现突发高热,可达40℃以上,可伴畏寒或寒战、头痛、背痛、腿痛、眼部充血、鼻出血、恶心、呕吐、黄疸。病情严重时患者心率减慢、血压降低、黄疸加重、频繁呕吐及上腹痛明显。出现各种出血症状,如牙龈出血、鼻出血、皮肤淤斑、呕血、黑便、血尿、子宫出血等,应高度怀疑其为黄热病疑似病例。

2）出现突发高热39~40℃,伴有较剧烈的三痛:头痛、肌肉痛、关节痛;三红:面部、颈部、胸部潮红。分布于四肢躯干或头面部的多样性皮疹,多有痒感,不脱屑。四肢、腋窝、黏膜及面部可见散在出血点,迅即融合成淤斑。病情进展中可有鼻腔、牙龈、消化道、泌尿道或子宫等任何一个以上器官的较大量出血。突然加重时,可出现皮肤湿冷、脉数弱、烦躁或昏迷,血压下降甚至出现休克,应高度怀疑其为登革热疑似病例。

3）出现周期性和间歇性发热为其主要特征。典型发作时有3个阶段:①发冷期:有寒战、面色苍白;②发热期:寒战停止后继以高热和面色潮红,体温可达39~41℃;③出汗期:高热后患者突发全身大汗,体温骤然下降。可见脾脏明显肿大,压痛,应高度怀疑其为疟疾疑似病例。

4）出现体温持续增高至39℃,常伴有头痛、颈项强直、恶心、呕吐。可出现意识障碍、抽搐、呼吸衰竭、剧烈头痛、呕吐、血压升高、脉搏变慢,应高度怀疑其为流行性乙型脑炎(日本脑炎)疑似病例。

5）出现突然发热、头痛、皮疹、背痛、肌肉痛。发热可表现为双波热。皮疹可为玫瑰样疹或斑丘疹,部位主要在颈背和上肢,应高度怀疑其为西尼罗热疑似病例。

6）出现发热、急性关节痛或关节炎及皮疹三联征。肌肉酸痛,尤其是脚部疼痛明显。患者常突然起病,寒战、发热(双峰热),体温可达39℃,伴有头痛、恶心、呕吐、淋巴结肿大。患者全身的多个关节和脊椎出现十分剧烈的疼痛,数小时内关节不能活动。在躯干、四肢的伸展侧、手掌和足底出现红色斑丘疹或猩红热样皮疹,有瘙痒感,应高度怀疑其为基孔肯雅热疑似病例。

（3）辅助检查:对有快速检测方法的蚊媒传染病,应对疑似病例进行现场快速检测,同时采集3~5ml静脉非抗凝全血送有资质的实验室进行病原学检测。

（4）疑似病例的判定:结合可疑病例流行病学调查、症状与体征的观察,判断其是否为疑似病例。

3. 人员处置

（1）排除传染病感染可能的,给予健康建议、发放《就诊方便卡》,予以放行。

（2）对怀疑为黄热病、登革热、疟疾、流行性乙型脑炎（日本脑炎）、西尼罗热、基孔肯雅热等重点关注蚊媒传染病的疑似病例:①立即送指定医院进行进一步诊疗,同时上报上级机构,通报当地卫生行政部门;②疑似病例离开隔离室时需采取防蚊措施;③运输疑似病例的车辆,在运输前后分别实施灭蚊。

（3）不能排除感染其他蚊媒传染病的疑似病例,如症状和体征明显,可转送指定医院,否则登记个人信息、给予健康建议并发放《就诊方便卡》后放行。

（4）如果有足够证据怀疑感染其他重点关注传染病的疑似病例,根据相应的传染病排查处置技术方案进行处置。

（5）当判断可疑病例为蚊媒传染病疑似病例时,对密切接触者进行同样的医学排查。对无相关症状的密切接触者,登记个人信息、给予健康建议、发放《就诊方便卡》后放行。根据可疑病例诊断结果,决定是否通报密切接触者目的地卫生部门进行后续监管。

4. 后续处置

（1）消毒:为了防止可疑病例为其他类传染病,建议对可疑病例的呕吐物、排泄物、污染的环境、接触的物品、卫生间等进行消毒;对交通工具进行消毒等卫生处理,具体工作要求和标准参见相关章节。

（2）灭蚊:①将发现疑似病例或发现活蚊的交通工具转移至规定的隔离区域隔离,进行彻底灭蚊,经效果评价合格后,解除隔离。②对疑似病例及交通工具停留场所周边半径400米范围内实施彻底灭蚊和效果评估。③对在交通工具和口岸内发现的活蚊,需将蚊媒样本捕获、鉴定并送至实验室检测其带毒情况。

5. 追踪调查和资料存档　转送指定医院诊治的疑似病例、发放《就诊方便卡》后放行的人员、密切接触者的追踪调查和资料存档按照相关要求进行。

三、 检出放射性超标处置

放射性超标是指出入境人员或携带物经放射性检测,α、β 或 γ 值中有指标超过限值或检出中子。异常的放射性物质污染,可由呼吸道、消化道、皮肤或黏膜等多种途径进入人体,其射线会破坏机体内的大分子结构,甚至直接破坏细胞和组织结构,给人体造成损伤。高强度辐射会灼伤皮肤,引发白血病和各种癌症,破坏人的生殖功能,严重的能在短期内致死。少量累积照射会引起慢性放射病,使造血器官、心血管系统、内分泌系统和神经系统等受到损害。随着国际、国内反恐形势的发展以及放射性材料应用的日益广泛,口岸检出放射性超标的风险和概率越来越大。出入境人员检疫查验中发现的放射性超标多是由于放射性治疗、随身夹带放射性物质、核泄漏意外污染或核生化恐怖所致。

（一）初次报警与核实、判断

出入境人员通过通道式核和辐射监测系统时,如超过设定阈值系统发出报警,应引导该人员再次通过监测通道进行核实,如无报警则可放行。如再次报警,现场处置人员将其引导至隔离室或专用查验场所进行排查。

（二）现场排查

1. 复检人员按规定配带个人剂量报警计,个人累积剂量 1mSv 为限制返回阈值,达到或超过该阈值时立即返回,更换复检人员。参与处置人员要对个人剂量进行记录,年累积剂量不超过 20mSv。

2. 复检人员穿戴防护服及铅眼镜。

3. 复检人员将出入境人员及其行李分别引导至相应的隔离场所,利用便携式辐射监测仪进行定量、定位和结果判定。

(三)放射性超标判定

1. α 值大于或等于 $0.04\mathrm{Bq/cm^2}$;β 值大于或等于 $0.4\mathrm{Bq/cm^2}$ 为放射性超标。

2. γ 值大于或等于 $1\mu\mathrm{Sv/h}$ 的物质,为放射性超标。

3. 检出中子,为放射性超标。

根据核素分析结果,结合现场检查,初步判定核素性质。

(四)涉恐判定

1. 可以排除恐怖事件的情况

(1)有合法手续(放射性同位素与射线装置进口许可证)的放性源、放射性物质,经严密的铅防护(中子放射源用水或石蜡封存),符合放射性物质运输安全标准的登记放行,不符合标准的移交环保部门处理。

(2)有合法手续(供货商提供的放射性检测报告或核素分析报告及接收方提供的营业执照)的含天然放射性核素的矿石、石材等放射性超标的货物。

(3)有证据表明出入境人员接受过放射性药物检查或者介入放射性治疗。

(4)携带的荧光表、指南针等日常生活用品。

(5)携带的少量有明确用途的矿石、添加剂、装饰用品等。

2. 不能排除恐怖事件的情况

(1)无合法手续或无法说明正当用途的放射源或核材料。

(2)以隐蔽方式携带企图偷运入境的放射源或核材料。

(3)不明原因的放射性物质泄漏或扩散,造成环境或物品污染的。

(4)获取相关的核辐射恐怖袭击信息或有证据表明恐怖分子将实施核辐射恐怖袭击信息。

(五)现场处置

经结果判定不能排除恐怖事件的,以 0.1mSv/h 为界线,向四周扩展 6 米,划出放射性安全警戒线,设置警戒标志。立即报地方公安(反恐)部门处置。对排除恐怖的,按以下要求处置。

1. 处置人员穿戴好个人防护用具,按规定配带个人剂量报警计,设置个人累积剂量 1mSv 为限制返回阈值,达到或超过该阈值时立即返回,更换处置人员。参与处置人员要对个人剂量进行记录,年累积剂量不超过 20mSv。

2. 划出安全警戒线。初始警报水平(公众安全警戒线):在监测对象或屏蔽容器周围,以 γ 剂量当量率 0.1mSv/h 为界线,向四周扩展 6 米,划出放射性安全警戒线,设置明显的警戒标志。此区域内除监测人员外,其他无关人员不得进入,警戒区域内剂量率大于 10mSv/h 的中心区域,监测人员也不得进入。

3. 设置放射性警示标志,将待处理的监测对象贴上标准的放射性警示标志。如果待处理监测对象体积较小,可利用长柄工具将其置于贴有放射性警示标志的屏蔽容器中。

4. 屏蔽处置 低能放射性物质用软体聚酯或塑胶材料覆盖;高能放射性物质用铅材料

实施屏蔽,直至外表符合标准要求为止。

5. 通知环保部门派专业人员对可疑放射性物质进行处置。对造成放射性沾染的,配合专业处置队伍对污染物或环境进行洗消和除污。

6. 人员疏散与救治。

(1)人员疏散:将可能受影响的人群,通过事先确定的安全通道进行有组织的疏散。

(2)人员救治:对可能暴露在辐射范围内的人员,应登记相关信息,根据受照剂量估算,并通知卫生部门对可能造成辐射损伤的人员进行救治。

第四节 出入境人员卫生检疫模式

一、 检疫分类

《国境卫生检疫法》明确规定,出入境人员卫生检疫按检疫性质可分为常规检疫和临时检疫。

(一)常规检疫

《国境卫生检疫法》第七条及第八条中对常规检疫作了明确规定:入境、出境的交通工具和人员,必须在最先到达或者最后离开的国境口岸的指定地点接受检疫。对于未经国境卫生检疫机关许可的,任何人不准上下船舶、航空器。

(二)临时检疫

《国境卫生检疫法》第十条对入境、出境的交通工具和人员临时检疫作了具体规定:在国境口岸发现检疫传染病、疑似检疫传染病,或者有人非因意外伤害而死亡并死因不明的,国境口岸有关单位和交通工具的负责人,应当立即向国境卫生检疫部门报告,并申请临时检疫。

二、 各类人员检疫要点

根据各类人员携带公共卫生风险的大小,结合人员本身特点,对不同人群对象采取有针对性的检疫方法。

(一)出入境交通员工检疫要点

交通工具到达口岸后,有的在国境口岸停留数天,有的仅数小时又离境投入另一个航次旅程。根据其特点,对出入境交通员工检疫查验主要做好如下工作。

1. 健康申报 交通工具到达口岸后,由运营者负责集体申报全员健康状况,特别当交通工具运营者发现国际航行交通工具上的服务人员或承载的旅客出现传染病症状时,要及时向卫生检疫部门报告。

2. 检疫监督 交通工具在国境口岸停留期间,通过日常检疫监督、健康体检、预防接种等形式为员工提供医药服务并开展传染病监测,以及时发现一些隐性感染者或慢性传染病患者,控制传染源扩散。

3. 后续处置 发现监测传染病和其他传染病人,建议离开交通工具进行治疗。发现从业人员患有慢性传染病,如病毒性肝炎、肠道疾病,传染性肺结核等或渗出性皮肤病,要求调离现岗位;发现非传染病人,如高血压、神经衰弱等,予以医疗咨询。

4. 预防保健 交通员工的免疫预防接种不只局限于国际法规定范畴之内,还应根据季节和地区疫情动态,扩大免疫接种,以保护员工健康。常见的预防接种或预防服药的疾病有黄热病、霍乱、乙型肝炎、疟疾等。

(二) 入境旅客人员检疫要点

据统计,目前每年经过我国各口岸出入境旅客 4 亿多人次,而且每年以 5% ~10% 的速度递增。根据出入境旅客特点,对其检疫查验主要做好如下工作。

1. 健康申报　入境人员出现相关症状,由其本人或其监护人填写《出/入境健康申明卡》主动申报,接受检疫。在紧急情况下,根据国家主管部门发布的公告要求,实行书面健康申报制度,所有入境人员填报《出/入境健康申明卡》。

2. 入境查验　乘交通工具入境者,由交通工具负责人申报旅客人数和健康状况,提供旅客名单。由检疫医师对交通工具进行现场卫生检疫,经初步查验未发现染疫或染疫嫌疑人,旅客可在入境通道上接受通过式卫生检疫。徒步入境旅客则在检疫通道接受卫生检疫。

3. 查询旅行史　查询入境人员旅行史,了解近期内是否到过传染病流行区。必须注意即使乘坐同一交通工具入境的旅客,其在境外的旅行史可能不完全一致。因此,除审查旅客健康申明卡申报的资料外,必要时需查询旅行证件及口头询问。来自检疫传染病流行区的旅客,应围绕流行病学有关资料重点查询,以判断是否有接触感染的可能。

4. 医学巡查和医学检查　巡查的目的是发现患疑似传染病的旅客。诊察内容包括神态、表情、体质、皮肤颜色以及有无皮疹、淋巴肿大、溃疡、失水、咳嗽、四肢活动异常等。发现疑似患者应给予必要的医学检查,检查内容包括体温、心、肺功能、血压等,查询其接触史、既往病史,判断是否染疫或有染疫嫌疑。

5. 查阅预防接种和健康体检证件　国际旅行人员免疫接种的目的是为了提高人体对某种传染病的免疫力,防止感染,保护人民健康。目前,我国规定来自黄热病疫区入境人员应出示有效预防接种证明,以防止疾病传入我国。查阅健康体检证书是对部分旅客实施疾病监测的手段之一。对境外人员(含港澳台地区)来华居留一年以上者、入境定居或工作的人员以及在国外居住 3 个月以上回国的本国公民要求出示健康体检证明。

6. 后续处置　在入境旅客中发现有检疫传染病的染疫或染疫嫌疑人,以及患有监测传染病等传染病的人,对其实施就地隔离并移交地方卫生部门救治。在入境的外国籍旅客中发现有我国规定不准入境的患有严重精神病、传染性肺结核病或者可能对公共卫生造成重大危害的其他传染病时,应在公安机关协助下,立即乘原交通工具返回。如果已经入境,在疾病监测中发现,应报告公安机关,在其协助下,及早令患者出境。

(三) 出境旅客人员检疫要点

出境旅客卫生检疫的目的是防止检疫传染病染疫人或染疫嫌疑人出境。在检疫中发现疑似病人时,应从流行病学资料、临床症状和检验结果排除感染检疫传染病,未确诊前可安置在指定处所进行观察治疗。

对前往国际传染病流行地区的旅客,建议进行免疫接种。某些国家对入境人员免疫预防接种有特殊要求的,建议旅客进行有关预防接种并获取相应接种证明。前往国外居留一年以上的中国公民,出境前需进行健康体检,并在出境时出示有效健康体检证书。

(四) 特殊旅客人员检疫要点

在国境口岸出入境人群中,会有一些身份特殊人员,从政治、外交角度不适宜用一般出入境旅客卫生检疫程序去执行查验任务,需区别对待,灵活掌握和妥善处理。

1. 礼遇人员　国家元首、党政军首脑或高级官员等,按国际惯例检疫没有免验待遇,但可以礼遇。这些人员出入境时,可由陪同人员办理国境卫生检疫手续,但检疫医师应在岗位进行医学巡查。

2. 专业团体　包括文艺体育代表团、军事、专家技术代表团等。这些团体成员有严密的组织、集体活动,可由先行人员事先联系,递交团体成员名单,办理集体健康申报,检疫医师在出入境通道进行医学巡查。

3. 边境居民　主要是陆路毗邻的边境线附近双方居民的往返,他们的活动局限于边境的一定范围。对这类人群重点要做好边境区域的传染病监测工作。

4. 特殊人员　主要指难民、非法越境被押送的犯人,因某种原因被驱逐离境人员等。这些人员出入境往往带有政治、法律因素,检疫医师应根据实际可能,采取不同形式开展检疫。如可随交通工具检疫,也可在安置地开展传染病监测工作。

三、人员检疫主要模式

近年来,随着出入境人员数量的不断增长,结合国内外疫情和口岸特点,口岸人员检疫查验模式不断得以完善,逐步形成了相对成熟的查验模式,并在实践中发挥了积极作用。

(一)口岸传染病综合防控模式

近年来,检疫部门结合口岸特点,以《国际卫生条例(2005)》实施为契机,在工作中积极探索,不断创新,创建了口岸查验(port inspection)、实验室检测(laboratory test)、快速联控(prompt cooperative control)的口岸传染病防控模式,有机地将口岸检疫查验、实验室检测、多部门快速联防联控构建为一个完整的系统。

1. 模式内容　2008 年我国全面实施口岸查验制度改革后,常态下出入境人员取消填写健康申明卡,口岸传染病防控形势面临新的机遇和挑战。为了适应新形势的发展变化,改变仅仅依赖出入境人员自行申报的被动模式,各口岸增强口岸红外体温监测等检疫查验措施的科技含量、扩展实验室技术储备和检测能力、完善与地方卫生部门等的联防联控机制,将其有机整合,构建了口岸传染病防控新模式。

(1) 口岸查验为基础:在口岸配备熟练的专业技术人员、先进的红外体温监测设备、充足的医学处置场所,严格规范地开展体温监测、医学巡查、流行病学调查、医学排查。对有传染病症状及流行区旅行史、病原体接触史和(或)传染病患者接触史的出入境人员,依据其特点,采集血样、鼻咽拭子或肛拭子等样本,进行快速筛查,送样检测,同时认真做好疑似病例转送院、诊治信息后续追踪等工作。

(2) 实验室检测为关键:把加强实验室检测能力作为关键,大力推进卫生检疫实验室建设。以卫生检疫重点实验室为龙头,其他实验室共同发展,建立覆盖全面的卫生检疫实验室网络。

(3) 快速联控为保障:充分发挥主观能动性,积极联合系统内外多部门快速联防防控,内应外联、上传下达、共同做好口岸传染病防控工作,形成完整闭合的防控体系,为口岸传染病防控提供坚实的保障。

2. 模式成效　口岸传染病综合防控模式的建立和完善,不仅使口岸查验、实验室检测、快速联控各环节都得以进一步加强,并且环节间的联系也更加密切和谐。提升了检疫部门的技术含量和口岸地位,提高了口岸现场输入性传染病病例的阳性检出率,最终实现了阻断传染病跨境传播的目的,有效保障了国内外民众身体健康和经济社会稳定。

（二）陆路边境地区传染病综合防控模式

我国与周边多个国家接壤,陆路边境口岸数量众多,环境复杂,周边国家传染病疫情复杂,为此,口岸检疫部门结合边境实际,从防控工作机制、体制着手,探索建立了检验检疫防线、联防联控防线、群防群控防线加境外合作防线的传染病综合防控模式。

1. 模式内容 防控模式通过建设4道防线,扩大防控范围,整合相关单位的人力、物力、财力等资源,整合优化工作职责,相互通报传染病风险分析预警工作,联合防控传染病疫情。

（1）第一道防线:检验检疫防线,指检疫部门在边境口岸强化检疫查验,防止公共卫生风险通过口岸传入,预防、控制公共卫生突发事件和传染病在口岸区域的发生、蔓延。

（2）第二道防线:联防联控防线,口岸检疫部门与地方卫生、农业、边防和海关等部门相互联动措施,在日常工作中发现输入性疫情疫病情况时,相互及时通报。在进行风险评估分析后向地方政府提出预警,在各级政府领导下,各有关部门密切协作配合,联防联控,防止疫情疫病的传播蔓延。

（3）第三道防线:群防群控防线,在地方政府领导下,组织动员边境周边州市、县、乡村,由边境居民及社区居民共同参与的群防群控措施,构筑疫情疫病防控的人民防线。

（4）第四道防线:境外合作防线,有效利用双边协议,与毗邻国家边境地区政府及卫生、农业等机构的沟通、联系及防控合作,使邻国在暴发疫情后,能主动迅速将情况通报我方,在境外立即行动、同步采取有效防控措施,将疫情实际防控线控制在国门之外。

2. 模式成效 陆路边境地区传染病综合防控模式有效解决了边境地区传染病防控工作长期以来存在的职责定位不准、工作思路不明,防控覆盖不广、部门联动不灵等问题。在2009年口岸甲型H1N1流感防控工作中成效明显,并带动边境登革热、疟疾、艾滋病、禽流感、口蹄疫等传染病疫情防控工作。

本 章 小 结

本章主要分析了出入境交通工具员工、旅客等各类人员的卫生检疫风险及其影响因素,在此基础上提出了相应的出入境人员风险筛查方案和控制措施,重点介绍了健康申报、体温监测、医学巡查、流行病学调查、体格检查、样本采集与检测、放射性监测、证单查验等主要人员检疫方式方法,并结合案例阐述了对发现各类传染病和检出放射性超标等情况的判定和处置。同时,结合多年来在人员检疫工作中取得的成功经验,总结提炼了目前各类人员卫生检疫模式。希望通过本章的学习,掌握出入境人员公共卫生风险发生的主要影响因素,风险筛查与处理要点。

案 例 分 析

案例4-1 入境旅客群体性腹泻案例

一、背景

近年来,随着世界经济发展和国际交流的日益频繁,邮轮旅游作为国际旅游市场上增长速度快、发展潜力大的高端旅游产品,一直保持着年均8%～9%的高速增长。国际邮轮开始频繁抵达上海、天津、海口、深圳、大连、宁波、厦门等沿海港口,为我国经济发展注入源源不断的活力。在邮轮经济蓬勃发展的同时,由于其载客量大、人员密度高、聚集时间长、内部环境狭窄、饮食相对集中、航行地点多等特点,给传染病在国际间的传播创造了条件、提供了载体,为疾病的流行带来了便捷的途径,增加了各类公共卫生事件发生的风险。2008 年 11 月,上海和天津口岸成功处置了"钻石号"大规模感染诺如病毒群体性腹泻事件,为国际邮轮及旅客有效卫生检疫监管提供了参考。

二、检疫查验情况

"钻石号"邮轮为美国某邮轮集团旗下的大型豪华邮轮,可载 2300 多名旅客及 1100 多名船员。11 月 4 日,在上海口岸接受入境检疫时,船方报告共有 285 名旅客及船员发生呕吐、腹泻情况。检疫查验部门为此开展了以下处置。

1. 信息报告　第一时间向上级主管部门和地方政府应急办作了报告。

2. 调查处理　排查首发病例,开展了传染病排查和流行病学调查,分析暴露途径。立即启动上海口岸邮轮群体性食源性感染事件处置预案,进行处置,包括:先期隔离染疫人、采样和快速检测、疫情控制和卫生处理等。

3. 现场监管　及时采取现场监管措施,主要包括以下方面。

(1) 对船上所有发病人员实施在船舱内的隔离措施,将所有的患者控制在各自的客舱中,限制其行动,就餐由服务员送至舱中。

(2) 要求任何旅客和船员如果发现有腹泻、呕吐症状,必须立即通知检疫部门和船医。

(3) 发病船员不得继续从事食品、饮用水加工及服务工作。

(4) 立即要求船方停止提供生冷、凉拌食品,所有食物必须经过完全烹饪后供应,对船上冷库、冷藏设施进行彻底消毒,对食品加工环节进行彻底消毒,如船方需补给食品,必须向检疫部门申报。

(5) 在自助餐厅内安排服务员进行分餐,杜绝旅客直接接触食物,并对船上各公共场所进行有效循环消毒。

(6) 要求船方在船上进行宣传,做好个人卫生工作。

4. 样品的采集和检测　分别对船上的患者样品和食品样品采样并送实验室进行检测。

5. 卫生处理　卫生处理人员使用消毒剂对船上所有公共游泳池、公共厕所以及其他公共活动区域及时进行循环消毒,保证卫生处理的效果。

6. 协同配合　与地方疾病预防控制中心等相关单位协同配合,要求旅行社每辆旅游车指定 1 名联络员,保证通讯畅通,在判定为一般接触者的旅客和船员在上岸游览观光的过程中如果发现新发病例,及时向检疫和疾病预防控制部门报告,并立即全车返回。

7. 监督检查　由于该船在上海港停靠时间短,为不影响船期,在各项措施明确的情况下,检疫部门派出 3 名工作人员随船从上海港至下一港口天津新港,监管各项控制措施实施情况,力求对邮轮航行的影响最小化保障安全。

三、法律依据

1.《中华人民共和国国境卫生检疫法》的第十八条第二款、第十九条。

2.《中华人民共和国国境卫生检疫法实施细则》的第二十条第三款、第一百零七条第一款、第一百零八条。

3.《中华人民共和国食品安全法》的第七十条到第七十二条。

4.《中华人民共和国食品安全法实施条例》的第四十三条到四十六条。

5.《出入境口岸食品卫生监督管理规定》(国家质检总局第 88 号令)的第二十条、第三十条。

四、结果处置

1. 上海口岸处置　根据实验室快速检测结果和结合流行病调查情况,确定为诺如病毒感染引起的突发群体性腹泻事件,对染疫人和有症状者采取船舱隔离,对密切接触者在船上进行医学观察,对于判定为一般接触者的旅客和船员允许其入境观光旅游,并与旅行社签订了责任承诺书;通过分析所采取的措施能保证疫情基本控制的前提下,同意船舶在延迟 4 小时后继续航行,前往天津。对检测出诺如病毒阳性的杨桃、草莓、香蕉和青口贝类等食品进行封存、移运下船并进行销毁。将处置结果进行上报上级主管部门和地方政府,同时函告邮轮下一港天津口岸相关部门。

2. 天津口岸处置　天津口岸检疫查验人员积极做好衔接和后续处置工作:船舶在检疫锚地等候检疫;确认事态得到有效控制,对船员及旅客中的染疫嫌疑人、密切接触者、一般接触者判定完毕后,允许船舶进港;采集、封存可疑食品;允许下船的旅客在发放就诊方便卡、填写申报卡和体温检测正常后正常旅行;监督对下船旅客的行李进行预防性消毒;垃圾消毒后方可卸下。通过采取一系列措施控制了感染扩散,确保了口岸卫生安全。

案例 4-2　入境旅客放射性超标案例

一、背景

2011 年 3 月 11 日,日本发生 9 级大地震,并引发了海啸,导致大量人员伤亡、核电站受损造成核泄漏。无锡苏南硕放国际机场有东京、大阪两条航线,无锡检疫部门从口岸防控核辐射泄漏工作的现状出发,迅速采取有效措施,扎实做好口岸核辐射防控工作,严防放射性物质由航空器、行李物品及从污染区域来往人员等途径传入无锡口岸。

二、检疫查验情况

3 月 23 日 16 时 50 分,两名旅客乘某航空公司某次航班由日本东京成田机场抵达无锡,在提取完行李经过门式核辐射监测设备时提示报警,经再次通过确认时仍然报警。现场值班人员第一时间将两名旅客带往隔离区域进行定位和定量检测,检测结果 γ 射线分别为 54.1μSv/h 和 2.8μSv/h,当日无锡 γ 射线本底平均值为 0.1μSv/h 水平,已分别超过本底值 540 倍和 27 倍。同时对航空器核辐射监测数值为 0.06μSv/h,在正常范围内。

1. 旅客一,村山,男性,年龄 70 岁,日本长野县人,农民。

村山初次 γ 射线检测仪检测数值显示为 54.1μSv/h,行李为 2.9μSv/h,均远超过本底值。为防止核尘埃引起服装、鞋子等污染情况,对其进行了个人的换衣和擦洗。经本人擦洗换衣后,第二次检测结果为头部 24.0μSv/h、手部 14.2μSv/h、胸腹部 54.1μSv/h,经流行病学调查询问,该名旅客陈述在日本地震发生后未离开长野县,未与有可能污染的人员接触,未进行特殊医学治疗,该县距离福岛县约 350 公里。

2. 旅客二,原口,男性,年龄 74 岁,日本埼玉县人,退休人员。

原口初次 γ 射线检测仪检测数值显示为 2.8μSv/h,行李为 1.4μSv/h,均超过本底值。经本人清洗换衣后,第二次检测结果为头部 2.8μSv/h、手部 2.2μSv/h、胸腹部 1.8μSv/h,经流行病学调查询问,该名旅客陈述在日本地震发生后未离开埼玉县,未与有可能污染的人员接触,未进行特殊医学治疗,该县距离福岛县约 200 千米。

三、法律条款依据

依据《国际卫生条例(2005)》第十八条:针对人员、行李、货物、集装箱、交通工具、物品和邮包的建议;第四十三条:额外的卫生措施。

四、结果处置

1. 启动应急预案　向上级部门报告,相应突发事件处置领导小组接报后迅速启动应急预案,按照预案要求对人员、行李及环境进行监控并将情况报告上级主管部门和通报地方政府部门。

2. 将两名旅客的衣服、鞋子等都进行了更换及封闭处理,对旅客身体进行了擦洗,消除随身物品污染核尘埃对环境影响的可能。

3. 对人员的影响距离进行了检测,3 米以外为安全区域。

4. 根据对两名日籍旅客人体头部、肢体、胸部和腹部等部位辐射检测结果,其中一名胸部辐射量最高,提示内吸收引起放射性增高的可能较大。

5. 后续工作

(1) 按工作要求将通知环保局派专业人员对旅客的衣服及行李进行处置。

(2) 由机场公司配合专业处置队伍对环境进行洗消和除污。

(3) 通知地方卫生部门对可能造成辐射损伤的两名旅客进行医学观察,在将旅客移交卫生部门后进行后续跟踪。

6. 地方检疫、卫生、疾控中心、应急办等在市政府办公室统一协调下,按照市政府领导的要求,提出了三条建议措施。

(1) 向日本领事馆进行情况通报。

(2) 将两位日籍旅客送苏州大学附属第二医院(原核工业总医院)开展辐射损伤诊断。

(3) 向两位旅客说明发现情况和建议,经本人同意,送苏州大学附属第二医院作进一步的确诊。

7. 医学观察与诊治情况　当晚上述两名人员到苏州大学附属第二医院开展辐射损伤诊断,对两日本旅客用专用的辐射防护洗发淋浴液进行全身淋浴去污(约 25 分钟),淋浴后再次检测,村山××体表基本恢复正常,但甲状腺区及前胸数 γ 射线值仍高达 $4\mu Sv/h$,提示体内仍存在污染,但不会对外引起危害,诊断医师给日本旅客开了碘片,认为不需要留院及特别处理,原口经淋浴处理已基本正常。专家认为上述两名人员经去污处理,目前对正常人没有辐射危害,无锡 120 中心当晚将日本旅客送至旅行社下榻宾馆;污染行李及衣服交环保局处理。

思考题

1. 请阐述影响各类出入境人员公共卫生风险的主要因素。

2. 请描述出入境人员公共卫生风险筛查常见方法。

3. 如在口岸现场发现传染病患者或疑似病例,请问如何判定和处置?

4. 人员检疫中发现放射性超标如何判定和处置?

5. 各类人员的检疫要点分别是什么?

(施惠祥　王金桃)

第五章　交通工具卫生检疫

交通工具卫生检疫是指检疫人员对交通工具实施检疫查验,识别其携带的公共卫生风险,并加以控制的行为。交通工具卫生检疫是伴随"检疫"这一概念的产生并随之发展的,最初国际间航行的帆船是检疫的主要对象,随着全球一体化,各种交通工具频繁往来于世界各国和地区之间,交通工具卫生检疫的涵义也由最初的检疫隔离发展为对船舶、航空器、陆路车辆进行风险筛查、风险控制、风险监测和风险预防,其目的由防止传染病通过交通工具传入或传出、保护人群健康,发展为应对各种影响公众健康的公共卫生风险因子,确保本国及全球的公共卫生安全。

随着国际贸易的迅速发展和人员交流的日益增长,交通工具使用日渐频繁,从而将世界各地联系在一起,形成快速流动、相互依赖的"地球村",也使得传染病在全球范围内快速传播,核辐射及有毒有害物质造成广泛威胁的机会也随之增多。例如全球三次鼠疫大流行都通过船舶扩散,七次霍乱大流行都与食品、饮水污染和人员往来相关。在霍乱威胁人类健康的最初一百余年里,拉丁美洲一直没有发生过霍乱,1991 年,运往秘鲁的海鲜在航行过程中受到污染,继而将霍乱带到拉丁美洲,最终导致拉丁美洲 16 个国家 40 万病例和 4000 余人死亡。

《国际卫生条例(2005)》(IHR2005)虽然将工作重点调整为在公共卫生风险暴发的源头地做出快速反应,但传统的在港口、机场、车站等口岸做出相应措施,以阻止公共卫生风险输入本国,依然是公共卫生控制中的重要一环。条例要求所有国家对指定的机场、港口和陆地边界采取有效的持久的公共卫生措施和响应活动,以减少或消除世界范围内公共卫生事件的危险性传播。

第一节　出入境交通工具主要公共卫生风险

出入境交通工具的公共卫生风险是指通过交通工具的运行传播的,危害人群健康安全的,构成公众关注且需采取卫生检疫措施予以应对的公共卫生风险,其因交通工具航行方式、种类和设计的不同而不同。

一、出入境交通工具公共卫生风险控制的意义

出入境交通工具的卫生检疫是人类在长期与传染病、核辐射和化学因子作斗争的过程中发现的能有效控制公共卫生风险的有效手段之一,其意义在于发现、认识并控制公共卫生风险对人类的危害。交通工具的卫生检疫正是建立在这一基本准则的基础上,针对公共卫生风险传播的路径,采取相应防控措施,在预防和控制风险由境外输入或由境内输出中发挥重要作用,主要体现在以下几方面。

1. 及时发现来自或途经受染区域的交通工具,并进行有效的公共卫生风险控制措施,以消灭风险源,切断风险的传播途径。

2. 在科学有效地控制风险源,切断风险传播途径的同时,最大限度地保护贸易和交通的便利。

3. 及时收集和通报公共卫生风险信息,对公共卫生风险的发生、发展形势做出评估,为采取有效的风险控制措施提供科学依据和技术支持。

在全球一体化的背景下,国际贸易的不断增长、人员交流的快速增多,各国间交通工具往来日益频繁,为国际间公共卫生风险的传播创造了便利的条件,如何控制好通过交通工具传播的公共卫生风险已经成为各国政府关注的重点,在最近发生的一系列国际关注的公共卫生事件中,严格的口岸控制仍是各国的首选。

二、 出入境交通工具存在的公共卫生风险

随着全球人口数量增加和贸易的不断增长,交通工具的跨境运输愈加频繁,危害人群健康安全的各类公共卫生风险得以依托便捷的交通工具快速传播,对人群健康构成危害。交通工具存在的公共卫生风险主要有以下几类。

(一) 饮用水

在交通工具上,饮用水的处置不当会使其变成现成的风险传染源。交通工具上大部分因水污染而暴发的疾病都与饮用水受到微生物或化学污染有关。其主要风险为以下几方面。

1. 口岸供水受污染造成交通工具饮用水可能被污染。

2. 交通工具上的饮用水储存设施受到污染造成交通工具饮用水可能受到微生物或化学物质污染。

3. 交通工具上的饮用水与非饮用水交叉连接造成交通工具饮用水可能受到排泄物、微生物或化学物质污染。

4. 交通工具上的饮水储存水箱设计建造不当或消毒不当可能造成交通工具上饮用水受到微生物或消毒剂污染。

以上风险可引起疾病暴发或发生中毒事件。

(二) 食品

交通工具上的食品分为自用食品和装载食品,本章所述为自用食品。食品容易发生变质或腐败,微生物或有毒有害物质侵入,对人群健康造成威胁,形成公共卫生风险,主要表现在以下几方面。

1. 交通工具上食品储存设备温度控制不当,造成食品变质、腐败被污染。

2. 加工的食品未充分加热,造成食品中致病微生物未被有效杀灭。

3. 食品加工人员受到感染,可能使制作的食品受到病原生物的污染。

4. 船舶在其厨房中加工食品时使用海水,可能危害人群健康。

(三) 废弃物

随着经济的发展,越来越多的交通工具投入使用,口岸区域内的居民不断扩大,对交通工具废弃物管理和处置的不善产生的公共卫生风险正在日益增加。在交通工具上,人群与未经安全管理的废弃物直接接触;或者当未经安全处置废弃物污染环境时;或者将有害化学物品被存放在废弃物中,均可以导致人群与未经安全管理的废弃物接触而直接暴露于健康

风险中。废弃物可包含有害的微生物、化学或物理因子。例如,尖锐物体如使用过的注射器本身就很危险,同时也可能藏有丙型肝炎病毒、人类免疫缺陷病毒等病原体。

交通工具运行中产生的废弃物包括:污物、脏水、垃圾、从油/水分离器流出的废水、冷却水、锅炉和蒸汽发电机冷凝水、医疗废弃物(如卫生保健废弃物,实验室废弃物和动物医疗废弃物)、工业废水(如光学处理的)和有害废弃物(放射性、化学、生物的废弃物和无效药物)。交通工具需要收集这些废弃物并将其在交通工具上存放一段时间,同时,废弃物必须按照适当的处置规程和条例加以妥善处置。包装和存放有害废弃物处理本身也能对司乘人员产生危害,同时存放有害废弃物增加了废弃物溢出或泄漏发生的风险。

(四)医学媒介生物

交通工具因构造及承运人员、货物、集装箱、行李、邮包等情况复杂,使其易滋生和携带病媒生物,增加口岸公共卫生风险传播的可能性。在口岸交通工具卫生检疫工作中,重点关注交通工具所携带的鼠、蚊、蝇、蚤、蠓、蜚蠊、蜱和螨等病媒生物的情况。鼠类在口岸繁殖能够传播多种疾病,如鼠疫、地方性斑疹伤寒、沙门菌感染、旋毛虫病、钩端螺旋体病和鼠咬热等;蚊虫可传播疟疾等。此外,停靠在口岸的交通工具因防护措施不到位造成病媒生物通过缆绳、悬梯、廊桥等进入交通工具而污染交通工具。

(五)压舱水

大部分船舶使用水作为压舱物,以维持航行的稳定和安全,压载水的总重量约占货物总重量的 30% ~50% 。因此,压舱水可能通过传播病原体和有害生物,导致疾病的传播,成为威胁人类健康的重要因素之一。例如,理论上存在着通过压舱水传播 O1、O139 霍乱弧菌,从而导致港口霍乱疫情暴发的风险。在此情况下,需要关注船舶压舱水及其沉积物所携带的公共卫生风险。

第二节　出入境交通工具公共卫生风险筛查

一、交通工具公共卫生风险的评估

(一)交通工具公共卫生风险识别

风险识别是指发现、确认并描述交通工具公共卫生风险要素的过程。只有做好风险识别,才能正确地分析风险因素,更好地评估公共卫生风险,为应对和处置风险提供支撑。一般分为日常评估中的风险识别和专题评估中的风险识别。

1. 日常风险评估中的风险识别　在交通工具日常风险评估中,风险识别与评估议题的确定往往是结合在一起的。日常风险评估是在对各类相关监测信息进行分析的基础上,对交通工具携带传染性疾病和废弃物、食物、水的污染等风险因子进行识别,确定需要纳入评估的重点议题。

2. 专题评估中的风险识别　侧重于列举和描述评估议题所涉及的风险要素。对于交通工具重要公共卫生风险的专题风险评估,应重点整理、描述与事件有关的关键信息,如事件背景、特征、原因、易感和高危人群、潜在后果、可用的防控措施及其有效性等。

(二)交通工具公共卫生风险分析

风险分析是认识风险属性并确定风险水平的过程,即通过分析各种风险发生可能性、后果严重性和脆弱性的相关资料,得出风险要素的风险水平。对于日常风险评估,分析的侧重点因事件类型而异。如对交通工具染疫进行风险分析时,需综合考虑该传染病的临床和流行病学特点(致病力、传播力、毒力;季节性、地区性;传播途径、高危人群等)、人群易感性、对政府和公众的影响、人群对风险的承受能力和政府的应对能力等。

(三)交通工具公共卫生风险评价

风险评价是将风险分析结果与风险准则相对比,确定风险等级的过程。

交通工具公共卫生风险评估中,可能并没有明确的风险准则或者尚未设立明确的风险准则。在这种情况下,风险评价将主要依据风险分析结果与可能接受的风险水平进行对照,确定具体的风险等级。如,将风险分为五个等级,即极低、低、中等、高、极高。

1. 对于罕见、几乎无潜在影响和脆弱性很低的风险,定为极低风险。

2. 对于不容易发生、潜在影响小、脆弱性低的风险,定为低风险。

3. 居于高水平和低水平之间的定为中等风险。

4. 对于易发生、潜在影响大、脆弱性高的风险,定为高风险。

5. 对于极易发生、潜在影响很大、脆弱性非常高的风险,定为极高风险。也可根据风险赋值结果,确定风险等级。

(四)交通工具公共卫生风险管理建议

根据交通工具公共卫生风险等级和可控性,分析存在的问题和薄弱环节,确定风险控制策略,依据有效性、可行性和经济性等原则,确定风险控制措施,提出风险管理建议,从而消除或降低风险发生的可能性和减轻风险危害。

二、交通工具公共卫生风险筛查的方法

出入境交通工具的公共卫生风险筛查方法主要有:健康申报、文书检查、流行病学调查、卫生检查、医学检查、实验室检测等。

(一)健康申报

健康申报是指交通工具负责人就交通工具可能携带的公共卫生风险向卫生检疫机关进行报告,以便检疫人员及时开展公共卫生风险控制的一种查验方式。通过健康申报,检疫人员能第一时间收集了解出入境交通工具相关信息,并通过采取相应措施防止公共卫生风险扩散传播。

1. 船舶的健康申报　受检疫的船舶负责人应主动向卫生检疫机关申报《航海健康申报书》,其内容应该包括:①船舶是否持有《船舶免于卫生控制措施证书/船舶卫生控制措施证书》;②船舶的卫生状况是否需要复查;③船舶发航港、经停港的到离时间,是否访问过世界卫生组织确定的"受染地区";④船舶的船员、旅客及其他人员的人数和姓名,是否有偷渡者;⑤船员的健康情况,包括在航行中是否有人死于非意外事故,在船上或在国际航行中是否有或曾有怀疑为患有传染性疾病的患者,患病人数是否超过正常/预期人数;⑥目前船上是否有患者,是否请医师会诊,是否存在可导致感染或疾病传播的情况,船上是否曾采取卫生措施;⑦船上是否有患病的动物或宠物。

2. 航空器的健康申报　受检疫的航空器负责人应当主动向卫生检疫机关申报《航空总申报单卫生部分》,其内容应该包括:①航空器的国籍、机型、号码、识别标志、预计到达时间,出发站、经停站,机组和旅客人数;②航空器机舱内是否患有除晕机或意外伤害以外的患者(包括出现的疾病症状或体征,如出疹、发热、寒战、腹泻等),在航空器上或在航行中是否有或曾有怀疑为患有传染性疾病的患者,患病人数是否超过正常/预期人数;③航空器上是否

存在可导致疾病传播的其他情况；④航空器在飞行中是否发现媒介生物或任何可能导致疾病传播的情况；⑤描述航空器飞行中每次除虫或卫生处理的详细情况。

3. 陆路交通工具的健康申报　接受检疫的陆路交通工具负责人应主动向卫生检疫机关申报以下内容：①车辆的车次（号牌），预计到达时间、始发站、停车地点、车辆情况、旅客人数；②车上有否患有除晕车或意外伤害以外的患者；③装载物品情况及沿途有无异常等事项。

（二）文书检查

文书检查是指对交通工具公共卫生风险有关的证件、证明、记录等材料进行检查，以查找公共卫生风险因子存在痕迹的一种查验方式。通过文书检查，能快速的查找出交通工具所携带的公共卫生风险因子。

1. 交通工具申报书　交通工具申报书按交通工具种类的不同包括《航海健康申报书》《航空总申报单卫生部分》，是一份综合性的交通工具健康报告，应逐项详细审核，如有漏填或错填的，应请交通工具负责人当场纠正。审核时应注意下列方面的内容：①核实填报的健康申报书的真实性，查找是否有刻意漏报、错报的情况，申报书应有交通工具负责人签名，交通工具上有医务人员的也需复核；②核实交通工具的旅行史，检查其出发地、途经地和目的地以及到离时间，各地有否被宣布为受染地区，并计算其停留和到达本港的时间，有否超过检疫传染病的潜伏期；③检查卫生相关资料，了解在交通工具运行途中，有无死亡病例，现在交通工具上有无患者，其主要症状有无检疫传染病的染疫嫌疑，是否与填报内容一致，交通工具上是否发现了医学媒介生物。

2. 《船舶免于卫生控制措施证书/船舶卫生控制措施证书》　《船舶免于卫生控制措施证书/船舶卫生控制措施证书》是帮助各国尽量减少通过国际船舶航行国际间而传播疾病风险的文书，其有效期为 6 个月，如果是延期证书，只能在失效后延期 1 个月，以一次为限。审阅时应注意证书内记载的征象，采取的措施及其效果，必要时应对船舶进行检查。核对签发港、签发日期和印章，是否完备有效。

3. 交通工具员工名单　核实实际员工人数和名单是否相符，查明交通工具运行中员工调换和新增情况及其原因，有无在受染地区上交通工具或因病离开交通工具的人员。

4. 预防接种证书　如果入境交通工具来自或途径黄热病受染地区，应查验其员工的黄热病预防接种证书。重点检查签发日期、签发机构、是否有医师签名等，判断证书真伪，证书签发是否规范、有效，根据入境人员所持护照、旅行证件中的出入境登记情况，确定其离开感染环境的具体日期，判断预防接种是否生效。此外应按照主管部门要求，查验其他传染病预防接种证书。

5. 健康证书　检查交通工具从业人员健康证的范围应包括交通工具普通员工、食品饮用水从业人员、服务人员。

6. 载货清单　查清集装箱、货物、废旧物品及其数量、规格、装货港、抵达港、承运人、货物代理人、货主等情况。所有货物都要求申报，应考虑货物中是否容易藏匿啮齿动物和滋生病媒昆虫。

7. 食品与饮用水、压舱水清单　可从中了解交通工具上食品与饮用水装载的日期、数量和地点。如系从霍乱受染地区装载的，必须采样做细菌学检查。食品采样以水产品为重点；饮用水采样要防止受到外来污染。船上生活垃圾应予以控制，船方如需要在港内排放压舱水时，应先向港务管理机关提出书面申请，并经检验检疫机构同意始准排放。但装自霍乱受染地区的压舱水在排放前必须进行消毒。

8. 其他有关资料 必要时应查阅《交通工具卫生证书》、航海日志、轮机长日志、木匠日志、医疗日志,来自黄热病受染地区的航空器应出示有效的灭蚊证书。

(三)卫生学检查

卫生学检查主要是依据卫生学基本理论知识,通过询问、目测和资料查阅等方式,对交通工具进行检查,查找可能存在的公共卫生风险。检查时应从口岸和交通工具运行的实际情况出发,在交通工具运营方人员陪同下对交通工具进行卫生学检查。特别是对来自受染地区的有流行病学意义的交通工具,必须实施卫生学检查,其检查的重点有以下几方面。

1. 环境卫生情况 检查交通工具客货舱内被污染的区域和物品,如对呕吐物的检查重点应放在座椅的四周、餐厅、寝室、卫生间内等,如发现,应立即进行清除。

2. 载水和食品卫生情况

(1)检查交通工具上饮用水是否符合国家规定的卫生标准,感官性质是否无色透明,是否有肉眼可见的异物。

(2)检查交通工具上饮料的卫生状况,所配给的各种饮料均应有明显的保质期及生产日期,标记不明显、无生产日期或过期饮料应立即更换并调查来源,给予必要的处理。

(3)查明交通工具上有无装自霍乱受染地区的饮用水、压舱水,如有应填报载水清单并查清载水港口及日期、水量、存水量、存水舱别、现在使用的情况。

(4)检查交通工具上的餐食,如发现餐食变质或被污染、有异物或有乘员反映食后引起不适时,均要采样送检。

(5)检查交通工具上是否有载自霍乱受染地区的食品,如有,应填报装载港及日期、品种、数量,现存情况。

3. 媒介生物控制情况 检查交通工具客货舱内携带医学媒介生物情况。

(1)发现病媒昆虫,立即进行捕捉、留样,并责成有关部门杀灭,并告知交通工具负责人检疫处理意见和处理措施。

(2)检查中发现有啮齿动物活动时,应通知交通工具负责人,立即对交通工具进行灭鼠,并通知口岸运营方,该交通工具在完成灭鼠之前,不能继续运行。

(3)来自鼠疫受染地区的交通工具,应查明停靠受染地区口岸期间是否进行过鼠患检查和熏蒸除鼠,采取了何种防鼠措施。

(4)来自黄热病受染地区的交通工具,应查明停靠受染地区口岸期间是否采取防蚊措施,以及当地卫生检疫机关是否实施灭蚊,并签发灭蚊证书等情况。

4. 固体、液体废弃物情况 应查明交通工具上固体、液体废弃物的收集、储存和处理过程。对交通工具上固体、液体废弃物进行检查,按要求统一卸下,并按规定送到指定地点处理,严禁任何人随意捡拾机上废弃物。监督机上排泄物、污水排放,并用专用车辆运到指定处理设施排放,来自受染地区的应消毒后,再卸下。

5. 特殊物品情况 应向交通工具负责人或有关人员询问交通工具上是否携带有微生物、人体组织、生物制品、血液及其制品等特殊物品,如有应办理申报手续。

6. 个人行李和物品情况 应检查个人携带的行李和物品。来自受染地区或者被传染病污染的,应当实施卫生处理后放行或销毁,并出具卫生处理证明。

(四)流行病学调查

流行病学调查(epidemiological investigation)是根据交通工具的航行情况及提供的有关

资料开展的公共卫生风险筛查行为之一。

1. 调查和分析交通工具与受染地区的接触关系　利用国外疫情资料、交通工具运行情况、口岸地理等,结合健康申报中提供的信息,分析和查明交通工具与受染地区的接触关系。如果交通工具曾经到过鼠疫受染地区港口,要进一步了解是否停靠码头装卸货物,装卸货时是否发现老鼠。如果交通工具曾经到过黄热病受染地区港口,应了解船舶停泊受染地区港口时,与岸上居住区、码头、驳船之间的距离是否在 400 米之外。

2. 调查和分析交通工具上人员与受染地区接触情况　交通工具在到达或停留染疫口岸期间,员工有无上岸、留宿、餐饮,交通工具运营方有无在受染地区更换员工,换掉的员工是否患病,患何种病。

3. 调查交通工具上人员患病情况　交通工具负责人或医生应申报船上人员体温自测情况,检疫人员应查明航行中船上人员是否患病及其处理情况,必要时应取得船长签字的书面记录。

4. 载货情况在受染地区港口有无装卸货物　来自鼠疫受染地区的交通工具应进一步检查有无易于匿藏和诱引鼠类的货物,如粮食、原木、棉花、芝麻、花生、鱼肉等;来自霍乱受染地区的,应查明有无水产品、蔬菜、水果、饮料等食品。同时应了解所载集装箱货物及其存放地点。

（五）医学检查

医学检查是指对交通工具上初步怀疑患有传染病或限制入境疾病人员,借助必要的医疗器械,采用视诊、触诊、叩诊、听诊等方法进行初步评估,以确定其健康状况和对人群的潜在公共卫生危害。对交通工具员工是否需要医学检查,视情况而定。若交通工具来自受染地区并未超过潜伏期,或者在航行中出现发热、出疹、淋巴结肿大、黄疸、呕吐、腹泻等患者,或载有非意外伤害而死亡的尸体,或发现啮齿动物反常死亡且死因不明时,需对其实施医学检查,一般情况下采取视诊方法,必要时对患者进行临床检查及传染病快速检测。如:对来自黄热病受染地区又未超过黄热病潜伏期的人员要求其出示有效的黄热病预防接种证书。对未持有有效黄热病预防接种证的人,应实施医学检查。

（六）实验室检查

实验室检查是指针对在交通工具查验中发现的生物性公共卫生风险因子开展的实验室检测。检测样品一般是通过医学检查、健康申报、卫生学检查、流行病学调查、文书检查等方法发现的交通工具载运的可疑感染者或受污染的物品。如来自霍乱受染地区的交通工具在必要时应采集水、食品、废弃物和媒介(蜚蠊、蝇类)样品,进行霍乱弧菌检验;来自黄热病、登革热受染地区的交通工具在必要时可捕捉伊蚊作病毒检验。

第三节　出入境交通工具的公共卫生风险控制措施

交通工具的公共卫生风险控制措施是指根据检疫查验结果,依据相关法律法规,分别对出入境交通工具采取相应措施或建议,防止公共卫生风险扩散,维护口岸卫生安全和人群身体健康,而实施的控制措施。隔离、指定地点停靠、卫生处理、医学媒介生物控制等是交通工具公共卫生风险控制的主要措施。

一、 船舶的公共卫生风险控制措施

（一）出入境货运轮船公共卫生风险控制措施

1. 对排除受染嫌疑，风险筛查均符合卫生检疫要求的船舶，签发卫生检疫证书，准予出入境。

2. 对染疫或有染疫嫌疑的船舶，通过实施公共卫生风险控制措施，并达到卫生检疫要求然后签发检疫证书，并在证书上签注受控制内容和限制的事项，签发入境检疫证后，及时告知船长解除检疫信号。主要的控制措施如下。

（1）船舶检疫方式：①对来自受染地区或有染疫嫌疑的船舶，在检疫锚地实施锚地检疫，排除传染病等卫生风险后靠泊作业；②对非染疫船舶可实施靠泊检疫或电讯检疫。

1）电讯检疫（telegraphic quarantine）是国际上通用的一种简化手续的检疫方法。为加快交通工具入境速度及缩短货物装卸时间，通过电讯申请并报告规定的内容，使目的港的检验检疫机构掌握交通工具的卫生状况和司乘人员、旅客的健康情况，在没有染疫的情况下，经检验检疫机构同意，可以不进行登船、机检疫，停靠后可立即装卸货物，上下人员。

2）靠泊检疫（berthing quarantine）即船舶不在检疫锚地实施入境检疫，而让其入港靠好码头后实施入境检疫。多数适用货轮；定期、短程客货班轮亦可采取此法。

（2）人员检疫方式：①对船舶上的染疫人实施隔离，对船舶上的染疫嫌疑人从到达之日算起，实施不超过该疫病潜伏期的留验；②对非检疫传染病，如船方要求可协助上岸就医，办理就地诊验或发放就诊方便卡；③对发现患严重精神病、开放性肺结核病或者其他有可能对公共卫生造成巨大危害的其他传染病的外籍人员时，应禁止其上岸或入境，并请边防检查部门或公安部门，外国人管理处配合监管，尽可能将其随原船返回或在最短的时间内以其他方式离境。

（3）食品、水检疫方式：①对装载来自受染地区需排放的压舱水实施消毒；②对发现携带医学媒介生物实施杀虫、除鼠等卫生处理；③对来自受染地区的生活垃圾实施消毒或焚烧；④对过期、变质、有染疫嫌疑的食品以及染疫人或者染疫嫌疑人的行李、物品、废弃物实施消毒；⑤对核、生物、化学污染源或可疑的核、生物、化学污染源采取消毒、除污等卫生处理。

（4）媒介生物控制措施：对交通工具媒介监测发现超过国家标准的媒介生物，通过技术手段予以扑杀，以有效降低其密度，将其控制在不足为害的程度。

3. 对发现构成其他公共卫生危害的事件按突发公共事件预案进行处理。

（二）出入境邮轮的公共卫生风险控制措施

邮轮一般指在海洋中航行的大型客运轮船。过去邮政部门的跨洋邮件总是由这种大型快速客轮运载，现在所说的邮轮，已经不再承担这种作用，而是演变为专门服务于海上旅行、休闲、游玩的一种交通工具，故有些也称为"游轮"。在出入境邮轮的卫生检疫及公共卫生风险控制措施中除以下几点外大体与货轮卫生检疫及公共卫生风险控制措施相同。

1. 通道核与辐射检测

（1）所有的入境人员及行李必须通过通道式核与辐射监测系统。

（2）当入境人员、行李通过时，如果系统报警时，需要再次通行复测。复测报警时，检疫人员会将该人员带至隔离房间，开启便携式辐射监测仪，由远及近前往该旅客处进行检测。

（3）放射性超超标的判定：经现场排查后，做出如下判断，α 值大于或等于 $0.04Bq/cm^2$；

β 值大于或等于 0.4Bq/cm² 为放射性超标；γ 值大于或等于 1μSv/h 的物质,为放射性超标；检出中子,为放射性超标。根据核素分析结果,结合现场检查,初步判定核素性质。

2. 通道体温检测

（1）入境人员通过通道时,通道检疫人员需引导旅客按顺序逐一通过体温检测通道。

（2）旅客在通过时,若红外测温系统发出报警,重新通过检测通道。若测温仪再次报警,检疫人员需将该入境人员带至流调室,进行医学询问、登记及传染病排查,必要时可进行快速检测。若排除检疫传染病可能,建议该人员自行就医并予以放行。

3. 突发事件处置

邮轮突发事件具有公共性、突发性、紧迫性、复杂性、不确定性等特点。

由于邮轮载客量大、环境相对封闭、微小气候滞浊、医疗条件有限、航行时间较长,增加了邮轮传染病暴发事件的发生可能,且环境的封闭性导致传染病一旦暴发便往往难以控制。其中以群体性食源性感染事件发生率最高,需要特别予以警惕。

（1）无论有无疾病,邮轮都被要求在到港前 24 小时通过信息平台报告船上的疾病状况。

（2）当检疫官员接报船上发生群体性消化道疾病时,应及时与代理及船方取得联系,索取或记录相关信息,记录表。

（3）口岸主管机关需确认检疫方式并通知邮轮方。

（4）到港后,船舶应停靠指定锚地或泊位等候检疫,并在船舶显著位置悬挂检疫信号,同时禁止任何人员上下船舶。

（5）索取患者名单、患者客舱分布图、与患者同客舱人员名单、患者同行伙伴、家庭成员名单、餐厅分布图、患者就餐情况表、菜单、食品库清单、饮用水制备、废弃物处置等资料。

（6）船医介绍情况记录,包括:首发症状、继发症状、患者的主诉、用药有效性情况。

4. 邮轮随船检疫

在邮轮短短数小时的靠泊时间内完成对高风险区域如医疗中心、餐厅、食品库、泳池等的相关检查及评估,是十分困难的,只有通过随船检疫,利用在船上的数天时间进行调查和评估才可能得出较为准确的结论。根据国家质检总局的相关规定以及实际工作开展情况,要求检疫人员在随船检疫过程中完成出入境检疫手续办理、医学巡查、流行病学调查及医学排查、邮轮卫生监督、食品及饮用水检测、游泳池水质检测、检验检疫法律法规宣传等多个项目的工作。

二、 航空器的公共卫生风险控制措施

（一）对排除染疫嫌疑,风险筛查均符合卫生检疫要求的航空器,签发证书,准予出入境。

（二）对排除染疫嫌疑,但风险筛查中不符合卫生要求的,实施相应的风险控制措施。

1. 发现有被污染的物品及呕吐物时,应立即监督卫生处理单位进行清除,并实施必要的消毒处理。

2. 发现医学媒介生物时,应立即对航空器实施彻底杀虫及灭鼠处理,并送样鉴定。

3. 发现航空配餐、饮用水、饮料及其他食品不符合有关卫生要求的,按《中华人民共和国食品安全法》规定处理。

4. 来自黄热病受染地区的航空器无有效灭蚊证书的,要立即实施灭蚊处理。卫生处理合格后,准许其出入境。

（三）对染疫或染疫嫌疑航空器,通过实施公共卫生风险控制并合格后,签发检疫证书,准许其出入境。主要控制措施如下。

1. 对染疫及染疫嫌疑的航空器,要求其停靠于远离候机楼的指定位置,未经检疫人员许可,任何人不得上下飞机和装卸货物。航空器降落在指定的地点后即刻宣布该航空器可能染疫,使航空器处于隔离状态。

2. 对染疫人实施隔离,对密切接触者下机后实施医学排查和流行病学调查,根据需要送往指定医院实施留验或实施就地诊验。将有症状旅客、疑似患者按级别做好个人防护,最后下飞机(危重病人根据情况而定),走检疫专用通道,用专车送往指定的传染病医院实施诊治。染疫人用专车送往指定的医院隔离治疗。染疫嫌疑人从到达之日时算起,实施不超过相应传染病潜伏期的留验。

3. 对染疫及染疫嫌疑的航空器,根据染疫的情况对装载的行李、物品以及有染疫嫌疑的物品实施除虫和消毒。

（1）对客货舱内所有部位实施除虫、除鼠、消毒,如除虫和除鼠同时进行,应先除虫再除鼠。

（2）发现有被污染的物品及呕吐物时,应立即监督卫生处理单位进行清除,并实施必要的消毒处理。

（3）发现医学媒介生物时,应立即对航空器实施彻底杀虫及灭鼠处理,并送样鉴定。

（4）发现航空配餐、饮用水、饮料及其他食品不符合有关卫生要求的,按《中华人民共和国食品安全法》规定处理。

（5）来自黄热病受染地区的航空器无有效灭蚊证书的,要立即实施灭蚊处理。

4. 在航空器的检疫查验程序中,在卫生处理之前采样,样品包括:患者的吐泻物;可能被污染的饮用水、食品及饮料;可能被污染的环境样品。

三、 车辆的公共卫生风险控制措施

（一）对来自非受染地区,经公共卫生风险筛查,符合一般卫生要求的车辆,应签发《交通工具检疫证书》或《交通工具出境卫生检疫证书》准予出入境。

（二）对染疫或染疫嫌疑车辆,通过实施公共卫生风险控制并合格后,签发《运输工具检疫处理证书》或《交通工具出境卫生检疫证书》,准予出入境。主要控制措施如下。

1. 对染疫或染疫嫌疑车辆,将该车辆在指定地点进行消毒、杀虫、除鼠、除污,对车辆上废弃物、排泄物、呕吐物,食物等,进行彻底消毒后深埋或焚烧的。

2. 对染疫或染疫嫌疑的行李、物品实施消毒、杀虫、除鼠、除污。如已证实被检疫传染病污染,视其价值,可予以销毁。放射性超标的视情况可退运出境。

第四节　交通工具的卫生监督

交通工具的卫生监督是卫生监督工作的组成部分,是以检查交通工具环境卫生,了解交通工具上食品、饮用水和压舱水的卫生情况,监测交通工具上医学媒介密度为手段,控制交通工具公共卫生风险,保证人群健康安全的措施,按交通工具种类分为船舶、航空器和车辆的卫生监督。按工作性质,一般分为预防性卫生监督和经常性卫生监督。

一、船舶卫生监督

船舶卫生监督是卫生检疫机关依据法律授权对船舶进行卫生监督,并对违法危害人体健康行为进行处理的制度,是控制传染源,切断传播途径,改善船舶卫生面貌,防止公共卫生风险传入传出的重要措施。

船舶卫生监督一般应在船舶办完入境检疫手续靠泊之后、离境之前进行,但对下列船舶应在靠泊后立即登轮监督(夜间除外):来自检疫传染病受染地区尚处在该病潜伏期的、本航次曾发生有流行病学意义事件的、入境检疫证签注有卫生管理事项的、上个航次曾被要求限期卫生整改的。

(一)监督内容

监督内容包括:①客舱、船员宿舱、货舱、甲板、前后尖舱等部位;②厕所、垃圾和压舱水;③食品库、厨房、配餐间、餐厅等公共场所;④食品、饮用水卫生状况;⑤医疗设施与药品;⑥媒介控制的器械、药品;⑦船员健康状况。

(二)监督程序和方法

现场监督程序一般采用询问、查阅有关证书和资料、现场卫生检查、实验室检验等。

1. **询问**　检疫人员登轮后,向船上负责人了解半年来的航线史、载货种类;船员健康情况;食品的来源、种类、采购日期等;饮用水的来源,淡水舱清洗情况;医学媒介生物情况;压舱水装载地点、数量及在本口岸的排放;垃圾、污物、污水、粪便的产生、收集、存放和处理。

2. **查阅有关证书和资料**

(1)船舶入境检疫证书:重点检查船方对"入境检疫证"中限制事项的执行情况。

(2)卫生控制/免予卫生控制证书:该证书自签发之日起6个月内有效。

(3)交通工具卫生证书:该种证书自签发之日起1年内有效;检查船名、国籍与证书内容是否一致。

(4)船员健康证书与预防接种证书:健康证书自签发之日起1年内有效。对来自黄热病受染地区的人员,检查其黄热病预防接种证书。该证书自接种第10日起10年内有效。

(5)航海日志:重点检查航程中是否停靠受染地区港口,压舱水装卸载情况。

(6)其他:还应检查食品、饮用水供应清单;载货清单;卫生管理制度等。

3. **现场卫生检查**　由船上负责人派人陪同实施卫生现场检查。

(1)环境卫生。①检查客舱和船员宿舱等通风、照明良好,物品摆放整齐,有足够的换气量;②客船卧具一客一换,清洗消毒,必要时进行微小气候与空气质量检测;③厕所、浴室要求清洁卫生、无污垢、无臭味、无蚊蝇;④货舱与甲板应清洁卫生;⑤有毒有害物品与食品不得混装;⑥垃圾管理:靠港期间要求船上垃圾必须放在垃圾袋内或专用垃圾容器内,不得暴露,做到日产日清;⑦邮轮上污水、粪便应做无害化处理;⑧压舱水管理:对来自霍乱受染地区的压舱水进行抽样检测,不得检出霍乱弧菌。用氯制剂消毒,余氯在此期间0.5～1ppm。

(2)食品、饮用水卫生。①检查食品采购:在国内港口应从经检验检疫机构行政许可,具有《口岸卫生许可证》的供应单位采购;②食品的贮存:要求食品分类贮存,各类食品贮存要达到相应的温度要求(冷冻食品-18～-23℃,冰鲜鱼肉类0～3℃,牛奶和乳制品4～7℃,水果和蔬菜7～10℃为宜);③食品质量:要求无过期、腐败、变质、异味等;④食品加工:厨房、餐厅保持清洁卫生,并有防蝇设施。生、熟食品加工刀、板等用具应分开使用和存放;⑤餐具消毒:检查消毒方法、设施与消毒效果,必要时采样检验;⑥饮用水卫生:饮水舱应定期清洗,注水口及通气口应保持清洁,船上应保存适量的消毒剂。饮用水水质必须符合《国家生活饮用水卫生标准》,末梢水余氯在此期间 0.05ppm 以上。在监督时,对国际船舶上的食品可进行快速检测,饮用水可进行余氯快速检测。

(3) 医学媒介生物控制方面:医学媒介生物防除措施要求船上备有足量的消、杀、灭药物及完好的防鼠、防虫设施。①检查船上备有足够数量的防鼠板,数量比带缆数多 2~4。靠港期间,缆绳上必须使用有效的防鼠板,夜间放置扶梯、桥板时,应当用强光照射;②检查厨房、配餐间、食品库、甲板、缆绳垛等重点部位的鼠征:如鼠洞、鼠粪、鼠迹、鼠咬痕、鼠跑道等,判断无鼠、轻度、中度或重度鼠患;③根据卵、幼虫、成虫滋生情况及其排泄物判明蟑螂、蚊、蝇等轻中重程度。

(4) 传染病控制方面:①检查各种消毒、急救药品和器械的配置情况,船上隔离病房配置情况;②了解船员和旅客健康状况,停靠期间是否有人就医、病情如何;③对腹泻、高热、皮疹、黄疸或淋巴腺肿大的患者,检疫医师要进行检诊。

4. 实验室检验

(1) 对来自霍乱受染地区的水产品、水果、蔬菜、饮料及其他食品、压舱水等必要时采样检测。

(2) 对来自鼠疫受染地区发现的鼠类进行检测;对来自黄热病受染地区发现的蚊类进行检测。

(3) 装自受染地区、被传染病污染或有污染嫌疑的货物进行检测。

(4) 必要时对食品、饮用水、微小气候与空气质量进行检测。

(三)结果处置

1. 在监督过程中发现船舶免予卫生控制措施证书过期或在船舶上发现啮齿动物、病媒昆虫超过国家标准需要实施卫生处理,应要求船方提出申请,换发证书。

2. 现场卫生监督发现卫生情况较差、配备不充分的或检验不合格,应要求船方进行限期整改或实施卫生处理。

3. 发现以下情况之一必须实施卫生处理:①来自检疫传染病及动物传染病受染地区的生活垃圾;②来自检疫传染病受染地区的压舱水或来自传染病受染地区且需在本港排放的压舱水;③啮齿动物或病媒生物超过国家规定标准的。

(四)结果评价

1. 卫生控制/免予卫生控制证书的签发 船方主动申请办理船舶卫生证书或检疫查验过程中发现不具备有效船舶卫生证书的船舶,应由其负责人或代理人填写《船舶免予卫生控制措施证书/船舶卫生控制措施证书申请书》,向检验检疫机构申请办理。根据船舶类型、靠泊时间、在港作业计划等情况合理安排检查时间和地点。

(1) 检查方法:检查时可采取查阅文件、直观检查、仪器检测等形式对船舶卫生状况进行全面检查和评估,必要时可采集样品送实验室检测。

(2) 检查内容:在船舶负责人或其指定的工作人员陪同下,现场检查人员对船舶实施卫生检查,重点针对船员和旅客,厨房、食品储藏室和仓库、饮用水、住舱区及甲板、医疗设施、货舱(货物)、垃圾、固体和医疗废弃物、排泄物、机舱、压舱水、不流动水等项目内容进行检查。检查完毕向船方通报检查结果。

(3) 结果处置与证书签发

1) 根据检查结果,有下列情形之一必须实施卫生控制措施,签发《船舶卫生控制措施证书》：①发现传染病患者；②发现鼠患，或其他媒介生物超过控制标准的；③发现化学、生物、核辐射污染证据；④发现有证据表明存在其他公共卫生风险，检验检疫机构认为需要实施卫生控制措施的。

2）对没有上述情况的船舶免予实施卫生控制，签发《船舶免予卫生控制措施证书》，同时应将检查中发现的问题及改进意见在证书上标注或告知船方。

船舶卫生证书的最长有效期为 6 个月。如不能在港口进行检查或执行必要的控制措施，而且未发现感染或污染的证据，则可在原《船舶免予卫生控制措施证书》上加盖延期章，将其有效期延长 1 个月。

2.《交通工具卫生证书》的签发　电讯检疫的船舶，应首先向检验检疫机构申请卫生检查，合格者发给《船舶卫生证书》，证书有效期为十二个月。对申请办理船舶卫生证书的出入境船舶，检验检疫机构在日常卫生监督的基础上，按照《卫生检查评分表》的具体评价内容，对船舶进行一个全面综合评价。签发《交通工具卫生证书》，必须检查下列重点项目。

（1）环境卫生：客舱、船员宿舱、货舱、厨房、餐厅、配餐间、厕所等场所卫生及生活垃圾的管理。

（2）食品卫生：食品库与食品保存、食品加工、饮用水、餐具消毒、饮食从业人员健康证书与个人卫生。

（3）媒介控制：以鼠、蚊、蝇、蟑螂及其程度为重点，除鼠杀虫药物与器械配置情况（如鼠笼、鼠夹等捕鼠器械与灭鼠药物，符合规格的防鼠板数量以及杀虫药物等）。

（4）传染病控制：船员预防接种、健康体检情况，急救药品与器械和专用的隔离病房配置情况。

二、　航空器卫生监督

航空器的卫生监督是对航空器上的环境卫生、食品卫生、媒介控制及传染病管理进行日常卫生监督和卫生质量评价，以进一步提升航空器的卫生条件和状况，最大限度地防止传染病和医学媒介在地域间引起疾病传播，保护人类健康，同时为旅客提供一个舒适健康的环境。

（一）卫生要求

1. 环境卫生

（1）客、货舱卫生

1）主要指标：客舱内的二氧化碳指标应符合 GB9673《公共交通工具卫生标准》要求。

2）一般指标：①客舱内微小气候和空气质量（温度、相对湿度、风速、一氧化碳、噪声、照度、新风量、可吸入颗粒及微生物）应符合国家 GB9673《公共交通工具卫生标准》要求；②客舱地面、小餐桌面及座椅扶手上的烟缸应洁净；③舱内应有明显的禁烟标志及相应措施；④舱内应配备至少与座位数量相等的污物袋；⑤舱内旅客使用的头垫、拖鞋、耳机一次一换，毛毯一个航次一换，并用后及时消毒、加封；⑥航空器的货舱卸货后必须清扫干净，发现病媒昆虫必须立即采取措施杀灭。

（2）配餐间卫生

1）主要指标：每个配餐间应配备符合要求的消毒剂。

2）一般指标：①配餐间的地面、工作台、水池、烤箱、冰箱、餐车应洁净；②应建有相应的清洁消毒制度并定期消毒。

（3）盥洗室卫生

1）主要指标:每个便池容槽内应投入占该容槽容积 1/6 ~ 1/4 的消毒化粪剂。

2）一般指标:①盥洗室内应清洁,洗手池和镜子周围应无水渍;②便池内应干净无杂物并加入消毒化粪剂,盥洗室内无异味;③应配备足够的卫生洗涤用品或相应设施。

（4）废弃物处置

1）主要指标:来自传染病受染地区的特殊废弃物应在执法人员监督下消毒、焚烧。

2）一般指标:①航空器上应配备足量的废弃物存储容器;②固体废弃物应袋装后集中到有盖的容器内;③航空器上应无隔航次的废弃物;④移运航空器废弃物的车辆应专用、密闭;⑤到达航空站后,航空器废弃物应送往指定地点进行无害化处理。

2. 食品、饮用水卫生

（1）食品、饮用水从业人员卫生

1）主要指标:应持有有效健康证明及卫生知识培训合格证明。

2）一般指标:①了解和掌握基本的食品饮用水卫生知识;②应具有良好航空的个人卫生习惯。

（2）航空食品卫生

1）主要指标:①需冷藏航空食品应按规定储存。如置于有干冰的餐食箱内,其保存时间须控制在 4 小时内;②空中餐食不得有腐变、酸败及霉变等现象,微生物指标应符合有关卫生要求;③航空器上不得有《中华人民共和国食品安全法》第二十八条所列的禁止生产经营的食品;④机长和其他机组人员的餐食应来自不同的供应渠道。

2）一般指标:①航空食品应储存于专门场所;②航空器上用于食品冷藏、加温的设备功能应正常;③空中餐食的包装应完整,铝箔纸盒应压盖紧密;④空中餐食的保存温度应低于 10℃且保存时间应小于 12 小时;⑤定型包装航空食品应符合《中华人民共和国食品安全法》规定。

（3）饮用水卫生

1）主要指标:航空器上饮用水应符合国家标准。

2）一般指标:①航空器供水系统应按 WHO《航空卫生指南》要求进行定期消毒并记录;②消毒记录应完整;③供水操作应符合卫生要求。

（4）餐（饮）具卫生

1）主要指标:①餐（饮）具卫生状况符合国标要求;②一次性使用卫生用品(指一次性餐巾,一次性湿巾)应符合国标要求。

2）一般指标:食(饮)具应放置于保洁容器内。

3. 医学媒介生物控制

（1）主要指标:①不得发现鼠迹及鼠征;②蜚蠊指数不得超过 2% ;③不得发现蚤,粘蚤率监测应为零;④来自黄热病受染地区的航空器上不得发现活蚊。

（2）一般指标:①各种积水容器不应有蚊幼虫滋生;②目测不应发现活蚊、活蝇;③航空器上应配有有效的啮齿动物和病媒昆虫的防除药物及相应措施。

4. 传染病控制

（1）主要指标:机组人员要具有相应有效的相关预防接种证书。

（2）一般指标:①应配备一名专职(兼职)的卫生管理人员;②应备有必要的急救药品和设备,乘务人员应会使用;③机上必须备有消毒药品,乘务人员应掌握其使用方法;④国际间航行的航空器乘务长或其他乘务员必须了解一定的传染病预防知识和国家关于出入境卫生检疫的有关规定。

（二）结果处理

1. 发现病媒昆虫应当采取杀灭措施并鉴定检验。

2. 对可能被传染病污染的区域实施消毒。

3. 对不符合卫生要求的航空器应予以限期改进，同时发给航空器负责人限期改进卫生通知书，并要求民航有关部门配合监督。

4. 航空器卫生检查评定合格，检验检疫机构可以签发航空器卫生证书。

5. 航空器卫生符合《国境卫生检疫法》及其实施细则规定的应当允许起飞。

三、车辆卫生监督

车辆卫生监督指对列车执行卫生法规和卫生标准所进行的卫生检查、卫生鉴定、卫生评价和采样检验，主要工作内容包括环境卫生监督、食品卫生监督、媒介控制监督和传染病管理。

（一）卫生监督要点

1. 监督员登车后，应向监督相对人出示执法证件，表明身份，说明来意。

2. 查阅卫生证件：查阅《交通工具卫生证书》是否有效；查阅饮食从业人员是否持有有效《健康证明》等。

3. 检查环境卫生：①重点检查车厢是否环节整洁、卧具是否一客一换一消毒；②检查卧具、拖鞋等公用品的卫生指标是否符合标准要求；③检测客舱内微小气候及空气质量、噪声、照度等指标是否符合国家《公共交通工具卫生标准》（GB9673）要求；④检查盥洗室和厕所内卫生是否符合卫生要求。

4. 检查饮食卫生：①重点检查车上食品是否由经检验检疫机构注册批准的食品生产经营单位提供；②检查车上食品储存条件是否符合卫生要求；③检查车上食品是否已超过保质期、腐烂变质、被污染或出现异味；④检查储水箱、管线、茶炉等供水设施是否定期清洗消毒；⑤检测食品、饮用水是否符合标准要求；⑥检查从业人员是否具有良好的卫生习惯，是否经卫生知识培训；⑦检查车上食品生产经营过程是否符合卫生要求。

5. 检查医学媒介生物防除情况：①重点检查车上是否配备足量的医学媒介生物防除药械；②检查医学媒介生物侵害程度，是否符合《入出境列车媒介生物控制标准》和《入出境车辆媒介生物控制标准》，对来自鼠疫受染地区的车辆，应重点检查是否存在鼠患，对来自霍乱受染地区的车辆，应重点检查蝇和蟑螂的侵害程度。

6. 检验检疫机构根据列车卫生要求制定《入出境客运列车卫生监督检查表》和《入出境客运列车卫生监督评定表》，定期对客运列车实施卫生监督检查量化评分。《检查表》和《现场卫生监督笔录》由卫生监督员、客运列车负责人共同签字。

（二）判定和处置

1. 卫生监督检查量化评分80分以上的判定为合格列车，签发交通工具卫生证书。

2. 卫生监督量检查化评分80分以下，或发现鼠类、病媒昆虫或列车员无有效的健康证明，或来自受染区的列车员不能出示必要的有效预防接种证书，判定为不合格客运列车。

3. 签发《卫生监督意见书》等有关卫生监督行政文书，对违反《中华人民共和国国境卫生检疫法》及其《实施细则》、《中华人民共和国食品安全法》、《公共场所管理条例》及其《实施细则》的行为责令整改和进行行政处罚。

本 章 小 结

　　本章概述了交通工具卫生检疫的基本概念、重要意义和作用;分析了交通工具卫生检疫中各种公共卫生风险因子的影响因素、评估方法、筛查方法和控制措施;介绍了健康申报、文书检查、卫生学检查、流行病学调查、医学检查和实验室检查等交通工具卫生检疫方式方法;同时介绍了船舶、航空器、车辆卫生监督的基本方法和主要内容。编者试图以交通工具公共卫生风险的控制程序为线索,帮助读者理解和掌握交通工具卫生检疫的特点,以及公共卫生风险发现、判断、处置的基本程序和方法。

案例分析

案例　2012 年某检验检疫局在外籍入境船上发现死鼠并截获活鼠案例

一、背景

　　随着世界经济的飞速发展,国际货物增长迅速,船舶等交通工具特别是外籍交通工具在我国各口岸出现的频率逐年快速增加,为我国对外贸易的发展做出了贡献,但在贸易发展的同时,船舶携带媒介生物等公共卫生风险因子的可能性日益增长,2012 年 10 月,某口岸成功处置了一起入境船舶上发现死鼠并截获活鼠的事件,为船舶有效公共卫生风险控制提供了参考。

二、检疫查验情况

　　2012 年 10 月,某检验检疫局在某港对一艘外籍船舶实施登轮检疫时,在该船食品干货舱货架下发现多颗新鲜鼠粪,并在货舱发现一只死鼠(体长约 10 厘米,有腐烂迹象并散发明显的腐臭气味)。该船持有效的《免予卫生控制措施证书》,共有 25 名船员(均为外籍),健康申报均为正常。检疫人员对全体船员进行了体温测量,均未发现异常,亦未发现船员有咳嗽、皮疹等症状。

　　发现死鼠后检疫人员当即封锁现场,告知船长、代理和大厨不得移动死鼠,等待检疫人员处理;在入境检疫信号降下之前,未经检疫人员的许可,禁止人员上下船舶及装卸货物。随后,检疫人员叮嘱代理看守现场,遂离开干货舱取相机和灭蚤药物。同时,将情况向上级汇报。但当检疫人员返回时发现死鼠不翼而飞,大部分鼠迹已被清除。经反复查证,原来是船方大厨担心受罚,趁代理打电话离开之机,擅自把死鼠扔进厕所,用水冲走。检疫人员当即要求代理写下事实经过,由于现场有多名目击证人,船方承认事实并签字确认。检验检疫部门随后派出专家组对船舶进行了全面检查,在食品干货舱、船长办公室均发现新鲜鼠粪、鼠咬痕等鼠迹,立即将有关情况向上级汇报。

三、法律条款依据

　　依据《中华人民共和国国境卫生检疫法实施细则》第七十条:船舶在到达时,有下列情形之一的,为染有鼠疫嫌疑:(一)船舶上没有鼠疫病例,但曾经有人在船后 6 日以内患鼠疫的;(二)船上啮齿动物有反常死亡,并且死因不明的。

四、结果处置

　　由于在该船上发现死因未明的死鼠,并航经世界卫生组织公布的鼠疫自然流行区,根据现场检疫情况,按照及其实施细则的有关规定,判定该船为染有鼠疫嫌疑,采取了下列检疫措施:一是责令该船移到检疫锚地,船员随船在检疫锚地实施 6 日(从当日算起)的留验,在此期间,未经检验检疫机构许可,任何人员不得上下船,不得装卸货物;二是对船上的所有船员实施体格检查和相关的流行病学调查;三是对该船舶实施除鼠,对有染疫嫌疑的物品及船舶有关部位实施除虫、消毒处理。考虑到该船吨位较大,受航道及港口夜航条件的限制,从安全角度考虑最早要到 13 日早上天亮后才能移船。因此检疫人员于 12 日晚驻船。13 日晨,检疫人员检视处理结果,在曾发现死鼠的食品干货舱内,用鼠笼捕获活鼠一只,检疫人员随后对全体船员在此进行医学检查,均未发现有发热、咳嗽、皮疹、黄疸及淋巴结肿大等异常状况。经流行病学调查,该船 4 周内船员没有变动,船员无患病就医情况,沿途所经停地区未见鼠疫暴发的警示通报或报道。随后,检疫人员及代理下船,该船驶往检疫锚地,船员随船实施 6 日留验。所有曾经登轮的检疫人员和港口工作人员,在下船后对自身衣物实施了灭蚤处理,并在指定区域隔离留验 6 天。

捕获的活鼠送卫生检疫实验室作病原体检测。该实验室于 10 月 16 日出具检验报告:汉坦病毒核酸阴性;鼠疫杆菌核酸阴性。10 月 18 日,检疫人员再次登轮对船员进行医学检查,未发现异常状况,遂根据实验室检测结果及留验情况,该局通知代理和船方,解除对船员的留验。

思考题

1. 什么是交通工具公共卫生风险,请选择其中三种风险简要介绍。
2. 请简要介绍 3 种交通工具公共卫生风险筛查的方法。
3. 请分别描述船舶、航空器、车辆的公共卫生风险控制措施。
4. 请阐述船舶卫生监督的主要内容。

(吕志平　刘永华)

第六章　货物卫生检疫

近年来,世界范围内货物贸易飞速发展,2010 年世界货物贸易进出口总值超过 30 万亿美元,较上年增长 20% 以上。2013 年,中国成为"全球货物贸易第一大国",是 120 多个国家或地区的第一大贸易伙伴,进出口总额达到 4.16 万亿美元,占当年全球进出口总额的 12%。随着国际间物流的迅速增加,导致各种公共卫生风险可能伴随着货物出入境而传播开来,各国政府对此都高度重视,在口岸采取科学有效的卫生检疫措施,控制可能经货物传播的公共卫生风险,以保护本国和他国人民的健康安全。

第一节　概　　述

一、货物的概念和种类

《国际卫生条例(2005)》中的货物(cargo)是指交通工具和集装箱中运载的物品。货物种类千差万别,其分类方法多种多样,按进口和出口可分为入境货物和出境货物;按属性可分为原料和成品、生产资料和生活资料、普通货物与鲜活货物、新产品与废旧物品;按形态可分为件杂货、散装货和成组货;按装载方式可分为集装箱装、滚装和散货装;按来自国家或地区可分为受染地区货物和非受染地区货物;按用途可分为废旧物品、特殊物品、医药及医用品、交通工具和运输设备、食品、五金矿产类等。

出入境货物卫生检疫是查验其是否在具有一定的公共卫生风险,即是否携带可能传播传染病的病媒生物因子(如啮齿动物、病媒昆虫等)、或是否遭受危害人体健康的因子(如病原微生物、理化因子、腐败食品等)污染等。目的是为了有效防止传染病、医学媒介生物、和(或)其他有毒有害物质通过货物由国境口岸传入或传出,保护人群健康、生态稳定和环境安全,并保障对外经贸的顺利进行。口岸检验检疫部门负责实施我国出入境货物的卫生检疫工作,对不符合卫生要求的出入境货物,进行必要的消毒、除鼠、除虫、除污或其他卫生处理,以使出入境货物保持良好的卫生状况。

二、出入境货物的主要公共卫生风险

货物由于其种类不同、来源地不同、用途不同,因此存在不同的公共卫生风险。同时,货物的包装、运输方式和季节性因素均影响货物的卫生学风险,出入境货物常见的公共卫生风险如下。

(一)出入境货物携带医学媒介生物

口岸卫生检疫工作中重点关注的病媒昆虫包括鼠、蚊、蝇、蚤、蠓、蜚蠊、蜱和螨等。它们可传播传染病,或储存传染病病原体。这些医学媒介生物可以随着货物的国际流动到达世

界各地,在当地造成疾病的传播和流行。

（二）出入境货物携带或夹带禁止进境物

出入境货物检疫重点关注的禁止进境物包括:武器弹药、放射性废物、医疗垃圾、生活垃圾、旧服装等。2004 年 12 月 13 日,装卸工人在满洲里铁路零五货场内装运从俄罗斯进口的废钢时,夹带的废旧炮弹爆炸,造成一死两伤。黑龙江、上海、广东、江苏等检验检疫局多次在进口废钢中查获炮弹头、子弹头等爆炸性物品。江苏镇江检验检疫局多次在进境货物中查获旧服装、生活垃圾、旧橡胶等禁止进境物。

（三）出入境货物放射性超标或被放射性物质污染

口岸常见的放射性超标的货物包括:建筑材料、矿石、化工产品、废旧物品、含放射性物质的仪器、仪表及其器件、来自放射性污染的国家和地区的货物等。2011 年 3 月 11 日,日本东北部海域发生里氏 9.0 级地震并引发海啸,导致福岛第一核电站发生核事故,事故引起核能外泄和核物质扩散,2011 年 3~5 月,江苏镇江检验检疫局在对来自日本东北部地区的集装箱查验时发现 4 批次放射性超标集装箱,经对该 4 批次放射性超标集装箱表面洗消处理,放射性合格后,放行处理。2012 年,江苏南京检疫检疫局退运放射性超标钽矿。2013 年,上海检验检疫局退运一批来自土耳其进口的旧机电,该批货物中子放射性超标。2014 年,江苏太仓检验检疫局连续退运两批放射性超标的涂膜剂,经分析,放射性主要来自于锆粉原料中所含有的铀、镭等元素。

（四）出入境货物被病原微生物污染或感染

动物毛、皮、骨和人毛发类,来自鼠疫疫区可能遭受鼠疫杆菌或其他传染病,携带染菌蚤、染病毒蜱等,传播鼠疫。水产品类来自霍乱疫区可能遭受霍乱弧菌污染,传播霍乱。1985~1988 年在浙江省发现四名血友病患者因使用进口凝血Ⅷ因子而感染艾滋病,事件发生后,为防止艾滋病经血液及其血制品传入我国,卫生部和海关总署联合发文将血液及血制品列为国家禁止进口的药物范畴。

（五）出入境货物发生变质、腐败

新鲜水果、蔬菜、粮谷、冻鱼、冻肉等食品类货物容易发生变质或腐败。对严重变质或腐败的货物,失去利用价值,无有效卫生处理方式的,应销毁处理。

（六）出入境货物来自检疫传染病受染地区和（或）被检疫传染病病原体污染

来自检疫传染病受染地区和（或）被检疫传染病病原体污染的货物必须进行相应的消毒、除虫、除鼠或其他卫生处理,处理合格后方准进境。

（七）出入境货物化学污染或泄漏

货物携带或夹带有毒有害化学物质,存在化学污染;液态化学物品泄漏,造成危害。

三、出入境货物的公共卫生风险筛查

在国境卫生检疫中,检疫是指国家为了防止传染病等公共卫生风险从国外传入或者国内传出,在本国边境采取的国境卫生防护措施。检疫查验是指卫生检疫机构对出入境的各种管理对象实施的医学检查和卫生检查。出入境货物卫生检疫公共卫生风险筛查主要包括文书审查、现场卫生检疫查验等环节。

（一）文书审查

对具备报检资格且提供有效单据、资料的报检人员,检验检疫人员受理其报检,并审核"出/入境货物报检单"。重点审核影响出入境货物公共卫生风险的因素,包括货物种类、产地或来源地、发货人与收货人、货物包装及运输方式。

（二）现场卫生检疫查验准备

卫生检疫准备包括人员准备和查验物品准备。

1. 检疫人员准备　应掌握世界传染病疫情信息动态以及国家质检总局公告、警示通报等有关出入境货物卫生检疫的最新规定；熟悉交通工具、集装箱等运载工具特点；了解不同货物种类、不同国家和地区、不同运输方式等携带致病因子、理化因子的可能性以及食品类货物遭受污染和变质的可能性。并能根据货物的特点进行必要的风险分析和评估后，采取适宜的检疫查验和卫生处理措施。

2. 查验物品准备　一般包括工作服、手套、胶鞋、相机、手电筒、查验记录单、彩色记号笔。①对来自霍乱疫区来货需要进行现场采样时应准备无菌镊子、无菌尼龙袋、有刻度瓶子、剪刀、棉拭子、无菌试管、生理盐水、采样单等；②对来自鼠疫和（或）黄热病疫区来货要准备可自动封口尼龙袋、防护服、收集死鼠夹子、灭鼠外寄生虫杀虫剂、电动吸蚊器、采蚊幼勺、大试管；③对需要进行放射性检测的货物应准备放射线防护服等个人防护用品以及放射性监测仪等检测设备。④在国境口岸进行货物检疫查验时，一般都备有检疫查验箱、媒介监测箱、样品采集和运送箱、放射性物品收集箱等集成式查验设备，集成式的查验设备具有查验物品齐全、专业性强、便于携带和运送等优点。

（三）现场卫生检疫查验

查验地点一般在口岸现场进行。货主、承运人或代理人应当配合卫生检疫工作人员在查验地点对货物进行检疫查验。查验的内容应包括以下几个内容。

1. 核实文书审查内容　现场检验检疫人员根据货主、承运人或代理人提供的"报检单"所载内容，检查申报资料与实际是否相符；有无瞒报疫情；有无运载废旧物品、食品、特殊物品、邮包、尸体、骸骨、棺柩等卫生检疫重点管理对象而不如实申报的情况；核定是否为受染地区来货。

2. 流行病学调查　询问货主、承运人或代理人，该批货物是否由疫区启封或者装卸、是否受到过污染。

3. 医学媒介生物检查　主要对货物可能携带的医学媒介生物的种类进行调查，以便查清货物携带医学媒介生物的种类组成，找出随货物入境的外来种属，为医学媒介生物防治提供科学依据。检查对象是：蚊、蝇、鼠、蚤、蜱、螨、蠓、蚋蠓。

4. 卫生学检查　检查货物包装情况、色泽情况、异味情况、腐败变质情况、染疫或染疫嫌疑物品。

5. 病原微生物检查　在可能被污染或有腐败变质处，取样送检。

6. 放射性监测　对具有放射性的货物或者可能被放射性物质污染或沾染的货物进行放射性监测，现场放射性监测可采用门式放射性监测仪或手持式放射性检测仪进行，具体参见国家质检总局《口岸核生化因子监测方案》有关规定。

7. 不同传染病受染地区货物的查验重点　①对来自鼠疫受染地区货物重点做好鼠患检查；②对来自黄热病、疟疾、登革热等蚊媒传染病受染地区货物重点做好蚊类检查；③对来自霍乱受染地区货物重点做好蝇类、蚋蠓等传播媒介的检查，以及水产品、水果、蔬菜、饮料及其他食品的病原微生物检验；④来自流行性脊髓灰质炎暴发流行区的货物采样进行病毒检测；⑤对由黄热病受染地区运进的猴子或其他动物应实施检测，必要时进行隔离；⑥来自流行性斑疹伤寒受染地区的动物如牛、羊、骆驼、马、猪等家畜，抽样送实验室进行病原学检测;⑦来自国务院卫生行政部门宣布的其他传染病受染地区货物按国务院卫生行政部门有关公告要求进行检疫查验。

8. 夹带或携带禁止进境物品　查验货物是否夹带或携带禁止进境物品,禁止进境物品包括土壤、动物尸体、动植物病原体等,名录参照《出入境人员携带物检疫管理办法》(质检总局令第 146 号)执行。

四、 出入境货物的公共卫生风险判定与处置

(一) 直接放行

对来自疫区无传染病病原体污染、无病媒昆虫、无啮齿动物、放射性未超过国家标准、无禁止进境物的货物,签证加盖验讫章或放行章放行。

(二) 卫生处理后放行

1. 对来自受染地区、被检疫传染病污染的或者可能成为检疫传染病传播媒介的货物。

(1) 现场检验检疫人员出具"入/出境货物卫生处理通知单"交货主、承运人或代理人,由卫生处理单位对该批货物进行相应卫生处理。

(2) 货物经相应卫生处理后,现场检验检疫人员应对货主、承运人或代理人提供的证明该批货物经过卫生处理的"卫生处理报告"内容进行认真审核,必要时对处理效果进行评价。

(3) 来自受染地区货物经相应卫生处理后,应达到的安全标准是:①消毒处理,不得检出致病菌;②除虫处理,不得检出活的昆虫;③除鼠处理,不得有活鼠存在。卫生处理合格的来自疫区货物,签发消毒/除虫/除鼠证明。

2. 对放射性超标的货物,在条件许可的情况下采取以下方法处理,处理后符合国家标准的,放行处理。

(1) 放置衰变法:放射性污染核素为短半衰期(小于 15 天),放入容器或指定地点,待放射性活度衰变到符合国家标准后,按普通货物处理,一般放置 10 个半衰期。

(2) 表面去污法:适用于放射性污染面积小,经济价值较高的货物,根据污染核素的种类及性质,在相应放射保护下,进行擦拭和冲洗,直到表面放射性符合标准。

(3) 净化处理法:对量大且半衰期长的液体货物,可采取化学沉淀、离子交换等处理方法。

3. 销毁或退运

(1) 发现携带或夹带国家禁止入境物品的货物应退运或销毁处理。

(2) 对放射性超过国家标准且无有效处理措施的物品应做退运或销毁处理。

(3) 对卫生检疫不合格且无有效卫生处理措施或虽经卫生处理消除传染病传播隐患却失去利用价值的货物应做销毁或退运处理。

第二节　集装箱卫生检疫

一、 集装箱的概念、分类及结构

集装箱(freight container),亦称货柜,是指一种装载货物的容器或运输设备。它具有以下六个特征:①具有永久性并且足够坚固以保证反复使用;②专门设计的适用于一种或多种运输方式运送货物而不需中途重新装卸;③安装了便于操作的设备使得其从一种运输工具

到另一种运输工具的搬运更为便捷;④便于货物装卸;⑤具有 1m³ 及以上的容积;⑥是一种按照确保安全的要求进行设计,并具有防御无关人员轻易进入的货运工具。

集装箱卫生检疫,是指国境卫生检疫机关对集装箱实施的医学检查和卫生检查,查看其是否携带传染病病原体;蚊、蝇、蜚蠊、鼠类等医学媒介生物;放射性超标物品;有毒有害的生物及化学物品等公共卫生风险因子,以防止感染或污染的可能播散。

1. 根据载货种类、用途及其大小、形状(结构)等,集装箱分为不同的类型,见表6-1。

表6-1 常见集装箱类型

类型	用途
干货集装箱	除冷冻货、活的动物、植物外,在尺寸、重量等方面适合集装箱运输的货物均可适用
散装集装箱	主要装载啤酒、豆类、谷物、硼砂、树脂等散装货物
冷藏集装箱	内附冷冻设装置,主要装载冷藏食品、新鲜水果、肉类等对低温有要求的货物
开顶集装箱	从顶部装卸货物,仅限于装载较高货物或用于替代尚未得到有关公约批准的集装箱种类
框架集装箱	省去箱顶和两侧,主要装载超重货物
牲畜集装箱	材料选用金属网,通风良好,主要装载动物,也可装载小汽车
罐式集装箱	专门装载各种液体货物,如石油、酒品、药品等
汽车集装箱	只有框架和箱底,专门装载汽车

目前国际上通常采用 TEU(twenty-foot equivalent unit)作为集装箱的计量单位,也称之为标准箱。1 个 20 英尺长的集装箱即为 1 标准箱(1 TEU)。目前使用较多的集装箱主要有 20 尺集装箱(1 TEU)和 40 尺集装箱(2 TEU),也有 45 尺集装箱(2.25 TEU),各常见尺寸集装箱规格见表6-2。了解各种类型集装箱的表面积和内部体积,在对集装箱进行消毒、熏蒸除鼠除虫时便于计算用药量。

表6-2 常见集装箱规格尺寸

规格	长×宽×高(m)	体积(m³)
20 尺货柜	5.69×2.13×2.18	24~26
40 尺货柜	11.8×2.13×2.18	54
40 尺高柜	11.8×2.13×2.72	68
45 尺高柜	13.58×2.34×2.71	86
20 尺开顶柜	5.89×2.32×2.31	31.5
40 尺开顶柜	12.01×2.33×2.15	65
20 尺平底货柜	5.85×2.23×2.15	23
40 尺平底货柜	12.05×2.12×1.96	36

2. 集装箱的结构和识别 主要通过查看箱门上的箱主代码、设备识别码、箱号及校验码进行识别,如图6-1所示,图6-2为集装箱的铅封。

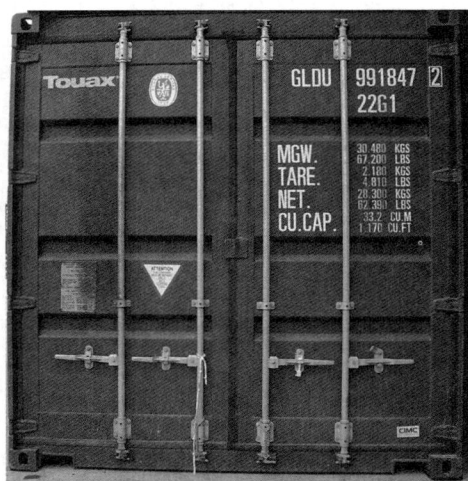

GLD：表示箱主代码
U：表示设备识别码
991847：表示箱号
2：表示校验码
MGW：表示最大总重量
TARE：表示空箱重量
NET：表示最大载货量
CU.CAP：表示最大容积

图 6-1　集装箱识别示例

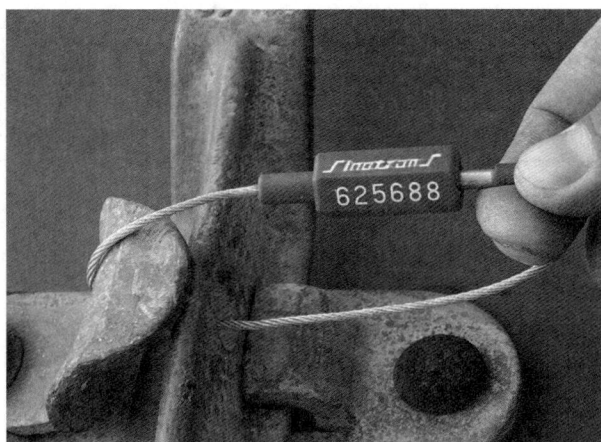

625688：表示集装箱的
铅封号，该号码与提单
上的号码一致

图 6-2　集装箱铅封示例

二、 出入境集装箱存在的主要公共卫生风险

在全球一体化进程不断加快，国际经济贸易往来日益频繁的今天，集装箱因其独具的高性能、低能耗、坚固、安全、易搬运、可实现"门到门"快速运输的优良特性，已成为目前国际或国内运输货物理想的设备。但在当前国际关注的公共卫生风险突发、多发的背景下，集装箱在有效促进国际经济贸易便利化的同时，也为传染病或有毒有害物质等公共卫生风险在国际间的传播提供了可能。出入境集装箱存在的主要公共卫生风险有以下几方面。

（一） 可能被传染病病原体污染

如入境集装箱来自有关传染病的受染地区，或在运输过程中经过受染地区的，可能会被有关传染病病原体污染，并将病原体带至目的地。

（二） 受到核辐射污染

核辐射污染可能来自与集装箱本身，也可能来自于集装箱装载的货物放射性超标。如

2011年3月,日本发生里氏9.0级地震并造成日本福岛第一核电站发生核泄漏,江苏南通口岸多次检出辐射超标集装箱。2003年,江苏省常熟市检出来自东欧某国的集装箱中载有铯^{137}超标的矿物。

人体接触超剂量的放射性物质,容易出现头晕、呕吐等症状,长期接触还会导致肿瘤、白血病、胎儿致畸等疾病。

（三）携带医学媒介生物

集装箱因其密闭、不透风等特点,为医学媒介生物滋生提供了良好的生境。同时有些国家港口或集装箱货物装卸地卫生条件较差,也容易导致在集装箱装卸货物过程中,有当地医学媒介生物进入箱内,并随集装箱进入其他国家或地区。而医学媒介生物往往是鼠疫、登革热、黄热病、疟疾等多种传染病病原体的重要宿主,将对集装箱输入地的人民健康形成威胁。

（四）夹带废旧物品、生活垃圾或其他有碍公共卫生物品

少数国家有意将生活垃圾装入集装箱内向他国转运,也有的货主为防止设备在运输途中碰撞损坏而采用旧衣物、旧轮胎等材料铺垫,使得各类废旧物品、生活垃圾随集装箱入境。2006年3月,广东中山检验检疫局在入境集装箱中截获410公斤生长了大量蝇蛆的生活垃圾。

据统计,2010年全国检验检疫系统共受理出入境集装箱申报6712万标箱,其中检出携带人类传染病病原体、病媒生物、动物尸体、土壤及生活垃圾等有毒有害物质集装箱44万标箱,与2006年(13.80万标箱)相比增长了2.19倍。这些集装箱入境后如不经卫生检疫就放行,将对我国或他国人民健康安全造成严重威胁。

三、 出入境集装箱公共卫生风险的筛查

出入境集装箱卫生检疫查验包括出入境重箱的卫生检疫查验和出入境空箱的卫生检疫查验。两者的查验流程、方式大体一致,故此处着重介绍出入境重箱的卫生检疫查验。

集装箱重箱也称集装箱实箱,与集装箱空箱对应,系指内部装载货物的非空集装箱。出入境集装箱重箱公共卫生风险排查主要包括:文书审查与风险评估、现场检疫查验。

（一）文书审查与风险评估

1. 文书审查

根据检验检疫有关法律法规的规定,在集装箱出入境前,有关承运人或者代理人必须向检验检疫机构申报集装箱运载工具名称、航次、所载集装箱数量,来自港口和预计到达时间等。检验检疫机构对获得的有关证单、资料进行文书检查,重点了解以下信息。

（1）装箱运输过程和装卸口岸的情况。

（2）集装箱是否来自受染地区。

（3）集装箱经过受染地区时是否开启、装载过境货物。

（4）装载货物的数量、种类、包装材料情况。

（5）有无易腐败变质货物。

（6）是否装载过废旧物品、食品或其他特殊物品。

（7）入境前是否采取过某一项或某几项卫生处理措施。

2. 风险评估

在了解上述信息的基础上,检验检疫人员对出入境集装箱进行风险筛查,综合分析收集到的风险信息,对出入境集装箱可能存在的风险进行研判评估,并根据研判评估结论做好集

装箱现场查验准备工作。

通常来说,集装箱疫情的发生主要受季节、温度、湿度、货物种类、来源地等因素的影响。因此,出入境集装箱风险评估涉及的主要因素有以下几方面。

(1) 季节:春季是万物复苏的最佳时节,病媒生物也不例外,夏季温度、湿度相对较高,秋季温度适宜,适宜的温度和湿度是蚊、蝇、蜚蠊、蚤等医学媒介生物生长繁殖的重要条件。因此,通常来说,春、夏、秋三季是集装箱疫情检出率较高的时节。

(2) 货物种类:通常来说,装载易腐烂变质的货物以及旧机器、旧设备的集装箱,疫情发生的概率较高。腐败变质的货物本身就有适宜媒介生物滋生的"小气候",而旧机器、旧设备普遍存在脏、乱、差现象,导致媒介生物和废旧物品极易藏匿其中。

(3) 来源地:东南亚国家由于地处热带、亚热带地区,温度、湿度较高,病原体或病媒生物易于生存,因此,来自于这些国家和地区的集装箱疫情检出率较高。而有些发展中国家,因其管理水平相对较低,港口条件不够完善,在集装箱装卸货物或堆放的时候缺乏有效的监督管理,因此来自这些国家和地区的集装箱疫情检出率也较高。

(4) 集装箱箱体是否完好、有无漏洞、裂缝、是否经过受染地区、中途是否开启过等因素与疫情的发生也有一定关系。

(二) 现场检疫查验

1. 检疫查验准备工作

(1) 为保证查验工作的顺利进行和查验人员的健康安全,根据集装箱所装载的货物、是否来自受染地区等情况,在实施现场查验前通常要准备必要的器械和防护用品,如手电筒、捕虫网、毒瓶、诱捕器(剂)、指形管等。

(2) 查验现场要远离公共场所、道路两旁和人群密集的地方,并保证在集装箱落地安稳的情况下进行。

(3) 集装箱重箱现场检疫查验人员的数量不应少于两人。

由于每批次入境的集装箱数量多少不一,考虑到检疫查验的人员、设备以及通关速度等问题,在实际工作中难以做到对每个出入境集装箱都实施现场检疫查验。为科学有效做好集装箱现场检疫查验,可以采取抽样查验的方法,即对一批出入境集装箱,可采取按一定比例抽取部分集装箱进行查验,并根据风险评估和现场查验实际情况,灵活调整查验比例。比如,若出入境集装箱存在可能被病原微生物污染或有传染性嫌疑、来自受染地区或者可能匿有啮齿动物、病媒昆虫,都应加大查验比例。如继续发现不合格再次扩大抽检比例,直至整批集装箱全部开箱查验。

2. 出入境集装箱查验的要点 集装箱检疫查验包括开箱前的箱体外查验和开箱后的箱体内查验,因此,现场查验人员从开箱前到开箱后都要保持高度的警惕性,不能遗漏任何一个查验环节。

(1) 箱体外查验:开箱前,①核查集装箱箱号、封识号与报检单据是否一致;②查看集装箱箱体是否完整;③检查集装箱外表是否有土壤等检疫物。

(2) 箱体内查验:开箱后,①检查箱体、货物、包装、铺垫物、填充物等有无鼠的咬痕、鼠粪、鼠迹等;②检查箱体、货物空隙、货物表面有无飞行或附着的蚊、蝇、游离蚤、蜚蠊等;③检查箱内、货物、包装等积水处有无可能滋生的蚊幼虫。为防止集装箱开箱后蚊虫及啮齿类动物逃逸,应在风险分析的基础上,在集装箱开箱前使用常规杀虫剂对箱门中缝及四周边缝适量喷射或直接采用密闭查验网车实施检疫查验。

（3）对所有集装箱都应检查是否夹带有旧服装、旧麻袋、旧塑料器具等废旧物品，是否夹带有工业生活垃圾。

（4）对于装载食品、化妆品等可能食用或与人体直接接触的货物集装箱，应进行微生物采样检测。

（5）对于装载具有放射性同位素仪器设备、可能超过放射性豁免水平的废旧金属、石材、矿产品等可能放射性超标的集装箱，应进行放射性检测。

（6）对于装载有毒有害化学物品或可能被有毒有害化学物品污染的集装箱，应进行化学污染查验；对于集装箱装载的易腐烂变质货物，应查验货物是否腐烂变质。

四、出入境集装箱公共卫生风险处置

（一）对检疫查验不合格的集装箱进行卫生处理

为防止疫情传入，在集装箱现场检疫查验过程中，对发现有以下几种情况之一的集装箱，判为集装箱检疫查验不合格，应按照《进出境集装箱检验检疫管理办法》（质检总局令第17号）有关规定，实施卫生处理。

1. 被传染病病原体污染或有污染嫌疑　如：①该集装箱来自检疫传染病或监测传染病受染地区；②途径受染地区时启封装卸过货物；③携带有医学媒介生物和其他医学生物；④载有人类尸体、棺柩和特殊物品包装泄漏或被污染等。

2. 存在公共卫生问题　如该集装箱载有腐败变质货物、食品或载有有废旧物品和其他有碍公共卫生物品等。

3. 未按有关国家规定实施卫生处理　如集装箱输入国要求对进入该国的集装箱进行卫生处理，但集装箱的承运人或代理人不能提供已经完成卫生处理的证明。

4. 查验发现被有害化学物质污染的集装箱必须采取冲洗、擦拭、酸碱中和、稀释等有效清洁措施。

5. 查验发现一般放射性超标货物集装箱，在条件许可的情况下，可以采取放置衰变法、表面去污法、净化处理法等进行防辐射处理。

6. 查验发现集装箱夹带有旧服装、旧麻袋、旧塑料器具、垃圾等物品、载有严重超过放射性标准的且无法实施防辐射处理的货物必须做退运、销毁处理，同时签发相应的证明文件，按照规定移交海关、环保部门处理或直接监督销毁。

对检疫查验判为不合格的集装箱，在卫生处理达到检疫要求后予以放行。

（二）对检疫查验合格集装箱直接放行

对达到以下要求的集装箱判定为检疫合格，可直接放行。

1. 未携带藏匿啮齿动物及蚊、蝇、蜚蠊等病媒生物。
2. 未被人类传染病或有关动物传染病、寄生虫病等病原体污染。
3. 符合国家法律、行政法规或国际条约的其他规定。

第三节　行李邮包卫生检疫

一、行李卫生检疫

（一）出入境行李及其卫生检疫概念

出入境行李是指交通工具、员工、旅客在出入境时携带的个人物品，有随身行李和通过货运部门发送的托运行李。行李物品种类繁多,一般以服装、食品及其他生活用品为主,办公用品、设备配件、样品、服装敷料以行李形式出入境的也较为常见。

《国际卫生条例(2005)》规定,执行条例的主管当局(国务院指定国家质检总局及各地检验检疫机构)应当负责监测离开或来自受染地区的行李,保持其无感染源或污染源的状态,包括媒介和宿主。

《中华人民共和国国境卫生检疫法》及其实施细则、《出入境人员携带物检疫管理办法》(国家质检总局【2012】第146号局长令)规定口岸检验检疫机构应当对出入境行李进行卫生学检查,必要时实施消毒、除鼠、除虫等卫生处理措施。

行李卫生检疫实践中,可分出境检疫和入境检疫,从检疫方向上又可分为卫生检疫和动植物检疫。出境行李卫生检疫一般应按照旅客要求,依据目的国卫生检疫规定或双边协定实施。口岸检验检疫机构发现出入境行李存在重大卫生检疫风险的,应及时启动风险预警及快速反应机制处置,阻止公共卫生风险扩散。本节主要介绍入境行李卫生检疫。

（二）出入境行李主要的公共卫生风险

出入境行李被检疫传染病污染或有污染嫌疑;行李中携带有人体骸骨;行李中藏匿有医学媒介生物;行李中有超过自用量的特殊物品或我国禁止进境的特殊物品;旅客携带自用的食品、饮用水、水产品霉变、腐败变质或超过保质期;行李外包装破损、渗透或有污物和污渍等等,都有可能引发不利于人体健康的事件,并有可能在国际间传播,必须引起高度重视。2013年5月18日,连云港检验检疫局检疫医师对"中韩之星"轮实施旅客查验时,从两名韩国籍旅客行李中截获了两袋重约30公斤的白色粉末,包装袋上发现标有化工品剧毒标志,经了解该白色粉末是青岛某公司从韩国购买用于金属除垢,包装袋上韩文翻译提示使用该产品时需要身着防护服、戴口罩、乳胶手套等防护物品,人体经皮肤、眼睛、呼吸道或消化道摄入该产品后将会出现皮炎、失明、眩晕、胸痛、神经麻痹以及昏迷等症状。因旅客不能提供准许进口批准证明文件,不符合我国对剧毒化工品管理规定;该产品仅用透明塑料袋和纸箱简陋包装,运输过程中极易泄漏造成人体和环境危害,检疫医师作出对该批白色粉末作扣留处置,责成承运人重新购置包装并在严密监控下退运,并得到海关、边检以及中韩轮渡运营方的通力协助。

（三）出入境行李的公共卫生风险筛查

1. 行李检疫准备与风险评估

（1）人员准备:行李卫生检疫技术含量较高,查验现场应安排至少2名熟悉卫生检疫业务的查验人员,知晓国家质检总局公告、局长令、警示通报等有关出入境行李卫生检疫的最新规定。

（2）物品准备:行李卫生检疫所需物品较多,常见的有防护服、防护眼镜、无菌勺、指形管、培养皿、采样袋、捕蚊器、捕蝇器、粘鼠板、手持式放射性监测仪、对讲机、照相机等。根据工作需要,有的口岸还因地制宜定制或研发了行李卫生检疫查验工具箱,使得现场查验更加便捷。此外,现场还应配备一些常见的卫生检疫证单,如样品采集表、工作记录单、截留凭证等。

（3）受理申报:主管部门加强行李卫生检疫政策法规宣传,督促旅客在入境时主动向口岸检验检疫机构申报,申报内容包括:①是否来自受染地区;②是否携带有被检疫传染病病原体污染或污染嫌疑的行李;③各种食品、饮料、水产品等;④特殊物品;⑤数量较大的行李;⑥废旧物品;⑦放射性物品;⑧尸体骸骨等。卫生检疫人员根据旅客申报情况,给予相应答复和处理。

（4）风险评估：卫生检疫人员根据行李来源广泛、种类繁杂的特点，充分考虑来自国家公共卫生风险情况、航班航线卫生管理情况、旅客类别与诚信度、双边行李卫生检疫情况等因素综合评估，试行分类管理，确定不同的查验比例，实践中既可减少对旅客不必要的干扰，又保证行李卫生检疫法定职责实施效果。

2. 现场卫生检疫查验

（1）检查方法：卫生检疫人员除通过现场开包、与海关共用X光机查验、检疫犬等查验手段综合运用外，还要经常巡视行李转盘等区域，发现无主行李、可疑行李与口岸单位移交行李及时核查。

（2）查验内容：行李卫生检疫重点检查的内容主要有以下几个方面。

1）旅客申报情况与行李实际情况相符性，发现不符时要查明原因。

2）行李是否与检疫传染病疫区有关联，如发现有被检疫传染病污染或有污染嫌疑要做好卫生处理准备，并采样检验。

3）对行李中食品、饮料、水产品等卫生质量进行感官检查，了解其变质或污染情况，必要时向食品药品监督管理部门反馈。

4）行李中医学媒介生物藏匿情况，发现时要及时捕捉鉴定。

5）行李中如有特殊物品，旅客应当主动向口岸检验检疫机构提供《入/出境特殊物品卫生检疫审批单》，并接受卫生检疫；携带供移植用器官、骨髓干细胞出入境，因特殊原因未办理卫生检疫审批手续的，本着救护生命的优先原则，口岸检验检疫机构可先予放行。具体参见本章"特殊物品卫生检疫"有关规定。

6）行李中发现人体骸骨时，要查验死者死亡证明等，并检查包装完整、密闭情况，在死亡原因不明的情况下不能放行，否则公共卫生风险难以管控。具体参见本章"尸体骸骨卫生检疫"有关规定。

7）行李中废旧物品卫生检疫参见本章"废旧物品卫生检疫"有关规定。

8）旅客申报或卫生检疫人员发现可能有放射性的行李物品，参见国家质检总局《口岸核生化有害因子监测方案》有关规定处理。

（四）行李公共卫生风险判定与卫生处理

经卫生检疫评估认为无污染或污染嫌疑、未携带医学媒介生物的行李现场放行，但以下"问题"行李必须实施卫生检疫技术处理，检查合格后放行。

1. 行李来自检疫传染病受染地区或被传染病病原体污染，行李中有手续不全的人体骸骨，藏匿有医学媒介生物，卫生检疫人员签发卫生处理通知书，经有资质的检疫处理单位实施有效的消毒、杀虫等卫生处理措施后签发卫生处理证书。检验检疫机构凭卫生处理证书放行。

2. 旅客行李中超过保质期限、霉变的食品要进行焚烧深埋销毁处理，卫生检疫人员出具《入/出境人员携带物留验/处理凭证》。

3. 行李中有国家禁止进口的特殊物品，需做退回或销毁处理。

4. 行李中废旧物品不能实施消毒、杀虫或效果不好的，应做退回或销毁处理；废旧衣物、废旧麻袋则予以销毁。

5. 对放射性超标行李依据与恐怖事件关联度的研判情况，包括排查放行、移交环保部门以及洗消、退运等后续处理措施。

（五）行李卫生检疫发展趋势

1. "一机两屏"快速通关　"一机两屏"即旅客携带行李物品在通过 X 光行李物品检查设备时,扫描图像同步传输到检验检疫与海关视频接收设备,检验检疫与海关工作人员同时对图像分析、研判,并可实现各自监管对象相互同步移交,"一台机器、一次过机、信息共享"大大提高了通关速度。在此基础上,检验检疫部门还逐步建立完善行李卫生检疫对象 X 光影像识别库,可有效帮助甄别可疑卫生检疫对象,并能及时预警。

2. 多种查验方法协同运用　在 X 光机查验与现场抽查基础上,增加使用检疫犬,形成"人、机、犬"三位一体查验方法。多种查验手段协同运用可有效弥补在非 100% 过机情况下行李违禁品截获率的不足。

3. 多部门合作　行李卫生检疫工作中,还应加快与海关、边防等口岸查验单位"信息共享、执法互助、监管互认"的"三互"步伐,对提高通关速度和检疫效果大有裨益。

二、出入境邮包卫生检疫

（一）邮包检疫的概念、对象

《国际卫生条例 2005》中定义邮包为"由邮政或快递服务部门进行国际输送的注明收件地址的物件或包裹"。本书中的出入境邮包(entry-exit postal parcel)专指邮政部门通过国际邮递渠道邮递出入境的除邮件以外的所有包裹。

由于邮包的种类复杂,数量繁多,来源广泛,流向分散,入境后监管工作非常困难;并且生物恐怖事件时有发生,通过邮包携带传染病病原体入境而造成疾病传播的危险性也在增加,因此加强对邮寄物的卫生检疫管理是非常必要的。邮包卫生检疫的对象包括以下几方面。

1. 被传染病病原体污染或有污染嫌疑的　①邮包来自检疫传染病受染地区;②携带有医学媒介生物;③患传染病死亡尸体及其装运棺柩;④特殊物品包装泄漏或被污染等。

2. 存在公共卫生问题的　①邮包内容物腐败变质或受到污染;②包含废旧物品或其他有碍公共卫生物品等。

3. 具有放射性的。

4. 其他要求实施检疫的。

（二）出入境邮包的主要公共卫生风险

近年来,随着国内互联网的普及以及服务的提高,依托互联网进行的网上购物和网上支付正成为新兴的购物方式,出入境邮包种类、数量呈快速增加态势。同时,大量特殊物品、医学媒介、废旧物品等通过邮寄方式入境,导致邮检截获率和疫情检出率逐年居高不下。出入境邮包存在的主要公共卫生风险有以下几方面。

1. 携带传染病病原体　如入境邮包来自有关传染病的受染地区,或在传递过程中经过受染地区的,可能会被有关传染病病原体污染,并将病原体输送到目的国家和地区。

2. 携带医学媒介生物　由于邮包在传递过程中需经过多个中转环节,而有些国家和地区的中转点作业卫生条件较差,邮包中也经常包含食物等内容物,为携带医学媒介生物及其传播提供了机会,将对邮包输入国家的人民健康形成威胁。

3. 核辐射污染　出入境邮包在传递过程中可能受到核辐射污染,也可能邮包内容物本身具有放射性,从而导致放射性超标。

4. 传递废旧物品、特殊物品　①在国外工作生活的人经常将使用过的电动工具寄回国内,少数奸商将国外的旧服装等寄回国内销售牟利,使得各类废旧物品、生活垃圾随邮包入境;②通过邮包途径运送血清白蛋白、丙种球蛋白等高风险特殊物品。

（三）出入境邮包公共卫生风险筛查

1. 文书审查与风险评估

（1）文书审查:入境邮包一般由邮政部门代理客户统一向检验检疫机构申报,并且提供邮包的来自港、编码、邮寄日期等清单。出境邮包含有应报检物品的由寄件人向所在地检验检疫机构申报并接受检疫。

（2）风险评估:检疫人员采用流行病学调查方法进行邮包的风险评估。流行病学调查方法指检疫人员结合邮包报检资料,综合国内外疫情信息,向邮包代理人和邮寄人查询邮包来自或经过疫区情况,运输中有无装卸、启封、受损等,了解输出国或地区的疫情情况和卫生检疫要求,判断邮包是否遭受检疫传染病污染或污染嫌疑。

2. 现场检疫查验 邮包的卫生检疫查验指通过卫生学检查确认出入境邮包是否被传染病病原体污染,是否携带医学媒介生物,放射性是否符合要求的过程。卫生学检查指卫生检疫人员审核单证并对邮包包装物及其内容物进行检疫。

（1）邮包外包装应完整,外包装物应符合卫生要求,不应有污染。

（2）邮包内容物应无异味,不夹带有碍公共卫生的物品。

（3）对来自传染病受染地区且有污染嫌疑的或者腐败变质的食品及物品,应及时采集样品送实验室检测。

（4）检查中发现医学媒介生物及其蛹、卵或者鼠迹(鼠粪、鼠巢、鼠咬痕等)应及时采集样品,送实验室作进一步检验鉴定。

（5）含有放射性物质、废旧物品、特殊物品、尸体棺柩骸骨的出入境邮包时,按照有关章节中的相应规程执行卫生检疫查验。

邮包检疫地点一般设在国际邮件互换局作业现场内。为防止医学媒介生物逃散,邮包的卫生学查验应在封闭的环境内进行。查验时实行双人工作制,由检疫人员通过X光机对邮包逐一进行影像识别和面单审核,挑选需要开拆的邮包,登记邮包的编号/地址、出入境国家或地区等有关信息。邮政人员负责协助,检验检疫人员按规定进行查验,重新封口后应加贴检验检疫封识。对发现的一般应检物,以现场检验检疫为主,需送实验室检疫鉴定的要和邮政部门办理交接手续。发现问题时注意现场样品、标本和影像资料的采集、制作和保存。

（四）出入境邮包公共卫生风险判定与处置

需做进一步检疫的邮包,检验检疫机构应同邮政机构办理交接手续后予以封存,并通知收件人。封存期不超过45天。特殊情况需要延长期限的,应当告知邮政机构及收件人。邮包在检验检疫机构封存期间发生部分或全部丢失,或因非工作需要发生损毁的,由检验检疫机构按照有关规定负责赔偿或处理。

入境邮包经检疫合格或经检疫处理合格的,由检验检疫机构在邮包显著位置加盖检验检疫印章放行,由邮政机构运递。出境邮包经检疫合格或经检疫处理合格的,由检验检疫机构出具"出境货物通关单"。

为防止疫情传入,在邮包现场检疫查验过程中,对发现有以下几种情况之一的邮包实施卫生除害处理。

1. 被传染病病原体污染或有污染嫌疑 如①邮包来自检疫传染病受染地区;②携带有医学媒介生物;③患传染病死亡尸体及其装运棺柩;④特殊物品包装泄漏或被污染等。

2. 存在公共卫生问题 如:①邮包内容物腐败变质或受到污染;②包含废旧物品或其他有碍公共卫生物品等。

3. 放射性限值超过有关标准。

未按规定办理检疫审批的邮包必须做退运、销毁处理,同时签发相应的证明文件。如:①查验发现邮包含有旧服装、旧麻袋等禁止入境物的;②含有旧电器、旧塑料器具等废旧物品的;③包含变质腐败物品的;④邮包放射性超标且无法实施处理的。

检验检疫机构对以下邮包做退运、销毁处理,同时签发相应的证明文件。如①查验发现邮包含有旧服装、旧麻袋等禁止入境物的;②包含未按规定办理检疫审批物品的;③包含变质腐败物品的;④邮包检疫不合格且无法实施处理的。

发生突发公共卫生事件时应立即对出入境邮包予以封存并及时向上级报告,启动应急预案。同时通知海关、邮局和其他有关部门配合检验检疫做好处置工作。

第四节 特殊物品卫生检疫

一、 出入境特殊物品卫生检疫审批

(一)特殊物品的概念和分类

1. 特殊物品的定义 特殊物品是指通过携带、托运或者邮递出入境的,在传染病传播方面有特殊意义,需要特殊管理的微生物、人体组织、生物制品、血液及其制品以及国家质量监督检验检疫总局动态公布的其他出入境特殊物品名录。

2. 特殊物品分类 特殊物品主要分为生物制品、微生物、人体组织和血液及其制品四大类。

(1) 微生物:微生物是指病毒、细菌、真菌、放线菌、立克次氏体、螺旋体、衣原体、支原体等医学微生物的菌种或毒株、医用抗生素菌种。

(2) 人体组织:人体组织是指人体器官、组织、细胞、人胚活细胞组织。

(3) 生物制品:生物制品是指应用普通的或以基因工程、细胞工程、蛋白质工程、发酵工程等生物技术获得的微生物、细胞及各种动物和人源的组织和液体等生物材料制备,用于人类疾病预防、治疗和诊断的药品。包括细菌类疫苗(含类毒素)、病毒类疫苗、抗毒素、细胞因子、体内及体外诊断制品以及其他活性制剂(包括毒素、抗原、变态反应原、单克隆抗体、重组DNA产品、抗原-抗体复合物、免疫调节剂、微生物制剂、核酸制剂等)。

(4) 血液及其制品:血液及其制品是指人源性全血、血浆、血清、脐带血、血细胞、球蛋白、白蛋白、纤维蛋白原、因子制剂、血小板以及血液制品。

(二)出入境特殊物品的主要公共卫生风险

随着我国对外开放的不断深入,国内高校和科研院所与国外的交流合作越来越广泛,生物医药产业快速发展,生产、研发的新产品层出不穷,在传染病传播方面有特殊意义的特殊物品进出口的种类和数量都呈逐年上升的趋势。出入境特殊物品存在的主要公共卫生风险有以下几方面。

1. 存在病原体传入我国的风险 有些生物制品可能会由于使用来自传染病受染地区的源材料或在生产、研究过程中可能被污染对人体有害的因子而导致传播细菌、病毒或其他有害因子。如果不加强监管,有可能使这些有害因子传入中国。从国际上看,因使用了被污染的生物制品、血液及其制品而使消费者受害的例子屡见不鲜。二十世纪七八十年代，英国发生了血制品污染事件，数以万计接受血制品的无辜患者感染了丙型肝炎病毒，至少有110名血友病患者注射过有问题的抗血友病蛋白血制品 Factor 8 后，染上丙型肝炎病毒而死。类似事件在中国也曾发生过：浙江在 1985 年发现 4 例 HIV 感染者就是因为使用了进口的美国 Armour 公司的含Ⅷ因子的人体白蛋白的血液制品而被感染。

2. 存在我国现有的人类遗传基因资源流失的风险　某些国际合作项目，涉嫌从我国获取特定的基因样本。我国是世界上人类遗传基因资源最丰富的国家之一，而很多国外的研究机构打着合作的名义，从中国盗取基因资源，同时利用"谁先发现基因密码，谁就拥有专利权"的条款进行抢注，导致中国人类遗传基因资源流失，并造成大量经济损失。因此，加强卫生检疫，在保护我国人类遗传基因资源上十分重要。

由于特殊物品存在相关的公共卫生风险，国家质检总局对于其出入境制定了严格的检疫要求，规定其一是在出入境前需办理检疫审批手续，二是在出入境时需实施严格的现场检疫和实验室检测，三是在入境后高风险的生物制品的使用接受检验检疫部门的后续监管。

（三）出入境特殊物品公共卫生风险筛查

1. 文书审查与风险评估

（1）文书审查：申请特殊物品审批的申请人应当按照以下规定提供相应材料

1）《入/出境特殊物品卫生检疫审批申请表》（以下简称《审批申请表》）。

2）出入境特殊物品描述性材料，包括特殊物品中英文名称、类别、所有成分、来源、生产工艺、用途、主要销售渠道、输出/输入国家/地区、生产商、批文批件等。

3）入境人体血液、血浆、组织、器官、细胞、骨髓等，应当提供国务院卫生行政主管部门的批准文件。

4）入境、出境供移植用的人体组织，还应当提供医疗机构出具的供体健康证明和相关检验报告。

5）入境用于预防、诊断、治疗人类疾病的生物制品、人体血液制品，应当提供国务院药品监督管理部门批准文件。

6）入境特殊物品含有或者可能含有病原微生物的，应当提供病原微生物的学名（中文和拉丁文）、生物学特性的说明性文件（中英文对照件）以及生产经营者具备相应生物安全防控水平的证明文件。

7）出境用于预防、诊断、治疗的人类疾病的生物制品、人体血液制品，应当提供药品监督管理部门批准的销售证明。

8）出境特殊物品涉及人类遗传资源的，应提供人类遗传资源管理部门出具的批准文件。

9）使用含有或者可能含有病原微生物的出入境特殊物品的单位，应提供与生物安全风险等级相适应的生物安全实验室资质证明。

10）出入境高致病性病原微生物菌（毒）种或样本应当经省级以上卫生行政主管部门的批准。

（2）风险评估：对于尚未认知其传染性的特殊物品和高风险的生物制品，由主管部门指定机构组织专家成立专家组，采用文件审核、实验室检验等风险评估方法，从产品原料来源、生产过程、质量控制、污染物和不合格品的处理、生产方实验室检测能力、特殊物品包装、储存、运输过程中的安全保障要求、传染病及可能含有病原体情况等方面，综合评价特殊物品是否含有或可能含有病原微生物、毒素及其他有害物质生,并出具"技术分析报告书"。

2. 特殊物品卫生检疫审批　　出入境特殊物品的卫生检疫审批工作直属检验检疫机构实施。入境特殊物品的申请人应当在特殊物品交运前向目的地直属检验检疫局申请特殊物品审批。出境特殊物品的申请人应当在特殊物品交运前向所在地直属检验检疫局申请特殊物品审批。许可条件为:不具有传染性或在可控的条件下使用含有或可能含有病原微生物的出入境特殊物品,相关证明材料齐全且符合法定形式。审批部门于 20 个工作日内作出准予许可或者不准予许可的决定。

(四)出入境特殊物品公共卫生风险判定

出入境特殊物品符合下列情形之一的为存在公共卫生风险:对人类生命健康安全有潜在危害,存在生物危害风险。不存在上述情形的,为无公共卫生风险。

二、 出入境特殊物品卫生检疫查验

(一)出入境特殊物品的公共卫生风险筛查

1. 文书审查与风险评估

(1)货主或者其代理人在领取到《出入境特殊物品卫生检疫审批单》(以下简称《卫生检疫审批单》)后,应及时向口岸检验检疫机构报检。

在报检过程中,如果发现下列情形:①不能提供《卫生检疫审批单》的;②《卫生检疫审批单》超过有效期的;③伪造涂改有关文件或单证的以及其他不符合检验检疫要求的,检验检疫机构按照相关要求不予受理。

(2)在受理报检后,负责现场查验的检验检疫人员对出入境特殊物品可能存在的风险进行评估,并根据评估结论做好现场查验准备工作。

出入境特殊物品风险评估涉及的主要因素有:货物种类、保存条件、运输方式、包装方式、来源地等。其中,有些入境特殊物品(主要指血液及其制品和相关的生物制品,重点检测艾滋病、梅毒、肝炎等项目)需要做好进一步抽样检验的准备,有些入境特殊物品(含有或可能含有病原微生物)需要实施后续监管。

2. 现场卫生检疫查验

是口岸检验检疫机构在受理报检后,按照有关规范性文件和技术性标准的要求,对出入境特殊物品实施现场检疫查验,并做好记录。

(1)首先是证单查验,即审核申报人提供的《卫生检疫审批单》的有效性。

(2)对需要查验的特殊物品进行卫生学检查。

查验重点在于三个方面:①货证相符,即检查特殊物品名称、批号、规格、数量、输出/输入国和生产厂家等项目是否与《卫生检疫审批单》列明的内容相符;②包装保存,即检查特殊物品外包装是否完整,有无破损、泄漏,保存条件是否与产品说明书中列明的保存条件相符。对用于科研及体外实验用的菌种、毒株、人体血液,还需查验其包装是否符合《SN/T1489 出入境特殊物品包装标准》的要求;③性质来源,即参照产品说明书,检查内容物色泽是否正常,有无过期、变质现象,并核查出厂检验合格报告,检查生产记录、原材料来源,以及生产流程是否符合卫生要求。

(3)对需要进一步抽样检验的入境特殊物品(主要指血液及其制品和相关的生物制品,重点检测艾滋病、梅毒、肝炎等项目),经口岸检验检疫机构许可,货主或者其代理人可先运至有储存条件的场所,待检验合格后方可移运或使用。如果口岸检验检疫机构不具有检验能力,可委托国家质检总局指定的实验室进行检验。

（二）出入境特殊物品公共卫生风险判定与处置

因为出入境特殊物品的种类较多(包括生物制品、微生物、人体组织和血液及其制品等)、出入境的方式多样(包括货物运输、个人携带及包裹邮寄等)以及其他复杂的背景情况,所以按照不同的公共卫生风险判定的结果,对出入境特殊物品的处置方式会有所不同。

1. 出入境特殊物品的处理　出入境特殊物品的处理方式主要包括放行、截留、卫生处理、退回和销毁。

（1）放行:口岸检验检疫机构对经卫生检疫符合要求的出入境特殊物品予以放行。有一些比较特殊的情况,如:①对个人携带自用的允许出入境的血液制品或者生物制品,在可以出示医疗机构证明或齐全的医生处方,并且携带量以处方或者说明书确定的一个疗程为限的情况下可以放行;②用于移植及人道主义救援的人体组织、器官、血液等特殊物品,在医学安全证明齐全的情况下,可先予以放行,但是必须在放行后 10 日内申请补办卫生检疫审批等手续。

（2）截留。需要截留的情况有:①未报检或提供证单、资料不全的;②《卫生检疫审批单》与实际不符,但可以重新取得的;③需抽样送实验室检验的。对暂时截留的特殊物品,查验部门会出具相应凭证,并在指定场所封存。需要注意的是,截留的有效期限最长不超过 60 日。

（3）卫生处理。需要卫生处理的情况有:①内容物无渗漏,但包装存在病原微生物污染或有污染嫌疑的特殊物品;②受特殊物品污染或有污染嫌疑的环境。

（4）退回。需要退回的情况有:①国家禁止入境的;②名称、批号、规格、数量等与审批内容不相符的;③被截留物品自截留之日起 60 日内未获准许可的;④旅客自用的人类疾病预防、治疗的生物制品,数量超出部分。

（5）销毁。需要销毁的情况有:①超过截留期,但不能退回的;②超过有效使用期限的;③包装破损,有内容物渗漏的;④包装或者保存条件不符合要求的;⑤感官检查或实验室检验不符合卫生要求的。

实际工作中出入境特殊物品的处理方式往往不是单一的。如发现国家明令禁止进口的特殊物品,一般情况下先截留,后根据货主意愿可以选择退回或销毁。再如用于医学科学研究的生物制品、血液及血液制品、微生物和用于环保领域的微生物制剂,这几类特殊物品因特殊情况未办理卫生检疫审批手续的或未申报的,先截留,待货主 10 日内按照规定办理卫生检疫审批手续后,再进行现场检疫查验,合格后即可放行。

所有经卫生检疫发现需要截留、卫生处理、退回或者销毁的情况,查验部门会签发相应的处理通知书,对处理结果做好记录。

2. 入境特殊物品的后续监管

（1）后续监管的风险评估

检验检疫机构对辖区内含有或可能含有病原微生物的入境特殊物品实施后续监管,需定期或不定期对进口特殊物品流向追踪记录进行核实,并建立特殊物品后续监管档案,详细记录进口特殊物品流向、使用情况、卫生处理情况以及在储存、使用过程中发生的污染、感染及扩散等特殊情况。需要后续监管的入境特殊物品,未经检验检疫机构的同意,不得擅自使用。

（2）后续监管的检疫查验

检验检疫机构对入境特殊物品实施后续监管的内容包括:①含有或者可能含有病原微生物入境特殊物品的使用单位是否具有相应等级的生物安全实验室;②使用单位实验室操作人员是否具备相应的资质;③入境特殊物品使用情况记录,是否按照审批用途使用。使用单位需要及时向检验检疫机构提供使用情况说明。

(3) 后续监管的处置方式

如果在后续监管过程中发现有不符合要求的情况,使用单位必须接受限期整改,已入境的特殊物品会被暂时封存,直至整改符合要求。如经整改仍不符合要求,已入境的特殊物品会被退运或者销毁。

第五节 尸体骸骨卫生检疫

一、 尸体骸骨卫生检疫的有关概念

随着全球经济一体化的不断深入,国际间的交流、交往和协作的日趋频繁,出入境人员因病或意外伤害死亡的事件时有发生,因殡葬、医学科研需要,由境内运出或者由境外运进的尸体、棺柩、骸骨的数量也不断加大。应接受尸体骸骨检疫的情形有如下三类:①需要出境或入境进行殡葬的尸体/棺柩/骸骨;②出入境及过境途中死亡人员的尸体;③因医学科研需要,由境外运进或者由境内运出的尸体。出入境尸体棺柩骸骨经卫生检疫合格后,方准出入境。除上述情形外,尸体/棺柩/骸骨不得由境内运出或者由境外运入。

入殓(encoffining):给死者穿衣入棺。

尸体(corpse):是指人去世后的遗体及其标本(含人体器官组织、人体骨骼及其标本)。

棺柩(coffin):指盛放有尸体的固定形态的坚固密闭容器。

骸骨(human remains):指尸体经过埋葬腐烂若干年后出土的剩余骨骼部分。

二、 尸体骸骨存在的公共卫生风险

(一) 尸体存在的公共卫生风险

由于某些传染病的病原体可在尸体内存活、繁殖相当长的时间,而且尸体内的非致病菌也大量繁殖,引起蛋白质、脂肪、糖类等组织迅速分解,导致尸体自溶、腐败,在转运过程中极易造成传染病病原体的传播或周围环境的污染。1910 年 12 月,肺鼠疫在我国东北大流行,疫情蔓延迅速,死亡近四万人,尸体成为重要的传染源。而当时尸体入土为安是最根本的伦理道德。面对严峻疫情,中国卫生检疫的先驱伍连德博士根据调查结果,果断作出火化尸体的决定,并说服旅居哈尔滨的俄国侨民共同执行。有效的措施使这场震惊中外的瘟疫很快得到控制,使人类免除了一场大灾难。

(二) 骸骨存在的公共卫生风险

骸骨经历多年后或不全火化等仍有传播传染病的可能,且可能滋生病媒昆虫或其他昆虫或携带土壤、杂草等。古埃及埋葬国王(法老)的"金字塔",在经历了数个世纪后,仍不断夺去了许多考古探索者的生命。我国也发生过为取出死于炭疽 7 年之久的遗骨而感染炭疽的案例,这是由于炭疽杆菌芽胞在干燥土壤或皮毛中能存活数年至 20 余年,而且炭疽杆菌芽胞对化学消毒剂的抵抗力也很强,牧场一旦被污染,传染性可持续数十年。

（三）棺柩存在的公共卫生风险

尸体在入殓装棺后,如出现渗液、漏气或在运输过程中发生碰撞等意外导致渗液、漏气,就会造成环境污染仍至传染病的传播扩散。如被称为"黑非洲瘟疫"埃博拉病毒病,死亡率有时高达90%以上,是目前世界上死亡率最高的恶性传染病。可以通过接触患者和被感染动物的各种体液、分泌物、排泄物及其污染物感染。如因埃博拉病毒病死亡的患者尸体在装棺运输过程中,可因他人接触尸体及其渗液造成该病的传播。因此,对出入境尸体棺柩骸骨进行严格检疫查验和卫生管理是十分必要的。

对不能排除因患检疫传染病、炭疽等烈性传染病而死亡的患者尸体,必须就近火化,不准移运。这是由烈性传染病的国际国内流行强度及其危害性,及其病原体微生物学特征、外界抵抗力等因素所决定的。

三、尸体骸骨卫生检疫监管

尸体、骸骨检疫监管对象分为三类,一类:需要出境或入境进行殡葬的尸体/棺柩/骸骨;二类:出入境或过境途中人员死亡的尸体;三类:因医学科研原因出入境的尸体。一、三类重点核查申报资料,现场检查是否渗漏、是否有异味;第二类重点应确定死因,做好尸体包装、移运,现场预防性消毒和终末消毒。尸体、骸骨检疫监管主要内容涉及死因确定或排查、尸体预防性消毒、临时移运、终末消毒、防腐(传染病死亡者除外)、入殓;检查是否渗漏、密封(是否有气味);手续是否齐备等。

（一）文书审查与风险评估

审核申报材料,参照世界疫情资料了解死者生前的旅行史和疾病既往史。对申报资料有疑问的,可向死者家属或其代理人了解死者死亡前的主要临床症状、精神状态、死亡过程及尸体处理经过的有关事项,从而判断是否因传染病死亡的风险程度。根据尸体/棺柩/骸骨出入境的不同类别,具体提交的资料如下。

1. 需要出境或入境进行殡葬的尸体/棺柩/骸骨

(1) 入境前,承运人或代理人应按要求提供以下材料:①《尸体/棺柩/骸骨入/出境卫生检疫申报单》;②死者身份证明(护照、海员证、身份证或使领馆等相关部门出具的证明等);③所在国家或地区官方签发的死亡报告或医疗卫生部门签发的死亡诊断书;④尸体防腐证明;⑤入殓证明;⑥《尸体/棺柩/骸骨入/出境卫生监管申报单》等文件。

(2) 出境前,承运人或代理人应按要求提供以下材料:①《尸体/棺柩/骸骨入/出境卫生检疫申报单》;②死者身份证明(护照、海员证、身份证或使领馆等相关部门出具的证明);③县级及以上医疗机构签发的死亡证明书或公安、司法部门提供的死亡鉴定书或相应的证明材料;④承运人或代理人身份证明(护照、通行证或身份证等);⑤《尸体/棺柩/骸骨入/出境入殓证明》;⑥《尸体入/出境防腐证明》;⑦《尸体/棺柩/骸骨入/出境卫生监管申报单》等文件。

2. 出入境或过境途中人员死亡,并申请入境的尸体 入境时需提交以下材料:①《尸体/棺柩/骸骨入/出境卫生检疫申报单》;②死者身份证明(护照、海员证或身份证);③有效死亡证明,或由公安机关签发的死亡鉴定书。

3. 因医学科研原因出入境的尸体 按要求提供以下材料:①《尸体/棺柩/骸骨入/出境卫生检疫申报单》;②中国人类遗传资源管理办公室核发的《人类遗传资源材料出口、出境证明》或者卫生部和省、自治区、直辖市卫生行政部门出具的《医用特殊物品准出入境证明》;

③《入出境特殊物品审批单》;④《尸体入/出境防腐证明》;⑤尸体标本来源及非传染病死亡证明;⑥承运人或代理人身份证明(护照、通行证或身份证等);⑦主管部门出具的用途证明。

（二）现场卫生检疫查验

对尸体棺柩骸骨查验前,应做好查验物品、防护物品、卫生处理物品的准备工作。①查验物品包括手术刀、剪、镊子、盛标本器皿、肝脾穿刺针、棉拭子、保菌液试管;②防护物品包括防护服、帽、口罩、乳胶手套、高筒雨靴;③卫生处理物品包括消毒、杀虫药品及器械。出入境尸体/棺柩/骸骨到达口岸后,应当在指定地点接受口岸检验检疫机构检疫查验,未经检验检疫机构许可禁止出入境;出入境及过境途中死亡人员的尸体,口岸检验检疫机构应当实施卫生检疫,并根据检疫结果采取相应的卫生处理措施,未经检验检疫机关许可不得移运。

1. 尸体卫生检疫查验　除出入境途中意外死亡或无法入殓的特殊情况外,禁止未经防腐处理和未包装入殓的尸体出入境,实际情况中无法处理和包装入殓的尸体,应在出入境口岸进行卫生处理(包括随时消毒和终末消毒)入殓后移运。

（1）对需要出境或入境进行殡葬的尸体:重点检查尸体腐烂程度,腔道、孔穴是否用浸泡过消毒、防腐药剂的棉球堵塞,有无体液外流。

（2）对死因不明的尸体:注意检查有否皮疹(斑疹、丘疹、疱疹、脓疱)、表皮脱落、溃疡、渗液、出血点和色素沉着、淋巴结肿大、异常排泄物、分泌物、腔道出血等现象。

（3）对因医学科研原因出入境的尸体:重点检查尸体标本包装是否有渗漏,核对尸体标本数量;检查尸体标本的防腐效果。

2. 棺柩卫生检疫查验　尊重宗教信仰及风土习俗,出入境棺柩若无渗液、漏气的特殊原因或未发生在流行病学上有重要意义的事件,不进行开棺查验。出境棺柩的现场查验应在入殓同时进行,要求尸体经防腐处理,包装密闭无破损、无渗漏、无异味。棺柩里层应为聚氯乙烯薄膜袋或专用防水尸袋密封防渗,内层金属棺放置吸湿剂,接缝处焊接密封,外棺应使用坚固耐冲击的材料制作,接缝处密封良好。

3. 骸骨卫生检疫查验　重点检查骸骨的包装容器是否密闭,有无渗漏。包装容器非密闭的,检查骸骨是否干爽,是否带肌腱,有无异味、病媒昆虫等。

（三）实验室检验

根据申报资料审核、流行病学调查以及现场查验情况,对需要进一步调查死亡原因的尸体,可确定实验室检验项目,采取标本(如可疑排泄物、渗液、脓肿、溃疡内容物、肝脾穿刺液等;对骸骨可用棉拭子涂抹表面)送有资质实验室进行检验。

（四）尸体棺柩骸骨公共卫生风险判定

1. 口岸检验检疫机构对排除检疫传染病、炭疽以及国家公布按甲类传染病管理的疾病死亡,并且包装密闭,无渗漏、无异味、无病媒昆虫的尸体/棺柩/骸骨判定为卫生检疫查验合格。

2. 以下情形为卫生检疫不合格:①疑似或因患检疫传染病、炭疽以及国家公布按甲类传染病管理的疾病死亡的;②包装不密闭,有渗漏、异味及病媒昆虫的;③出入境尸体未经防腐处理、包装入殓的,④入境途中死亡且死因不明的;⑤申报资料不全的。

（五）尸体棺柩骸骨公共卫生风险处置

1. 尸体/棺柩/骸骨经卫生检疫合格的,由口岸检验检疫机构加施检验检疫封识、标识,签发《尸体/棺柩/骸骨入/出境卫生检疫证书》,准予入出境。需要从异地口岸出境的尸体/棺柩/骸骨,由最后出境口岸的检验检疫机构实施卫生检疫,合格后换发《尸体/棺柩/骸骨入/出境卫生检疫证书》，准予出入境。

2. 以下情形应当实施卫生处理：①疑似或因患检疫传染病、炭疽以及国家公布按甲类传染病管理的疾病而死亡的尸体/棺柩不准出入境，尸体及棺柩一并火化，以骨灰的形式出入境。②有渗液、漏气而妨碍公共卫生、污染环境的棺柩，按相关规定进行卫生处理，承运人或代理人应当针对性采取改换包装、重新防腐处理、冷冻运输等措施。③骸骨的包装容器不密闭，有异味散发、渗漏或病媒昆虫的，按相关规定进行卫生处理，并更换包装。④未经防腐处理、包装入殓的尸体禁止出入境。出入境前没有条件进行防腐处理、包装入殓的尸体，应当在口岸按相关规定进行卫生处理、防腐处理、包装入殓后，方可移运。⑤出入境途中不明原因死亡的，应当进行死因鉴定。无法作出死因鉴定的且不能排除烈性传染病的，尸体及棺柩一并火化，以骨灰的形式出入境。⑥无死亡报告或者死亡医学诊断书的尸体，按死因不明处置，以骨灰的形式出入境。⑦经卫生处理后仍不符合卫生检疫要求的就近火化，以骨灰的形式出入境；承运人或代理人不同意火化，禁止出入境。⑧对因医学科研原因出入境的尸体，若无《人类遗传资源材料出口、出境证明》或《医用特殊物品准出入境证明》或尸体标本来源不明或防腐处理时间不足两个月或因烈性传染病死亡的尸体或非法机构及个人经办的，禁止出入境。

第六节　废旧物品卫生检疫

一、废旧物品的定义、种类

废旧物品包括废物和旧物。废物是指已经使用过或虽未经使用但已丧失本来使用价值行将报废或改变用途的生产资料和生活资料。旧物是指虽经使用但仍具有原有使用价值的生产资料和生活资料。

废旧物品遭受的污染较为严重，可能携带多种致病因子或医学媒介生物，因此，加强废旧物品的卫生检疫查验和管理，对防止传染病传播和医学媒介生物扩散有重要意义。1988年，卫生部颁发《进口废旧物品卫生检疫管理规定》，要求全国各口岸卫生检疫机构加强对进口废旧物品的卫生检疫管理。根据不同种类废旧物品的特点和可能存在的卫生学问题，在卫生检疫工作中，重点关注以下物品。

1. 废纸、旧轮胎、废旧交通工具、旧电器、废塑料、动物皮、毛、骨、人头发、废棉、废五金、布絮、皮絮、废木料。

2. 旧家具、旧玩具、旧茶餐具、旧地毯、旧床上用品。

3. 粪便、垃圾。

4. 禁止进口的废旧服装、旧麻包。

5. 国务院卫生行政主管部门规定的其他种类和名称。

为保护环境和充分利用资源，环境保护部、商务部、发展改革委、海关总署、质检总局等部门相继制定进口废旧物品管理办法，并联合制定了进口废物管理目录（环境保护部、商务部、发展改革委、海关总署、质检总局公告 2009 年 36 号），分别明确了《禁止进口固体废物目录》共 11 类 76 种、《限制进口类可用作原料的固体废物目录》共 10 类 51 种和《自动许可进口类可用作原料的固体废物目录》共 3 类 20 种。这三个目录，包含了卫生检疫关注的 5 类废旧物品。

二、 进口废旧物品形式、种类、数量的变化情况

在我国各类物资相对短缺的时期,国外的日用消费品、工业制成品由于设计新颖,制作精细,各类废旧物品因价格低廉,尚存一定使用价值,大多以出入境人员携带、行李货物夹带等形式入境,以日用消费品、旧家用电器、摩托车、自行车等交通工具为主,具有数量少,不成批量的特点,目前,这种形式进口该类废旧物品的情况,已比较少见。

改革开放初期,因国外工业产品在设计、制造装备等领域领先于我国,为引进国外的先进生产技术,在一段时期内,我国支持、鼓励国外厂商以设备、技术作为投资在我国合资、合作兴办生产企业,吸引了大量的二手旧生产设备进入我国。我国境内企业为降低引进生产设备的投资成本,也从境外采购一定数量的旧生产设备,因此,旧设备的进口至今仍有一定数量,特点是这些旧设备的收货人多,设备规格多样。

随着我国经济的快速发展,逐渐成为世界工厂,对原材料的需求不断增加,国内资源已不能满足需要,据统计,我国原材料对外依存度木浆为 73%,铁矿石为 63%,铜矿石为 65%,铝土矿及氧化铝为 60%,原油为 53.8%。与采购天然资源进行提炼加工相比,用可再生利用的废物原料加工过程产生的污染物和对环境的影响更低:1 吨废纸可生产 0.8 吨成品纸,可以少砍 17 棵大树,少消耗 400 公斤煤、400 度电、300 吨水,少产生 3 立方米垃圾和 300 吨废水。因此,近年来我国进口可用作原料的固体废物的数量逐年增加,据国家质检总局统计,2012 年,全国共有 3662 家企业在 21 个省、自治区和直辖市的 200 多个口岸,进口各类废物原料 5892.72 万吨。在数量增加的同时,种类也日益齐全,大规模成批量进口的废物有:废五金、废塑料、废汽车压块、废 PET 瓶片、废骨料、废炉渣、废钢铁、废电缆、废交通工具等。上述废物原料来自全球五大洲 159 个国家(地区),其中美国、日本等 14 个国家地区向中国大陆出口废物原料均超过 100 万吨。可以预见,今后一段时间内,进口可用作原料的固体废物的数量,仍将维持在较高水平。

三、 进口废旧物品存在的公共卫生风险

(一)病源微生物

在各类进口废旧物品中检出的致病菌和条件致病菌主要有:霍乱弧菌、伤寒杆菌、结核杆菌、金黄色葡萄球菌、链球菌、大肠埃希菌、腊样芽胞杆菌、变形杆菌、痢疾杆菌、志贺杆菌、鼻克雷伯菌、铜绿假单胞杆菌等,还有引起皮肤癣病的皮肤丝状菌,引起鹅口疮、口角炎的白色念珠菌等真菌类致病菌。

(二)医学媒介生物

各地出入境检验检疫机关从进口废旧物品中检出鼠、蚊、蝇、蜚蠊、螨、蚤、蜱、蠓等八大类医学媒介生物。发现了原本在我国国内无分布记录的丽蝇科优卓蝇属、红头丽蝇、斑颧丽蝇、幽暗丽蝇、肥须亚麻蝇、开普黑蝇、肖腐蝇、弯翅蠊科等传入性病媒生物。

(三)放射性

核的广泛应用,在给人类带来巨大利益和便利的同时,也带来了诸如核污染及核废料的处理等放射性问题。放射性污染由于其隐蔽性及伤害大等特点,在随废旧物品入境后的移运、存放、加工、使用过程中,将在长时间内严重危害人体健康。

(四)土壤、医疗垃圾、动物尸体等禁止进境物

进口废物原料由于货物来源复杂,储存、运输环节众多,本身不具有包装,直接与地面接

触,从而夹带各种土壤。从进口废旧物品中,还会发现动物甚至婴儿尸体,也不时发现有医疗废弃物等禁止进境物,甚至有不良商家恶意地跨国转移禁止进境的废弃物。

（五）污染环境和工作场所

进口的废物原料在运输装卸、拆包分拣、堆放储存过程中,由于露天堆放,常常会有大量浸出液流出,在生产加工过程中,会分离出不能利用的垃圾,释放和排出污水,从而污染环境。沾染着病原体的粉尘,携带的医学媒介生物等,也给从事废旧物品加工人员提出了劳动卫生问题。

（六）各种夹带废物带来的公共卫生风险

废旧物品的夹带废物是指在收集、包装和运输过程中混入的其他废物物质,如混入进口废纸中的临床废物、卫生间废物、厨房废物、废旧衣物、废玻璃、废塑料等不属于废纸的其他废物物质,进口旧设备时夹带的生产残留等。这些夹带废物,有可能携带有影响人类健康和动植物安全的病原体、寄生虫、医学媒介生物或有毒有害物质,也可能残留污染环境的化合物,还有可能在加工、使用这些废物原料时对人造成物理伤害。夹带废物一般不包括进口该种废旧物品的包装物及在运输过程中使用的其他物质(如包装袋、包扎、打捆用带子或铁丝、卡板等)。

（七）废钢船的公共卫生风险

废钢船,即待拆解的船舶。船舶作为一种交通工具,使用年限一般在 25～30 年,船舶拆解是对废钢船的船体结构进行分解、回收(多数材料、设备等可以回收利用)、处理的过程。拆船业是实现废旧船舶资源循环利用、确保航运业运营安全和减少碳排放,促进造船工业调整振兴的重要环节,将在我国长期存在。

入境废钢船作为卫生检疫对象,既是一种运输工具,又是一类特殊货物,涉及风险种类多,情况复杂。

1. 废钢船作为一种交通工具,具有与一般船舶相同的卫生学问题。

2. 因为年久失修,设备设施老化等因素,船上可能存有弃用的放射性材料,有的甚至有弃用的放射源。

3. 废钢船上一般都会有大量的处方类医疗药品如抗生素,有的还有精神类、麻醉类药品如吗啡等。

4. 废钢船卫生状况差别大,既有设施先进、卫生状况良好的大型邮轮,又有设施落后,卫生状况极差的拖网渔船。如果拆解前的卫生处理措施不彻底,其携带的医学媒介生物将全面释放出来。

5. 废钢船拆解时除了来自境外的压舱水会全部排出外,压舱水舱底的淤泥也会全部散落出来,而压舱水及舱底淤泥可能会携带多种生物,可能包括各种致病微生物和医学媒介生物。

四、 废旧物品公共卫生风险筛查

废旧物品的公共卫生风险筛查主要通过对废旧物品实施卫生检疫查验来进行。卫生检疫查验是指通过检查、检验等手段确认是否被病原微生物污染,是否携带啮齿动物、病媒昆虫及放射性的过程。查验时实行双人工作制,发现问题时注意现场样品、标本和影像资料的采集、制作和保存。

为了有效预防和控制病原微生物和医学媒介生物以及放射性污染因子的扩散、逃逸,废旧物品的卫生检疫查验一般应在口岸现场,在确保其为非禁止入境的废旧物品并能保证卫生安全的情况下也可以在口岸以外指定的地点实施查验。废物原料的查验现场应具有足够的场地或者库房,配备开启集装箱、掏箱和集装箱落地查验必需的机械设备;具备实施电子监管、视频监控的设施,并具备现场检验检疫工作所需办公条件;配置手持式放射检测仪,进口废金属、废五金、冶炼渣的监管场地还应当配备或者装备通道式放射性检测设备;配置可应对突发事件的必要设施(现场防护、消洗、排污和抢险救援器材物资及个人防护用品)及通讯、交通设备。

卫生检疫查验前,应根据法律、法规、标准和工作规范的要求确定查验比例和数量。

五、 废旧物品公共卫生风险处置

1. 对集装箱承载的废旧物品,如箱内有死亡的医学动物或其粪便、足迹、咬痕、巢穴等,应采集样品。

2. 箱内侧壁及其装运的废旧物品上若有死亡或存活的昆虫,应采集标本。

3. 发现具有流行病学上有重要意义的情况时,应对废旧物品及箱体采样做病原体或理化污染因子实验室检验。

4. 发现具有放射学上有重要意义的情况或受放射性污染的废旧物品时,应对废旧物品及箱体做放射性检测。

5. 散杂货装载的废旧物品,按随即原则取货物存放的上、中、下三个层面,每个层面按对角线取 4~5 个点仔细检查。

6. 检查医学媒介生物时,应着重检查可能匿藏啮齿动物和携带病媒昆虫的货点。

7. 对易携带啮齿动物的货物,应重点检查货物及其包装、铺垫物上鼠的咬痕、鼠粪、鼠迹、鼠巢等。

8. 病媒昆虫应重点检查废旧物品空隙和表面飞行或附着的昆虫,用吸蚊管或飞虫采集网采集、网捕飞行成虫(如蚊、蝇),用勺采集轮胎凹处积水可能滋生的蚊蚴,可布放粘蚤纸捕集游离蚤。如果捕获活鼠,应用放大镜查找蜱、螨等。采集到的病媒昆虫成虫、幼虫分别放入指形试管,送实验室鉴定。

9. 对废旧物品的卫生检疫查验前,一般应实施预防性的卫生处理,根据废旧物品的种类、来自地区的传染病流行情况和运输方式(散装或集装箱装载)等情况,通过风险分析,选择适当的卫生处理措施:①如查验时再次发现有存活的医学媒介生物或检测出病原微生物,则需再次实施相应的消毒、杀虫、灭鼠处理;②如检测到放射性指标超标,应做表面清洗或作退货处理;③如发现废旧物品中夹杂或有恶意转移我国禁止入境的物品如医疗废弃物、旧服装、旧麻袋等物品时,也应作退货处理。

本 章 小 结

本章先对一般性货物的卫生检疫进行概述,其后分别对重要的运输设备集装箱、行李货物邮包、特殊物品、尸体棺柩骸骨以及废旧物品等几类特殊的“货物”卫生检疫进行分别阐述。在每一小节中,重点介绍了该类货物(运输设备)可能产生的公共卫生风险,对该类卫生检疫风险进行筛查的基本方法,如何处置筛查中发现的公共卫生风险。

案例分析

案例 6-1　江苏某口岸处置入境集装箱货物夹带旧衣服案例

一、背景与起因

进口的绝大多数旧衣服上有明显的污垢、油泥、汗渍、呕吐物痕迹,有的衣服上还有鸟粪斑和血污。经实验室检验,有的旧衣服还携带螨虫等病媒生物,几乎所有的旧衣服上均检出大量细菌,包括可能对人体健康带来严重损害的结核杆菌、鼠疫耶尔森菌、霍乱弧菌、大肠菌群和变形杆菌等各种疾病传染源。旧衣物的流入严重威胁我国人民健康和生态环境。为维护我国人民健康和环境安全,防止传染病从国外传入,卫生行政部门早在 1985 年就下发了《关于禁止旧服装进口的通知》(1985 年卫防检字第 104 号),禁止进口旧服装。2010 年 5 月 27 日,江苏某口岸检疫人员在对从韩国进口的一批旧设备进行现场检疫查验时,在集装箱内发现一批夹带的旧衣物。

二、处理经过

检疫人员仔细查验,经清点该批旧衣物共 5 包,内有衬衣、内衣、T 恤等 30 余件,大部分衣物有明显污迹。针对进口旧设备中发现大量旧衣服的情况,现场检疫人员立即进行调查取证,并严格按照检验检疫法律法规要求,妥善处置进口旧设备携带旧衣服事件,防止该批旧衣服对我国人民身体健康和生态环境造成危害。卫生检疫人员对该批集装箱进行如下处理:①对该批集装箱和货物进行消毒和熏蒸处理;②在检疫人员的现场监督下,对该批旧衣服进行焚烧销毁;③对该公司进行法律法规宣传并按照规定实施行政处罚。

三、法律依据

《中华人民共和国国境卫生检疫法》第 14 条,《中华人民共和国国境卫生检疫法实施细则》第 10 条,第 56 条。

四、案例探讨与启示

非法入境旧服装是典型的"洋垃圾"之一,是指被成批从境外走私入境的旧服装,有时又特指以走私、夹带等方式进口国家禁止进口的服装或未经许可擅自进口属于限制进口的服装。据媒体报道:"洋垃圾"服装主要来自国外的垃圾场和医院停尸房,这些使用过的旧服装上携带各种病媒生物和传染病因子,穿着旧服装,会使人感染各种皮肤病或其他疾病,甚至引发严重疫情风险,危及人类健康。我国有关部门严令禁止进口、出售进口旧服装,但在一些地区的小摊点上,仍可以见到非法入境的旧服装踪迹。根据当前进境集装箱中夹带废旧衣物现象,检验检疫人员应加大对进境集装箱的查验力度,特别要加大对来自发达国家进口旧设备的查验力度,发现问题及时准确地进行处理,坚决杜绝传染病及病原微生物通过废旧衣物传入我国,切实保障人民的生命健康和环境安全。

案例 6-2　来自香港的集装箱中截获 24 只蜚蠊和一只死鼠案例

一、背景与起因

2013 年 5 月 15 日,某出入境检验检疫局在某集装箱场站对一批来自香港装载货物为船用齿轮箱的集装箱进行现场检疫查验时,在集装箱地板上发现 11 只死体蜚蠊,初步判断为美洲大蠊和澳洲大蠊。该批重箱共涉及 1 个 20 尺集装箱,4 月 27 日从香港起运,该局按照《进境集装箱重箱检验检疫工作程序(试行)》对该集装箱进行了检验检疫。由于装载齿轮箱的木箱包装结实,无法判断箱内情况,为防止疫情扩散,检疫人员决定对该集装箱实施卫生除害处理后进行掏箱拆箱。5月20日,卫生检疫人员对该集装箱所装载的三只木箱拆箱查验。在拆开最后一只木箱时发现包装薄膜内散发出淡淡的鼠骚味。现场查验人员按有关规程立即封锁现场,穿戴二级防护服继续查验,发现一只腐烂的不完整鼠类及十余只蜚蠊。

二、处理经过

查验结束后检疫人员将在该集装箱及货物中发现的24只蜚蠊和1只鼠类尸体采样送样至该局病媒实验室进行种属鉴定和病原体检测,对集装箱和货物进行消毒处理。5月27日,病媒实验室报告鉴定结果:种属鉴定为雄性美洲大蠊成虫2只、雌性澳洲大蠊成虫1只、澳洲大蠊若虫18只、黑胸大蠊若虫1只、金边土鳖若虫2只;病原体检测为弗氏柠檬酸杆菌群阳性。该局为此下发《××局多地连续截获医学媒介生物》的警示通报。

三、法律依据

《中华人民共和国国境卫生检疫法》第13条、第14条、第18条。《中华人民共和国国境卫生检疫法实施细则》第10条,第98条,第105条。

四、案例探讨与分析

据了解,该批货物系2008年从美国运抵香港,因金融危机在香港仓库滞留至今。此次情况出现的原因可能是香港仓库卫生状况较差,蟑螂滋生,鼠患严重,在装箱时未及时发现已经死亡的鼠类,装箱时连带死鼠和蟑螂一起装运;也可能是装箱前集装箱清扫不干净,蟑螂卵残留在集装箱内,在运输过程中滋生蟑螂。

风险分析:美洲大蠊原产于南美洲,食性广泛、喜食糖和淀粉、污染食物、传播病菌和寄生虫,是世界性卫生害虫。科研人员发现它们体表均带有痢疾杆菌,沙门副伤寒甲、乙杆菌,绿脓杆菌和变形杆菌,还有蛔虫、钩虫的卵等,是人类许多的传染性疾病的重要媒介,主要传染肠道病。美洲大蠊分泌物和粪便还含有致癌物质。鼠属于啮齿动物,能传播30多种疾病,其中危害严重的有鼠疫、流行性出血病、钩端螺旋体病和恙虫病等。

疫情处置结束后,该局一方面及时将不合格信息反馈给代理,并要求其及时把违规信息传递到相关箱公司,使对方对不合格情况进行自查并整改,从而避免类似事件再次发生;另一方面,该局加大对该批货物的国内收货人和国外发货人后继进境集装箱的查验比例和查验力度,对发现不合格的集装箱及时进行检疫除害处理和后续监管。船用设备或其他机械设备于原产国外库存时间较久的有木箱外包装的货物存在重大疫情高发风险,各地检验检疫机构须重点布控,加强检疫。

思考题

1. 某入境旅客,行李打开后发现夹带国外数件旧衣服,而且有异味,其中发现数只蜱虫,请问如何处理?

2. 出入境特殊物品存在什么风险?如何才能控制风险?

3. 哪几种情形的尸体/棺柩/骸骨在卫生检疫合格的前提下,允许由境内运出或者由境外运入?

4. 对出入境货物进行卫生检疫的目的和意义是什么?在检疫过程中应重点关注哪几类卫生学问题?

(卢钟山 刘永华)

第七章　突发公共卫生事件应急管理

过去的几十年里,跨国重大传染病、动植物疫情、各种自然灾害频繁发生;事故灾难、重大环境污染事故不断;恐怖主义活动时有发生。这些突然发生,造成或者可能造成社会公众健康严重损害的突发公共卫生事件,呈现出多灾频发、并发,灾害衍生蔓延等特点。一些突发公共卫生事件,其影响常常超越行政区域和国界。

由于全球化进程的加快、对资源开发利用的加深、网络通信的普遍运用、人员流动和贸易日益频繁等因素的影响,各类突发公共卫生事件发生概率更高、隐匿性更强、破坏力更大、影响范围更广。目前,突发公共卫生事件的应对已经成为世界各国政府面对的严峻课题,建立一套完善的突发公共卫生事件应急管理体系迫在眉睫。

本章将首先概要介绍突发公共卫生事件的概念、分类、特点、应急管理原则和基本措施,然后重点介绍传染病、食品安全事件、核辐射恐怖事件、化学恐怖等主要的突发性公共卫生事件。

第一节　突发公共卫生事件的概述

一、突发公共卫生事件的概念

我国于 2003 年制定了第一部《突发公共卫生事件应急条例》,其中第二条指出,突发公共卫生事件(public health emergency)是指突然发生,造成或者可能造成社会公众健康严重损害的重大传染病疫情、群体性不明原因疾病、重大食物和职业中毒以及因自然灾害、事故灾难或其他原因引起的严重影响公众身心健康的事件。

二、突发公共卫生事件的分类

(一)重大传染病疫情

指某种传染病在集中的时间、地点发生,波及范围广泛,出现大量的患者或死亡病例,其发病率远远超过常年的发病率水平。至 2014 年 10 月,《中华人民共和国传染病防治法》规定管理的传染病共 41 种,分为甲类(2 种)、乙类(25 种)和丙类(13 种)以及埃博拉出血热。

国务院可以根据情况,增加或者减少甲类传染病病种,并予公布;国务院卫生行政部门根据传染病暴发、流行情况和危害程度,可以决定增加、减少或者调整乙类、丙类传染病病种并予以公布。重大传染病疫情不仅包括甲类传染病鼠疫、霍乱;还包括乙类和丙类传染病,如病毒性肝炎、痢疾、流行性出血热、流行性感冒等传染病暴发、流行或多例死亡,以及罕见的或已消灭的传染病的重新出现,临床及病原学特点与原有疾病特征明显异常的疾病、新出现传染病的疑似病例等。

（二）群体性不明原因疾病

指在短时间内，某个相当集中的区域内同时或者相继出现多个具有共同临床表现的患者，且病例不断增加，范围不断扩大，又暂时不能明确诊断的疾病。这类疾病可能是传染病（包括新发传染病）、中毒或其他未知原因引起的疾病。如SARS疫情发生之初，由于对病原体认识不清，虽然知道这是一组同一症状的疾病，但对其发病机制、诊断标准、流行过程等认识不清，随着科学研究的深入，才逐步认识到其病原体是由冠状病毒的一种变种所引起。

（三）食品安全事故

食品安全事故是指由于食物中毒、食源性疾病、食品污染等原因而引发的人数众多或者伤亡较重的事件。包括发病人数多或有危重病人的生物性、化学性和植物性食品污染和食物中毒。

（四）生物、化学、核辐射恐怖事件

指恐怖组织或恐怖分子通过实际使用或威胁使用放射性物质、化学毒剂或生物战剂，或通过袭击或威胁袭击化工（核）设施引起有毒有害物质或致病性生物释放，导致人员伤亡，或造成公众心理恐慌，从而破坏国家和谐安定，妨碍经济发展的事件。恐怖主义活动已成为严重影响当今世界和平与发展的非传统安全问题，也是我国安全面临的威胁之一。恐怖事件的影响面广，危害性大。恐怖袭击事件不仅严重危害目标区域内人们的健康，造成巨大的人员伤亡和经济损失，而且极易引起大众心理恐慌，对社会秩序及社会发展造成巨大影响。

（五）其他严重影响公众健康的事件

指具有突发事件特征，造成或者可能造成对社会公众健康的严重损害，影响社会稳定的重大事件，如全球气候变化、自然灾害、事故灾难或重大环境污染事故等引发的严重影响公众健康的公共卫生事件。

三、突发公共卫生事件的特点

（一）突然发生

突发公共卫生事件多为突然发生，且具有不确定性。虽然突发公共卫生事件存在着发生征兆和预警的可能，但往往很难对其做出准确预测和及时识别；甚至事先没有预兆，不易有效预测，难以做出能完全避免此类事件发生的应对措施。

一般情况下，突发事件的确切发生时间和地点具有不可预见性。其次是突发事件的形成常需要一个过程，开始时其危害范围和程度较小，危害因素可以通过各种传播途径迅速扩大影响范围，其蔓延范围和发展速度、趋势和结局很难预测。如2008年5月12日发生在我国的"5·12汶川大地震"，截止到2008年9月25日，已造成69 227人死亡，374 643人不同程度的受伤，17 923人失踪；2011年3月11日于日本突发的大地震，并由其引发的海啸已确认造成15 843人死亡、3469人失踪（截至2011年12月22日）。

突发性公共卫生事件虽难以预测其准确发生时间和地点，但其发生往往需要一定的必要条件，随着公共卫生体制和预警机制的不断健全和完善，更多的突发公共卫生事件是有可能预料或预见的，使我们可以有计划地做好应对准备，在事件发生时迅速反应，尽量减少人员和财产损失。

（二）成因多样

突发公共卫生事件的成因多样。有些与自然灾害有关，如地震、水灾等大灾后所引发的传染病疫情，因此国家对灾害疫情的防治高度重视；有些与事故灾害也密切相关，如食品中毒、环境污染、交通事故等引发的突发公共卫生事件;也有些社会安全事件是形成突发公共卫生事件的一个重要原因,如核辐射恐怖、化学恐怖活动等。

影响突发公共卫生事件危害的因素众多,各种因素之间相互作用导致事件引发多米诺骨牌效应,还可能衍生次生事件、二次事件,是造成突发公共卫生事件危害复杂和多样的原因。

（三）危害严重

突发事件可对公众健康和生命安全、社会经济发展、生态环境等造成不同程度的危害,这种危害既可以是对社会造成的即时性严重损害,也可以是从发展趋势看对社会造成严重影响。其危害可表现为直接危害和间接危害。直接危害一般为事件直接导致的即时性损害,如发病人数多或病死率高;破坏通讯、交通等基础设施;造成巨大的财产损失等。间接危害一般为事件的继发性损害或危害,例如,事件引发公众恐慌、焦虑情绪等,在较长时间内对人们的心理产生负面影响;扰乱社会秩序,影响到政治、经济、文化和军事等诸多领域。有时还伴有远期效应(如放射性事故)。

（四）影响广泛

突发公共卫生事件危及的对象并非少数人,而是社会群体,往往通过其造成的群体性危害、群体行为、群体事件、群体社会压力等方式表现出来。尤其是对儿童、老人、妇女和体弱多病者等特殊人群的影响更加突出。

某些重大传染病如 SARS、禽流感等,以及核辐射污染等突发公共卫生事件,可以通过交通、旅游、运输等各种渠道,在国际间进行远距离传播,其影响可跨越国界甚至洲界。全球化进程的不断推进有助于扩大这些突发公共卫生事件的全球影响。

（五）处置复杂

突发公共卫生事件在其产生原因、发展速度、波及范围、演变轨迹、信息获取等方面瞬息万变,难以准确预测和把握其态势。因此突发公共卫生事件应急和处置涉及社会诸多方面,需要卫生、交通、检疫、公安、环保等多个部门的通力协作,甚至全社会的参与。随着公共卫生风险的全球传播加速,有的时候还需要国际社会的通力合作。

四、 突发公共卫生事件的分级

根据突发公共卫生事件性质、危害程度、涉及范围,突发公共卫生事件划分为特别重大(Ⅰ级)、重大(Ⅱ级)、较大(Ⅲ级)和一般(Ⅳ级)四级。

（一）有下列情形之一的为特别重大突发公共卫生事件(Ⅰ级)

1. 肺鼠疫、肺炭疽在大、中城市发生并有扩散趋势,或肺鼠疫、肺炭疽疫情波及 2 个以上省份,并有进一步扩散趋势。

2. 发生传染性非典型肺炎、人感染高致病性禽流感病例,并有扩散趋势。

3. 涉及多个省份的群体性不明原因疾病,并有扩散趋势。

4. 发生新传染病或我国尚未发现的传染病发生或传入,并有扩散趋势,或发现我国已消灭的传染病重新流行。

5. 发生烈性病菌株、毒株、致病因子等丢失事件。

6. 周边以及与我国通航的国家和地区发生特大传染病疫情,并出现输入性病例,严重危及我国公共卫生安全的事件。

7. 国务院卫生行政部门认定的其他特别重大突发公共卫生事件。

（二）有下列情形之一的为重大突发公共卫生事件（Ⅱ级）

1. 在一个县（市）行政区域内，一个平均潜伏期内（6天）发生5例以上肺鼠疫、肺炭疽病例，或者相关联的疫情波及2个以上的县（市）。

2. 发生传染性非典型肺炎、人感染高致病性禽流感疑似病例。

3. 鼠疫发生流行，在一个市（地）行政区域内，一个平均潜伏期内多点连续发病20例以上，或流行范围波及2个以上市（地）。

4. 霍乱在一个市（地）行政区域内流行，1周内发病30例以上，或波及2个以上市（地），有扩散趋势。

5. 乙类、丙类传染病波及2个以上县（市），1周内发病水平超过前5年同期平均发病水平2倍以上。

6. 我国尚未发现的传染病发生或传入，尚未造成扩散。

7. 发生群体性不明原因疾病，扩散到县（市）以外的地区。

8. 发生重大医源性感染事件。

9. 预防接种或群体性预防性服药出现人员死亡。

10. 一次食物中毒人数超过100人并出现死亡病例，或出现10例以上死亡病例。

11. 一次发生急性职业中毒50人以上，或死亡5人以上。

12. 境内外隐匿运输、邮寄烈性生物病原体、生物毒素造成我国境内人员感染或死亡的。

13. 省级以上人民政府卫生行政部门认定的其他重大突发公共卫生事件。

（三）有下列情形之一的为较大突发公共卫生事件（Ⅲ级）

1. 发生肺鼠疫、肺炭疽病例，一个平均潜伏期内病例数未超过5例，流行范围在一个县（市）行政区域以内。

2. 腺鼠疫发生流行，在一个县（市）行政区域内，一个平均潜伏期内连续发病10例以上，或波及2个以上县（市）。

3. 霍乱在一个县（市）行政区域内发生，1周内发病10~29例或波及2个以上县（市），或市（地）级以上城市的市区首次发生。

4. 一周内在一个县（市）行政区域内，乙、丙类传染病发病水平超过前5年同期平均发病水平1倍以上。

5. 在一个县（市）行政区域内发现群体性不明原因疾病。

6. 一次食物中毒人数超过100人，或出现死亡病例。

7. 预防接种或群体性预防性服药出现群体心因性反应或不良反应。

8. 一次发生急性职业中毒10~49人或死亡4人以下。

9. 市（地）级以上人民政府卫生行政部门认定的其他较大突发公共卫生事件。

（四）有下列情形之一的为一般突发公共卫生事件（Ⅳ级）

1. 腺鼠疫在一个县（市）行政区域内发生，一个平均潜伏期内病例数未超过10例。

2. 霍乱在一个县（市）行政区域内发生，1周内发病9例以下。

3. 一次食物中毒人数30~99人，未出现死亡病例。

4. 一次发生急性职业中毒9人以下，未出现死亡病例。

5. 县级以上人民政府卫生行政部门认定的其他一般突发公共卫生事件。

五、 突发公共卫生事件的应急管理

（一）应急管理原则

1. 预防第一原则　突发公共卫生事件具有突发性、不确定性等特点，避免它的发生是不可能的。应急管理的关键在于预防第一,树立危机意识,防患于未然。提高全社会对突发公共卫生事件的防范意识,落实各项防范措施,做好人员、技术、物资和设备的应急储备工作。对各类可能引发突发公共卫生事件的情况要及时进行分析、预警,做到早发现、早报告、早处理,最大限度地控制和消除事故发生的风险和隐患。并确保突发公共卫生事件一旦发生,能够及时有效处置。最大限度地减少事故造成的损失和影响。

2. 以人为本原则　在突发事件的应对中,要始终把保障人民群众生命安全作为出发点和落脚点,落实到监测预警、防范准备、抢险救援、恢复重建等各个环节,以确保受害、受灾人员和参与处置突发事件的应急人员的生命安全为基本前提,最大限度减少突发公共卫生事件造成的人身伤害。

3. 时效性原则　突发公共卫生事件一旦发生,时间因素与处置效率最为关键,必须立即采取一系列紧急处置手段,及时控制事态发展。及时准确的应对措施将对整个突发事件的成功处置起到决定作用。

4. 协同应对原则　突发公共卫生事件具有发生突然、成因多样等特点,影响范围大、造成危害重,其应急处置通常涉及多个部门,需要加强合作、优化整合各种社会资源,发挥整体功效,实行统一指挥、分级负责、协调配合、科学应对。

5. 信息公开原则　突发公共卫生事件往往关系群众切身利益,受到社会高度关注。突发公共卫生事件发展情况和应急处置信息发布应统一、准确、及时,保证公民的知情权,避免信息不透明而造成社会恐慌,赢得社会各界的广泛理解和支持,以促进突发公共卫生事件的妥善处置。

6. 依法应对原则　突发公共卫生事件的应对应根据相关法律法规的规定,针对突发事件的性质、特点和可能造成的社会危害建立突发公共卫生事件应急管理工作的组织体系预防预警机制、处置程序、应急保障措施以及事后恢复与重建措施。

(二) 应急管理准备

1. 制定完善应急预案、规范和标准　在突发公共卫生事件应急法律框架内,我国制定了《国家突发公共卫生事件应急预案》,并相继制定了专项应急预案。在制定完善卫生应急预案的同时,应根据应急处置的实际需要,制定相关的应急技术操作规范和标准,明确工作程序,使卫生应急工作逐步走向科学化、规范化、标准化。

2. 强化监测预警工作　监测与预警在突发公共卫生事件的预防准备工作中具有极其重要的作用,有助于及时规避、转移风险,迅速采取措施,降低风险及造成的危害。国家建立统一的突发公共卫生事件监测、预警与报告网络体系。各级医疗、疾病控制、卫生监督、卫生检疫机构负责开展突发公共卫生事件的日常监测工作。通过综合分析评估监测资料及其他相关信息,分析危害程度、发展趋势,从而发布不同的预警信号,依次用红色、橙色、黄色、蓝色表示特别重大、重大、较大和一般四个预警级别。

3. 加强卫生应急队伍能力建设　卫生应急队伍通常由应急管理人员、医疗卫生专业人员和技术保障人员三种类型人员组成。各地区卫生行政部门应根据本地区卫生应急工作的需要,组建紧急医学救援、突发急性传染病防控、突发中毒事件处置、核和辐射突发事件等卫生应急队伍,以有效应对当地发生的突发公共卫生事件。

4. 做好卫生应急物资储备　卫生应急物资储备是突发公共卫生事件应急处置工作顺利进行的重要保证。储备的物资种类主要包括:药品、疫苗、医疗卫生设施、检验器材和试剂、隔离防护用品以及应急设施等。建立调用储备物资制度,逐步完善各级部门应急物资储备调用(运)机制,建立公共卫生应急物资储备系统及综合管理平台,实现应急物资生产、储备、调拨、配送、动态调整和监督的信息化管理。

(三)应急管理响应

突发公共卫生事件的应急响应程序主要包括以下几个环节和步骤:

1. 事件评估 接到突发公共卫生事件相关信息报告后,组织专家对事件进行综合评估,根据报告数据、现场调查等信息判断突发公共卫生事件的类别、分级情况,确定应急响应的级别。

2. 分级响应 根据评估结果,在相应范围内启动突发公共卫生事件应急预案,分级响应。响应级别一般由低(Ⅳ级)向高(Ⅰ级)递进,出现紧急情况和严重事态也可直接启动高级响应。相关部门应根据相应职责迅速派遣卫生应急队伍,调配应急物资,开展医疗救援、安抚群众、卫生防疫、信息发布等应急处置工作。

3. 响应终止 突发公共卫生事件应急处置工作结束或相关危险因素消除后,组织专家进行分析论证,终止响应。

(四)应急管理善后处理

突发公共卫生事件结束后,应组织有关人员对突发公共卫生事件的响应和处置过程进行综合评估,评估有关措施的合理性和有效性,并撰写突发公共卫生事件的应急处置报告,为将来处置类似的事件提供参照。同时,完成相关责任追究、奖励、抚恤和补助、征用物资、劳务的补偿等善后处理工作。对社会秩序、公共设施、生态环境、社会心理等方面进行恢复重建,以便尽快恢复正常状态。

第二节　传染病突发事件的应急管理

一、 传染病突发事件的特点

传染病突发事件除具备突发公共卫生事件的基本特点外,还具有其特殊性。

1. 传染性疾病暴发,所有易感人群均有发病风险,可能通过患者或媒介引起跨区域、跨境传播,可能在短时间内造成人群大量感染或死亡。相比其他突发公共卫生事件更易引起社会恐慌。

2. 由于传染性疾病具有致病原种类繁多、致病机制复杂、具有潜伏期等特点,传染病突发事件防控难度更大、处置周期更长。

3. 传染病的流行需要传染源、传播途径以及易感人群三个基本要素。通过控制三个基本要素中的任何一个,即可有效控制传染病突发事件的进一步发展。

4. 对新发传染病,由于传染源、传播途径和易感人群不清楚,也缺乏诊断和治疗方法,有时可能需要各国合作才能有效控制。

二、 传染病突发事件的监测

做好传染病突发事件的监测是及早发现并有效控制传染病突发事件的重要策略和手段,监测包括法定报告、症状监测、病媒生物监测、媒体监测等多方面内容。

（一）法定报告

法定报告是指法律法规明确规定的某些传染性疾病发生时,必须严格按照相关规定向相关部门进行的强制报告。

1. 报告病种及报告时限　法定报告传染病种类往往会随着科技的进步、传染病疫情的发展而有所调整。截至 2014 年 10 月,我国法定报告传染病共计 3 类 41 种。

发现甲类传染病和乙类传染病中的肺炭疽、SARS、脊髓灰质炎,或发现其他传染病和不明原因疾病暴发时,应于 2 小时内报告;对其他乙、丙类传染病患者、疑似患者和规定报告的传染病病原携带者在诊断后,应于 24 小时报告。

2. 报告方式　我国主要通过《中国疾病预防控制信息系统》对法定传染病个案信息进行实时、在线报告和监测(网络直报)。截止到 2014 年 4 月 1 日,已经建立了覆盖全国 100% 的县级及以上疾病预防控制机构、98% 的县级以上医疗机构、94% 的基层医疗卫生机构的疾病信息报告管理体系。

（二）症状监测

症状监测(syndromic surveillance)的定义有狭义和广义之分。从狭义上是指对非特异性症状(如发热、呼吸道症状、腹泻等)的发生频率进行监测,如口岸卫生检疫部门对出入境人员进行体温筛查和医学巡查。从广义上是指收集、分析和解释疾病"临床明确诊断前"的各种相关信息和现象,如医院急诊室患者访问量、药店非处方药(OTC)的销售情况、医疗相关用品的销售量、学校或单位的缺勤率、动物患病或死亡情况、120 电话记录情况等。

（三）病媒生物监测

病媒生物监测(vector surveillance)是指以科学的方法,长期、连续、系统地收集、分析病媒生物的种类、数量、分布、季节变化和实验室检测结果等资料。

病媒生物是指能传播疾病的生物,一般指能传播人类疾病的生物,常见的病媒生物有鼠、蚊、蝇、蜚蠊、蚤、蜱、螨、蠓等。

（四）媒体监测

媒体监测(media surveillance),也称舆情监测,是指收集和分析媒体信息以发现异常情况的一种监测方式。与其他信息来源相比,媒体信息具有资源丰富、经济、便捷等特点,是近年来逐步发展并完善的新型监测手段。但必须注意的是,大众媒体可能存在故意夸大或歪曲事实的现象,需格外注意验证其真实性。

三、 传染病突发事件的风险评估

传染病风险评估主要目的是预防和控制传染病风险,保护人群的身心健康和生命安全,增强各种传染病风险防控资源分配的有效性,确定传染病防控的优先顺序和行动方案,给决策者提供科学的意见和建议。

（一）影响传染病疫情的风险因素

1. 自然生态环境变化带来的风险　如全球气候变暖增加了各种自然灾害发生的概率;医学病媒生物的正常生存环境改变,从而导致的地域迁移。

2. 交通技术进步带来的风险　交通技术的革命使"地球不断变小",由此造成了传染病跨境传播的可能性和机会大大增加。

3. 恐怖事件带来的风险　近年来,全球范围内恐怖事件不断发生,因恐怖事件导致传染病流行的风险加大。

4. 新发传染病带来的风险　对于新发传染病人类缺少防治知识储备,对其传染病、传播途径、易感人群等流行病学知识一无所知,这给人类的健康和生存带来了极大威胁。

5. 再发传染病带来的风险　一些传染病病原体存在变异性,一些本来已经被消灭的传染病死灰复燃,增加了我国对古老传染病防控的难度。

6. 科研事故带来的风险　一些实验室保存有高致病性的病原体,人类历史上曾经发生过因实验室病原体外泄导致的传染病疫情暴发。

（二）传染病风险分析方法

传染病风险评估通常使用矩阵法、德尔菲法等风险分析方法,详见本书第三章相关内容。

四、 传染病突发事件的应急响应与处置

根据传染病突发事件的级别,采取的现场应急处置会有所不同,但主要应包括以下几方面内容（图 7-1）。

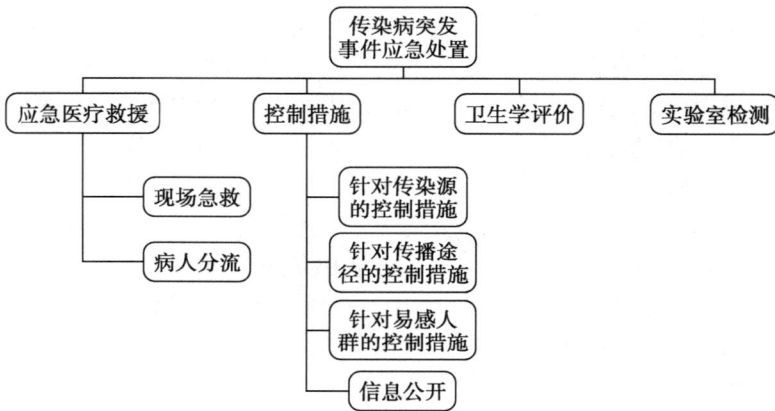

图 7-1　传染病突发事件应急响应与处置

（一）应急医疗救援

传染病突发事件发生后应立即组织专业医疗队伍开展应急医疗救援。通过救治感染病例,以减轻疾病危害程度、减少死亡,同时消除或减少携带病原体的传染源数量或降低病原体载量,降低传染病病原体的传播效率,达到控制传染病突发事件的目的。

1. 现场急救　在事件发生现场采用紧急措施,来维持患者的基本生命体征,减轻痛苦,缓解症状,快速转运。同时,需注意与传染病人的隔离,做好自身防护,结束后认真对相关物品彻底消毒。现场急救时间不宜过长,力争快速转运或边抢救边转运至传染病接收医院。

2. 患者分流　经现场急救处理后,根据病种性质向不同的医院运送。一般情况下,凡传染病人或疑似者,均应向传染病院转送。传染病流行期间,大量患者出现时,应设立若干个临时隔离治疗点,收治传染病人。

（二）控制措施

传染病突发事件的应急处理主要根据传染病发生的三环节:传染源、传播途径和易感人群。从管理传染源,切断传播途径和保护易感人群三方面进行。

1. 针对传染源的措施　传染源的无害化措施,是传染病突发事件应急处理中的重要一

环。包括对患者、病原携带者及动物传染源采取的措施。

（1）对患者的措施：做到：①早发现：患者是许多传染病的主要传染源，早期发现不仅有利于患者本身的及时治疗和康复，而且可以防止其病原体继续传播。可以通过开展健康教育；提高诊断水平，减少误诊和漏诊；主动发现患者，尤其是轻症患者；加强检疫等措施达到早发现目的；②早诊断：依据临床、实验室检验以及流行病学的信息对疾病进行早期诊断。不同传染病的诊断方法各不相同，医生的积极性很重要，如医生应对第一次没有确诊的发热患者进行观察，无论患者是否要求；③早报告：一旦疾病诊断确定，应立即进行传染病报告，报告时限和报告程序遵从《中华人民共和国传染病防治法》；④早隔离：隔离是将患者在传染期内置于不在传染健康人群的医疗监护环境，防止病原体向外扩散，便于管理和消毒，同时有利于患者的治疗、休息和康复，隔离的方式应根据当时、当地的条件和传染病的传染力不同，可采取住院、家庭和临时病房隔离；⑤早治疗：根据相应传染病的治疗常规进行。

（2）对病原携带者的措施：通过病后随访、病史追踪，进行病原学检查来发现病原携带者。主要检查人群为：①与患者密切接触者；②曾患传染病的人或来自受染地区的人群；③重点人群，如饮食行业人员、宾馆服务人员、水源性工作者等；④通过新生入学、新兵入伍、团体体检、婚前检查等发现病原携带者。病原携带者的管理要因病而异，以有关法律、条例、规定、方案为依据。注意有重点的定期随访检查，经 2～3 次病原检查阴性时才能解除管理。

（3）对动物传染源的措施：针对动物采取措施，防止传染病从动物向人类的传播。可以通过消灭、隔离治疗、免疫预防及在饲养、屠宰、加工、销售等过程中加强管理，减少危害。

2. 针对传播途径的措施　针对传播途径即是对疫源地和污染环境所采取的措施。传播途径不同，所采取的措施也不相同。

（1）肠道传染病：通过对污染物品、粪便、垃圾、污水的卫生处理以及饮水消毒和个人卫生防护。

（2）呼吸道传染病：采取空气消毒、通风及个人防护等措施。

（3）病媒传播的传染病：采取除鼠、除虫等有效卫生处理措施，控制有害医学媒介生物的密度和分布。

（4）接触传染病：对传染源的排泄物、分泌物或被污染的场所、物品所进行的及时消毒。

3. 针对易感人群的措施　保护接触者（或被伤害者）和易感人群，主要通过提高人群的免疫力和抵抗力，降低感染概率。

（1）对接触者的措施：①医学观察：观察期限一般为该病的最长潜伏期；②留验：限制其与他人接触，并进行检诊、查验与治疗。留验期为该病的规定检疫期限；③卫生处理：进行必要的消毒、杀虫等卫生措施；④预防接种：对潜伏期长于一周的传染病接触者可进行自动或被动预防接种；⑤药物预防：对某些有特效药物防治的传染病，必要时可用药物预防。主要用于密切接触者。

（2）对易感人群的措施：①紧急预防接种：对潜伏期较长且有相应疫苗的传染病。应在短时间内快速突击完成，以尽快形成新的免疫屏障，阻止新病例发生或流行发展；②药物预防：在某些传染病流行时，为了防止受到威胁的易感人群发病，可采用药物预防。药物预防作用时间短，效果不巩固，易产生耐药性，只能是有限度的对可能受到感染的密切接触者所采取的应急措施。

（3）个人防护：对易感人群和密切接触者，戴口罩、手套、腿套，使用蚊帐或驱避蚊虫药物，使用避孕套等都是可以起到一定的个人防护作用。值得注意的是，个人防护对医疗卫生工作人员更具有重要意义。

（4）健康教育：在突发公共卫生事件中，健康教育的策略包括：①及时、准确、持续向公众告知事件进展情况，根据事件性质有针对性地普及紧急救助、饮水、饮食、消毒杀虫、洗消、隔离等卫生防护知识；②提供卫生保健、自我救护技能培训，开展行为指导和心理危机干预，为公众答疑解惑；③引导公众树立正确的健康价值观，养成良好的健康行为和卫生习惯等。健康教育能够迅速提高公众的卫生防病意识，普及卫生防疫知识，稳定公众情绪，提高公众处理突发公共卫生事件的应急能力并减少其带来的损失和不利影响，是预防与控制事件发展的重要策略和方法。

4. 信息公开　突发公共卫生事件的组织处置应当统一、准确、及时发布突发事件事态发展情况和应急处置的信息。发布内容包括传染病疫情性质、原因，疫情发生地及范围，发病、伤亡人数，疫情处理措施和控制情况，疫情的解除。任何单位和个人不得编造、传播虚假信息。

（三）卫生学评价

卫生学评价可以尽早掌握突发公共卫生事件发生后当地卫生状况，为开展救援、疾病控制、减少健康危险因素、加强人群健康干预等提供科学依据。

1. 卫生学评价的对象包括公共场所、工作场所、医院、教学场所和生活场所以及其他可能影响到的场所。重点评价公共、生产、经营、工作、教学等场所卫生质量和健康影响因素是否达到并符合有关卫生标准和卫生要求。

2. 卫生学评价内容包括传染病突发事件的前期应急现场快速卫生评估、中期跟踪评估和事件平息后的终期评估。

3. 卫生学评价方法步骤：①首先成立评价小组，制定计划、确定内容和指标；②现场采取流行病学调查和卫生学调查等手段，收集有关卫生学资料；③根据评价对象类别和评价内容，采集现场样本，进行物理、生物、化学等卫生学指标的检测盒分析；④评价结束后，综合现场流行病学调查、实验室检测、危害性因素危险度评定和健康检查等资料进行整理分析，做出卫生学评价结果报告。

（四）实验室检测

在传染病的调查与处置中，实验室检测发挥着不可或缺的作用，它不仅是确定感染和传染源、确定易感人群、明确传染病的可能传播途径和诊断疾病的重要环节和内容，同时也是开展疫情监测、健康评估和开展科学研究的重要手段。当传染病突发事件发生时，迅速赶赴现场采集有价值的样本，并尽快进行检验是现场处置的一项重要任务，它将为疾病的流行病学调查、分析判断以及采取有效的防控措施提供重要的科学依据。

常用的实验室检测方法主要有直接检测、病原培养、免疫学试验、分子生物学检测等。实验室检测应选择具备良好的敏感性和特异性、操作简单、技术上可行、检测周期短的检测方法。对于新发或罕见疾病病例常需要多种实验室方法进行互相印证以确定可能感染的病原体类型。

五、 传染病突发事件的善后处理

传染病突发事件在善后处理要注意评估分析该传染病在人群中的发病规律，预测其再次暴发流行的可能性；对因该传染病事件造成伤残的患者和医护人员给予医疗救助和抚恤；严格实施实验室生物安全管理，妥善保存病原以便进一步进行实验研究；积极组织专业人员进行相关疫苗研发。

第三节　食品安全事故的应急管理

一、食品安全事故的概论

食品安全对全社会的生产和生活都产生有着巨大的影响,近年来食品安全问题不断暴发和升级,已经成为社会普遍关注的焦点。我国正在逐步完善配套的法律法规,新实施的《中华人民共和国食品安全法(2009)》和《中华人民共和国食品安全法实施条例》对食品安全事故进行了定义。食品安全事故,指食物中毒、食源性疾病和食品污染等源于食品,对人体健康有危害或者可能有危害的事故。

其他与食品安全事故相关的概念包括以下几点。

食品安全(food safety),指食品无毒、无害,符合应当有的营养要求,对人体健康不造成任何急性、亚急性或者慢性危害。

食物中毒(food poisoning),指食用了被有毒有害物质污染的食品或者食用了含有毒有害物质的食品后出现的急性、亚急性疾病。

食源性疾病(food-borne diseases),指食品中致病因素进入人体引起的感染性、中毒性等疾病。

食品污染(food pollution)是指食品及其原料在生产和加工过程中,因农药、废水、污水各种食品添加剂及病虫害和家畜疫病所引起的污染,以及霉菌毒素引起的食品霉变,运输、包装材料中有毒物质和多氯联苯、苯并芘所造成的污染的总称。

(一)食品安全事故的特征

1. 同源性　是指发病患者有食用相同有毒食物史,未食用者不发病。流行波及范围与有毒食物供应范围一致,停止食用这种有毒食物后,发病即终止。

2. 形式多样　在发病形式上,微生物性食物中毒多为集体暴发,潜伏期较长(6~39小时),发病人群和发病时间集中,来势急剧,少则几十人,多则成百上千人,发病曲线在短时间内达到高峰,又迅速下降,一般无传染病流行尾端。

非微生物性食物中毒(如化学性或动植物毒素中毒)为散发或暴发,潜伏期较短(数分钟至数小时),各病例间在发病时间和地点上无明显联系,如毒蕈中毒、河豚鱼中毒、有机磷中毒等。

3. 地区性　指食品安全事故常发生于某一地区或某一人群。例如,肉毒杆菌中毒在中国以新疆地区多见;副溶血性弧菌食物中毒主要发生在沿海地区;霉变甘蔗中毒多发生在北方地区;牛带绦虫病主要发生于有生食或半生食牛肉习俗的地区。

4. 季节性　某些疾病在一定季节内发病率升高。如,细菌性食物中毒一年四季均可发生,但以夏秋季发病率最高;有毒蘑菇、鲜黄花菜中毒易发生在春夏生长季节,霉变甘蔗中毒主要发生在2~5月份。

5. 一般无传染性　由于食品安全事故中的发病患者对健康人不直接传染,只要对患者及时进行抢救治疗,停止进食有毒食物,发病就可以迅速得到控制。

(二)食品安全事故的分类

按事件发生数量和患者发病数量进行排序,食品安全事故从致病因素分类可以分为微生物因素、化学因素、动植物因素、放射因素。

1. 微生物因素　指食入被微生物及其毒素污染的食品而引起的安全事故,具有一定的地区性和季节性,发病率较高,病死率依据病原种类不同而有所区别。

可导致食物中毒的微生物主要包括:①细菌及其毒素:包括引起细菌性食物中毒的病原菌、引起人类肠道传染病的病原菌、引起人畜共患的病原菌;②寄生虫和原虫如:绦虫、旋毛虫、弓形虫等;③病毒和立克次体,如轮状病毒、柯萨奇病毒、埃可病毒、甲型肝炎病毒、朊病毒、腺病毒、冠状病毒等;④真菌毒素如黄曲霉毒素、毒蘑菇中产生的氰苷和毒素、伏马菌素、T-2 毒素等。

2. 化学因素　是指食入含有害化学污染物的食物引起的食品安全事故,季节性、地区性不明显,发病率、病死率一般都比较高。

易于发生化学性食品安全事件的食品主要包括:①被有毒有害的化学物质污染的食品。如过度使用农药、兽药或饲料添加剂,导致农药或兽药的残留量过多的农产品;②被误认为是食品、食品添加剂、营养强化剂的有毒有害化学物;③添加非食品级的或伪造的或禁止使用的食品添加剂以及超量使用食品添加剂的食品;像"三聚氰胺"事件、"苏丹红"事件、"牛肉膏"事件等。④营养成分发生化学变化的食品。

3. 动植物因素　将天然或在一定条件下含有毒性成分的动植物当作食品,而引起的安全事故。季节性、地区性比较明显,多为散在发生,发病率较高。如河豚毒素、不新鲜或腐败的鱼体产生的组胺、发芽和变绿色的马铃薯中的龙葵素和鲜黄花菜中的秋水仙碱所导致的食品安全事故等。

4. 放射因素　环境中的放射性核素通过食物链向食品转移,因食用被放射性污染的食物所导致的食品安全事件。进入体内的放射性物质可对人体内各种组织、器官和细胞产生长期内照射效应,主要以慢性毒性为主。

(三)食品安全事故的分级

食品安全事故共分四级,即特别重大食品安全事故、重大食品安全事故、较大食品安全事故和一般食品安全事故。

1. 特别重大食品安全事故(Ⅰ级)　事故危害特别严重,对其他省(自治区、直辖市)造成严重威胁并有进一步扩散趋势的;超出省政府处置能力水平的;发生跨地区(香港、澳门、台湾)、跨国的食品安全事故,造成特别严重社会影响的;国务院认为需要由国务院或国务院授权有关部门负责处置的食品安全事故。

2. 重大食品安全事故(Ⅱ级)　事故危害严重,影响范围涉及省内 2 个以上市(州)级行政区域的;造成伤害人数超过 100 人并出现死亡病例的;造成 10 例以上死亡病例的;省政府认定的重大食品安全事故。

3. 较大食品安全事故(Ⅲ级)　事故影响范围涉及市行政区域内 2 个以上区(市)县,给公众饮食安全带来严重危害的;造成伤害人数超过 100 人或者出现死亡病例的;市政府认定的较大食品安全事故。

4. 一般食品安全事故(Ⅳ级)　事故影响范围涉及区(市)县行政区内 2 个以上乡镇,给公众饮食安全带来严重危害的;造成伤害人数在 30~99 人,未发现死亡病例的;区(市)县政府认定的一般食品安全事故。

二、食品安全事故的监测预警、报告与评估

(一)监测预警

建立覆盖全国的食源性疾病、食品污染和食品中有害因素监测体系,根据食品安全风险

监测结果,对食品安全状况进行综合分析,对可能具有较高程度安全风险的食品,提出并公布食品安全风险警示信息。

(二)事故报告

1. 事故信息来源 包括食品安全事故发生单位与引发食品安全事故食品的生产经营单位报告的信息;医疗机构报告的信息;食品安全相关技术机构监测和分析结果;经核实的公众举报信息;经核实的媒体披露与报道信息等。

2. 报告时限和内容 食品生产经营者发现其生产经营的食品造成或者可能造成公众健康损害的情况,发生可能与食品有关的急性群体性健康损害的单位,应当在2小时内向食品安全监管部门报告。报告内容应当包括事故发生单位、时间、地点、危害程度、伤亡人数、事故报告单位信息(含报告时间、报告单位联系人员及联系方式)、已采取措施、事故简要经过等内容。

(三)事故评估

食品安全事故评估是为核定食品安全事故级别和确定应采取的措施而进行的评估。评估内容包括以下几个方面。

1. 污染食品可能导致的健康损害及所涉及的范围,是否已造成健康损害后果及严重程度。

2. 事故的影响范围及严重程度。

3. 事故发展蔓延趋势。

三、 食品安全事故的应急响应

根据食品安全事故分级情况,食品安全事故应急响应分为Ⅰ级、Ⅱ级、Ⅲ级和Ⅳ级响应。涉及传染病疫情的,按照《中华人民共和国传染病防治法》和《国家突发公共卫生事件应急预案》等相关规定开展疫情防控和应急处置。

(一)应急准备

1. 启动应急机制 食品安全事故发生后,卫生行政部门依法组织对事故进行分析评估,核定事故级别。特别重大食品安全事故,由卫生部会同食品安全办向国务院提出启动Ⅰ级响应的建议,经国务院批准后,成立国家特别重大食品安全事故应急处置指挥部(以下简称指挥部),统一领导和指挥事故应急处置工作;重大、较大、一般食品安全事故,分别由事故所在地省、市、县级人民政府组织成立相应应急处置指挥机构,统一组织开展本行政区域事故应急处置工作。

2. 应急保障

(1)信息保障:建立国家统一的食品安全信息网络体系,包含食品安全监测、事故报告与通报、食品安全事故隐患预警等内容;建立健全医疗救治信息网络,实现信息共享。有关部门应当设立信息报告和举报电话,畅通信息报告渠道,确保食品安全事故的及时报告与相关信息的及时收集。

(2)医疗保障:卫生行政部门建立功能完善、反应灵敏、运转协调、持续发展的医疗救治体系,在食品安全事故造成人员伤害时迅速开展医疗救治。

(3)人员保障:应急处置专业技术机构要结合本机构职责开展专业技术人员食品安全事故应急处置能力培训,加强应急处置力量建设,提高快速应对能力和技术水平。健全专家队伍,为事故核实、级别核定、事故隐患预警及应急响应等相关技术工作提供人才保障。

（4）技术保障：有关部门加强食品安全事故监测、预警、预防和应急处置等技术研发，为食品安全事故应急处置提供技术保障。

（5）物资与经费保障：食品安全事故应急处置所需设施、设备和物资的储备与调用应当得到保障；使用储备物资后须及时补充；食品安全事故应急处置、产品抽样及检验等所需经费应当列入年度财政预算，保障应急资金。

（6）社会动员保障：根据食品安全事故应急处置的需要，动员和组织社会力量协助参与应急处置，必要时依法调用企业及个人物资。在动用社会力量或企业、个人物资进行应急处置后，应当及时归还或给予补偿。

（7）宣教培训：有关部门应当加强对食品安全专业人员、食品生产经营者及广大消费者的食品安全知识宣传、教育与培训，促进专业人员掌握食品安全相关工作技能，增强食品生产经营者的责任意识，提高消费者的风险意识和防范能力。

（二）应急响应措施

事故发生后，根据事故性质、特点和危害程度，立即组织有关部门，依照有关规定采取下列应急处置措施，以最大限度减轻事故危害：

1. 积极救助食品安全事故患者。

2. 开展流行病学调查与抽样检验，尽快查找食品安全事故发生的原因。

（1）现场调查：现场调查的内容包括人群疾病调查、相关因素调查及实验室检验。

（2）流行病学调查：主要用于研究疾病、健康和卫生事件的分布及其决定因素，包括搜索病例、个案调查、危害因素调查、描述流行病学等。

（3）样品采集与检测：①采集病例和暴露人群的生物标本；②可疑食品及其原料；③可疑食品加工环境样本；④食品从业人员生物标本。

（4）涉嫌犯罪的，公安机关及时介入，开展相关违法犯罪行为侦破工作。

3. 相关部门依法强制性就地或异地封存事故相关食品及原料和被污染的食品用工具及用具，待食品安全事故的原因查明后，对确认受到有毒有害物质污染的相关食品及原料，应当依法责令生产经营者召回、停止经营及进出口并销毁。检验后确认未被污染的应当予以解封。

（三）检测分析评估

应急处置专业技术机构应当对引发食品安全事故的相关危险因素及时进行检测、分析和评估，分析事故发展趋势、预测事故后果，为制定事故调查和现场处置方案提供参考。并对事故处置、危险因素消除或控制、次生、衍生事故隐患消除等情况进行分析评估。

（四）应级别调整及终止

在食品安全事故处置过程中，要遵循事故发生发展的客观规律，结合实际情况和防控工作需要，根据评估结果及时调整应急响应级别，直至响应终止。

1. 响应级别调整及终止条件

（1）级别提升：当事故进一步加重，影响和危害扩大，并有蔓延趋势，情况复杂难以控制时，应当及时提升响应级别。

当学校或托幼机构、全国性或区域性重要活动期间发生食品安全事故时，可相应提高响应级别，加大应急处置力度，确保迅速、有效控制食品安全事故，维护社会稳定。

（2）级别降低：事故危害得到有效控制，且经研判认为事故危害降低到原级别评估标准以下或无进一步扩散趋势的，可降低应急响应级别。

（3）响应终止：当食品安全事故得到控制，并达到以下两项要求，经分析评估认为可解除响应的，应当及时终止响应：①食品安全事故伤病员全部得到救治，原患者病情稳定24小时以上，且无新的急性病症患者出现，食源性感染性疾病在末例患者后经过最长潜伏期无新病例出现；②现场、受污染食品得以有效控制，食品与环境污染得到有效清理并符合相关标准，次生、衍生事故隐患消除。

2. 响应级别调整及终止程序　经评估认为符合级别调整或终止响应条件的，指挥部提出调整应急响应级别建议，报同级人民政府批准后实施。

（五）信息发布

事故信息发布由指挥部或其办公室统一组织，采取召开新闻发布会、发布新闻通稿等多种形式向社会发布，做好宣传报道和舆论引导。

（六）后期处置

1. 善后处置　省级人民政府负责组织重大食品安全事故的善后处置工作，包括人员安置、补偿，征用物资补偿，污染物收集、清理与处理等事项。尽快消除事故影响，恢复正常秩序，保证社会稳定。

2. 责任追究　对在重大食品安全事故的预防、通报、报告、调查、控制和处理过程中，有玩忽职守、失职、渎职等行为的，依据有关法律法规追究有关责任人的责任。

3. 总结报告　重大食品安全事故善后处置工作结束后，地方应急救援指挥部总结分析应急救援经验教训，提出改进应急救援工作的建议，完成应急救援总结报告并及时上报。

第四节　核辐射恐怖事件的应急管理

20世纪90年代以来，核材料走私日益猖獗，使恐怖分子获得核材料并制造简易核武器的可能性大为增加。同时，一些掌握核武器知识的专业人员，加入到恐怖队伍中，使恐怖分子有可能自制核武器。1995年，俄罗斯车臣恐怖分子把铯^{137}爆炸物装入一个小瓶，投入莫斯科公园垃圾桶准备引爆未遂事件，开创了核辐射恐怖事件的先河。

核辐射恐怖事件，是指恐怖组织或个人利用放射性散布装置（"脏弹"）、粗糙核装置甚至核武器实施的恐怖袭击事件，或者是恐饰组织或个人对各种核设施实施恐怖袭击的事件。由于放射性物质的特殊危害性，核与辐射恐怖事件的发生，会在公众中产生极大的恐慌，对社会政治、经济带来巨大的影响。随着核辐射恐怖事件的现实威胁日益增加，规范的核辐射恐怖事件应急管理，有助于减少恐怖事件的危害，是预防核辐射恐怖的重要手段。

本节将从核与辐射的基础知识，核辐射恐怖的种类及其公共卫生风险、核辐射恐怖应急原则、口岸核辐射恐怖响应与处置等方面，讨论核辐射恐怖的应急管理。

一、核与辐射的基础知识

（一）放射性核素的分类、分级

1. 按照放射性核素的来源　通常分为天然放射性核素和人工放射性核素。天然放射性核素即地球诞生时就存在的放射性核素，如铀^{238}、钍^{232}、镭^{226}等；人工放射性核素为由人类出于不同的使用目的制造的放射性核素，如碘^{131}、铯^{137}、钴^{60}等。

2. 按照放射性核素的用途　通常分为医用放射性核素、工业放射性核素、核材料等。

医用放射性核素是指用于诊疗的碘[131]等;工业放射性核素如工业探伤用的铱[192]等;核材料是指制作核弹用的原材料如铀[235]、铀[233]、钚[239]是国际上重点关注的放射性核素。

3. 按照放射源对人体健康和环境的潜在危害程度,从高到低将放射源分为Ⅰ、Ⅱ、Ⅲ、Ⅳ、Ⅴ类,Ⅴ类源的下限活度值为该种核素的豁免活度。

(1)Ⅰ类放射源为极高危险源。没有防护情况下,接触这类源几分钟到1小时就可致人死亡。

(2)Ⅱ类放射源为高危险源。没有防护情况下,接触这类源几小时至几天可致人死亡。

(3)Ⅲ类放射源为危险源。没有防护情况下,接触这类源几小时就可对人造成永久性损伤,接触几天至几周也可致人死亡。

(4)Ⅳ类放射源为低危险源。基本不会对人造成永久性损伤,但对长时间、近距离接触这些放射源的人可能造成可恢复的临时性损伤。

(5)Ⅴ类放射源为极低危险源,不会对人造成永久性损伤。

(二)核辐射的暴露与防护

1. 核与辐射的暴露

(1)外照射:是指电离辐射源存在于机体之外,由其所发生的射线从外部对机体产生照射的一种方式。

外照射主要由γ或X射线、中子和β射线引起的。人员在辐射源的辐射场内作业时,处于射线的照射范围内从而受到外照射。

(2)内照射:是指吸入到人体内的放射性核素对人体产生的照射。主要发生在放射性物质经过和沉积部位的组织或器官,但其效应可波及全身。

内照射以射程短、电离作用强的α和β射线作用为主。放射性物质在环境中弥散造成环境(大气、水、地面、生态系统)的放射性污染,现场人员通过吸入污染的空气或食入污染的水与食物而受到内照射。

2. 核与辐射的防护

辐射防护的主要目的是要防止有害的确定性效应,并限制随机性效应的发生率,使之达到被认为可以接受的水平,辐射防护要考虑到外照射的防护和内照射的防护两个方面。

(1)外照射防护:主要有时间防护法、距离防护法、屏蔽防护法等。

时间防护:通过尽量减少辐射源对人体的照射时间,以减少受照剂量。

距离防护:尽量增加人体与辐射源之间的距离,以减小人体受照的剂量。可以利用长柄工具、机械手或远距离控制装置等以尽量增加人与辐射源之间的距离;或操作时应选择合适的位置,尽量远离放射源,从而减少受照剂量。

屏蔽防护:在人与辐射源之间设置屏蔽物以减小人员处的剂量率,从而减少人体受照剂量。①α射线仅防止内照射即可;②β射线的屏蔽一般选用原子序数较低的物质,如有机玻璃和铝等,但对活度和能量较高的β源,最好在轻材料屏蔽后面,再添加适当厚度的重物质屏蔽材料;③X射线和γ射线的屏蔽要选择原子序数高的重物质,如铅和含铅的玻璃;④中子射线的屏蔽要选择含氢多的物质,如水和石蜡等。

(2)内照射防护:基本原则是采取各种措施,尽可能地隔断放射性物质进入体内的各种途径、减少放射性核素进入人体的一切机会。

（三）核辐射监测的基本原理

核辐射监测是使用放射性探测器进行,利用放射性辐射在气体、液体或固体中引起的电离、激发效应及或其他物理、化学变化进行辐射探测的器件称为放射性探测器(图7-2)。

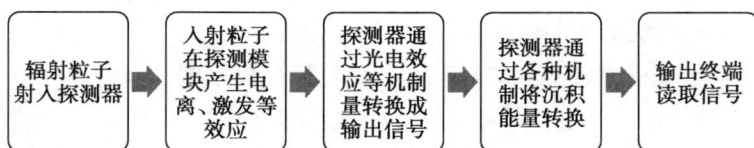

图 7-2 核辐射探测的原理

目前辐射探测器主要分为气体探测器、闪烁体探测器和半导体探测器三种。①气体探测器如 G-M 计数管,是收集射线穿过工作气体时产生的电子-正离子对来获得核辐射的信息,常用于个人剂量计和简单的放射性检测仪;②闪烁体探测器是辐射射入闪烁体使闪烁体电离或激发,受激原子退激而发出波长在可见光的荧光;将荧光经过系列转换形成输出信号,包括 NaI,塑料闪烁体等,通道式监测设备和核素识别仪常用;③半导体探测器通过带电粒子在半导体探测器的灵敏体积内产生电子-空穴对,在外电场的作用下迁移而输出信号,一般用于实验室设备。

二、 核辐射恐怖事件的类型及其公共卫生特点

核与辐射恐怖事件和常规恐怖事件有较大的差异,由于存在放射性污染,受伤人员除外伤外,还可能发生辐射并发症,使得对伤员的处理很困难。对于那些在恐怖事件中幸免于难的人员,也可能受到内部或外部的电离辐射,存在事后生理损伤甚至死亡的可能性。以下分别介绍不同类型核与辐射恐怖事件的公共卫生风险。

（一）放射性物质的非爆炸式释放

恐怖分子将一定活度的放射性物质丢弃或播撒至等人员密集的公共场所、取水口或食品制造场所等处。由于各种放射源的易获得性和放射源携带的便捷性,使恐怖分子发动此类袭击的可行性较强,成本较低。此类袭击的公共卫生风险主要有以下几种。

1. 对人员造成的危害主要是辐射损伤。

2. 除非涉及强穿透性辐射体或污染水平极高,一般不会造成人员的急性伤害,但可能造成环境和(或)人员的较严重放射性污染和内照射问题,以及致癌等远期危害。

3. 放射污染需要经过除污去除,污染难以在短期内消除,影响范围广,容易引起社会的恐慌。

（二）放射性散布装置（“脏弹”）袭击

“脏弹”是一种添加了辐射物质的常规炸弹,可在炸弹引爆后放出大量有害的放射性物质。根据“脏弹”的性质和爆炸发生时的大气条件,以及爆炸发生时放射性物质所附着的微粒或其他物质,污染的范围和致命性有所不同。“脏弹”的主要公共卫生风险有以下几方面。

1. 炸弹引爆与辐射暴露的联合作用 联合作用不仅会造成人员的多种辐射和(或)非辐射的急性伤害,甚至死亡,还会导致较大规模人群的内照射和人员伤亡,并可增加远期致癌风险。

2. 放射性沾染 “脏弹”爆炸后产生的放射性微粒或金属小碎片等随风飘散,会使较大

范围的地面和各种设施的表面受到放射性污染,需花大量的时间和费用进行复杂的除污,以去除放射性污染。

3. 对人体的心理和生理损伤　"脏弹"易于造成社会恐慌和混乱,可导致个体因应激而产生心脑血管疾病等间接损伤。有时间接损伤可能远大于辐射直接损伤。

(三)攻击或蓄意破坏核设施

恐怖分子攻击核反应堆、乏燃料储存池、核燃料后处理设施、运输车辆、高放射性废物场所等,使这些核设施中的放射性物质会向大气中弥散。本类袭击辐射扩散范围和照射剂量远大于"脏弹",对人群的损伤包括辐射和(或)非辐射的多种急性伤亡,多种复合伤,大面积环境和大规模人群的放射性污染等,对公众产生健康的危害显著高于"脏弹"。

(四)核武器或粗糙核装置恐怖袭击

恐怖分子通过盗窃、购买武器级核材料后自行制造简陋的核装置,或者直接盗窃核武器,实施地面核爆炸后造成以核辐射为主的瞬时复合毁伤和严重放射性沾染的灾难性恶果。对公众的健康危害与攻击或蓄意破坏核设施类似。后两种途径的可能性是较小的,但是危害极大。

三、 核辐射恐怖突发事件的应急原则

(一)预防为主

1. 预防为主　鉴于核辐射恐怖的复杂性、严重性,应采取多种有效手段和措施,消除核恐怖事件产生的原因、环境,将核恐怖事件扼杀于摇篮之中。

2. 多方联动,建立核辐射反恐防范立体网络　①构建全国性的预防核恐怖活动监测网络,及时探测、发现、定位和缴获各种非法核材料、放射性材料等;②广泛搜集相关情报,提前布控和防范可能的核恐怖活动;③在各口岸对入境人员、货物、集装箱、行李、邮包、交通工具开展全方位的核辐射监测工作,防止特殊核材料的跨境走私以及放射性物质的扩散。

3. 建立风险预警制度　研究和掌握核恐怖事件的规律,开展风险评估,建立风险预警制度,针对核辐射突发事件的可能途径、时机、条件等因素发布相应预警措施,针对性的开展查验和防范工作。

4. 加强专业应急队伍的建设　有针对性地建立防核恐怖事件的人力资源和物质资源建设,并做好专业应急分队在应急响应行动中的预案、训练以及物资准备工作,以保证应急队伍在发生核辐射恐怖事件时能有效处置,并在最短的时间内控制事态。

(二)剂量限量与剂量最优化原则

辐射的危害程度与辐射剂量直接相关,现场核辐射对应急人员的伤害不可避免。因此,在救援的同时,应最大限度地减少核辐射对应急工作人员可能造成的伤害。国际原子能机构(IAEA),以及国家有关法律、法规对参与核辐射事件应急工作的人员规定了有效剂量限值,具体如下。

1. 一般情况下,应急工作人员受到的有效剂量不得超过 50mSv。

2. 在出现严重事故时,工作人员受到的有效剂量不得超过 100mSv。

3. 在抢救生命时,工作人员受到的有效剂量应尽一切努力控制,不超过 500mSv。

4. 特殊情况下,为执行事故救援或在次生核灾害条件下执行任务,按《战时参战人员的核辐射控制量》进行控制,即:一次或数日内受照剂量不得超过 0.5Gy;一次或数日内受 0.5Gy 照射后的一个月内,不得再次接受照射;一次或数日内受 0.5～1.0Gy 照射后的两个

月内不得再次接受照射;分次或迁延受到照射的年累积剂量不得超过 1.5Gy;终生累积剂量不得超过 2.5Gy。

在最大限度地保护应急工作人员受到尽可能少的核辐射伤害的同时,还应对防护进行优化,以保证应急工作人员有更快的反应速度和更好的操作能力。如对洗消去污染后的伤员进行医学诊断和处理的应急人员,只需采取通用的卫生级防护(D 级)即可;负责伤情分类分流、洗消去污、污染检查控制等的人员,可采取防沾染和防吸入的防护措施(C 级);对必须进入污染区的应急工作人员,可根据具体情况,采用最适当防护措施,不需要都使用最高级别的防护标准。

(三)辐射监测、除污、伤员救治需同时进行

抢救生命始终是核与辐射应急的首要任务。在救援流程的每个环节都必须配备专业的医护人员,随时了解和观察伤情,一旦发现异常,保证第一时间进行有效的医学处置。由于辐射的特殊性,在除污和伤员救治时都需要进行辐射监测;在监测和救治伤员的同时也要进行必须的除污,以尽可能减少污染的转移和扩散。

四、口岸发生核辐射恐怖事件及应急

(一)口岸发生核辐射恐怖事件的可能方式

1. 通过国境口岸偷运核材料入境　国际社会核材料走私和盗窃案件时有发生,核材料有落入恐怖组织手中的可能。国际原子能机构近年报道了多起走私核材料的事件,自 2002 年以来,被发现的企图偷运放射性物质的走私案件有 300 多起。恐怖分子通过国境口岸偷运和走私"放射性物质"是最有可能的一种方式。

2. 放射性物质的非爆炸式释放和"脏弹"　袭击是另外两种可能的口岸核辐射恐怖活动。具体内容见本节核与辐射恐怖事件的公共卫生风险。

(二)口岸核辐射恐怖突发事件的应急

为了及时、高效、妥善地处置口岸核辐射恐怖突发事件,需要做好以下工作。

1. 核与辐射有害物质监测

(1) 配备核辐射监测设备及防护用品:在口岸出入境现场配备通道式放射性监测系统、便携式 γ 剂量率仪、便携式核素分析仪及 α、β 射线表面污染检测仪等仪器设备,做好仪器检定、校准和保护,确保放射性检测的准确性。配备放射防护服、防护口罩、防护手套、一次性防护服、放射性个人剂量计等防护用品,确保物品充足。

(2) 现场核辐射监测重点:①申报入境的含有或夹带有放射性物质的物品;②不能说明用途,或无明确收货人和发货人的可疑物品;③现场查验发现疑似容纳放射性物质密闭金属容器;④物品外贴有辐射警示标签。

(3) 监测中需要排查的情形:①发现核辐射监测设备报警;②申报入境的含有或夹带有放射性物质的物品;③不能说明用途,或无明确收货人和发货人的可疑放射性物品;④现场查验发现疑似容纳放射性物质密闭金属容器。

2. 核辐射有害物质排查

(1) 放射性物质的技术判定

1) 确定性质:手持便携式放射性检测仪由远及近向放射性最强处行走,寻找放射源或污染源,并做标记;同时,用便携式核素分析仪分析放射性核素。

2) 确定照射的强度和范围:对污染源和污染区域进行强度测量,以剂量当量率 1μSv/h

处为外缘,做标记划出污染的范围,并进行初步的隔离。

3）确定是否有沾染:对污染源周围的区域进行α、β射线检测,对α、β超标的区域进行标记,等待处理,防止放射性物质扩散。

4）确定其他污染物:采集可能污染的空气、饮用水、食品等,制备成样品进行核素分析,以确定放射性污染。

5）了解人员受染和受照情况:问询放射源暴露者有无症状,利用表面污染仪测试是否收到污染。放射性超标剂量判定:α射线检测值大于或等于$0.04Bq/cm^2$;β射线检测值大于或等于$0.4Bq/cm^2$;γ射线剂量当量率大于或等于$1\mu Sv/h$;检出中子。

（2）事件调查:对旅客、货主或其他见证者进行调查,主要调查放射性物质的数量、性质、用途、来源地、接触者等内容。

（3）结果的判定

1）可以排除恐怖事件的情形如下:

a. 有合法手续的放射性源、放射性物质,经严密的铅防护（中子放射源用水或石蜡封存）,符合放射性物质运输安全标准（GB11806-2004）。

b. 有合法手续（供货商提供的放射性检测报告或核素分析报告及接收方提供的营业执照）的含天然放射性核素的矿石、石材等放射性超标的货物。

c. 有证据表明入境旅客因接受过放射性药物检查或者介入放射性治疗。

d. 入境旅客携带的荧光表、指南针等日常生活用品。

2）不能排除恐怖事件的情形如下。

a. 无合法手续的放射源或核材料。

b. 不明原因的放射性物质泄漏或扩散,造成环境或物品污染的。

c. 获取相关的核辐射恐怖袭击信息或有证据表明恐怖分子将实施核辐射恐怖袭击信息。

3. 口岸核与辐射突发事件的处置

（1）现场封控和人员疏散

1）建立快速通道和隔离区:以0.1mSv/h为界线,向四周扩展6m,划出放射性安全警戒线,设置警戒标志,若没有达到0.1mSv/h,可根据现场布局合理设置隔离区,用隔离带分割危险区和安全区,并明确设置放射性危险标识警示。禁止无关人员、车辆进入污染区。

2）维持现场秩序,疏散人群:根据现场的特点,应迅速调集现场相关单位的工作人员疏导人群,远离放射源或污染物。

3）防止放射性粉尘的扩散:通报口岸相关单位立即暂停通关,立即关闭空调和通风系统,关闭污水排放系统。

（2）医学应急处理

1）收拢受污染人员和受照人员:对受到沾染和受照的公众以及应急救援人员给予必要的医学防护,引导受污染人员和受照人员到临时隔离区域并进行表面污染的检测。

2）监测人员污染:探测器离被测人员的衣服和皮肤1cm处进行检测,α射线检测时距离控制在0.5cm,但不要接触;监测在声显状态下从头顶开始,在身体一侧沿脖子向下至鞋,特别注意脚、臀部、肘、手和脸部。探头移动速度约5cm/s,皮肤和衣服测量结果按$100cm^2$评价,手和手指分别按30和$3cm^2$评价。

3）人员分类和转送:对人员进行接触史的调查和登记,根据临床症状对伤员进行登记和早期分类,估计其受照剂量,判定其所需的医疗救护类型并送相应的医疗机构进行救护。

（3）放射源的处置：将放射源转移至准备好的防护铅箱内,转交给放射性物质处置部门进行搁置衰变、深埋或其他处理。

（4）污染物和污染环境的洗消：对污染的环境和污染的物品进行洗消,防止核辐射有害物质的扩散。对地面、墙面和物品表面可采用真空吸尘法去污,或使用压制去污剂覆盖,压制扩散;将污染区域封锁,等放射性粉尘沉降;对沾染的车辆和设备可采用高压冲洗,洗消水回收的方法。

第五节　化学恐怖事件的应急管理

化学恐怖是指恐怖组织为了达到某种政治目的,利用有毒有害化学物质进行高危害性、规模化恐怖活动的行为。用于化学恐怖的有毒有害化学物质,多为高毒性,可大规模杀伤人畜的"化学毒剂",也称"化学战剂"。

一、化学毒剂的基本知识

（一）化学毒剂的毒害状态

化学毒剂被施放后发挥杀伤作用时所处的状态称作毒害状态。有蒸气态（粒子直径为$0.01 \sim 0.1 \mu m$）、雾态、烟态、微粉态和液态五种。

烟和雾统称为"气溶胶",是指有毒有害的固体或液体分散在气体介质中而构成的分散系统,其粒子直径在$0.1 \sim 10 \mu m$。气溶胶和蒸气态毒剂主要通过呼吸道引起中毒。

微粉比烟的粒子大,较易沉落到地面上,造成地面、物体和皮肤染毒,并能通过粉尘飞扬经呼吸道吸入中毒。

液滴态毒剂主要染毒地面和物体,通过皮肤接触中毒。

无论是烟、雾、微粉,还是液滴态毒剂,都可以蒸发成为蒸气态。因此,化学毒剂的毒害状态不是绝对的,是在变化着的,通常是几种毒害状态同时存在,只是以其中之一为主。

（二）化学毒剂的伤害形式

化学毒剂被施放后,主要通过"毒气云团""液滴"和"微粉"的形式起危害作用,造成大量人员的伤害。

1. 毒气云团　当化学毒剂产生爆炸后,在瞬间可散发出大量毒气,升至一定高度成为毒气云团,往下风方向扩散。这种瞬时产生的"初生毒气云团"的初始浓度很高,所以危害下风方向的纵深距离远,毒害作用大,但持续作用的时间相对较短,可从几分钟至几十分钟。但在密闭的车厢或建筑物内,由于风速几乎为零,所以毒源周围在很长时间内均可维持很高浓度,通常只需吸上几口就可引起死亡。

有毒物质在散发成蒸气的同时,还有部分以液滴形式散布在事故现场毒源的周围,以后可从染毒容器及物体、地面上蒸发形成毒气再次污染空气。这种再次产生的"再生毒气云团"的特点与瞬时散发形成的毒气云团相反,毒气浓度较低,危害纵深距离较近,毒害作用相对也较小,但蒸发成气体持续作用的时间也较长,可达几十分钟或数小时,如是油状液体时间则更长。这种从液滴蒸发再次形成的有毒气体也是一种不可忽视的危害形式。

2. 液滴或微粉染毒　地面、物体上的有毒化合物液滴都可通过染毒皮肤或挥发的蒸气毒害人员。由于液态毒物挥发的持续时间较长,处置时常需用化学洗消剂对染毒区先进行消毒。微粉态的有毒化合物可通过风力或车辆行驶在空气中飞扬散布,所以在处置时必须做好呼吸道和全身防护,用液体的化学消毒剂喷洒消毒,这样既可阻止有害粉尘飞扬,又可起到破坏毒性的作用。

(三)化学毒剂的计量

为了对毒剂的杀伤特性进行基本的数量分析,掌握中毒的程度以利诊断和救治,需要掌握毒剂的计量方法。

1. 染毒浓度 指染毒空气或液体单位体积内所含有的毒剂重量。常用单位为毫克/升(mg/L)、微克/升(mg/L)、毫克/立方米(mg/m³)、克/立方米(g/m³)。

2. 染毒密度 指染毒地面或物体表面单位面积所含有的毒剂重量。常用单位为克/平方米(g/m²)、毫克/平方米(mg/m²)、微克/平方厘米(mg/cm²)、毫克/平方厘米(mg/cm²)。

3. 毒害剂量 指引起机体病理变化所需的毒剂量。亦称"毒剂剂量""中毒量"。中毒途径不同,毒害剂量的表示方法也不同。呼吸道吸入或皮肤黏膜吸收毒剂蒸气、气溶胶的毒害剂量,用染毒浓度与对机体作用时间的乘积表示,常用单位是毫克/(分·立方米)[mg/(min·m³)]、微克/分·立方米[mg/(min·m³)]。皮肤接触、注射或口服毒剂液滴的毒害剂量,用平均每千克体重所染有毒剂的重量表示,常用单位是微克/千克体重或毫克/千克体重;有时也概略地用每人沾染的毒剂重量表示,常用单位是毫克/人、克/人。

4. 毒害剂量级 指与伤害程度等级相对应的毒害剂量等级。常用的毒害剂量级有:致死剂量(LD$_{90~100}$或Lt$_{90~100}$)、半数致死剂量(LD$_{50}$或LCt$_{50}$)、伤害剂量(ID$_{90~100}$或ICt$_{90~100}$)、半数伤害剂量(ID$_{50}$或ICt$_{50}$)、失能剂量(ID$_{90~100}$或ICt$_{90~100}$)、半数失能剂量(ID$_{50}$或ICt$_{50}$)。

(四)影响化学毒剂损伤作用的因素

毒剂对机体的损伤作用,实际是毒剂与机体相互作用的综合性表现。由于毒剂种类、中毒剂量、环境和个体差异等因素,中毒后机体损伤的发展不尽相同,故影响毒剂损伤的因素很多。

1. 毒剂的种类和毒性 毒剂的化学结构是决定其损伤作用的重要基础。各类毒剂由于结构不同,对人体的靶器官和毒理作用也各有差异。如神经性毒剂为有机膦酸酯化合物,对胆碱酯酶有很强的抑制作用,因此以神经症状为主;而全身中毒性毒剂可使细胞色素氧化酶失去活性,导致细胞内窒息而引起缺氧。

毒剂的毒性,是指其剂量与效应之间的关系。引起机体损伤效应所需的毒害剂量越小,则表示毒性越大。不同的毒剂毒性可相差很大。如吸入中毒时,沙林的毒性要比氢氰酸大10倍左右。在神经性毒剂中,同类的维埃克斯的毒性比沙林强得多,特别是经皮肤中毒时,二者可相差数百倍。

2. 毒剂的浓度和剂量 一般来说,毒剂的毒害剂量决定了毒剂和机体间相互作用的程度。在一定范围内,毒剂损伤作用的轻重随浓度或剂量的大小而增减,浓度或剂量越大,引起的损伤就越重。

3. 中毒途径 不同的中毒途径,对毒剂的毒性作用也有很大影响。因为不同组织或器官对毒剂的敏感性不同,而且不同的中毒途径影响了毒剂的吸收速度和吸收量,从而影响其毒性作用,以致损伤的严重性和致死剂量可相差很大。一般同一种毒剂,不同途径对人的损伤作用为:呼吸道>眼、伤口>消化道>皮肤。

二、 化学毒剂的种类

化学毒剂按毒理学作用分类可分为以下六大类。

（一）神经性毒剂（nerve agents）

这是现今毒性最强的一类化学战剂。以神经系统作用为主要毒害特征的毒剂。特指破坏胆碱能神经冲动传导的有机磷毒剂。包括氟膦酸酯（G 类）、硫赶膦酸酯（V 类）等类化合物。又称为含磷毒剂。其中 G 类有：沙林、梭曼、塔崩。V 类有：维埃克斯（VX）等，是主要的速杀性毒剂。

（二）糜烂性毒剂（blister agents）

又称起疱剂（vesicants），能引起皮肤、眼、呼吸道等局部损伤；吸收后出现不同程度的全身反应。主要代表有芥子气，氮芥和路易氏剂。

（三）全身中毒性毒剂（systemic agents）

主要代表有氢氰酸、氯化氰。经呼吸道吸入后与细胞色素氧化酶结合，破坏细胞呼吸功能，导致组织缺氧。高浓度吸入可导致呼吸中枢麻痹，死亡极快。

（四）窒息性毒剂（choking gases，asphyxiants）

又称肺刺激剂（lung irritants）。主要损伤呼吸系统，引起急性中毒性肺水肿，导致缺氧和窒息。如光气、双光气以及氯气、氯化苦等。

（五）失能性毒剂（incapacitating agents ，incapacitants）

简称"失能剂"，能造成人员暂时失去正常的精神或躯体功能，从而丧失工作能力的毒剂。其致死剂量与失能剂量的比值（安全比）相当大，通常不引起死亡或永久性伤害。一般分为精神失能剂和躯体失能剂。前者主要引起精神活动紊乱，如毕兹（BZ）、麦角酰二乙胺（LSD）等化合物。精神失能剂按其功能又可分为以抑制中枢神经系统功能活动为主的中枢神经抑制剂和引发过度神经活动的中枢神经兴奋剂。躯体失能剂主要引起躯体或植物性神经症状，如运动障碍，血压体温失调，震颤，暂时性耳聋或失明，持续呕吐，腹泻等。

（六）刺激性毒剂（irritants）

这类毒剂对眼和上呼吸道有强烈的刺激作用。引起眼痛、流泪、喷嚏和胸痛等。主要代表有苯氯乙酮、亚当氏剂、CS 和 CR。

三、 化学恐怖事件的特点

（一）发生突然，防救困难

化学恐怖事件的发生往往出乎人们的预料，常在意想不到的时间、地点突然发生。一旦发生短时间内即可造成大量有毒有害化学物质外泄，甚至引起燃烧、爆炸等次生灾害。产生的有毒气体只要少量吸入就可致人窒息或死亡。不同毒物的救治方法也不一样，有的剧毒化合物还需要特效抗毒药物才能救治。

一般人员由于缺乏对化学恐怖事件防护的常识和思想准备，而且恐怖事件发生突然，化学毒剂毒性作用迅速，往往在事件发生后来不及采取自我防护措施，有毒物质可通过呼吸道、眼睛、皮肤、黏膜等多种途径引起中毒。

（二）毒源易得，生产方便，成本低廉，使用简单

目前，在发达的网络科技支撑下，化学毒剂的制造技术在网上都能查询到，原料也很容易在市场上购得，只要具备一定化工知识的人员都可以在简单的化学实验室里合成初级形态的化学毒剂。如日本奥姆真理教就合成了浓度在 30% 的沙林，简单地装在塑料袋里用雨伞尖刺破后施放，就在地铁车厢里成功地实施了化学恐怖袭击。另外，能进行化学恐怖袭击的剧毒化学品如剧毒农药、医疗用麻醉剂、精神兴奋剂、科研用的一些毒素等在市场上都能

买到。

（三）袭击手段简单，杀伤途径多，面积效应大

恐怖分子进行化学恐怖袭击的手段比较简单，可以通过投放、邮寄、遥控引爆等方式实施袭击。化学恐怖袭击有速杀和持久伤害两种方式，利用一些剧毒化学品实施气雾态施放，杀伤途径很多，可通过呼吸道、消化道、皮肤和伤口等途径侵入人体引起中毒。也可利用一些油状化学毒物，如芥子气袭击，人员伤亡比较迟发，危害较长，主要是产生恐怖心理效应。

（四）心理损伤效应大，社会影响范围广

化学恐怖袭击对人员心理损伤效应和社会影响更大。化学武器在历史上已经使用过，给人类和环境的巨大破坏性都让现代人谈"化"色变。一旦发生化学恐怖事件，无论在国际还是国内，社会影响都将非常巨大。虽然化学恐怖袭击的规模不能和战争相比，但同样会对现场人员和社会公众产生不同程度的心理和精神压力，造成心理损伤效应，导致作业能力下降或丧失，影响反恐任务的完成，甚至影响社会的安定团结。

四、 化学恐怖事件引发的公共卫生风险

1. 在人口密集的大型空港、码头、火车站等，通过投毒、引爆的方式产生有毒气体（或气溶胶），以呼吸道吸入的方式使大量人员在瞬间或短时间内产生重大伤亡，并产生恶劣的国际影响，这是其中后果最严重的袭击方式。

2. 恐怖分子携带毒剂或利用集装箱货物夹带毒剂入境，或利用国际邮件寄送带有剧毒的化学毒剂或毒素的信件、包裹，但在口岸查验过程中被出入境检验检疫人员查获，这种未遂的化学恐怖袭击方式在口岸最常见，也是出入境检验检疫人员在反恐工作中最重要的职责。

3. 通过用剧毒化学品污染供给出入境交通工具的食物、水源，使大量旅客、海员或乘务员消化道中毒。

4. 恐怖分子在口岸用小弹丸、细针、各类特殊注射器等将毒剂刺入人体导致中毒，此种方式主要用于暗杀重要政治人物或社会知名人士。

5. 恐怖分子在口岸通过施放持久性毒剂如芥子气等对人员产生伤害并污染环境，进一步对广大直接或间接接触的人员产生伤害。

6. 恶意违规操作，如在口岸化学危险品的运输、装卸、储存等环节，造成化学品在特定时间和地点爆炸或泄漏，或蓄意破坏设备造成化学危险品泄漏。

五、 化学恐怖事件应急处置原则

1. **积极应对，先期处置** 先期处置是在专业处置队伍未到达之前，现场工作人员和应急处置队伍采取的一系列应急处置措施，包括现场控制毒源、封控隔离染毒区、现场急救、调查与报告等。先期处置是整个处置行动成败的关键。事件发生后，现场人员应当积极采取有效的自救措施，进行全方位的抢险救援和应急处理，防止事件蔓延和扩大。

2. **以人为本，减少危害** 应急处置中，救治伤员是最优先的任务：①抢救伤员的顺序是，先重伤员后轻伤员；先严重染毒区，后轻染毒区；如伤员数量大、分布面积广，应组织自救互救；②治疗原则是抗毒治疗与综合治疗结合、局部处理与全身治疗结合。有危及生命的创伤时，应将创伤急救放在首位；并尽快阻止毒剂继续吸收。

3. **快速反应，运转高效** 化学恐怖事件整个过程时间很短。有毒气体毒性强、浓度高、

作用迅速,现场抢救必须争分夺秒,紧紧抓住 30 分钟的"黄金时期"抢救中毒人员。不必太计较现场的毒区划分。

4. 应急处置,防护为先 化学恐怖事件应急处置中,救助人员进入毒区必须正确使用个人防护器材,特别需要防止经呼吸道吸入中毒。

六、 口岸化学有害因子的监测及应急处置

1. 现场监测 各检验检疫机构根据实际,在入境口岸配置化学有害因子监测设备,对可疑化学有害因子实施监测。出现以下情况之一的,进入现场排查程序。

（1）监测仪器报警。

（2）不明原因的气、雾、烟、粉尘或液滴,或异常气味。

（3）可疑粉末或晶体、无色或淡黄色油状液体,或其他可疑化学品,且未能说明用途的。

（4）可疑的装有少量液体或固体粉末的小容器、小型注射器等、装有不明用途液体的塑料袋。

（5）现场发现具有化学毒剂相似理化特征的物质。

（6）获取相关的化学恐怖袭击信息。

2. 现场排查 发现上述情况的可疑,立即进行现场快速检测。快速检测的基本程序一般包括初步判断、现场侦检、采样等程序。

（1）初步判断:初步判断化学有害因子的存在情况（可能存在的种类,大致的分布范围）是准确迅速完成任务的第一步,一般可通过动物、人员的中毒症状及毒剂分散的征候等进行概略判断。

（2）现场侦检:为及时检测污染种类、范围及程度,应使用快速检测方法与器材进行现场侦检,为受到污染威胁或已遭受污染的人员进行防护、救护、消毒提供依据。现场侦检应注意以下问题。

1）选择侦检点:侦检点选择的正确与否直接影响侦检的准确度和速度,由于侦检对象不同,侦检点的选择各有不同的要求。对污染空气的侦检点通常选在毒源或下风边缘处,距地面 20～40cm 的高度侦检,也可选在污染空气容易滞留的物体、地形等位置侦检;对污染地面的侦检点应选在毒源或其周围污染密度较大的位置上。

2）侦检器材选择与使用方法:在初步判断的基础上,有目的有顺序地使用各种侦检器材,如化学气体检测仪、毒剂报警器、侦毒管、侦检管、侦检纸等。其原则是保证能快速、便捷地得到可靠的侦检结果。

（3）采样:为进一步确定毒剂的种类和染毒浓度,往往要通过化验分析,通常要先进行样品的采集。

3. 结果判定 根据现场监测和现场快速检测,发现如下情况的,为可疑口岸化学恐怖事件。

（1）携带施放化学毒剂装置,且未能提供有效证明的。

（2）现场多人同时出现相类似的中毒症状,甚至死亡的,以及现场大量动物发病或死亡的。

（3）现场检测阳性的化学毒剂或前体。

（4）现场空气、水、食物中检测到化学毒物的。

4. 处置

（1）一般处置：对于现场排查、判定能够排除化学恐怖事件的，或能提供有关部门准许进口批准证明等合法手续，包装完整，用途明确的化学制剂，检疫放行。

（2）应急处置：经结果判定不能排除口岸化学恐怖事件，立即报告地方反恐部门，由专业队伍进一步开展处置行动。

本 章 小 结

本章首先描述突发公共卫生事件的概念和分类，在此基础上分析突发公共卫生事件的特点、处置原则和处置流程。接着联系实践引入传染病突发事件、食品安全事件和核生化恐怖事件的应急管理，系统介绍传染病疫情、食品安全事件以及核生化恐怖的特点、相应的预防和控制原则、处置流程等。

案例分析

案例 埃博拉出血热疫情口岸应急处置工作

一、背景与起因

埃博拉出血热（又称埃博拉病毒病）是一种急性出血性传染病，病死率高达50%～90%，可通过接触患者的血液或其他体液，经皮肤、呼吸道或结膜感染，潜伏期2～21天。临床症状为突然发病，表现有发热、头痛、肌痛、结膜充血等，数天后可出现呕吐、腹痛、腹泻、咽痛。严重病例可出现无黄疸型肝炎和胰腺炎，及轻重不一的出血倾向。目前对该病尚无有效治疗药物和预防疫苗。

1976年埃博拉出血热在苏丹南部和扎伊尔（即现在的刚果（金））的埃博拉河地区首次发现，引起医学界关注和重视，此后曾于1979年在苏丹恩扎拉地区再次暴发，经过15年的沉寂期后，于1994年在加蓬再次出现，此后间歇性暴发20余次，暴发地区均集中在非洲。2014年2月初，几内亚东南部马桑达省出现埃博拉死亡病例，随后通过陆路边界传到塞拉利昂和利比里亚，又通过飞机（1名旅客）传到尼日利亚，通过陆路（1名旅客）传到塞内加尔。2014年9月30日，美国出现首例埃博拉出血热输入性确诊病例，并且感染了2名护士。2014年10月6日，西班牙出现首例埃博拉出血热本土确诊病例，该病例是埃博拉出血热在非洲以外出现的首例人际间传播。

截至2014年11月18日，全球通报埃博拉出血热病例15 417例，死亡5508例。病例数和死亡数远远超过了以往所有埃博拉出血热疫情的总和，是1976年首次发现埃博拉出血热病毒以来发生的最大且最复杂埃博拉疫情。世界卫生组织宣布埃博拉出血热疫情已经构成国际关注的突发公共卫生事件。联合国认为，埃博拉出血热疫情超出地域范围和公共卫生范畴，演变为全球综合性议题，决定成立应对埃博拉出血热疫情特派团，是联合国迄今设立的首个涉及公共卫生领域的特派团。各国纷纷采取包括口岸防控在内的综合措施，防止埃博拉出血热扩散蔓延。

二、国境卫生检疫

面对严峻的疫情形势，国家卫生检疫主管部门在全国口岸依法、科学、有序地采取了一系列有针对性的检验检疫措施。

（一）进行科学评估

组织专家对疫情进行研判，对疫情输入风险、口岸可以采取的措施等进行研究，明确重点国家、重点交通工具、重点人群和重点口岸。利比里亚、几内亚、尼日利亚、塞拉利昂等埃博拉出血热病例多发,无法有效控制疫情的国家为重点国家;可能载有来自重点国家人员的非洲直航或中转的国际航班为重点交通工具;来自疫情发生国家或21天内曾到过疫情发生国家的人员为重点人员;北京、上海、广州、深圳等重点交通工具抵达的口岸为重点口岸,另外将举办大型国际活动的口岸作为重点口岸管理。

(二)卫生检疫措施

1. 在境外、途中、口岸三个环节开展检疫　在境外,国家卫生检疫主管部门与外交部门联合照会利比里亚、几内亚、尼日利亚、塞拉利昂四国政府,要求开展离境检疫筛查,暂停有埃博拉出血热症状的人员赴华;要求来华人员填写离境检疫证明,入境时提交检验检疫部门审核。与驻外使领馆、商务部门、教育部门合作,收集和掌握我驻非洲四国人员及非洲四国来华留学生的数量、来华时间、来华航班等信息,通报相关口岸,以提前做好通关便利、疫情防控等相关准备工作。

在途中,国家卫生检疫主管部门要求各有关国际航空公司航班运行途中,广播告知旅客如有症状,及时申报,乘务人员加强对有症状者的询问、初步处置、防护,并及时通报第一入境口岸的检验检疫机构。

在口岸防线,国家卫生检疫主管部门编印口岸埃博拉出血热防控操作指南,全国检疫人员人手一册,对口岸疫情防控工作的每一项工作、每一个环节、每一个步骤都有详细要求。针对人员,在每个机场设立疫情发生国家地区来华人员专用通道,分流来自疫情发生国家或21天内曾到过疫情发生国家的人员;使用体温检测仪对所有入境人员的体温进行监测,重点口岸设置两道测温程序;口岸发现的可疑病例,转交当地指定医院诊治;排查登记密切接触者,登记信息转交卫生计生部门后续追踪观察。针对交通工具、货物、行李、邮件,对载有疫情发生国家地区人员的交通工具,及其搭载的货物、行李、邮件,严格查验是否携带动物及其产品、微生物、人体组织、血液及其制品、生物制品等,对可能污染的交通工具、货物、行李、邮件进行预防性消毒。根据埃博拉出血热病毒感染力强的特性,重点加强了工作人员的个人防护工作。一旦发现有症状者,对有症状者污染的区域和物品进行严格消毒。

2. 开展病毒检测技术研发　国家卫生检疫主管部门利用有资质的P3实验室,加强科研攻关,建立快速检测方法,积极开展病毒检测工作。

3. 加强疫情防控宣传教育　国家卫生检疫主管部门分别用中、英、法三种语言印制埃博拉出血热疫情防控宣传挂图和宣传折页在全国口岸张贴和发放,指导出入境人员做好埃博拉出血热的预防。制作口岸埃博拉疫情防控宣传片,用于在国境口岸内及出入境交通工具上向出入境人员宣传埃博拉出入境疫情防控知识和检验检疫要求,提高出入境人员自我防护意识。

4. 强化疫情防控培训演练。国家卫生检疫主管部门举办培训班和口岸埃博拉疫情防控应急演练,重点培训演练申报、登机检疫、通道查验、医学排查、患者移送、个人防护、终末消毒等口岸疫情防控工作流程。

(三)联防联控机制

与边检部门合作,边检部门在发现入境航班预报信息中有来自疫情发生国家地区的人员时,及时通报口岸检验检疫机构;在入境查验时发现来自疫情发生国家地区的人员时,及时移交口岸检验检疫机构进行处置。

与教育部门合作,对来华留学生联合监管,留学生来华后实施自我隔离21天后,方可办理健康体检等手续。与商务部门合作,对归国劳务人员联合监管。

与卫生部门合作,对口岸发现的所有来自或 21 天内曾经到过疫情发生国家地区的人员,均要求填写流行病学调查表,登记个人信息和健康状况,转交地方卫生部门追踪。

三、法律依据

国家卫生检疫主管部门联合国家卫生主管部门,将埃博拉出血热纳入《中华人民共和国国境卫生检疫法》规定的检疫传染病管理,解决埃博拉出血热病例和疑似病例监管的法律依据问题。根据《中华人民共和国国境卫生检疫法》及其实施细则,埃博拉出血热纳入检疫传染病后,可在国境口岸采取下列措施。

1. 对发现的染疫人,可以采取强制隔离措施。对染疫嫌疑人进行留验。对染疫人死亡的尸体进行强制火化。如果来自疫情发生国家或 21 天内曾到过疫情发生国家;或是近 21 天内接触过埃博拉出血热患者、疑似患者以及感染动物;或是在入境时有发热、乏力、头痛、咽痛、恶心、呕吐、腹泻、皮疹、结膜充血等症状的入境人员,在入境时主动向检验检疫机构申报。

2. 对来自疫情发生地的交通工具、货物、邮件、快件实施严格的检疫和卫生处理;禁止疫情发生地特殊物品和相关动物及其产品入境。

3. 当疫情进一步发展,对我国构成严重威胁时,指定第一入境口岸,停止国际通航,或封锁有关国境口岸。

4. 如国内出现疫情并扩散时,加强出境检疫措施,包括强制隔离措施。

四、检疫工作成效

2014 年 8 月 4 日至 11 月 18 日,全国口岸累计排查来自疫情发生国家或 21 天内曾到过疫情发生国家的人员 27 955 人,每例均完成流行病学调查,信息登记,做到检疫过程可追溯,并将信息转交地方卫生部门,转运留院观察病例 76 人,从中确诊疟疾、登革热等传染病 33 例,迄今未发生埃博拉出血热输入病例,同时保障了北京 APEC 会议、天津夏季达沃斯论坛、南京青奥会、南宁世界体操锦标赛、东盟博览会等重大国家活动。通过卫生检疫部门向地方卫生部门及时提供来自或 21 天内曾经到过疫情发生国家地区的人员追踪信息,为国内一旦出现埃博拉出血热病例查找传染源头、追踪密切接触者、判定传播链和扩散途径提供了便利和可能线索。

埃博拉出血热疫情可以给经济社会造成的严重影响,如旅游、贸易、交通运输等方面。通过口岸埃博拉出血热疫情防控,减少了我国因埃博拉出血热疫情造成的经济、贸易、人员治疗等直接或间接经济损失,同时,稳定了民心,减少了民众的恐慌,减少了因此造成的不必要的间接损失,起到了口岸第一关和"防火墙"的作用。

思考题

1. 如何理解传染病突发事件的特点? 其预防和控制原则有哪些?
2. 食品安全事故的特点有哪些?
3. 如何做好口岸核辐射突发事件的应急?
4. 如何做好化学恐怖突发事件的监测?

(苏虹 富英群 薛永磊)

第八章　卫生监督

　　卫生监督是卫生行政部门执行国家卫生法律、法规,维护公共卫生秩序,保护人民群众健康及其相关权益的重要手段,是对中国境内从事食品与饮用水、健康相关产品、传染病预防与控制、公共场所、环境卫生、职业卫生、放射卫生、医疗卫生和其他健康相关活动的主体实行许可、准入,进行监督检查,实施行政处罚和行政控制的卫生行政执法行为,是国家管理卫生事务的重要形式。

　　卫生监督涉及大众学习、工作、医疗、饮食等日常生活的各个方面,贯穿于中国社会公共卫生活动的运行过程中,其中,国境口岸是我国人流物流高度密集、公共卫生风险跨国传播的重点区域,国境口岸卫生监督工作不仅关系着对外经贸的发展,更关系着出入境人群健康和中国的国际卫生形象,具有极其重要的经济和社会意义。

　　随着人民生活水平的不断提高,卫生、安全、健康的生活已经成为人们共同追求的目标,政府和公众对公共卫生安全的重视与日俱增,公共卫生的管理与监督成为全社会关注的焦点问题。因此,研究卫生监督基本理论,探讨卫生监督实践对于促进卫生事业的发展有着深远的意义和作用。

第一节　卫生监督概述

一、卫生监督的概念和特征

(一)卫生监督的概念

　　卫生监督(health supervision)是政府行政部门依据公共卫生法规的授权,通过卫生检查、卫生鉴定、卫生评价和采样检验等手段,对公民、法人及其他组织贯彻执行卫生法规和卫生标准的情况进行监督检查,对违反卫生法规、危害人体健康的行为追究法律责任的一种行政管理活动。

　　卫生监督的概念体现了卫生监督的法律性、专业性,具体包含了下列两层含义。

　　1. 卫生监督是政府行为,是行政职能　　卫生监督的主体,必须由卫生行政部门或法律授权的卫生监督机构行使,其对象是卫生监督相对人,即公民、法人和其他组织。卫生监督的行政性是其根本属性,是一种既独立存在、又与其他国家职能平行和密切相关的公共职能。

　　2. 卫生监督是行政性和技术性的统一　　卫生监督是对预防医学理论和技术等自然科学知识与卫生政策法规等社会人文科学知识的综合运用,与其他诸多行政工作相比,卫生监督具有很严格的专业技术性。技术手段是卫生监督工作不可缺少的、得以有效实施的基本条件,如判断某项行为是否合法要以检测检验的数据为依据,而检测检验技术和方法直接关系到数据的准确性。

（二）卫生监督的特征

1. 法定强制性 卫生监督的法定性体现在主体法定和职权法定两个方面：卫生监督的执法主体主要是各级卫生行政机关，只有卫生行政机关才是真正意义的卫生行政主体，才具有政府职能部门的资格。在特定条件下，法律法规将卫生执法权授予某一组织，这种组织称为法律、法规授权组织，一般应视同于行政主体，并承担法律责任；另一方面卫生监督主体所执行的法律规范，只能是法律规定应当由卫生监督主体执行的法律、法规、规章。执法主体只能在法定职权内旅行卫生行政管理责任，不能越权执行。此外，卫生监督是国家卫生管理行政权运转的一种特殊方式，是由卫生行政主体单方面决定的国家管理活动，是国家意志的体现，具有国家强制性。

2. 技术科学性 卫生监督需要运用预防医学、基础医学、营养学、药学等自然学科知识与食品检验、空气监测等现代科学技术手段，需要依据大量的技术规范和卫生标准，才能在卫生监督过程中做出合理判定，实施处置，是一项科学性、技术性非常强的行政执法工作。

3. 广泛综合性 由于影响人体健康因素是多样的，因此，卫生法律规范纷繁复杂，几乎涉及社会生活的一切领域，这就决定了卫生监督行为的广泛性和综合性。它不仅涉及生态环境的维护和改善，而且涉及资源的开发和利用；不仅涉及公民健康权，而且涉及因卫生问题而产生的复杂的经济与人际关系。例如，在专业知识上，卫生监督不仅涉及预防医学、临床医学、生物医学、生态学、工程学、建筑学、水文地质学、环境学等自然科学，也涉及法学、经济学、教育学和社会学等社会科学，是各门学科知识和技术发展的高度综合。

4. 公共服务性 卫生监督是以保护公众群体健康权为宗旨的行政执法活动，卫生监督执法范围涉及食品、饮用水、化妆品、疾病预防与控制、公共场所卫生、职业卫生、放射卫生、医疗保健、学校卫生等社会公共卫生的所有领域，是国家维护公共卫生安全，督促从事公共卫生系列活动的公民、法人和组织为公众提供良好卫生服务的重要手段。

二、 卫生监督种类

在实际工作中，卫生监督的种类繁多，但目前尚无统一的分类标准。本章主要按卫生监督的过程、行为方式和对象加以分类介绍。

（一）依据卫生监督过程分类

1. 预防性卫生监督（preventive health supervision） 是指卫生行政部门依据卫生法律、法规对新建、改建、扩建的建设项目所开展的卫生审查和竣工验收等执法活动。其内容包括：①对设计图纸的审查；②对施工过程审查；③在试生产（经营）时进行审查。开展预防性卫生监督是贯彻预防为主卫生方针最积极、最有效、最基本的工作方法，旨在使食品、化妆品等各工业企业生产场所、公共场所、医院以及放射性工作场所从规划布局和建筑设计上贯彻卫生要求，达到保护环境，控制污染及公害，保障人民健康，造福于后代之目的。它是卫生监督主体实施卫生许可的前提条件，即对预防性卫生监督不符合要求的申请者不能给予卫生许可。从这点理解，可以将卫生许可前的卫生监督看成为开展预防性卫生监督，其主要任务是审查许可申请人是否具备或符合卫生许可的条件。

2. 经常性卫生监督（regular health supervision） 是指卫生行政执法部门依法对管理相对人的卫生状况及是否履行有关卫生法律法规规定的义务的情况定期或不定期地进行的监督检查活动。经常性监督检查的内容与方式有：一般性巡回检查（即实地察看）；采样或抽样与送样(食品)进行化验监测。经常性卫生监督的技术性很强,其监督检查的内容繁多、复杂而具体。主要内容有:①取得法定资格的情况,如许可证、健康证、执业证书等;②自身管理的情况,如卫生制度的制定及落实情况;③环境及卫生情况;④卫生设施的配置、使用及维护情况;⑤原料的质量及贮存情况;⑥生产经营过程的卫生情况;⑦产品的卫生质量及包装情况;⑧依法采取行政强制措施;⑨纠正或查处违法行为;⑩其他卫生情况。

(二)依据卫生监督的行为方式分类

1. 羁束卫生监督行为(restricted action of health supervision)和自由裁量卫生监督行为(freely considered action of health supervision)　前者是指公共卫生法律、法规和规章对公共卫生行为的内容、形式、程序、范围、手段等作出的较详细、具体、明确规定的卫生监督行为;后者是指法律规范在规定行为的内容、形式、程序、范围、手段等方面留有一定的选择余地或幅度,或者只作原则性规定,可以由卫生行政部门根据对法律规范的理解和对相对人的行为状况的了解给予综合考虑后所采取的卫生监督行为。羁束和自由裁量的卫生监督行为的划分并不是绝对的,这样划分的意义首先是为了便于对不同的卫生监督行为提出不同的要求,其次是便于在卫生行政诉讼中,对不同的卫生监督行为进行不同程度的司法审查和判决。

2. 依职权卫生监督行为(health supervision in accordance with authority)和依申请卫生监督行为(health supervision in accordance with application)　前者是指根据公共卫生法规赋予的职权,不待相对人申请而由卫生行政部门主动作出的卫生监督行为,又称主动监督行为,如口岸交通工具卫生监督行为即属该类;后者是指卫生行政部门只有在相对人申请的条件下才能依法采取的卫生监督行为,如审批、发放卫生许可证等。

3. 要式卫生监督行为(essential action of health supervision)与非要式卫生监督行为(unessential action of health supervision)　前者必须依据法定方式进行或必须具备一定的法定方式才能产生法律效力和后果的卫生监督行为,如我国卫生部审核发给保健食品的批准证书或批准文号;后者指卫生法规未规定必须具备某种法定形式,允许卫生行政部门依据情况自行选择适当方式或形式进行的卫生监督行为,如食品行业从业人员健康体检通知既可以采用口头、电话形式,也可以为书函形式。二者在保障相对人权益、提高行政效率等方面是有所侧重的,需要立法者及执法者依具体情形加以斟酌。

(三)依据卫生监督的对象分类

1. 健康相关产品监督(supervision of health-related production)　主要包括食品安全监督、生活饮用水卫生监督、化妆品卫生监督、消毒产品卫生监督等。

2. 公共卫生监督(public health supervision)　包括传染病防治监督、环境卫生监督、职业病防治监督、放射卫生监督、公共场所卫生监督、学校卫生监督等。

3. 卫生机构和卫生专业人员监督(supervision of health organs and health personnel)　主要包括医疗机构监督、母婴保健机构监督、采供血机构监督、医师监督、其他卫生专业人员监督、医疗安全监督、医疗废物监督等。

4. 其他卫生监督　药品监督、医疗器械监督、媒介生物监督、人口与计划生育监督等。

三、 卫生监督的作用

卫生监督作为我国法制建设的重要组成部分,国家依法管理社会卫生公共事务的重要职能和手段,发挥着其他任何职能无可替代的重要作用。

1. 保护公民健康　卫生监督是卫生法实施并得以实现的基本保证,在保障公民健康、提高全社会卫生水平方面发挥着重要的作用。国家各项卫生法律规范的基本宗旨集中到一点就是要保障公民健康,为公民生活、工作、学习创造良好的卫生环境,提高公民的健康水平。卫生法的这些目标,需要通过卫生监督的运行得以实施。

2. 建立良好卫生秩序　卫生监督工作的开展,依法规范社会成员与卫生相关的各项活动,使各种卫生相关活动在卫生法规定的范围内严格按照卫生标准和卫生要求开展,依法制止各种有碍健康的活动,调整与卫生相关的社会关系,打击以破坏卫生环境、损坏公民健康为代价的不正当竞争,使公民在一个良好的卫生秩序中生活、工作、学习。

3. 维护卫生合法权益　卫生监督通过其监督检查、卫生许可、应急事件处理、行政强制、卫生处罚等手段,维护国家和社会公共卫生利益,保护公民、法人和其他组织的合法卫生权益。卫生监督通过其积极主动的监督活动,控制和改善公众生活、工作的卫生状况,提高环境卫生质量,防止各种有害因素对人类健康的危害。卫生监督还可以通过行政指导、行政处理、行政调解、行政复议等职能的实施,使公民合法权益受到的损害得以救济和补偿。

4. 制裁卫生违法行为　卫生监督作为一项国家行政执法活动,依法对各种违反卫生法律、法规、规章的行为给予行政处罚,施以行政强制,充分显示卫生监督的国家意志和强制性,显示出卫生监督打击一切卫生违法行为、保护公众合法卫生权益的重要职能,有效地保障了国家各项卫生法律规范、卫生措施、卫生制度的实施,并有助于促进卫生法制建设。

5. 进行卫生指导和教育　卫生监督通过各项职能的实施,使卫生法律、法规对社会成员的引导、预测、评价、教育作用,在公众的现实生活中直接、形象、具体地显示出来,起到教育和指导公众规范卫生行为的作用,使公众的卫生意识和卫生法制意识不断提高,进而提升卫生法律素质,培养良好的卫生习惯,树立卫生法制观念,自觉依法办事,自觉遵守卫生法律规范,履行卫生法律义务;使卫生法律规范的各项要求成为公民的自觉行为,促进全社会卫生水平的提高,也有助于促进卫生工作发展。

四、 卫生监督程序

卫生监督程序(health supervision procedure)是卫生行政执法主体依法对管理相对人做出具体卫生监督时应遵循的方法、步骤、期限及其所构成的行为过程,即规范卫生监督部门实施卫生法律、法规活动的过程、步骤和方式。卫生监督程序是卫生监督行为在时间和空间上的表现形式,具有法定性、有序性、保障性和制约性的特征。卫生监督执法程序的基本目的在于保障卫生监督执法主体依法享有权利和承担义务,以达到执法工作公开、公正、顺序和效率的要求。

卫生监督的实施有两种形式,即预防性卫生监督和经常性卫生监督,两者有着不同的工作程序。

(一)预防性卫生监督程序

主要是指建设项目的预防性监督工作程序(在此不包括城乡规划的预防性卫生监督工作程序)。工作内容主要为卫生审查,按照工作进度分为设计审查→施工监督→竣工验收几个阶段。

例如,卫生监督机构对公共场所建设项目(新建、改建、扩建)需要进行预防性卫生监督,其主要程序和工作内容包括对选址、设计、施工、验收的四个阶段实施卫生监督。

设计审查主要为选址和设计阶段的卫生监督。

(1) 地址选址的卫生监督:①符合城市总体规划和功能分区的要求;②地势平坦、干燥,土壤清洁无污染,空气清新,通风日照良好,水源无污染,交通方便;③附近无产生烟气、毒气、臭气、噪声等工业企业的污染源,如果有,则应选择在污染源上风向并有足够的卫生防护距离;④根据公共场所的性质、服务功能和卫生标准的要求合理布局。

（2）设计阶段的卫生监督:设计阶段的卫生监督主要是对项目的初步设计、施工设计进行设计审查。①查阅卫生篇章和设计图纸中的各项设计参数是否满足卫生要求;②各项具体措施是否落实到工程设计中去,做到与主体工程"同时设计"。

（3）施工过程的卫生监督:主要是监督"三同时"的"同时施工"和落实"按图施工"。①现场监督检查卫生防护设施和其他涉及卫生部分的施工情况,发现未按批准的施工设计要求施工时,应及时向建设单位和施工单位提出改进意见;②如果施工中有较大的变更,卫生监督员应要求暂停施工,说明原因,重新申办审批手续。

（4）竣工验收的卫生监督:竣工验收是"三同时"把关的最后一关,是预防性卫生监督的最后一个步骤。竣工验收的重点是:①卫生防护设施的试用情况和效果;②给排水和二次供水设施的情况;③通风、采暖、空调、新风系统的效果;④各功能间的建设与配置情况;⑤地面、墙面、顶棚装修和使用的装饰材料是否符合卫生要求等。

（二）经常性卫生监督程序

经常性卫生监督检查是建立在预防性卫生监督基础之上,在卫生监督员执行任务时,正确运用法律、法规和法定程序的工作过程。主要内容是实施卫生监督检查,其程序为:监督前准备→现场监督检查→监督后处理→总结。

例如,公共场所经常性卫生监督程序和内容包括以下几方面。

1. 对公共场所的空气和微小气候、水质、采光和照明、噪声、公共用品和卫生设施的卫生状况进行卫生监测和卫生技术指导,依照公共场所卫生标准和公共场所卫生监测技术规范。

2. 管理和核发"建设项目竣工卫生验收认可书"和"公共场所卫生许可证"。

3. 监督公共场所从业人员进行健康检查和卫生知识培训。

4. 对公共场所进行现场检查,索取有关资料(包括取证、照相、录音、录像等),进行核对、验证。

5. 监督公共场所中发生危害健康事故的处理和管理。

6. 监督公共场所卫生(消毒)设备、设施的使用和运转情况,以及卫生管理制度的贯彻落实情况。

（1）采暖系统的要求:保证室内气温恒定,昼夜温差适宜;分散采暖应有防止一氧化碳中毒的设施。

（2）采光和照明的要求:自然采光应保证室内光线充足、柔和,防止过热;人工照明应保证室内温度足够、稳定、舒适,防止眩目。

（3）供水系统的要求:贮水设备应定期(每年至少一次)清洗、消毒,每日检测水质余氯;自建集中式供水水源应有净化和消毒设备,应有对水质进行卫生指标测定的化验设备和设施,记录完整;末梢水质的余氯、细菌总数、大肠菌群、浑浊度应符合国家《生活饮用水卫生标准》。

（4）消毒设备与设施的要求:核查包括客房、理发(美容)店、歌舞厅、游泳池等的公共用具和物品的消毒设备,如专用消毒间、消毒容器、消毒药剂、消毒器具(箱、柜)等的配备情况和运转情况等。

（5）卫生管理制度的要求：核查包括不同岗位的卫生责任制，考核标准，奖惩制度的执行情况。

7. 对场所内的空调系统卫生状况进行监督。空调通风系统的要求：应能保证排除室内污染物，改善室内微小气候，保证人体健康、舒适；机械通风应保持有足够的新风量，空调系统无致病微生物、颗粒物污染，过滤和净化设备及时清理和更换。

8. 对违反《条例》等的违法行为，进行行政处罚。

五、 卫生监督的方法

1. 卫生法制宣教　卫生法制宣传教育是指卫生监督主体及其卫生监督人员将卫生法律、法规的基本内容向社会进行广泛地宣传，使公民、法人和其他组织能够得到充分地知晓、理解并受到教育，从而自觉遵守卫生法律规范的一种活动。目前，卫生法制宣传已普遍为卫生监督主体和卫生监督人员在日常工作采用，并取得了良好效果。

2. 卫生行政许可　卫生行政许可是指卫生监督主体根据公民、法人或其他组织的申请，经依法审查，准予其从事特定卫生活动的行为。许可是一种要式行为，是以书面形式做出的。如食品生产单位需取得食品生产许可，食品流通单位需取得食品流通许可，餐饮单位须取得餐饮服务许可后，方能开展经营活动。

3. 卫生监督检查　卫生监督主体基于卫生监督职权，依法对卫生监督相对人是否遵守卫生法律、法规，执行卫生行政命令、决定的情况进行了解和监督检查的卫生行政执法行为。卫生监督检查的方式包括实地检查、查阅资料、调查、查验、鉴定、检验、统计等。

4. 卫生行政控制　是指卫生监督主体为预防或制止危害公共健康的行为或事件的发生或扩大，维持公共卫生的正常秩序，依法及时采取的强制限制相对人的人身或财产流通的各种措施。如对于可能导致食物中毒的食品予以临时封存。

5. 卫生行政处罚　是指卫生监督主体依照法定的权限和程序，对违反卫生法律、法规而尚未构成犯罪的卫生监督相对人给予卫生行政制裁的卫生行政执法行为。卫生行政处罚的形式包括警告、罚款、没收违法所得和非法财物、责令停产停业和吊销或暂扣许可证等。

六、 卫生监督的内容

（一）食品安全监督

食品安全监督是指卫生监督主体依据食品安全法律、法规授权，在其管辖范围内按法定程序对食品生产经营单位和个人执行食品安全法律、法规、规章和标准的情况进行检查、监测、监督和处罚的行政执法活动。目的是发挥食品监督的制约、预防、规范和促进功能，保护人类健康，打击违反食品安全法律法规活动，维护国家、企业和消费者的合法权益，促进食品进入国际市场。

1. 监督对象　食品、食品添加剂和食品相关产品的生产经营单位或个人。

2. 监督内容

（1）对食品生产经营单位或个人的卫生监督：①食品生产经营单位新建、改建、扩建项目的审批；②食品许可证的发放（换发）及管理；③食品生产经营人员食品安全知识培训与健康管理监督；④食品生产加工过程监督；⑤食品及食品相关产品采购与索证监督；⑥食品包装标识及广告监督。

（2）对禁止生产经营食品实施的卫生监督：《食品安全法》规定禁止生产经营的食品共

计 11 项,包括含有致病性寄生虫、微生物,或微生物毒素含量超过国家限定标准的食品;病死、毒死或者死因不明的禽畜、水产动物及其制品;掺假、掺杂、伪造而影响营养或卫生的;用非食品原料加工的;超过保质期的食品等。

(3) 对食品、食品添加剂和食品相关产品的监督管理:①对普通食品的卫生监督;②对新资源食品的审批与监督;③对保健食品的审批与监督;④对辐照食品的卫生监督;⑤对特殊营养食品的卫生监督;⑥对婴幼儿主辅食品的卫生监督;⑦对食品添加剂的审批与监督;⑧对食品用工具、设备的卫生监督;⑨对食品容器、包装材料的审批与监督。

(4) 食品安全事故的调查和处理。

(5) 违法行为的行政处罚。

(二)生活饮用水卫生监督

生活饮用水是指人们的饮水和生活用水,主要通过饮水和食物经口摄入体内,并通过洗漱、洗涤物品、沐浴等生活用水接触皮肤或经呼吸摄入人体。生活饮用水卫生监督是指饮用水卫生监督主体对卫生行政管理相对人遵守饮用水卫生法律、法规、规章以及其他规范性文件和行政处理决定的情况进行的监督和检查活动。目的是保障居民饮用水的水质安全。它是饮用水卫生行政执法整体过程的重要环节,是实现饮用水卫生行政管理职能的重要手段之一。

1. 监督对象 是集中式供水、二次供水单位和涉及饮用水卫生安全产品生产、经营的单位或个人。

2. 监督内容

(1) 预防性卫生监督:对新建、改建、扩建的集中式供水项目开展预防性卫生监督,审核内容包括:①厂址选择与布局;②水源选择与防护;③制水流程与要求;④管网设计卫生要求;⑤水质检验要求;⑥涉水产品卫生要求。

(2) 经常性卫生监督

1) 集中式供水单位,包括①卫生许可;②体检培训;③卫生制度与卫生组织机构;④水源防护;⑤水厂卫生防护;⑥水厂净化消毒及输配水设施(加药间、净化间、消毒间、库房);⑦水质检验(化验室)。

2) 二次供水单位包括:①卫生许可;②体检培训;③卫生制度与卫生管理机构;④卫生防护;⑤卫生设施;⑥卫生管理。

3) 供水单位卫生许可证的颁发、复核和延续。

4) 涉水产品的审批与监管。

5) 饮用水污染事故的调查和处理。

6) 违法行为的行政处罚。

(三)化妆品卫生监督

化妆品是指以涂擦、喷洒或者其他类似的方法,散布于人体表面任何部位(皮肤、毛发、指甲、口唇等),以达到清洁、消除不良气味、护肤、美容和修饰目的的日用化学工业产品。通过口服、注射等方法达到美容目的的产品不属化妆品。化妆品卫生监督是指化妆品卫生监督主体通过对化妆品生产、销售过程的卫生监督,贯彻《化妆品卫生监督条例》,保证化妆品的卫生质量和使用者安全。

1. 监督对象 是化妆品生产经营单位和个人、化妆品使用单位等。

2. 监督内容 ①化妆品及生产企业卫生许可资质;②生产条件、生产过程;③使用原材料卫生质量;④化妆品和物料仓储条件;⑤化妆品从业人员配备和管理情况;⑥化妆品卫生质量。

（四）消毒产品卫生监督

消毒产品卫生监督,是指消毒产品卫生监督主体依据《传染病防治法》《消毒管理办法》等有关法律法规规定,对消毒产品生产企业、进口消毒产品在华责任单位以及消毒产品的经营、使用单位进行卫生监督检查的活动。消毒产品卫生监督工作应根据消毒产品的性质、用途和使用对象,按照风险程度实行分类监督。消毒产品按照风险程度分为以下三类:第一类是具有高风险,需要严格监督管理的医疗器械消毒剂和灭菌剂、皮肤黏膜消毒剂,医疗器械消毒(灭菌)器械、化学和生物指示物。第二类是具有中等风险,需要加强监督管理的除第一类产品外的消毒剂、消毒器械和抗(抑)菌制剂。第三类是风险程度较低,实行常规监督管理的除抗(抑)菌制剂之外的卫生用品。

1. 监督对象　是消毒产品生产经营单位和个人、消毒产品使用单位。

2. 监督内容　①消毒产品及生产企业卫生许可资质;②生产条件、生产过程;③使用原材料卫生质量;④消毒产品和物料仓储条件;⑤消毒产品从业人员配备和管理情况;⑥消毒产品卫生质量。

（五）传染病防治卫生监督

传染病防治卫生监督是指相关卫生监督主体依据《中华人民共和国传染病防治法》及相关法规、规章,对传染病的预防、疫情控制、医疗救治、保障措施以及疫情报告、通报和公告等进行督促检查,并对违反传染病防治法律、法规的行为追究法律责任的一种卫生行政执法行为。其目的是预防、控制和消除传染病的发生和流行,保护人群健康。

1. 监督对象　是疾病预防控制机构、医疗机构和采供血机构等。

2. 监督内容

（1）传染病预防的监督:传染病预防的监督是指卫生行政部门为了防止和消除传染病的发生和流行,依照《传染病防治法》和《实施办法》等相关法律、法规所采取的各种卫生行政执法行为。传染病预防的监督一般包括经常性预防措施的监督、重点预防措施的监督、计划免疫的监督以及传染病监测制度和预警制度的监督。

（2）传染病控制的监督:传染病控制的监督包括传染病控制措施的监督和突发传染病控制的监督。

1）传染病控制措施的监督包括:①对传染源控制措施的监督;②对传播途径控制措施的监督,除对不同空气、水、食品、媒介生物等传播途径的监督外,还包括对病原微生物实验室生物安全进行监督以及对医疗废物集中处置的监督;③对易感人群的保护措施的监督,主要是预防接种的监督。根据《疫苗流通和预防接种管理条例》的规定,明确了预防接种卫生监督的内容与方法;④对传染病疫情控制保障措施的监督,《突发公共卫生事件应急条例》规定了传染病暴发流行时,卫生监督的重点监督内容;⑤传染病医疗救治的监督。

2）突发传染病控制的监督主要包括:①应急预案启动的监督;②应急措施实施的监督。

（3）传染病疫情报告、通报和公布的监督:传染病疫情报告、通报和公布是预防传染病发生和控制其流行的重要措施,应根据《传染病防治法》《突发公共卫生事件应急条例》以及《突发公共卫生事件与传染病疫情监测信息报告管理办法》规定,对传染病疫情报告各环节进行监督。

（4）对传染病的监测措施进行监督、检查。

（5）对违反传染病防治法的行为给予行政处罚。

（6）对传染病卫生监督的评价指标主要包括：①监督覆盖率；②卫生监督行为符合法定程序；③卫生监督执法文书制作符合规范要求；④传染病报告违法行为的查处情况。

（六）公共场所卫生监督

公共场所是指在自然环境或人工环境的基础上，根据公众生活和社会活动的需要，由人工建成的具有多种服务功能和一定维护结构的公共设施，供公众进行学习、工作、旅游、娱乐、购物、美容等活动的临时性生活环境。公共场所卫生监督是指公共场所卫生监督主体促进公共场所经营单位履行《公共场所卫生管理条例》和《细则》规定的职责，检查其履行的情况和存在的问题。对发现的卫生问题，责令其制订改进措施，迅速贯彻落实。对违反《公共场所卫生管理条例》和《细则》的行为，进行行政处罚。

1. 监督对象　包括7类28种公共场所。

（1）住宿与交际场所有8种，分别为宾馆、饭店、旅店、招待所、车马店、咖啡店、酒吧、茶室。

（2）洗浴与美容场所有3种，分别为公共浴室、理发店、美容店。

（3）文化娱乐场所有5种，分别为影剧院、录像厅（室）、游艺厅（室）、舞厅、音乐厅。

（4）体育与游乐场所有3种，分别为体育场（馆）、游泳场（馆）、公园。

（5）文化交流场所有4种，分别为展览馆、博物馆、美术馆、图书馆。

（6）购物场所有2种，分别为商场（店）、书店。

（7）就诊与交通场所有3种，分别为候诊室、候车（船、机）室、公共交通工具（指飞机、轮船、火车客运车厢）。

2. 监督内容

（1）公共场所预防性卫生监督：公共场所预防性卫生监督是指卫生监督机构对公共场所建设项目（新建、改建、扩建）的选址、设计、施工、验收的四个阶段实施卫生监督。目的是把可能影响人体健康的环境因素和可能产生的不卫生问题消除或者控制在选址、设计和施工的过程中，使公共场所建成投入使用后不至于发生局部危害或污染外界环境，不至于对人体健康产生直接或间接的危害。具体程序和内容见本节第四部分卫生监督程序。

（2）经常性卫生监督：公共场所经常性卫生监督，是指在公共场所经营过程中卫生监督机构及卫生监督员对其卫生状况定期或不定期地进行卫生监测、卫生检查、卫生技术指导、卫生行政处罚等工作的总称。经常性卫生监督的具体程序和内容见本节第四部分——卫生监督程序。

（七）环境卫生监督

环境卫生监督是指国家法律规定或上级委托授权的监督单位，对所管辖区内的有关单位或个人执行和应用国家环境卫生法律、法规和卫生标准的情况进行的监察督导，调整环境与健康中产生的社会关系的整个活动过程。目的是为了保障城乡居民获得良好的卫生条件、清新的空气、洁净的饮水、安静舒适的生活环境和健康的公共环境。

1. 监督对象　是与环境卫生相关的单位、企业和个人。

2. 监督内容

（1）预防性卫生监督：预防性卫生监督的主要对象包括生活饮用水的水源选择、水源保护、工程设计竣工验收、公共场所、医院污水处理设施、化妆品生产企业及其他新建、改建、扩建的各种工程项目等。

1）集中式给水的预防性卫生监督：见生活饮用水监督章节内容。

2）工业废气污染大气的预防性卫生监督：①产生有害废气的工业企业是否位于当地常年主导风向的上风侧；②除尘净化设备的净化效率是否符合设计卫生要求，排放时能否达到工业废气排放标准；③烟囱高度及烟波落点；大气中污染物可能达到的浓度；④根据卫生防护标准审议污染源与居民区的防护带是否符合要求。

3）住宅及公共场所的预防性卫生监督：见公共场所预防性卫生监督部分。

4）其他

医院卫生监督：应着重审查①医院用地的选择和环境布置是否安静和利于患者恢复健康；②各建筑物之间能否防止院内外的交叉感染；③院内各科和病房的配备是否有利于患者的治疗和休息。

影剧院卫生监督：重点在观众厅的设计：①注意地面坡度、座位分布与银幕的距离是否符合视觉卫生要求；②舞台照明、通风设备和场内送风、排风口的分布是否符合卫生要求；③能否保证观众厅有良好的微小气候条件和减少空气污染；④安全门的宽度和数量。

浴室卫生监督：①位置是否合理；②供水是否符合卫生要求；③消毒设备是否足够；④建筑材料是否便于清洗等。游泳池卫生监督：重点是池水供应与排放条件、池水消毒措施和污水倒流问题。

5）城乡规划的卫生监督：为了保证城市、乡镇生活居住区的规划能满足卫生要求，重点审查：①城乡的功能分区和各区之间相互配置关系是否符合卫生原则；②公共设施的设计能否满足卫生要求；③文化、教育、卫生设施、服务行业等的分布是否合理；④道路、绿化等市政建设是否符合卫生要求；⑤城镇与其郊区对废渣、垃圾、粪便、污水等废弃物能否妥善处理等。对上述各审查项目进行卫生学评价并提出建议。

（2）经常性卫生监督

1）公共卫生场所：见本节第六部分，公共场所卫生监督相关内容。

2）城乡居民生活饮用水：城乡居民生活饮用水有集中式供水和分散式供水，见本节生活饮用水部分。

3）医院污水处理的卫生监督：医院排放的污水特别是病区污水中含有大量的病原体，必须按《医院污水排放标准》的规定进行监督监测，防止医院污水污染环境。对医院污水监督检查的主要内容有：①医院是否有污水处理设施，有无专职管理人员和检验人员；②污水处理设施能否正常运行，发生事故时有无应急措施；③医院在污水、污泥排放前应按要求进行监测，报告监测次数、项目和结果；④按规定的程序每年至少进行 2 次监督检查，并作详实的记录，抽查排放的污水和污泥是否符合标准；⑤在监督检查中发现有违反规定的，要在监督处理意见书中提出处理意见，责令或帮助其改正。

（八）职业卫生监督

职业卫生监督是职业卫生监督主体依据国家职业病防治法律法规的规定，运用行政管理的手段和医学技术方法，对用人单位的职业卫生和职业病防治活动，对职业卫生技术服务机构的职业卫生服务活动进行监督检查，并对其违法违规行为做出处理的行政执法活动。职业病（occupational disease）是指企业、事业单位和个体经济组织的劳动者在职业活动中，因接触粉尘、放射性物质和其他有毒、有害物质等因素而引起的疾病。根据《中华人民共和国职业病防治法》有关规定，目前我国职业病共分 10 大类 132 种。包括：职业性尘肺病及其他呼吸系统疾病（尘肺病 13 种、其他呼吸系统疾病 6 种）、职业性皮肤病（9 种）、职业性眼病（3

种)、职业性耳鼻喉口腔疾病(4 种)、职业性化学中毒(60 种)、物理因素所致职业病(7 种)、职业性放射性疾病(11 种)、职业性传染病(5 种)、职业性肿瘤(11 种)、其他职业病(3 种)。

1. 监督对象　是用人单位及其主管人员和其他负责人员、职业卫生技术服务机构及其主管人员和职业卫生技术服务人员、承担职业健康检查、职业病诊断的医疗卫生机构及其主管人员和医务人员、职业病诊断鉴定委员会组成成员。

2. 监督内容

(1) 建设项目的预防性卫生监督。

(2) 劳动过程中的防护与管理。

(3) 职业病危害事故处理。

(4) 职业病的诊断与职业病病人保障等。

(九) 医疗服务监督

医疗服务监督是指卫生行政部门对医疗卫生机构和医疗卫生事业技术人员贯彻执行卫生法律、法规的情况进行监督检查,对违反卫生法律法规,危害人体健康的行为进行行政处罚的一种卫生行政执法行为。

1. 监督对象　是医疗机构、疾病预防控制机构、妇幼保健机构、采供血机构、卫生检验机构、医学科学研究机构和其他医疗卫生相关机构以及医疗卫生技术人员。

2. 监督内容

(1) 负责医疗卫生机构的设置审批和医疗卫生专业技术人员的资格认定。

(2) 负责对医疗卫生机构的设置审批和医疗卫生专业技术人员的执业活动进行监督、检查、指导。

(3) 负责医疗卫生机构和医疗卫生专业技术人员的执业登记、注册、校验。

(4) 负责对医疗卫生机构和医疗卫生专业技术人员的业务等级评审、职称评定。

(5) 负责对医疗卫生机构和医疗卫生专业技术人员违反法律、法规的行为实施行政处罚。

(十) 放射卫生监督

放射卫生监督是指放射卫生监督主体依据放射卫生法律规范,对放射工作单位执行法律、法规和标准的情况进行监督检查,督促落实各项放射防护措施,并对违法违规行为追究法律责任的一种卫生行政执法行为。国家对放射源和射线装置实行分类管理。根据放射源、射线装置对人体健康和环境的潜在危害程度,从高到低将放射源分为Ⅰ类、Ⅱ类、Ⅲ类、Ⅳ类、Ⅴ类,射线装置分为Ⅰ类、Ⅱ类、Ⅲ类。不同类别的放射源和放射装置的监督要求有所不同。

1. 监督对象　是医疗机构等放射工作单位、开展个人剂量监测的职业卫生技术服务机构和承担放射工作人员职业健康检查的医疗机构。

2. 监督内容

(1) 放射建设项目职业病危害预评价、防护设施设计及竣工后放射防护效果是否符合国家标准要求。

(2) 辐射工作场所防护设施及个人防护用品的配置、有效性及使用情况,使用的放射设备是否符合国家标准要求。

(3) 放射工作人员的防护知识培训、职业健康检查的执行情况。

(4) 放射工作人员的个人剂量监测实施情况。

（5）从事放射工作医疗卫生机构的放射诊疗许可、登记等执行情况。

（十一）学校卫生监督

学校卫生监督是卫生行政部门依法对辖区内各学校的卫生工作进行审查评估,督促改进,并对违反相关法律法规的单位和个人追究法律责任的卫生行政执法活动。

1. 监督对象　是托幼机构、普通中小学、中等专业学校和技工学校、普通高等学校。

2. 监督内容

（1）对新建、改建、扩建校舍的选址、设计实行及竣工验收的预防性卫生监督。

（2）对学校内影响学生健康的学习、生活、劳动、环境、食品等方面的卫生和传染病防治工作实行卫生监督。

（3）对学校突发公共卫生事件应急处置工作落实情况的卫生监督。

（4）对教学用房（普通教室、实验室）、行政办公用房（办公室、会议室、保健室、广播室等）、生活用房（厕所、宿舍、淋浴室）、学校内设医疗机构和保健室及饮用水、公共场所（如游泳池）进行卫生监督。

（5）对学生使用的文具、娱乐器具、保健用品实行卫生监督。

第二节　口岸卫生监督概述

一、口岸卫生监督概念

口岸卫生监督是卫生检疫机关依据《中华人民共和国国境卫生检疫法》（以下简称《国境卫生检疫法》）的授权,按照《国境卫生检疫法》等卫生法律法规和技术标准,通过开展卫生检查、卫生鉴定、卫生评价、采样检验、卫生处罚等活动,对口岸范围内的公民、法人、其他组织遵守《国境卫生检疫法》及其他相关卫生法规的情况进行督促检查,对违反法律法规的行为追究法律责任的一种卫生行政活动。卫生检疫机关是口岸卫生监督的执法主体,口岸卫生监督的对象统称为口岸卫生监督相对人,它一般是特定的,既可以是针对特定的个人行为,也可以针对口岸范围内特定的企事业单位或有关社会组织以及停留在口岸的交通工具。口岸卫生监督按实施过程可分为:预防性卫生监督、经常性卫生监督;按监督内容分为食品卫生监督、饮用水卫生监督、公共场所卫生监督、固液体废弃物卫生监督、媒介卫生监督等。

二、口岸卫生监督的内容

1. 对食品、饮用水及其储存、供应、运输设备进行检查检验。

2. 对食品、饮用水生产加工单位实施许可管理,对从业人员实施健康检查,并对食品与饮用水生产、加工、运输、储存和销售等各个环节实施监督检查。

3. 对宾馆、生活服务单位以及候船、候车、候机厅等公共场所实施监督检查。

4. 对停留在口岸上的入出境交通工具（航空器、船舶、列车和汽车等）和运载工作所实施的监督检查。

5. 监督和指导口岸负责人对垃圾、粪便、污物、污水等固体废弃物和液体废弃物进行无害化处理。

6. 对口岸及其周围环境中医学媒介生物进行检查监测。

7. 监督和指导口岸有关单位负责人对医学媒介生物进行防除。

三、 口岸卫生监督发展历程

口岸卫生监督的发展可分为三个不同阶段:形成阶段(1932~1986年)、初步发展阶段(1986~2000年)、快速发展阶段(2000年至今)。

(一) 形成阶段(1932~1986年)

口岸卫生监督起步于1932年,抗日战争前后被中断,解放后才继续发展,是卫生检疫较晚形成的业务板块。1955年,以上海检疫所为代表的东南沿海检疫机构仅对部分国际航行船舶在入境检疫发现问题时临时实施卫生监督,属于被动式的卫生监督。1958年后,检疫机构逐步开展了主动性、常规性的卫生监督,如对入境船舶生活垃圾、压舱水、排泄物控制的执行情况实施卫生检查,对船舶防鼠措施进行技术指导,成为那个时期船舶卫生监督的重要组成部分。20世纪60年代,卫生监督已发展成为国境卫生检疫四大业务板块之一。

(二) 初步发展阶段(1986~2000年)

1986年,《国境卫生检疫法》的制定与颁布使口岸卫生监督工作做到了有法可依,逐步走向法制化管理的轨道。1998年卫生检疫、动植物检疫和商品检验"三检合一",成立国家出入境检验检疫局,后被并入国家质检总局,为口岸卫生监督工作的进一步完善发展奠定了组织基础,在此期间,口岸卫生监督工作形成了一整套行之有效的措施和方法。与此同时,全国海、陆、空检疫机构在加强开展口岸和交通工具日常卫生监督工作同时,还与港务局、铁路车站当局、机场管理当局合作创建了一大批无鼠害港口、无鼠害机场、无鼠害客车站和国家卫生机场,涉及鼠患防控、食品卫生、环境卫生等多个方面,初步形成口岸卫生安全屏障。

(三) 快速发展阶段(2000年至今)

2000年5月,深圳宝安机场成功创建了亚洲首家"国际卫生机场",标志着口岸卫生监督进入快速发展阶段。以此为契机,国家质检总局制定了创建国际卫生口岸的总体方案、卫生要求和执行标准,国际卫生机场和国际卫生海港创建工作开始在全国范围内广泛开展,口岸卫生监督工作进入快速发展阶段。在创建过程中,各口岸以国际卫生口岸验收标准为工作目标,总结提炼出卫生监督重点监控标准管理体系,使口岸卫生监督工作朝着标准化、规范化、长效化方向发展,有效提升了口岸整体卫生水平。

四、 口岸核心能力建设概述

随着全球经济一体化和人类交往日趋频繁,传染病、核辐射等公共卫生风险能迅速从一个国家或地区向全球传播,造成公共卫生安全问题全球化。为了预防、抵御和控制公共卫生风险的国际传播,建立严密、高效、协同的口岸公共卫生防控体系,具有迫切的现实意义。因此,2007年6月15日,《国际卫生条例(2005)》首次提出各缔约国指定机场、港口和陆路口岸要发展和加强口岸公共卫生核心能力建设,并明确了口岸卫生监督、传染病防控、卫生处理等核心能力建设要求,目的在于发展、加强和维持口岸公共卫生风险因子监测、评估、处置和国际关注公共卫生事件应对水平。

2007年,我国政府在第60届世界卫生大会开幕当天发表声明,《国境卫生条例(2005)》适用于中国全境,意即五年内,我国境内所有对外开放口岸均应符合《国际卫生条例(2005)》附件中口岸核心能力的建设要求。

我国国境口岸的核心能力建设主要通过口岸基础设施、人才资源和技术资源三大核心能力要素建设,提升五种公共卫生能力,包括口岸卫生监督能力、口岸检疫查验能力、口岸卫生处理能力、口岸突发公共卫生事件应对处置能力和国际旅行卫生保健技术支撑能力。

在口岸核心能力建设实践中,我国采取了以地方政府为主导,口岸运营单位为主体、卫生检疫机关为技术指导的建设模式。地方政府和口岸运营单位投入口岸核心能力建设所需场地、设施设备等硬件资源,卫生检疫机关通过牵头建立口岸公共卫生联防联控机制、加强口岸公共卫生人才队伍培养和提升公共卫生保障技术水平等措施为口岸核心能力建设提供良好的软环境。

对于完成核心能力建设并提出验收申请的国境口岸,中国卫生检疫机关依据《口岸核心能力评估工具》,通过资料审核和现场考核等途径对包括卫生监督、传染病防控、突发公共卫生事件应对等内容的 216 项关键项目开展量化评分,科学评定各口岸核心能力建设是否达标。

2014 年,中国境内运营中的 269 个国境口岸已全部通过核心能力验收,作为口岸核心能力建设的重点内容之一的口岸卫生监督工作也得到了长足发展。

第三节 口岸食品卫生监督

口岸食品是指供应出入境交通工具的食品,以及在口岸内为口岸工作人员和过往旅客提供服务的餐饮业、食品流通企业等生产经营的食品。由于口岸是中国面向世界的窗口,直接展示着我国的国家卫生水平和卫生管理水平,因此口岸食品卫生监督在吸纳境内食品卫生监督科学有效的监管模式和卫生技术要求的基础上,积极探索国际先进的危害分析与关键控制点(HACCP)科学管理方法、食品良好生产规范(GMP)在口岸食品生产经营过程中的应用,并在口岸内推行食品生产经营单位卫生信誉分级管理制度,通过建立 A 级餐饮示范区等措施,以点带面提升口岸食品安全水平,保障旅客及口岸工作人员身体健康。

一、口岸食品卫生监督范围

为保证口岸食品安全卫生,保障人体健康,根据《国际卫生条例(2005)》《国境卫生检疫法》及其实施细则、《食品安全法》等有关法律法规的规定,口岸食品卫生监督范围主要包括以下四个方面。

1. 对新建、扩建、改建的口岸食品生产经营单位实施卫生审查和验收,实行卫生许可。
2. 对向口岸和入出境交通工具提供食品的生产经营单位实行卫生监督登记。
3. 对食品生产经营单位和提供食品单位实施经常性卫生监督,主要检查许可证、卫生管理组织和管理制度、食品生产加工和贮存、食品原料采购以及从业人员健康证等。
4. 通过采样检验,检查食品是否符合有关的卫生标准。

二、航空配餐食品卫生监督

航空配餐食品是为了满足旅客及机组人员在飞行途中的用餐需要,提供给航空运输这一特定环境的食用品或饮用品,其安全性是保障航空安全的重要因素。航空配餐食品卫生监督(supervision of airline catering)是口岸食品卫生监督的重点和难点,本文主要以航空配餐食品卫生监督为例介绍口岸食品卫生监督的程序与要求。

(一)航空配餐食品的特点与卫生风险

航空配餐食品在终端食品的呈现形式上与快餐类似,但与普通快餐食品相比,航空配餐食品具有其显著的特点。

1. **产品种类丰富多样** 我国的航空配餐食品逐步向多元化发展,包括热食、凉菜、冷荤、水果、蛋糕、甜品、面包等10个种类,既包括水果等直接食用的食品,也包括热肉、肉汁等热处理后直接包装的食品,还有冷荤等热处理后需要进行改刀处理的食品以及机上需要二次加热的未熟透食品等。成品套餐是对上述各类不同加工工艺食品的组合,终端产品种类异常丰富,产品中生冷食物较多,且以高蛋白、高糖类等易腐败食品为主,因此食品卫生风险较大。

2. **生产过程复杂,且全程冷链操作** 航空配餐食品生产是一个漫长的食品生产链,一份航空配餐的制备需至少历经原料采购和储存、原材料粗加工、餐食制作、预冷、综合装配、过渡冷藏、运送装机、机上二次加热供餐等10道工序,每份餐食至少花费4~8个小时才能上飞机,如储存不当,易发生食物中毒。为了保证航空配餐食品卫生质量,冷链操作被引入航空配餐食品生产。冷链操作就是把航空配餐食品生产、储存、配送的全过程控制在低温环境下,通过低温来抑制微生物及酶类的活动和降低食品基质中的活性,防止食品腐败变质,保持食品的新鲜度和营养价值。如航空配餐食品的各种肉类、海鲜类原料都需要于-18℃以下冷冻,其他的果蔬类以及半成品和成品等需要进行冷藏储存(0~5℃);热处理后食品应在2小时内将中心温度从75℃速降至20℃以下;水果、沙律、凉菜等餐食的制作过程中,加工环境要保证在20℃以内;配送上机的餐食车中都装有干冰袋等蓄冷材料,餐食车在供餐之前禁止打开,保证冷藏温度。

3. **消费群体与消费空间的特殊性** 就消费环节而言,航空配餐食品是一类地面加工、空中享用的特殊食品,消费群体具有流动量大、分布广的特点,构成流行病学上的易感人群,极易造成食源性疾病的暴发和传播,而高空环境下有限的食品加工设备、缺氧导致的人体新陈代谢变化均对航空配餐食品安全提出了更高要求。

航空配餐食品加工和配送过程的每一环节均透射出其高风险特征,由于其供应的特殊性,一旦造成航空食源性疾病的暴发,不仅关系到乘客和机组人员的身体健康,还直接影响到飞行安全,因此,安全、卫生是航空配餐食品的首要因素。在这复杂的过程中,食源性风险表现为物理、化学及生物性危害,不过其中物理性危害可以通过金属检测仪或良好的操作规范(GMP)等加以控制,化学性危害也可通过加强安防措施或建立相应规章制度来预防,所以最重要的问题就是食品加工过程的生物危害界定和控制。引起航空配餐食品食源性疾病的微生物主要有沙门菌、致病性大肠埃希菌、单细胞增生李斯特菌、霍乱弧菌等,这些致病性微生物主要存在于肉食、家禽、鸡蛋中,航空配餐食品原料的采购与储存条件不佳、加工过程温度控制不当、从业人员的不良卫生习惯等都可能造成致病菌污染。

(二)航空配餐食品的卫生管理要求

航空配餐食品卫生管理主要应把好"三关"——原料关、生产过程关和质量检验关。

1. **原辅料的卫生管理要求** 原辅料的采购是航空配餐食品质量安全保证的关键。采购的原辅材料必须符合国家食品卫生标准;采购时应选择诚信度高的供应商并索取辅料的检验合格证或检验报告;应参照有关食品卫生标准,对供应厂家进行卫生学考察和认证,合格者可作为固定的定点供应商;做好原辅料的入库验收,并由航空配餐食品公司质检部门进行原辅料抽样检测,合格者方可进入冷库储存。在原辅料的入库验收中,主要关注食品原料的色、香、味、形等感官形状、外包装和标识等,还特别需要注意食品原料中的杂质问题。2011年,世界大学生运动会在深圳举办,某航空配餐企业接到了向大运会场馆运动员供餐的紧急任务。由于时间仓促,当时供应商供应的袋装牛肉中掺杂了大量塑料包装残片,细心的原料验收人员在来货验收中发现该问题,立即专门抽调人手对该批牛肉袋袋拆封检查,实施人工多次分拣,才确保了大运会食品安全"零投诉"的佳绩。

2. 生产过程的卫生管理要求 卫生检疫机关对航空配餐食品企业实行卫生许可管理与经常性卫生监督相结合的管理模式。在经预防性卫生监督办理卫生许可的审查过程中应要求航空配餐食品企业的选址设计、生产加工需符合《国家安全标准 食品企业通用卫生规范》(GB14881)。

此外,航空配餐食品企业应至少通过一种国际认可的管理体系认证,如 ISO 20002 质量管理体系、ISO 9000 质量管理体系和危害分析与关键控制点(HACCP)等。

对航空配餐食品企业生产过程的卫生监管也可应用 HACCP 科学管理理念,在对航空配餐食品生产工艺流程科学评估、分析基础上,识别食品生产过程中可能发生污染的关键控制点,并采取适当的控制措施(如控制各加工环节的温度和时间),降低危害发生的概率。如需初加工过程中,要注意动物性原料、水产品原料和植物性原料清洗、加工的工器具不得混用;热加工后,食品的中心温度必须在 60℃ 以上;食品综合摆盘完毕后,应迅速冷藏储存,确保食品表面温度低于 5℃;食品上飞机后,冷链冷食应冷藏储存,食品中心温度不得高于 10℃,冷链热食应经过充分加热方可食用,加热餐食的中心温度应在 2 小时内达到 60℃ 以上;为保证航空安全,执行同一航班任务的正、副驾驶员的餐食,使用不同的食材,无法保障时,正副驾驶员进餐时间应错开至少 1 小时等。

随着各航空公司在信仰伊斯兰教地区开辟的新航线日益增多,航空清真餐食的需求量也在不断增长。航空配餐企业必须获得由伊斯兰教协会颁发的"航空清真食品"监制证书。航空清真食品认证要求航空配餐企业必须做到:设立独立的清真厨房,聘用清真厨师;保证清真生产原料的采购和生产清真食品的过程中不掺杂非清真的动物肉、油脂类原料及其制品、人工牛奶等不符合穆斯林民族食用要求的配料;在生产、加工清真产品的生产线上不再生产或加工任何非清真产品,在制作过程中,清真餐的冻品、速冷与包装半成品、速冷后的半成品及包装后的糕点半成品、成品均分类贮存、分区摆放,冷库门上贴"清真专用"或"禁止猪肉"。

3. 航空配餐食品的卫生与质量检验管理 航空配餐食品企业应设立与生产能力相适应的卫生质量控制部门负责保障配餐食品质量和安全卫生;应配置专职食品安全管理人员对航空配餐食品生产工艺流程进行监控,制定并有效执行卫生控制程序,对影响食品卫生的关键工序应进行连续监控。航空配餐食品企业应建立食品检测实验室,对航空配餐食品原料及出厂产品、对生产工艺流程中的卫生状况进行检测,并建立相关完整、真实的检验档案、检测项目和相应的检测方法。

三、 航空配餐食品的卫生检测要求

卫生检疫机关应制定航空配餐食品采样检测计划,采样对象不仅包括配餐食品原料、半成品、成品、食品添加剂与食品相关产品,也应包括食品设备、器具、操作台等食品接触表面和车间环境空气,检测项目主要为菌落总数、沙门菌、金黄色葡萄球菌、致病性大肠埃希菌、单细胞增生李斯特菌、霍乱弧菌等微生物指标和重金属、化学物等理化指标,主要防止发生食物中毒等食源性疾病。

第四节　口岸生活饮用水卫生监督

一、口岸生活饮用水卫生监督范围

口岸生活饮用水卫生监督是指卫生检疫机关对口岸内以及出入境交通工具上生活饮用水进行卫生检查、采样检验和卫生评价,其监督范围包括机场口岸内和出入境交通工具上生活饮用水的供水水源卫生、水质卫生、供水设施卫生及其供给水的从业人员卫生监督。

二、飞机饮用水卫生监督

飞机饮用水是指通过专用加水车等方式将机场地面上的水转运到飞机上以供乘客及机组人员饮用或使用的水。由于飞机饮用水的供应运输链距离长、环节多,而飞机饮用水的卫生安全事关飞行安全和旅客身体健康,因此是口岸生活饮用水卫生监督的重点,本节主要以飞机饮用水卫生监督(supervision of airline drinking water)为例介绍口岸生活饮用水的卫生监督。

(一)飞机饮用水的特点与卫生风险

飞机饮用水供给运输链:在大多数机场,市政供水系统提供的饮用水,一方面通过机场供水管道系统运输至机场的二次供水站、空港建筑物和候机楼内的各饮用水柜等,另一方面供应给飞机的饮用水则通过运水车或者水龙输送上机。飞机饮用水的供给运输链关键供应环节和主要卫生风险如图8-1所示。

(1)进入机场口岸的水源,大部分机场口岸水源来自市政管网供水,少量机场设有口岸

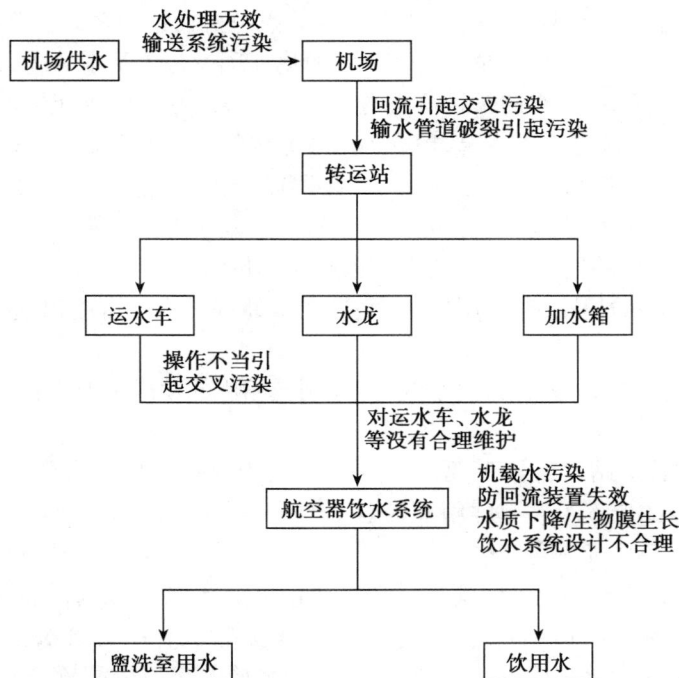

图8-1　飞机饮用水供应运输链及卫生风险点

自备水源。

（2）机场用水管网系统，主要指包括二次供水站在内的机场饮用水管道配送系统，有的机场自备水源，则包括水的净化处理系统。

（3）飞机饮用水转运站，有时也称"加水点"，包括水的运输和分配系统，如机场管道配送系统（如给水栓）与飞机饮用水系统之间的临时连接点，或者专门的机上饮用水转运站，然后用运水车、水龙、加水箱来运输水，这种运输过程大大增加了饮用水的受染风险。

（4）机上饮用水系统，包括机上饮用水储存箱的加水口颈、饮用水储存箱、管道、水处理设备等。此外，也包括各种易拉罐、瓶装、铁皮罐装、蜡纸盒装饮料等机上常用的饮用水制品。

飞机饮用水从水源、二次供水、输送管道、转运站、加水车运输等输送到飞机上的各个环节都可能出现污染，具体环节和卫生风险如上图所示。飞机饮用水的污染物与普通生活饮用水一样包括微生物、重金属、合成有机物、消毒副产物和放射性核素等。由于暴露条件短期、有限，机上饮用水的安全风险主要以微生物污染和化学物急性中毒为主。目前，飞机饮用水的微生物污染主要是大肠菌群、大肠埃希菌等，通常是由于生活污水或粪水污染破损管道与蓄水池引起，可诱发恶心、呕吐、腹胀、腹泻等症状，严重者发生介水肠道传染病。除了微生物外，由于水的输配设备管道腐蚀导致的铜、砷、汞等有害物质进入水体内也易导致重金属中毒等慢性危害。

（二）飞机饮用水的卫生管理要求

1. 机场水源卫生管理要求　供给机场的市政供水水源应当定期监测，保证机场的供水数量充足、质量安全，供应机场的管道供水系统应当运转良好、持续有效。

2. 机场内水网系统卫生管理要求

（1）机场有责任确保机场内用水卫生安全。

（2）二次供水站是机场用水安全的重要监管点。机场饮用水监管部门应及时了解二次供水站的从业人员数量、日供水量、工艺流程、净化处理设备等基本情况，并对二次供水站外环境卫生状况进行监督，如在防护带范围内不得有污染源和任何可能影响供水卫生的活动，还要了解各种蓄水设施的卫生状况，检查沉淀过滤池的冲洗消毒制度及执行记录。

（3）对于机上饮用水，由于飞机是一封闭系统，良好的整体设计确保了飞机在载水之后不易发生水体污染，这样机场与飞机之间的水转运过程成为重要的潜在污染因素。

（4）介水传染病暴发的另一个可能原因是机场供水配送系统的交叉污染。机场当局应通过监控、执行严格的程序，对水源输入、配送和水处理过程中可能出现的交叉污染实施控制，保障机场用水卫生安全。

（5）除了常规的水质检测外，机场当局应制定相应的饮用水卫生管理制度，定期开展自我审查和检查。

3. 飞机供水转运站卫生管理要求　转运站处于机场水源与飞机水储存、配送系统之间，发生水质污染的概率很高。常用于转运水的设备包括加水车、管道、水龙带、饮用水柜、水箱和给水栓（包括水龙头等）。

（1）给水栓的选择和卫生管理：①柱式或墙式给水栓应为首选，但需要时也可选择地平面式给水栓；②除地平面式给水栓可以采取水平排放外，其他所有给水栓出口均需向下或鹅颈管；③在使用水龙带给飞机上供水的地方，其给水栓的出口应配置一套连接装置，以便于水龙带快速连接和取下；④水龙带管嘴及末端不得接触到地面或其他污染材质，在使用前，水龙带应彻底冲刷并定期消毒。

（2）供水站或加水点的卫生管理：①设立专门的飞机供水站或加水点的,应保证取水点及周边环境卫生整洁,发现有污染源应及时清理;②加水房现场设余氯监测点,确保每部加水车的水余氯含量达到 0.3mg/L,加水房配备紫外线灯,严格执行消毒保洁制度;③取水点出水管口须有消毒保洁防护设施,管口待用时应用卫生防护罩密封或浸泡于含氯消毒液的消毒液箱中,消毒液箱应加锁;④消毒液的配制、更换有完整的记录。

4. 机上供水卫生管理要求　机上供水系统包括有供水控制板、水储存箱的加水口、水箱、加水缸、输水管、水处理设备和输水管管道附件等,可为旅客或机组人员提供饮用水或盥洗用水。现代飞机上的水一般保存在水储存箱内,它们通过压力或重力作用向机内的洗手盘、配餐间水龙头、自动饮水机和热水器等所有水的出口供水。一般要求每 8～12 周对水储存箱等供水系统进行严格清洗消毒和更换滤膜,如发现水质已受污染应及时清洗消毒。

此外,有的机上饮用水是与航空配餐食品同时配送上机的罐装、瓶装饮料,此类饮用水应注意检查装载地区是否传染病受染地区、外包装有无破裂、渗漏等,是否超过保质期,必要时可采样送检。

（三）飞机饮用水卫生监测要求

口岸及飞机饮用水应符合《生活饮用水卫生标准》（GB5749）卫生要求,主要包括感官性状（颜色、气味）、细菌总数和大肠菌群等微生物指标、一般化学指标和放射性指标等。监测点主要包括下述环节。

1. 机场监测　供应机场的管道水应适于直接配送使用,一般在机场各个地点的水龙头实施管网末梢水监测,对于二次供水站应加强水站入口处水和出处口水监测,主要监测浑浊度、余氯、大肠菌群等指标。

2. 转运站监测　建议：①在转运站入口处前实施各项水质监测项目,保证供应飞机的水质安全;②在从转运站到飞机的各个点（包括加水车、水龙带等）实施大肠埃希菌或大肠菌群和消毒剂残余监测,必要时可监测浊度。

3. 飞机上水质监测　在飞机上水供应链的各个点实施监测,保证机上人员用水安全：①对重点出水口（如配餐间、厕所和自动饮水机）实施大肠埃希菌或大肠菌群监测;②飞机消毒和洗涮后应检测消毒剂残余。

第五节　口岸公共场所卫生监督

口岸公共场所主要包括口岸内的公共交通工具、公共交通等候室、旅馆业、美容美发业、文化娱乐业洗浴业、体育场馆、商场及书店等。卫生检疫机关依据《国境卫生检疫法》及其实施细则、《公共场所卫生管理条例》及其实施细则,对口岸公共场所实施卫生监督,旨在保持口岸公共场所环境清洁与卫生,降低传染病等公共卫生风险因子的传播风险。

一、口岸公共场所的特点与卫生风险

（一）口岸公共场所的环境特征

1. 人群密集、流动性大,易混杂各种污染源,造成疾病特别是传染病的传播。
2. 经营单位多,分布广,基本条件相差较大。

3. 设备及物品供人群重复使用,易造成玷污。

4. 从业人员的卫生水平低,卫生制度不健全。

5. 建筑和布局不合理。

（二）口岸公共场所的环境因素与致病因素

1. 物理性因素 包括气温、气湿、气流、辐射、采光、照明、噪声、振动等,影响室内空气的清洁度,降低空气的卫生质量,影响人体神经、循环、呼吸、消化、皮肤等系统的功能状态。

2. 化学性因素 主要有颗粒物(尘、烟、雾)、一氧化碳、二氧化碳、臭氧、甲醛、合成洗涤剂、消毒剂等,影响人体呼吸、循环、神经、消化等系统,产生急性作用(一氧化碳),慢性作用(颗粒物、一氧化碳、合成洗涤剂),致癌作用(甲醛、香烟烟雾中的多环芳烃)。

3. 生物性因素 细菌、病毒、真菌、病媒生物(苍蝇、蚊虫、蟑螂、螨虫、老鼠等)等,它们可通过患者或病原携带者(顾客以及从业人员中的传染病患者或病原携带者),通过公共场所的公共物品等传播传染病。

综上,口岸公共场所一般具有空间密闭、人口密集、人群流动性大的特点,呼吸道、肠道传染病传播风险较高。

二、 口岸重点公共场所的卫生管理要求

（一）公共交通等候室卫生管理要求

公共交通等候室指口岸内的候机楼、候船厅、候车室等为旅客乘坐公共交通工具提供暂时休息与等候的处所,是口岸公共场所监督的重点。公共交通等候室内人员密集、往来人员频繁,健康人与患病者混杂,因此等候室具有一般公共场所存在的各种卫生问题。由于远距离旅行,人们常处于生活饮食无规律等原因导致的疲劳状态中,身体抵抗力下降,因此等候室内的环境卫生状况直接影响旅客和等候室内服务人员的身体健康。

1. 公共交通等候室的预防性卫生监督

（1）选址:公共交通等候室在选址和图纸设计阶段就开始接受监督审核,如候机楼选址应与跑道平行,并设在机场中心地带,不仅要配备良好的系统供风设施,保证足够的换气量,还应开设高窗采光,采光系数不少于1/4等。

（2）设计:应以保证旅客使用的安全与卫生为基本目标,根据客流量合理配备垃圾箱等卫生设施,合理布局配有独立通风排气系统及洗手设备的卫生间,根据地区气候条件安装集中式供暖和通风装置。等候室设计进深较大时,宜采用人工照明辅助自然采光不足,并保证光线明亮、均匀、无眩光。

（3）施工与验收:建筑物装饰应充分运用隔音、吸音技术,墙壁和天花板宜采用隔音、吸音材料,控制室内噪声不大于70dB。

2. 公共交通等候室的经常性卫生监督

（1）公共交通等候室设计:等候室内及周边环境需保持清洁,垃圾日产日清。

（2）公共饮水点的供水设备须定期清洁和维护,供水应保证方便、卫生与足量。

（3）等候室内空气质量与微小气候需满足《公共交通等候室卫生标准》(GB9672)的要求,如候车合候船厅细菌总数应不超过$7000cfu/m^3$,候机厅则不超过$4000cfu/m^3$。由于大部分等候室采用集中空调通风系统,需要特别注意对集中空调通风系统的卫生监测。具体监测内容将在稍后详细介绍。

（4）等候室应配置数量充足且有效的防虫、防鼠设施。

（二）集中空调通风系统卫生管理要求

集中空调通风系统（以下简称"集中空调系统"），指为使房间或封闭空间空气温度、湿度、洁净度和气流速度等参数达到设定的要求，而对空气进行集中处理、输送、分配的所有设备、管道及附件、仪器仪表的总和。

目前，集中空调系统广泛应用于在候机（船/车）厅、商场、写字楼、宾馆等多种现代化公共场所内，作为调节公共场所室内空气质量的重要卫生设施，它与人体健康息息相关。若长期使用后没有及时清洁消毒，集中空调系统截留的来自室内外空气中的污染物易造成通风系统内部污染，成为污染物传播和扩散的媒介。

军团病是最具代表性的集中空调系统污染导致的疾病之一。军团病由感染以嗜肺军团菌（占病例的 $85\% \sim 90\%$）为主的军团菌引起，临床上可表现为非常严重的、可致命的军团菌肺炎，属非典型性肺炎群的一种。军团菌存在于自然环境中，易在温水及潮热的地方繁殖。集中空调系统的冷却水塔为军团菌的大量繁殖提供了适宜的生存环境，因此军团菌成为常见的隐藏在空调制冷装置中的致病菌，它随冷风吹出浮游在空气中，吸入人体后会出现上呼吸道感染及发热的症状，严重者可导致呼吸衰竭和肾衰竭。近年来，军团病在许多国家暴发、流行，引起了医学界的广泛重视。

为防止集中空调系统受污染造成污染物扩散，我国制定了《公共场所集中空调通风系统清洗规范》《公共场所集中空调通风系统卫生管理办法》《公共场所集中空调通风系统卫生规范》《公共场所集中空调通风系统卫生学评价规范》等管理办法和相关技术标准，对于集中空调系统的清洗消毒做了十分严格的要求，如开放式冷却塔每年清洗不少于一次，空气过滤网、过滤器和净化器等每六个月检查或更换一次，降低卫生安全风险。使用集中空调系统的单位应建立相应卫生管理制度，定期开展检查、检测和维护，建立专门档案，配合口岸卫生检疫机关监督检查，并制定预防空气传播疾病的应急预案。

三、口岸重点公共场所卫生监测

每季度一次的候机（船/车）厅等公共交通等候室内微小气候与空气质量监测是口岸公共场所卫生监测的主要内容。监测的指标包括温湿度、噪声、照明、二氧化碳、一氧化碳、可吸入性颗粒物等十余个项目。在监测过程中，采样布点的原则是使采样点的数目和空间分布能真实反映现场污染浓度或环境变化情况：①对于高层建筑物，应分为上、中、下三层布点；②采样点位置应尽量避开人流通道和主通风口，离开室内墙壁至少 1 米远；③采样高度以人群呼吸带为准，通常离地 $1 \sim 1.5$ 米；④对于监测中发现的问题，应通知口岸管理当局及时整改，并给予技术指导。

第六节　口岸固体、液体废弃物卫生监督

口岸出入境人员及从业人员的日常工作生活中会产生大量废弃物，有些甚至掺杂着有毒有害的物质，存在多种卫生风险，处理不当时不仅可导致环境污染，更能诱发多种传染病的传播。因此口岸固体、液体废弃物的处置是口岸卫生监督的必要内容。目前，口岸废弃物的卫生监督按照固体、液体废弃物进行分类管理。

一、 固体废弃物

（一）固体废弃物的概念及分类

固体废弃物是指在生产、生活和其他活动中产生的丧失原有利用价值或者未丧失利用价值但被抛弃或放弃的固态、半固态和置于容器中的气态物品，即通常所说的垃圾。

口岸固体废弃物主要包括航空器、船舶、列车等交通工具运行中产生的垃圾，口岸内公共场所及居民区产生的生活垃圾以及固体医疗废物。在口岸，来自染疫或染疫嫌疑、专用运输动植物或被放射性物质污染的交通工具上的废弃物，称为特殊废弃物。特殊废弃物可携带致病因子，直接接触即可能引起疾病传播，是口岸废弃物处置卫生监督的重点。

（二）固体废弃物的特点和卫生风险

固体废弃物可含有理化或微生物等多种致病因素，废弃物处置不当时不仅可能污染土壤及产生有害废气，更能引起疾病传播。1992 年生效的《巴塞尔公约》规定了各缔约国禁止或控制有害废弃物的越境转移及处置，我国法律也已明确规定禁止境外固体废弃物进境倾倒、堆放、处置。固体废弃物污染的卫生风险主要表现为以下几方面。

1. 传播疾病、影响健康 废弃物可含有有毒有害物质及细菌、病毒等多种致病微生物，通过直接接触、滋生蚊蝇后经生物传播、污染环境后使有害物质间接进入人体等多种形式影响人体健康，传播疾病。

2. 污染空气 固体废弃物焚化过程中燃烧不充分将产生大量粉尘和噁等有害气体成分，移运、存储过程中也可产生有害悬浮微粒扩散到空气中。

3. 污染土壤 固体废弃物填埋处理不仅侵占土地资源，还可能使废弃物中的有毒物质、重金属成分进入土壤中，破坏土壤生态平衡。

（三）固体废弃物处理的卫生管理要求

固体废弃物卫生监督可采取企业资质备案、现场检查与采样送检相结合的方式，口岸固体废弃物应按其来源不同进行分类处理：

1. 交通工具上的固体废物 如交通工具无染疫或染疫嫌疑，则固体废物经消毒、分拣后，可回收的部分进行回收，不可回收利用的部分运输至指定垃圾处理场所处理；如交通工具染疫或有污染嫌疑（主要指航班来自于国际传染病疫区及动植物疫区）；在航行中发现有传染病（尤其是检疫传染病、疑似检疫传染病；航空器上发现有死因不明的尸体及动物时；本航次运载动物的航空器），则固体废物在从交通工具卸下前应首先消毒，并按照特殊废弃物处理，经专用垃圾车收集、移运、运输至指定地点进行焚化，不得分拣。被放射性物质污染的特殊废弃物需进行放射性监测，结果超标的，应启动放射性超标应急响应预案。

2. 口岸公共场所产生的生活垃圾 口岸内的候机楼、候船厅、候车室人员流动量大，每天均产生大量生活垃圾，清运不及时极易滋生蚊蝇，增加疾病传播风险。为了保持口岸环境整洁与卫生，垃圾、废物等须日产日清。生活垃圾经垃圾处理单位收集至指定存放点后，由专用密闭垃圾车移运至市政统一垃圾处理场。

3. 固体医疗废物 医疗废物指医疗卫生机构在医疗、预防、保健和其他相关活动中产生的具有直接或间接感染性、毒性以及其他危害性的废物。固体医疗废物应集中收集于防渗漏、防锐器穿透的专用包装物或密闭容器内，并注明警示标示，经消毒后统一焚烧。

（四）航空垃圾的处理

本书主要以航空垃圾为例，说明交通工具上固体废物处理流程。

航空垃圾,指航空器在运营过程中产生的固体废物,主要包括航空配餐餐具及包装、报纸等,其处理应符合下列卫生要求:

1. 收集 ①航班机组人员应将航空垃圾收集于密闭容器内;②垃圾装运袋不得使用聚氯乙烯材料;③盛放垃圾的容器需定期清洗消毒。

2. 移运 ①机场地面服务部门应使用配有无尘装卸设备的专用垃圾车辆密闭移运航空垃圾,垃圾车需定期消毒并保持外观清洁;②当航空器染疫或有染疫嫌疑时,垃圾在卸下飞机前应先消毒处理。

3. 分拣 ①机场宜设立航空垃圾专用处理场所对其进行分拣、回收与中转,处理场所距跑道和候机楼3000米以上;②如航空器没有染疫或染疫嫌疑,航空垃圾可运送至专用分拣站,经消毒、分拣、再消毒清洗后,将可回收部分回收利用,剩余部分统一运至垃圾处理场;③航空垃圾分拣不得在露天进行,分拣站需配备防臭、除蚊蝇等卫生防护设施;④航空器染疫或染疫嫌疑时,航空垃圾不得分拣。

4. 回收 有回收价值的航空垃圾应由专门从事废弃物回收的单位进行回收处理。

5. 存放 ①航空垃圾中转站对垃圾进行短暂存放后,由机场口岸运至指定地点进行处理;②航空垃圾不得在露天存放,以防蚊蝇滋生和老鼠侵扰觅食;③存放空间应相对密闭,地面须是混凝土材料,且向污水沟方向具备一定倾斜,防止渗漏。

6. 处理 ①航空垃圾处理应遵循无害化、稳定化和资源利用化的原则;②无回收价值的航空垃圾需运往指定处理场所进行焚烧或填埋,填埋应符合《生活垃圾填埋污染控制标准》,焚烧应符合《生活垃圾焚烧污染控制标准》;③特殊航空废弃物如染疫废弃物须进行焚烧处理。

综上,机场口岸固体废弃物处理流程如图8-2所示:

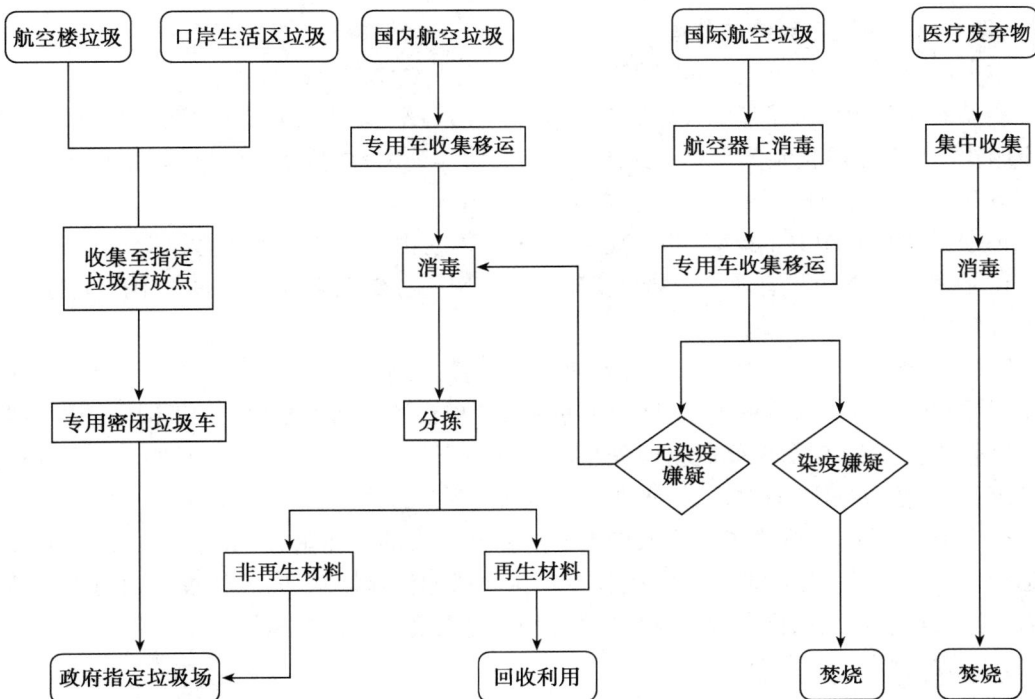

图8-2 机场口岸固体废弃物处理流程图

二、 液体废弃物

（一）液体废弃物的概念及分类

液体废弃物，即在生产、生活和其他活动中产生的丧失原有利用价值的液体物质。口岸液体废弃物来源与固体废弃物基本相同，主要包括航空器、船舶、列车等交通工具运行中产生的污水、粪便，口岸内公共场所及居民区产生的生活污水以及液体医疗废物。

（二）液体废弃物的特点和卫生风险

液体废弃物中可含有多种有毒有害物质、致病微生物。液体废弃物的风险主要包括以下几方面。

1. 传播疾病　液体废弃物中的多种致病菌（如霍乱弧菌、痢疾杆菌等）和（或）有毒物质，可污染水源、食品、空气，引起疾病的传播，或影响人体健康。

2. 污染水体　含营养素（如磷、氮等）浓度过高的废水排入河流、湖泊中，将导致水体酸度增加、含氧量降低，出现富营养化现象。严重影响生态环境。

（三）液体废弃物处理的卫生管理要求

口岸液体废弃物应按其来源不同进行分类处理。

1. 交通工具上的液体废物　与污水接受设备相连接后，排入或转运至污水处理厂进行处理。如交通工具染疫或有染疫嫌疑，则液体废物应先消毒后方可从交通工具卸下。

2. 生活污水　生活污水应排入下水管道进入污水管网至污水处理厂进行无害化处理。

3. 液体医疗废物　医疗机构产生的污水、传染病人或疑似传染病人的排泄物，应先经医疗污水处理系统消毒，达到排放标准后方可排入污水处理系统。

（四）船舶液体废弃物的处理

本书以船舶液体废弃物为例详细介绍交通工具上液体废弃物的处置。

船舶液体废物包括了船舶在运营过程中产生的污水、灰水、泔水、医疗废液。根据国际海事组织《1972 年防止倾倒废料及其他物质污染海洋公约》的要求，各缔约国禁止或控制在海上倾弃废物或其他任何种类、形式、样式的材料和物质。

根据 WHO《船舶卫生指南》相关规定，船舶液体废物需满足下列卫生要求。

1. 收集　船舶应设有液体废物蓄留舱，安全、密闭存储船舶在运营过程中产生的污水、粪便等液体废物。

2. 船上处理　①大型船舶宜建立污水处置装置，污水处理装置设计时应同时满足防止污水泄漏和便于日常检查的需求；②污水处理管道应设置防回流装置，并用不同标识与船舶饮用水管相区分；③餐厨液体废物应先流经油脂截留装置分离油脂后方可排入污水管道进行处理；④液体医疗废物在排入污水处理管道前需先进行消毒。

3. 排放　①取水口或正在采取措施预防控制污染的水体附近，禁止排放废弃物；②港口运营单位需提供专用驳船或岸边接收装置接收船舶液体废物；③液体废物通过专用特殊软管或连接设备从船舶排入驳船或接收装置内；④染疫或有染疫嫌疑的船舶在排放液体废物前，需对废物进行消毒处理。

本 章 小 结

本章内容分为两个部分，第一部分是卫生监督概论，主要介绍卫生监督概念与特征、卫生监督的原则与种类、卫生监督的作用、卫生监督程序等基础知识，并按照卫生监督的内容分类，列举了食品安全、饮用水安全、公共场所卫生、传染病防治、医疗卫生、环境卫生、职业卫生、放射卫生、学校卫生、化妆品、消毒产品共计 11 个方面的卫生监督内容。第二部分主要概括性描述了口岸卫生监督概念、内容与发展，在此基础上详细阐述了具有口岸卫生监督特色的出入境交通工具供餐、供水的卫生监督、交通工具等候室等口岸内重点公共场所的卫生监督和口岸内固体、液体废弃物的卫生监督。

案例分析

案例8-1 航空配餐原料二氧化硫超标

一、背景

二氧化硫可抑制霉菌和细菌的生长，同时具有漂白作用，对食品原料进行二氧化硫浸泡和熏蒸可使其外观光亮、洁白。因此是食品加工中常用的漂白剂和防腐剂，国家对其在食品中的残留量有严格的要求。长期摄入含过量二氧化硫的食品会对人体健康造成伤害。

二、检疫查验

某卫生检疫机关对××航空食品公司配餐部进行日常卫生监督，抽取了其仓库内库存的原料龙筋菜并送检对其二氧化硫残留量进行检测。检验报告显示：该样品二氧化硫含量 2954mg/kg（相关限值为 200mg/kg），检测结果超出了 GB2760-2011《食品添加剂使用标准》的限值要求。

三、法律依据

根据《食品安全法》第二十八条第二款：禁止生产经营下列食品……（二）致病性微生物、农药残留、兽药残留、重金属、污染物质以及其他危害人体健康的物质含量超过食品安全标准限量的食品。

四、结果处置

针对上述情况我局向企业出具了《检测结果不合格通知书》，要求企业立即停止使用并封存问题批次产品，并自查自纠进行整改，加强今后的原料验收索证工作。该航空食品公司在收到《检测结果不合格通知书》后，立即启动了自查机制，封存停用了该批次的龙筋菜，并对同类其他批次产品进行专项检测，同时该企业进一步联系了龙筋菜的生产厂家开展追溯工作。目前，生产厂家已对相应批次的龙筋菜做召回处理。

案例8-2 中央空调冷凝水、冷却水中检出嗜肺性军团菌

一、背景

嗜肺性军团菌又名退伍军人杆菌，可导致肺炎，病死率高。该军团菌主要存在于温暖潮湿的环境中，与管理不良的人工用水系统密切有关，尤其容易存在于配备有密闭式中央空调的冷却塔以及冷凝水系统。空调冷凝水被军团菌污染，经冷却塔中空调鼓风机吹动，会产生大量气溶胶携带病菌传播疾病，引发人群疾病暴发。该菌对人体的侵害主要表现为军团菌肺炎，是非典型肺炎群的一种，对具有正常免疫力功能的人群，病死率为30%；主要通过空气

传播,尤其容易发生在配备有密闭式中央空调的现代化办公环境里。最典型的军团菌肺炎案例为 1976 年在美国费城退伍军人协会会员中暴发流行,造成 34 人死亡。

二、检疫查验

2013 年 7 月,某卫生检疫机关在开展口岸公共卫生场所日常卫生监督工作时,对口岸中央空调系统的冷凝水、冷却水进行采样送检。经实验室检测,所送检的冷凝水、冷却水样品检测项目嗜肺性军团菌核酸检测结果呈阳性。

三、法律依据

《公共场所卫生管理条例》第十四条第一款:凡有下列行为之一的单位或者个人,卫生防疫机构可以根据情节轻重,给予警告、罚款、停业整顿、吊销"卫生许可证"的行政处罚:(一)卫生质量不符合国家卫生标准和要求,而继续营业的。

四、结果处置

卫生检疫机关立即将检测结果通报口岸管理部门,并警告口岸管理部门做好中央空调的清洗消毒,并制定整改计划,建立长效防范机制,继续加强卫生监督与定期检测。8 月,卫生检疫机关按要求进行清洗消毒后的口岸中央空调系统冷凝水、冷却水进行重新采样送检,经实验室检测,复检结果为阴性。

思考题

1. 简述卫生监督的概念和作用。
2. 简述卫生监督的程序。
3. 请列举口岸卫生监督内容。
4. 简述口岸食品卫生监督范围。

(殷建忠　胡龙飞)

第九章　媒介生物监测与控制

　　近年来,随着全球化和城市化的发展,进出口贸易不断增加,交通工具和运输设施的快捷、便利,使医学媒介生物及其携带的病原体借助这些交通工具、集装箱、货物等在国际间更为广泛地传播,使原本局限于一定地域范围内的病媒传染病(vector-borne disease)突破国境或自然地理的限制,在全球范围内加快传播与流行,对输入国国民的健康和生态环境造成极大的威胁。为了加强国境口岸及出入境交通工具医学媒介生物的监测和控制,防止病媒传染病的传入传出,保障国民身体健康和国境口岸交通工具及货物的卫生、安全,促进国际贸易健康发展,国家质检总局于2001年印发了《国境口岸及出入境交通工具医学媒介生物监测规定》(国质检[2001]61号),并且按照该规定对出入境的交通工具、集装箱、货物等实施媒介生物监测,取得可喜的成绩。

　　2001年至今,全国各口岸按照国家质检总局的规定和要求,积极开展鼠、蚊、蝇、蟑螂、蚤、蜱、螨、蠓等8类医学媒介生物的本底调查与监测工作。通过十多年的监测工作,基本摸清了口岸医学媒介生物的种类、组成以及优势种群的活动高峰,为防控这些病媒生物奠定了基础。同时对入境的船舶、航空器、集装箱、货物等交通运输工具进行了有效的监测,截获了大量的外来有害媒介生物,有效的控制了病媒传染病的发生,保障了国民身体健康和国民经济的平稳发展。但是影响病媒传染病传播的媒介生物在出入境口岸仍时有检出,我国的医学媒介生物防治工作仍面临严峻形势,所以加强出入境媒介生物的监测与控制对我国公众的安全与健康有着重大意义。

　　国境检疫中媒介生物的监测是一项常规内容,长期以来积累了丰富的经验,已经形成较为完善的体系和模式。本章主要以出入境口岸、交通工具和货物为对象,阐述媒介生物监测控制的主要内容。而在国内实施染疫地区及交通工具媒介生物监测时可参照执行。

第一节　概　　述

　　媒介生物(vector)是指能够传播疾病的一切生物,常指能传播人类疾病的脊椎和无脊椎动物,是一类危害人体健康的有害生物。在动物分类学上,媒介生物主要为节肢动物门,其中绝大多数属于昆虫纲和蛛形纲两大类,如蚊、蝇、蜚蠊、蚤、虱、蜱、螨、白蛉以及臭虫、虻、蠓、蚋。另一大类群是啮齿类(主要为鼠类)。国境卫生检疫的媒介生物主要包括鼠、蚊、蝇、蜚蠊、蜱、螨、蚤、虱、白蛉等。媒介生物对人类的主要危害,首先是传播疾病,我国法定传染病的30%～40%以上是由媒介生物传播的,如鼠疫、肾综合征出血热、登革热、流行性乙型脑炎、疟疾、西尼罗热等。另外,媒介生物还容易引起新发、突发及传入病媒传染病的暴发和流行,如2010年广东、深圳等地暴发的基孔肯雅热疫情,2009、2010年河南、山东等地暴发的蜱传新型布尼亚病毒的传播。

媒介生物监测与控制是指采用国境卫生检疫的标准方法对媒介生物实施的监测和控制，包括对出入境口岸及交通工具实施医学媒介生物监测和控制，也涉及到国内受染地区及交通检疫的医学病媒监测和控制工作。其主要目的是：①通过监测掌握口岸媒介生物的本底资料；②及早发现外来有害媒介生物；③为有效控制媒介生物提供科学依据。

第二节　媒介生物的监测

国境卫生检疫中重点监测的媒介生物包括鼠、蚊、蝇、蜚蠊、蜱、螨、蚤。监测方式包括国境口岸定期实施的媒介生物本底调查，和对出入境的交通工具、货物、集装箱、行李、邮包等实施的动态监测。

一、 鼠的监测

（一）鼠与传染病

鼠（Muridea）属于哺乳类啮齿目（Rodentia），全世界约有 1700 多种鼠。鼠因为种类繁多、体形小或适中、形态和习性多样化、性成熟早、繁殖力强、数量繁多等特点，对不同的环境和条件都有较强的适应能力。鼠分布极广，在地球上的绝大多数地区如森林、草原、苔原、高山、盐碱、沙漠、湿地、人类居住区等各种各样的栖息环境都能见到鼠的活动。鼠害是一个非常严重的世界性问题，有鼠之处就有鼠害。据统计，有史以来，死于鼠类传播疾病的人数，远远超过直接死于历次战争人数的总和。

据世界卫生组织资料显示，由鼠传播的疾病多达三十多种，其中包括鼠疫、流行性出血热、钩端螺旋体病等危害很大的疾病。

1. 鼠疫（plague）　又称黑死病。鼠疫的发病一般先在鼠间或其他啮齿类野生动物间流行，借助鼠蚤叮咬人而造成人间鼠疫。在人类历史上有数次毁灭性的鼠疫大流行，瘟疫高峰期每日死亡达万余人之多。发生在公元 6 世纪的东罗马帝国的鼠疫持续的时间长达 52 年之久，死亡惨重，人口锐减，以致社会瘫痪。14 世纪鼠疫再度猖獗，欧亚两大洲均未能幸免。19 世纪后半叶，鼠疫再度在世界流行。1894 年我国粤港、云南、福建地区暴发鼠疫，广州为重灾区，由于缺乏对鼠疫的认识，又无专门的防疫部门，没有明确的目标和有组织的防治措施，广州死亡人数达十万之众。20 世纪后半叶在世界范围内人类已能控制人间鼠疫的流行，大规模的灭鼠、疫源地的严格控制是有效的防治措施。但是，鼠疫对人类威胁仍然存在。人间鼠疫发生个案在中国的西藏、青海沿线以及印度都有报告。动物间鼠疫的发生每年均有鼠疫杆菌分离，例如 2007～2012 年间四川省从德格县喜马拉雅旱獭身上共分离鉴定鼠疫菌 29 株，活体喜马拉雅旱獭的分菌率为 0.37%，显示动物间鼠疫处在活跃期。根据 2005 年 8 月 30 日卫生部印发《全国鼠疫监测方案》，通过主动监测，可系统收集人间和动物间鼠疫的相关信息，尽早发现疫情，及时采取控制措施，防止疫情的蔓延与流行；也有助于掌握疫情的动态和趋势，为鼠疫的预测预警和制定防治对策提供科学依据。

2. 流行性出血热（epidemic hemorrhagic fever，EHF）　又称肾综合征出血热（hemorrhagic fever with renal syndromes，HFRS）。是由病毒引起，以鼠类为主要传染源的自然疫源性病毒传染病；以发热、出血倾向及肾脏损害为主要临床特征。本病主要分布于欧亚大陆，但 HFRS 病毒的传播几乎遍及世界各大洲。在我国已有半个世纪的流行史，全国除青海、台湾省外均有疫情发生。80 年代中期以来,我国本病年发病人数已经超过 10 万人,成为除病毒性肝炎外,危害最大的一种病毒性疾病。流行性出血热有野鼠型和家鼠型之分。小型啮齿动物是主要宿主动物和传染源,包括姬鼠属(主要为黑线姬鼠)、大鼠属(主要为褐家鼠、大白鼠)、田鼠属(主要为东方田鼠)、仓鼠属(主要为黑线仓鼠)和小鼠属(小家鼠、小白鼠)。这些动物多属偶然性携带,只有少数几个鼠种从流行病学证明为本病的传染源,其中在我国黑线姬鼠为野鼠型出血热的主要宿主和传染源,褐家鼠为城市型(日本、朝鲜)和我国家鼠型出血热的主要传染源,大林姬鼠是我国林区出血热的主要传染源。病毒能通过宿主动物的血及唾液、尿、粪便排出。鼠向人的直接传播是人类感染的重要途径。

3. 钩端螺旋体病(leptospirosis)　是由各种不同型别的致病性钩端螺旋体(简称钩体)引起的急性人畜共患传染病,鼠类和猪为主要的传染源。本病具有多宿主性,由鼠类导致的钩体病占相当大的比例。国内的鼠类中,黑线姬鼠、黄毛鼠和黄胸鼠等带菌率较高,所带菌群亦多。钩体随带菌动物尿排出,污染水源,人在接触疫水时,钩体通过暴露部位的皮肤、黏膜而感染。发病多在夏秋割稻季节或在大雨洪水之后。因个体免疫水平的差别以及受染菌株的不同,临床表现轻重不一。典型者起病急骤,早期有高热、倦怠无力、全身酸痛、结膜充血、腓肌压痛、表浅淋巴结肿大;中期可伴有肺弥漫性出血,明显的肝、肾、中枢神经系统损害;晚期多数患者恢复,少数患者可出现后发热、眼葡萄膜炎以及脑动脉闭塞性炎症等。肺弥漫性出血、肝、肾衰竭常为致死原因。本病分布广泛,几乎全世界都有本病存在或流行。

(二) 鼠的监测规范

1. 国境口岸鼠类本底调查　国境口岸鼠类本底调查常以一定面积或一定数量捕鼠工具捕获的鼠类数量计算其鼠的密度。一般采用同一方法同一生境或地点,每个月分为上、下旬定期调查。

(1) 密度监测方法

1) 鼠夹法(Elton 夹夜法):包括室外和室内。

a. 在室内:一般每间房放夹一个,大房间(>20m²)可放两个。在傍晚将夹子按墙脚根布放,垂直于墙壁,放食饵的一端近墙,鼠夹离墙脚 5cm,以免影响鼠类正常通过路线,或布放在家具底下或较隐蔽处,次晨收夹。计算每 100 个鼠夹所捕获的鼠数,用百分数表示密度,亦即捕获率。

b. 在室外:可沿一定生境,每隔 5m 布夹一个,经一夜收回,计算捕获率。鼠夹可按直线、折线或沿地形、田埂等布放,两列鼠夹间隔在 50m 以上。在多数情况下,每次布夹 300 个,但不能少于 100 个,否则准确性不高。凡鼠夹上仅夹到鼠毛、鼠尾和鼠足等非致命性部位的,均不计在捕获鼠数内。

每次调查原则:①鼠夹型号一致;②布放时间一致;③布放生境一致;④所用饵一致。最后对所捕获的鼠进行统计,计算鼠密度和相关指标,并鉴定分类。

2) 鼠笼法:用铁笼捕活鼠,根据鼠类活动况选择鼠笼和布放点,每次鼠笼不少于 100只。晚放晨收。最后对所捕获的鼠进行统计,计算鼠密度和相关指标,并鉴定分类。

$$鼠密度 = \frac{捕获鼠数}{布放鼠笼数} \times 100\%$$

无论鼠夹法或是鼠笼法,对捕获的鼠均要鉴别雌雄、怀孕状况及成幼情况,并进行解剖,检查内脏是否异常;有条件应进行鼠疫、出血热病原鉴定及血清学检测。

（2）绘制季节消长图:以时间为横坐标,密度指数为纵坐标绘制季节消长图。鼠类全年活动密度高峰出现在 5 月和 9 月。

2. 国境口岸鼠类监测　鼠类监测的目的包括:①掌握鼠类种群（或某鼠种）的数量、密度及其变化动态;②掌握鼠类种群的组成、性别、年龄构成比、怀孕率等;③客观分析影响鼠类数量和鼠种组成的因素;④了解鼠类造成危害程度。

常用的鼠类监测方法有以下几种,为使监测调查方法更接近实际情况,要求调查中同时采取两种或两种以上方法。

（1）夹夜法:见本底调查中的鼠夹法。

（2）食饵消耗法:在调查地区内,布放一定数量、同一规格的食饵,经过一定的时间后,计算食饵消耗量（或消耗率）,作为鼠密度指标。在具体做法上也有粗、细之分。

1）粗分:即将每一个食饵堆固定粒数,被盗食及拖食的食饵堆均列为被盗食堆数。从布放总堆数与被盗食总堆数中计算其盗食率,作为鼠密度指标。

2）细分:多在比较两种诱饵的引诱力或鼠类对它的适口性时采用。即将每一食饵堆定量,经一定时间后计算消耗量（率）。由于食饵在室内或室外,其水分会自然减少,偶也有水分增加的。为了更精确计算其消耗量,就必须作食饵水分自然增减对照组,校正食饵消耗量。

（3）粉迹法:也称足迹法,是一种常用鼠密度调查方法。主要用于室内的调查。在调查地区内,布撒一定数量、大小相等的粉块。鼠跑过后,留下足迹,经过一定时间后,根据留有鼠类足迹的粉块数和布放粉块数,计算阳性率。本法不受调查食物多寡影响,但阳性率高低在一定程度上可能受不同鼠种及其活动路线差别的影响。粉迹法比较灵敏,一般情况下,本法阳性率常比在同一场所内使用鼠夹法和食饵法调查所得的捕获率和盗食率高。在室内调查时,一般亦以一室（15m² 左右）撒粉 2 块,在紧靠墙根处撒上 20cm×20cm 粉块（滑石粉、细白灰等）,布粉总数不少 300 块为好,晚上撒,早晨检查,发现鼠迹为阳性块,按每百块（去除破坏）中发现阳性块数计算阳性率。

$$阳性率（\%）=\frac{阳性粉块数}{布撒粉块数}\times100\%$$

撒粉时,应注意均匀,厚薄适当,以能灵敏记下走过鼠类足印为度。检查结果时,须区分鼠和鸟的足印。调查灭鼠效果时,因粉迹法既不影响老鼠的数量,也不干扰它的活动,只要灭鼠前后的调查时间和地点相同,其结果误差就不会像鼠夹法和查洞法那样大。

（4）查掘开洞法:在投药前,应普遍堵洞一次。堵洞应力求严实,最好在鼠的活动高峰前进行,如家鼠在傍晚,黄鼠在清晨。每个样方 24 或 48 小时后分别计算堵洞数和掘开洞数。本法尤其适用于独居生活的野栖鼠类,如黄鼠。

（5）鼠征检查法:此法主要用于室内。通过对鼠洞、鼠粪和鼠咬痕的检查,从侧面反映调查地的鼠患程度,作为鼠情调查和灭效考核的一个参考指标。在查找鼠洞时,需区别旧的、废弃的鼠洞和现用鼠洞。凡是房间内发现新的鼠洞（即现在仍为鼠类利用的鼠洞）或新鼠粪或新的鼠类咬痕的,均作为鼠征阳性房间,阳性房间数除以调查房间数为鼠征阳性率（%）。

$$鼠征阳性率(\%)=\frac{鼠征阳性房间数}{抽样检查房间数}\times100\%$$

调查地区内抽查房间数一般不得少于300间。随着调查地区范围扩大,调查房间数也要相应增加。反之在房间较少的口岸,调查房间可适当减少。

3. 出入境的交通工具鼠类监测　出入境的交通工具鼠类监测涉及对境外交通工具的监测工作,参与监测的人员有特定的要求。调查人员一般由2人组成,由一位中级技术人员负责,经过专业培训,工作人员保持相对稳定,以保证监测结果的可靠性和权威性。监测过程应严格按监测方案及程序进行。监测结束,将结果填入统一的记录表格,填写应保持准确完整。将记录表的资料统计分析,总结报告。统计内容包括鼠密度、阳性率、种群组成和种群组成构成比。

出入境的交通工具鼠类监测常用方法如下。

(1) 目测法:该法适应于估计交通工具的鼠患程度。通过肉眼看的方式检查鼠类在其可能活动场所留下的各种痕迹及其程度,确定鼠的种类、数量。这些痕迹主要有鼠粪、鼠痕、鼠巢、鼠跑道、鼠尿气味等。

(2) 粉迹法:多用于室内外检查鼠迹,沿墙角布放,每5米布放一薄层$20cm^2$滑石粉块,布满交通工具所有可能有鼠活动场所,晚布晨查,一次完成,计算阳性率。

(3) 粘鼠板法:在交通工具上可能有鼠活动场所靠墙脚布放粘鼠板,尽可能粘捕交通工具上所有存在的鼠。

(4) 鼠夹法:在交通工具上可能有鼠活动场所布放鼠夹,尽可能捕获交通工具上所有存在的鼠。

(5) 鼠笼法:在交通工具出现严重鼠患的情况下,在可能有鼠活动场所布放鼠笼,尽可能粘捕交通工具上所有存在的鼠。

4. 出入境检验检疫鼠类控制标准　不同生境鼠类控制标准不同,出入境航空器的要求最为严格,具体标准如下。

(1) 国境口岸鼠类控制标准

1) 目测法:不同情况应符合下列相应标准:①鼠征阳性率小于2%;②不同类型的外环境累计2000m,鼠迹小于5处;③防鼠设施不合格处阳性率小于5%。

2) 鼠夹法:鼠密度小于1%。

3) 粉迹法:阳性率小于3%。

(2) 出入境航空器鼠类控制标准

1) 访问:询问航空器上工作人员,未发现活鼠。

2) 目测法:①活鼠指数为0,即不得发现活鼠;②鼠迹指数为0。

3) 粉迹法:粉迹指数为0。

(3) 出入境船舶鼠类控制标准

1) 目测法:不得发现活鼠;鼠迹不超过一处。

2) 粉迹法:粉迹指数不超过1%。

3) 鼠夹法:鼠夹指数为0。

4) 粘捕法:粘捕指数为0。

5) 鼠笼法:鼠笼指数为0。

(4) 出入境列车鼠类控制标准

1）目测法:不得发现活鼠;鼠迹指数为0。

2）粉迹法:阳性率不超过1%。

3）鼠夹法:鼠密度为0。

4）粘捕法:鼠密度为0。

二、蚊的监测

（一）蚊与传染病

蚊(Mosquitoes)种类很多,迄今为止全世界已记录的蚊类有3亚科,38属,3350多个种和亚种。我国已知蚊类达18属,370多个种和亚种,其中按蚊、库蚊、伊蚊3个属的蚊种约占半数以上。蚊的分布很广,凡有人类的地方几乎都有蚊类的活动。蚊类是重要的媒介昆虫,除直接叮刺吸血、骚扰睡眠外,还可传播多种疾病。蚊传疾病中较重要的病毒病如黄热病及各种马脑炎等,迄今我国虽无这些病,但其传播媒介及气候条件在我国都存在,因此要提高警惕,加强检疫,防范病原输入。由蚊类传播的疾病主要有以下几种。

1. 疟疾(malaria)　是由疟原虫经按蚊属叮咬传播的传染病,与艾滋病、结核病被并称为全球最重要的三大公共卫生问题。目前,世界上仍有100多个国家为疟疾流行区,约22亿人受疟疾的威胁,每年有300万~500万疟疾临床病例,病死人数为110万~270万。恶性疟疾在撒哈拉以南非洲最为常见,每年造成将近100万人死亡。疟疾曾经是严重危害我国人民身体健康和影响社会经济发展的重大寄生虫病。经过多年坚持不懈的积极防治,我国在控制疟疾流行、减少危害程度方面取得了显著成效。但是,由于我国各类疟疾流行区的流行因素尚未根本改变,流动人口激增导致传染源扩散与积累。特别在云南中缅边境地区,人员出入境频繁,极易出现境外疫情的输入、传播甚至暴发流行。为此,国家质检总局加强了中缅边境地区输入性疟疾疫情检疫工作,包括加强边境口岸出入境人员、交通工具的卫生检疫工作。一旦发现可疑的疟疾患者和发热患者,应劝告其及时到当地医疗机构就诊,并通报当地卫生部门,采取有效措施控制输入性疟疾疫情,并防止向境内传播蔓延。

2. 登革热(dengue fever)　该病是由蚊虫传播的病毒性虫媒病,以、高热,伴有严重头痛、眼球后疼痛、肌肉和关节痛以及出疹为主要症状。登革热主要流行区分布在热带和亚热带100多个国家和地区,占世界人口40%以上的约25亿人面临罹患登革热危险。据世卫组织估计,每年世界上有5000万至1亿登革热感染病例,其中约有50万人(很大一部分是儿童)因患重症登革热需住院治疗,约2.5%感染者死亡,是仅次于疟疾的重要热带病。登革热主要由埃及伊蚊和白纹伊蚊传播。在我国,伊蚊(Aedes)主要分布在海南省,其次是广东省和广西壮族自治区的部分地区和个别岛屿。在国外,伊蚊的原发地是东南亚和亚洲温带地区,后扩散到夏威夷、澳大利亚、非洲的索马里和马达加斯加、美国、墨西哥、巴西以及欧洲的一些国家。由于伊蚊不仅是登革热的重要媒介,而且与多种虫媒病毒病有关,伊蚊扩散到美洲被认为是第二次世界大战以来最严重的医学昆虫事件。

登革热流行多突然发生,不少国家在本病隐匿十余年之后突然发生流行,疫情常由一地向四周蔓延。由于本病可通过现代化交通工具远距离传播,故多发生在交通沿线及对外开放的城镇。通过控制传播媒介伊蚊,可有效降低登革热发病率。

3. 黄热病(yellow fever)　是由黄热病病毒引起的急性病毒性传染病,是世界卫生组织唯一要求强制免疫的疾病。世界卫生组织规定进入感染国或从感染国出境去非感染国时,必须出示黄热病免疫接种证明。黄热病从流行模式上可分为丛林型和城市型。丛林型是原发性自然疫源地,在森林里,病毒在蚊虫与灵长类(主要是猴子)之间循环传播,当人进入林地时被携带病毒的蚊虫叮咬亦可发生感染;城市型则由于人类活动从前者扩散至城市居住地,通过伊蚊在人与人之间传播。伊蚊可以在飞机、轮船上生存并叮咬健康人,人被带毒蚊虫叮咬后,感染者经过 6 ~ 14 天潜伏期便可发病。我国目前尚未发现黄热病,但我国南方地区如福建、广东、广西、海南广泛存在可传播黄热病的埃及伊蚊,一旦黄热病传染源引入,则很可能造成黄热病的传播和流行。另外,黄热病常与登革热和疟疾等病共存,临床上有时难以区别。所以,应加强对黄热病人入境检疫,同时严防带毒伊蚊传入。

4. 基孔肯雅热(Chikungunya fever, CHIK) 是由基孔肯雅病毒(Chikungunya virus, CHIKV)引起的以发热、关节疼痛等为主要特征的自限性传染性疾病。病毒的自然宿主为人和灵长类动物,主要传播媒介为白纹伊蚊、埃及伊蚊、非洲伊蚊和带叉泰氏伊蚊。其中埃及伊蚊为家栖蚊种,传播基孔肯雅病毒能力最强。CHIKV 最早是在 1952 年发生于坦桑尼亚的暴发流行中分离的,亚洲地区首次分离出 CHIKV 是 1958 年在泰国的暴发中分离。随后在非洲、亚洲包括印度次大陆发生了多次 CHIKV 的暴发流行,累计报告病例超过 800 万。据世界卫生组织报告,全球有 37 个国家和地区呈地方性流行或具有潜在地方性流行风险。但是直到 2005 年印度洋地区 CHIKV 大暴发,才引起足够的重视。

5. 西尼罗病热病(West Nile fever) 是由西尼罗病毒(West Nile virus, WNV)引起的一种传染病,可使人和马患上致命的脑炎,使鸟,鸡等死亡。该病可由多种蚊种传播,是人兽共患病。西尼罗病毒于 1937 年从乌干达西尼罗地区一名发热的妇女血液中分离出来而被发现,因此得名为西尼罗病毒。1950 年以来,该病毒一直在非洲,中东和地中海沿岸国家流行,未引起重视。1996 年该病毒袭击了罗马尼亚首都布加勒斯特,造成约 400 人发生脑炎,近 40 人死亡,才引起重视。1999 年 7 ~ 9 月在俄罗斯南部发生了范围广泛的流行,近 1000 人发病,至少 40 人死亡。近年来西尼罗病热病出现在欧洲和北美的温带区域,对人和动物的健康构成了威胁。

(二)蚊类监测规范

1. 国境口岸蚊类本底调查

(1) 成蚊

1) 人工诱蚊法:在监测区内选择成蚊栖息场地(多为室外)等有代表性的地点进行调查,每月调查 2 次(分上、下旬进行)。用无损伤捕蚊器人工捕蚊,以人工诱捕到第一只蚊后开始计时,1 小时所捕获的成蚊只数即为密度指数[只/(人·小时)],将捕获的成蚊带回实验室分类鉴定。

$$成蚊密度 = \frac{捕获成蚊数}{捕获人数 \times 时间(h)} \times 100\%$$

2) 紫外灯诱蚊法:即将蚊灯挂在室外离地面 1.5 米处,于傍晚开灯诱捕 15 ~ 30 小时,然后收集计数和鉴定分类,计算各种成蚊构成比。伊蚊对紫外光不敏感,此法不适合伊蚊调查。

在成蚊的调查中,特别需要注意在成蚊繁殖高峰季节进行定点、定时、定期、定人进行成蚊种群分类;做好全年度每次定期调查的蚊群密度所积累的连续情况记录并绘制季节消长图。

（2）幼虫

1）勺捞法：在各种积水中，以水勺捞取或用吸管吸出蚊幼蚊，带回实验室计数并孵化为成蚊，再作分类鉴定。

2）集孵器法：用口径 10cm、容积 700cm 的广口瓶或类似容器，外涂黑漆，内装自来水 500ml，在容器内放置 3cm×10cm 的竹片一片。将集卵器悬挂于阴凉并离地面 1m 处。10d 回收一次并带回实验室孵化成成幼虫后数，并待幼虫羽化后鉴定蚊种。

（3）有白纹伊蚊、埃及伊蚊的口岸还要作幼虫数调查。主要指标有。

1）布雷图指数

$$每 100 间房屋有幼虫盛水器数 = \frac{有幼虫盛水器总数}{检查 100 间房间}$$

2）房屋指数

$$有幼虫房屋的百分比 = \frac{有幼虫房屋数}{检查房屋总数} \times 100\%$$

3）容器指数

$$有幼虫盛水器的百分比 = \frac{有幼虫盛器数}{检查盛水器总数} \times 100\%$$

2. 出入境交通工具蚊类监测

（1）监测准备

1）专业人员：交通工具的蚊类监测一般由 2 人组成工作小组，经专业培训，由中级以上职称人员负责，调查中途不得更换人员。

2）制定监测方案：包括监测内容、方法的确定，监测范围和始末时间的选择，要求内容、方法、范围和时间基本一致。

a. 监测内容：交通工具成蚊的监测内容主要有蚊种调查、密度调查和幼虫容器指数调查。蚊种调查的目的在于查清该交通工具携带的蚊种组成，找出随交通工具入境的外来蚊种，为防治蚊媒疾病传入提供依据；密度调查的目的在于了解该交通工具遭受蚊类侵害的程度，为蚊媒疾病的流行病学调查及防治评价、考核提供依据；幼虫容器指数调查的目的在于评价伊蚊密度，为防止蚊媒传染病的传播提供依据。

b. 调查方法：常用的成蚊调查方法主要有：直接观察法、人工小时法、电动吸蚊器吸捕法、肃清记数法和诱蚊灯收集法。①人工小时法指在在居室内选择成蚊栖息场所，以吸蚊器吸捕，将捕到的成蚊带回实验室分类计数并鉴定种属，此方法适应于白天或晚上调查居室内的蚊种密度，一个人一小时内捕获的某一种成蚊数，即为该蚊种密度；肃清计数法选择成蚊栖息房间或滋生蚊幼虫盛水器，不计人工，不计时间，把该处所有成蚊捕完或蚊幼虫捞出为止，鉴定蚊种及计算在成蚊房屋指数或幼蚊指数；②诱蚊灯捕集法是在适当的成蚊活动场所，如餐厅、宿舱等处装置诱蚊灯，成蚊即可诱捕于灯内，晚入晨收，收集到的成蚊分类鉴定，计算各种成蚊的指数；容器指数法主要用于交通工具的幼虫指数调查，计算滋生蚊幼虫的容器与可滋生蚊幼虫的有水容器百分比。

c. 确定监测范围和时间：根据监测内容和监测方法确定监测的起始时间，如果监测埃及伊蚊和白蚊伊蚊应在白天时进行，监测按蚊和库蚊应在日落后至日出前进行，也可以根据生产运输实际在白天进行。白天查交通工具室内应重点查客舱(宿舱、车厢)天花板、行李架、座椅底下及其他角落等部位。飞机主要查客舱,必要时查货舱;轮船主要查宿舱和其他生活场所,其次查货舱、必要时注意检查甲板各种容器积水;车辆查客车车厢,必要时查货车车厢与行李厢。

(2) 现场监测:成蚊的密度监测要求做到定点、定时、定人。最后将监测结果填入表格。统计工作由专人负责,计算蚊虫密度、种群构成、优势种、构成比,绘制消长图。对结果进行分析,写出监测报告。

1) 定点:确定监测范围后,再以梅花五点或三角形三点的形式确定监测点,在监测过程中要求做到对已定好点,不能随意变更。

2) 定时:根据不同监测内容和方法选择监测起点时间。在监测过程中要做到定时不变。

3) 定人:在监测过程中,要求每点监测人员不变。

(3) 监测的指标

1) 捕获某种蚊数

$$捕获某种蚊数 = \frac{捕获某种蚊数}{捕获蚊总数} \times 100\%$$

2) 人工小时指数

$$人工小时指数 = \frac{捕获成蚊数}{小时 \cdot 人} \times 100\%$$

3) 诱蚊灯指数

$$诱蚊灯指数 = \frac{捕获成蚊数}{小时 \cdot 灯} \times 100\%$$

4) 容器指数

$$容器指数 = \frac{有蚊幼虫容器数}{调查盛水容积数} \times 100\%$$

3. 出入境检验检疫蚊类控制标准

(1) 国境口岸蚊类控制标准:不同生境蚊类的控制标准不同,具体如下。

1) 成蚊:①人工诱蚊:室外人工诱蚊 15 分钟,平均每人次诱成蚊数小于 3 只;工作场所白天诱蚊 30 分钟,平均每人次诱获成蚊数小于 1 只。傍晚在 10 户住所人工诱蚊 15 分钟,平均每人次诱获成蚊数小于 3 只。有埃及伊蚊、白蚊伊蚊的国境口岸叮咬率小于 2;②吸蚊器捕集法:室外吸蚊器捕捉,100 个房间阳性率小于 5%,平均每个阳性房间成蚊数小于 3 只。

2) 蚊幼虫。①勺捞法:蚊幼虫密度指数小于 3,阳性勺内幼虫的平均数小于 5 只;②集卵器法:蚊幼虫密度指数小于 3;③伊蚊幼虫指数调查法:布雷图指数小于 5、房屋指数小于 4、容器指数小于 3。

有埃及伊蚊、白蚊伊蚊的国境口岸伊蚊指数可参照 WHO 伊蚊幼虫指数密度相对应的密度指数(表 9-1)。

表 9-1 WHO 对 175 个地区测定伊蚊指数相对应的密度指数

密度指数	房屋指数	容器指数	布雷图指数	密度指数	房屋指数	容器指数	布雷图指数
1	1～3	1～2	1～4	6	38～49	21～27	50～74
2	4～7	3～5	5～9	7	50～59	28～31	75～99
3	8～17	6～9	10～19	8	60～76	32～40	100～199
4	18～28	10～14	20～34	9	>77	>41	>200
5	29～37	15～20	25～49				

注：WHO 根据 1969 年以来，以埃及伊蚊和白蚊伊蚊媒介密度指数与黄热病和登革热发病主要关系调查研究结果，将密度指数分为 9 个等级。测报密度指数对黄热病和登革热是否发生有一定参考价值

　　根据伊蚊幼虫指数可分为以下三个区域：①安全区：当布雷指数小于 5，房屋指数小于 4，容器指数小于 3 时，视为安全区，不引发黄热病或登革热；②危险区：当布雷指数大于 50，房屋指数大于 35，容器指数大于 20 时，视为危险区，引发黄热病或登革热；③不安全区：当布雷指数为 5～50，如果还有传播黄热病或登革热亚蚊属和其他野生媒介，此种密度足以引起黄热病或登革热。

　　（2）出入境航空器蚊类控制标准

　　1）目测法：成蚊指数为 0，即客舱与货舱均不得发现活的成蚊。

　　2）网捕法：网捕成蚊指数为 0，即客舱与货舱均不得发现活的成蚊。

　　（3）出入境船舶蚊类控制标准

　　1）成蚊：①目测法：房间系数小于等于 1；②灯诱法：诱集指数小于等于 1。

　　2）蚊幼虫：用容器法，容器指数为 0。

　　（4）出入境列车蚊类控制标准

　　1）目测法：有蚊车厢阳性率为 0，阳性车厢平均蚊数为 0。

　　2）人工小时法：密度指数为 0。

　　3）容器指数法：容器指数为 0。

三、蝇的监测

（一）蝇与传染病

　　蝇（Muscidae）类属双翅目环裂亚目的昆虫，种类繁多，与人畜疾病有关的种类，一般仅见于花蝇科、厕蝇科、丽蝇科、麻蝇科、舌蝇科以及胃蝇科、狂蝇科、皮蝇科等。蝇类的滋生习性非常复杂，大体上可分为人粪类、畜粪类、腐败动物质类、腐败植物质类和垃圾类等。蝇类食性也很庞杂，包括蜜食性、粪食性、血食性和杂食性等。由于这些特点，蝇类可携带多种致病病原体。这些病原体包括脊髓灰质炎、肝炎病毒和伤寒、副伤寒、痢疾、霍乱、炭疽、麻风、结核等细菌，阿米巴痢疾等原虫和某些蠕虫、绦虫等的卵。

　　蝇可通过机械性传播引起下列疾病。

　　1. 非洲锥虫病（又称昏睡病）　分布在非洲撒哈拉沙漠以南地区的睡眠病，是因感染了布氏冈比亚锥虫或布氏罗得西亚锥虫而引起的寄生虫疾病，两种不同亚种的锥虫导致两种不同类型的昏睡病。如果不进行治疗，两者的死亡率均为 100%。

　　锥虫病的传播媒介是舌蝇属中的采采蝇。采采蝇是吸血蝇，生活在热带非洲，长约 6～15mm。目前所知可传播昏睡病的采采蝇有 9 个种和亚种，所有采采蝇均靠吸血生存，但不

同种的采采蝇嗜好的血源不同,最危险的是那些对血源选择不专一的种群,它们通过叮咬已经感染的人、大型家畜或野生动物而被锥虫感染,感染后再叮咬其他人或动物时,就将锥虫注入血内。首先,锥虫在皮下组织、血液和淋巴中繁殖,造成阵发性发热、头痛、关节疼痛和瘙痒。在第二阶段,锥虫穿过血脑屏障感染中枢神经系统,出现行为改变、意识模糊、感觉障碍和动作协调性差等神经系统体征和症状。

昏睡病仅发生在存在可传播该病的采采蝇的 36 个撒哈拉以南非洲国家,威胁着成百万人。高危人群为生活在流行区,易于接触采采蝇的农业、渔业、畜牧业或狩猎业人员。

2. 蝇蛆症　有些蝇类还可引起人、畜的蝇蛆症。所谓蝇蛆症主要是指由蝇类幼虫寄生于人畜的组织或器官、腔道等处而引起的疾病。感染症状通常在幼虫取出后即消失。根据幼虫寄生的宿主部位,常把蝇蛆病分为以下几类。

(1) 胃肠蝇蛆病:致病种常为家蝇、厕蝇、腐蝇、金蝇和丽蝇等,由蝇卵或幼虫随污染的食物或饮水进入人体而寄生致病。患者的症状包括消化道功能紊乱、食欲缺乏、恶心、呕吐、腹痛、腹泻或肠炎等。粪便中排出或呕吐出蝇幼虫即可诊断。

(2) 口腔、耳、鼻咽蝇蛆病:主要常因感染部位有臭味分泌物,可诱蝇类产卵或产幼虫而致病,造成的蝇蛆病,严重时可穿透软腭与硬腭、鼻中隔,破坏咽骨,甚至引致鼻源性脑膜炎。致病蝇种有家蝇、厩腐蝇、大头金蝇、丝光绿蝇、铜绿蝇、叉丽蝇、黑尾黑麻蝇、急钩亚麻蝇、羊狂蝇、黑须污蝇和蛆症金蝇等。

(3) 眼蝇蛆病:以狂蝇属和鼻狂蝇属的 1 龄幼虫所致病例最多。蝇在飞行过程直接冲撞眼部将幼虫产于眼结膜或角膜上致人急性结膜炎或角膜溃疡。偶见有家蝇、丝光绿蝇、纹皮蝇和牛皮蝇幼虫侵害人眼的病例。

(4) 泌尿生殖道蝇蛆病:人感染常因赤身裸体,由尿道或阴道排泄物的臭味诱蝇产卵,孵出的幼虫进入泌尿生殖道而致病。致病蝇种有家蝇、夏厕蝇、元厕蝇、大头金蝇、丝光绿蝇、铜绿蝇和棕尾别麻蝇等。

(5) 皮肤蝇蛆病:以纹皮蝇和牛皮蝇幼虫所致的病例最多。当雌蝇产卵于人的毛发或衣服上,孵出的幼虫钻入皮内,在皮下移动,停留时使该处形成疖样肿块,经几天后再继续移行,如此反复周期性出现,最后向表皮移动并开一小孔,幼虫可从小孔中逸出或被人用手挤出。国内报道由黑角胃蝇、赤尾胃蝇和肠胃蝇致人体皮肤蝇蛆病十余例。分布于美洲的人肤蝇和分布于非洲的嗜人瘤蝇,其幼虫对人的侵害与皮蝇相似,在皮肤的钻入部位形成疖样肿块,但不移行。

我国已报道的各种蝇类引起的蝇蛆病有 300 多例,其中多数为狂蝇科和皮下蝇科幼虫引致的眼蝇蛆病和皮肤蝇蛆病。

(二)蝇类监测规范

1. 国境口岸蝇类本底调查

(1) 诱蝇笼捕集法:在监测区根据蝇种类型的滋生地选择有代表性的点,每月定期调查 2 次,分上、下旬进行,每次捕集时间 24 小时,晨放次晨收。采用混合诱饵,用动物质(什鱼发酵 1 天),植物质(苹果发酵 2 天),以开始腐变时为宜,其量每份各取 150g(每笼诱饵用量为 300g)。然后对捕获的成蝇进行鉴定分类,计算密度/(笼·天)。

(2) 绘制季节消长图,要求与蚊类调查中成蚊章节相同。

2. 出入境交通工具蝇类监测

(1) 监测准备

1）专业人员:交通工具的蝇类监测一般由 2 人组成工作小组,经专业培训,调查工作开始后一般中途不得更换人员。

2）制定监测方案:根据交通工具的特点制定详细的监测方案,包括监测内容、范围、地点、方法和工具的确定,做到监测定人、定时、定点、定方法和定诱饵。

出入境交通工具的蝇类监测内容包括成蝇指数和种群组成。监测仅限于交通工具在国境口岸停留期间的白天进行,主要调查室内,不受天气影响。必要时对室外(船舶)也进行调查。

（2）监测方法

1）成蝇密度监测:①人工小时法:在调查现场,一个人手持电子蝇拍连续捕击 15 分钟,将打死的苍蝇收集并计数乘以 4。单位为:蝇数/小时;②目测法:在一个封闭空间,检查者一个视野内一次所发现的蝇数;③蝇纸粘捕法:74cm×3.5cm 规格粘蝇纸悬挂于蝇活动场所。经过一定时间(如 1 小时)收集计数粘在纸上的蝇。单位为:蝇数/纸;④网捕法:适于蝇种监测,不受时间、地点限制。手持尼龙网在交通工具上尽可能捕集所有的飞蝇,并作种属鉴定。

2）蝇幼虫密度监测:单位面积计数法:如果交通工具上存在蝇类滋生地,在蝇类滋生地划出 1 平方尺范围,摊开滋生物,拣出全部蝇幼虫计数。单位为:蝇幼数/尺^2。

（3）现场监测

1）选点:根据不同交通工具不同环境,采用梅花形或三角形选点法选择监测点,悬挂粘蝇纸或布放其他工具,诱捕成蝇,进行分类计数,各监测点选定后在整个调查监测过程中保持不变。

2）定时:一般每次监测均在白天进行,室内监测不受风雨天气影响。

3）定人:在调查监测过程中各点监测人员保持不变。

4）鉴定:对捕获的蝇作出种属鉴定,根据需要制做标本保存。

最后将每次监测填入统一制定的记录表中,由专人统计。计算蝇密度、种群构成、优势种、构成比,绘制消长图。对结果进行分析,写出监测报告。

（4）监测指标

拍击成蝇指数＝只数/小时

目测成蝇指数＝只数/视野

蝇纸指数＝只数/纸

蝇幼指数＝蝇幼虫数/尺^2

3. 出入境检验检疫蝇类控制标准　不同监测方法或不同生境的蝇类控制标准不同。

（1）国境口岸蝇类控制标准

1）蝇笼诱捕法:成蝇密度指数小于 10。

2）目测法:不同场所应符合相应标准:重点场所如国境口岸食堂、餐厅、厨房、冷饮间、配餐间、食品小卖店、食品加工和销售直接入口食品的场所等不得有蝇。一般场所如候船厅、候机厅、候车厅、宾馆、娱乐休闲场所、美容美发场所、办公室、职工宿舍等有蝇阳性率小于 1%;一般车间、仓库有蝇房间阳性率小于 3%,平均每阳性房间成蝇数小于 3 只,防蝇设施不合格房间小于 5%。

3）粘捕法:不同场所应符合下列相应标准:重点场所成蝇密度指数为 0;一般场所成蝇密度指数小于 1。

4）滋生频率法:滋生频率小于 3%。

（2）出入境航空器蝇类控制标准

1）目测法：成蝇指数小于等于 1，客舱发现活成蝇，每 100m² 不超过 1 只；货舱成蝇指数小于等于 2，货舱发现活成蝇，每 100m² 不超过 2 只。

2）网捕法：网捕指数小于等于 1，客舱网捕成蝇，每 100m² 不超过 1 只；货舱成蝇指数小于等于 2，货舱网捕成蝇，每 100m² 不超过 2 只。

3）电拍法：电拍法指数小于等于 1；货舱成蝇指数小于等于 2；客舱电蝇拍击捕成蝇，每 100m² 不超过 1 只；货舱电蝇拍击捕成蝇，每 100m² 不超过 2 只。

（3）出入境船舶蝇类控制标准

1）成蝇

目测法：房间指数小于等于 1，平均每阳性房间成蝇数不超过三只；重点舱室如：餐厅、厨房、配餐间以及所有与食品有关的场所不得发现成蝇。

粘捕法：粘捕指数为 0。

2）蝇幼虫、蛹：滋生指数法，要求是滋生指数为 0。

（4）出入境列车蝇类控制标准

1）目测法：有蝇车厢阳性率不超过 10%；阳性车厢平均蝇数不超过 2 只；列车餐车及厨房不得有蝇。

2）粘捕法：成蝇指数为 0。

3）蝇幼虫单位面积计数法：蝇幼虫指数为 0。

四、蚤类的监测

蚤（Siphonaptera）属于昆虫纲、蚤目，是哺乳动物和鸟类的体外寄生虫。全世界共记录蚤 2000 多种，我国已知有 454 种，其中仅少数种类与传播人畜共患病有关，最重要的是传播鼠疫。当蚤吸食病鼠血后，鼠疫杆菌在蚤的前胃棘间增殖，形成菌栓，造成前胃堵塞。再次吸血时血液不能到达胃内，反而携带杆菌回流到宿主体内致使宿主感染。受染的蚤由于饥饿，吸血频繁，因而更多地感染宿主动物。该习性在鼠疫的传播上具有重要意义。在内蒙古，从 1928 年到 2011 年调查证实疫源地的 30 种蚤可自然感染鼠疫耶尔森菌。其次是鼠型斑疹伤寒（地方性斑疹伤寒）。蚤吸血感染后，立克次体在其胃和马氏管上皮细胞内繁殖，细胞破裂后随粪排出。一般认为人是在被蚤叮咬后蚤粪污染伤口而致感染。另外，还能传播犬复孔绦虫、缩小膜壳绦虫和微小膜壳绦虫病。人体感染主要是误食了含似囊尾蚴的蚤而致。

（一）国境口岸蚤类本底调查

集蚤法：与鼠类调查同时进行。用鼠笼捕捉活鼠，将活鼠连同鼠笼装入布袋内扎紧，在实验室用乙醚或氯仿麻醉杀死，将死鼠置于白搪瓷盘中，用镊子或毛刷反复篦刷鼠毛，将刷下的蚤用湿毛笔沾蚤放入 70% 酒精瓶中，计数分类鉴定。同时仔细检查布袋，如有蚤一并收集计数。

$$鼠体染蚤率 = \frac{带蚤鼠数}{集蚤鼠总数} \times 100\%$$

$$鼠体蚤指数 = \frac{总蚤数}{某种鼠总数} \times 100\%$$

$$蚤构成比 = \frac{某种总蚤数}{集蚤总数} \times 100\%$$

（二）出入境交通工具蚤类监测

1. 监测准备

（1）人员：1~2 名经专业培训的人员。

（2）制定监测方案：包括监测内容和监测方法，准备用于监测的工具和实验室设备。

2. 监测方法

（1）鼠体蚤指数监测：通常将在交通工具上捕获的活鼠或刚死亡的鼠带回实验室，用集蚤法计算鼠体蚤指数和各种蚤所占的比例。

（2）鼠巢蚤指数监测：在船舶上有时可找到鼠巢，此时将鼠巢装入布代内带回检蚤，计算鼠巢蚤指数。

$$鼠跳蚤指数 = \frac{总蚤数}{鼠巢总数} \times 100\%$$

（3）室内游离蚤监测：只在客舱（客车）监测。按每室（约 15m²）用 16 开粘蚤纸 5 张（四角与中心部位各一张），调查房间尽可能多，晚放晨收，检蚤分类鉴定，计算蚤构成比。

3. 现场监测

（1）选点：根据不同交通工具和鼠类活动情况，选点布放鼠笼诱捕活鼠，或布鼠夹捕鼠，或布放粘蚤纸。各监测点选定后在整个调查监测过程中不得随意更改。

（2）定时：晚放晨收。

（3）定人：在调查监测过程中各点监测人员保持不变。

最后将每次监测填入统一制定的记录表中，由专人统计。年度调查监测结束后将所有记录逐项总结分析，撰写监测总结报告。

（三）出入境检验检疫蚤类控制标准

1. 国境口岸蚤类控制标准

（1）鼠体蚤指数监测：鼠体蚤指数小于 1。

（2）游离蚤指数监测应符合下列相应标准：①游离蚤指数小于 1；②粘蚤率小于 2%。

2. 出入境航空器蚤类控制标准　粘捕法：粘捕游离蚤指数为 0。

3. 出入境船舶蚤类控制标准　粘捕法：粘捕指数为 0。

4. 出入境列车蚤控制标准　游离蚤监测法：游离蚤系数为 0。

五、 蜚蠊的监测

蜚蠊（Blattaria）俗称蟑螂，属蜚蠊目，全世界约有 4000 种，我国记录有 168 种。蜚蠊能通过体表或体内（以肠道为主）携带多种病原体而机械性地传播疾病。德国小蠊和美洲大蠊是我国的分布广泛的优势种，德国小蠊多见于车、船、飞机等交通工具内，美洲大蠊多见于厨房、贮物间和卫生间等处。

（一）国境口岸蜚蠊本底调查

1. 盒式诱捕法　选用规格为 15cm×15cm，高为 8cm 塑料方盒，在对应两壁正中下方，距底部 1cm 各开一个 1cm×4cm 长方形小口，开口处内壁用硬纸粘上单向阀门，只入不出。调查区内选择 30 个点，每个点布放 2 个诱捕盒，放在潮湿背光隐蔽处。用啤酒浸过的面包片作为诱饵。每月分上下旬定期调查，每次捕集 12 小时，晚放晨收。

$$蜚蠊密度 = \frac{蜚蠊只数}{放置的盒数} \times 100\%$$

2. 绘制季节消长图　要求与蚊类调查中成蚊章节相同。

（二）出入境交通工具蜚蠊监测

1. 监测准备

（1）人员：一般由 1～2 人监测，经过专业培训，调查中途不得换人。

（2）制定监测方案：包括监内容、方法有确定，监测范围和启始与终止时间的选择。要求内容、方法、范围和时间基本一致。

（3）监测内容应包括种类调查和密度调查

1）种类调查：调查目的在于摸清入出境交通工具侵染蜚蠊的种属，了解其对出入境人员和我国境地口岸可能造成的危害，为防制工作提出供依据。

2）密度调查：该调查在于了解出入境交通工具蜚蠊种类数量的变化。

（4）监测方法：WHO 推荐常用的密度测定方法有目测法、药激法、粘捕法、诱捕法和痕迹法五种。出入境交通工具应用前三种方法较为适宜。

1）目测法：固定观测点，于蜚蠊活动高峰时用红布罩住手电筒照胆，观测 15 分钟，每隔 1 小时一次，连续三次，记录蜚蠊种类、数量，以每点总数除以观测次数求出密度，单位为只/15 分钟。

2）粘捕法：将涂布各种强着力强的粘胶的粘胶纸，上面放上蜚蠊饵料，置于蜚蠊活动场所，晚放晨收分类计数（只/张）。

3）药激法：每个房间用 0.3% 二氯苯醚菊酯喷洒交通工具蜚蠊滋生场所，喷药后 10 分钟观察爬出的蜚蠊数（只/房）。

将上述监测到的蜚蠊用杀虫剂杀死，收集带回实验室制作标本鉴定。

（5）选取监测范围和时间：根据不同的交通工具，一般认为厨房、配餐室、餐厅、食品储藏室、客舱（客车）是有代表性的场所。监测时间应固定。药激法适于白天监测采用，目测法与粘捕法适于蜚蠊活动高峰时采用。

2. 现场监测

1）选点：选择监测范围后，再以梅花五点或三角形三点形式确定监测点。在监测过程不要随意变更所定监测点。

2）定时：根据内容选择短期或全年调查，注意选择起始时间，要定时不变。

3）定人：在监测过程中，要求每点的监测人员不变。

最后将每次监测填入统一制定的记录表中，由专人统计。计算密度、种群构成、优热种、构成比。绘制消长图，撰写监测报告。

（三）出入境检验检疫蜚蠊控制标准

1. 国境口岸蜚蠊控制标准

（1）目测法：①室内有蜚蠊成虫或幼虫阳性房间小于3%，平均每阳性房间大蠊小于5只、小蠊小于 10 只；②有未孵化蜚蠊卵鞘的房间小于2%，平均每阳性房间小于4只；③有蜚蠊粪便、蜕皮等蜚蠊痕迹的房间小于5%。

（2）药激法：侵害率小于5%，平均每阳性房间大蠊小于5只，小蠊小于10只。

2. 出入境航空器蜚蠊控制标准

（1）目测法：①活蜚蠊指数为0，即客舱与货舱不得发现活蜚蠊；②蜚蠊痕迹指数小于等于1，即客舱与货舱每100m² 蜚蠊痕迹不超过1处。

（2）药激法：①客舱蜚蠊指数小于等于2，即客舱发现活蜚蠊每100m² 不超过2只；

②货舱蜚蠊指数小于等于 3,即货舱发现活蜚蠊每 $100m^2$ 不超过 3 只。

（3）粘捕法:粘捕蜚蠊指数为 0。

3. 出入境船舶蜚蠊控制标准

（1）目测法:①不得发现蜚蠊成虫或幼虫;②蜚蠊痕迹指数小于等于 2;③平均每阳性房间未孵化卵鞘数不超过两只。

（2）药激法:①房间蜚蠊指数小于等于 1;②平均每阳性房间大蠊不超过 1 只,小蠊不超过 2 只。

（3）粘捕法:粘捕蜚蠊指数为 0。

4. 出入境列车蜚蠊控制标准

（1）目测法:①有蜚蠊车厢阳性率为 0,阳性车厢平均蜚蠊数为 0;②有未孵化卵鞘车厢阳性率不超过 10%,阳性车厢平均未孵化卵鞘数不超过两只。

（2）药激法:有蜚蠊车厢阳性率不超过 10%,阳性车厢平均大蠊不超过 1 只,小蠊不超过 2 只。

（3）粘捕法:粘捕蜚蠊指数为 0。

六、 螨类的监测

螨,属于节肢动物门中的蜘蛛纲,螨亚纲(Acari)或称蜱螨亚纲。螨种类繁多,分布甚广。主要分为医学螨、农业螨和仓储螨类等,其中医学螨主要为恙螨和革螨,其生活习性各异,寄生于人和动物的种类,可传播某些传染病,在医学上有重要的意义。

恙螨属于真螨目、恙螨科(Trombiculidae)。全世界已发现恙螨 3000 多种,我国已知有约 350 种,能传播恙虫病等疾病。亚须纤恙螨(Leptotrombidium subpalpale)幼虫宿主范围广,无特异宿主。已发现的宿主有黑线姬鼠、大仓鼠、长尾仓鼠、东方田鼠、巢鼠、褐家鼠、小家鼠、黄胸鼠等。幼虫在鼠体耳壳、肛门、乳头等处叮刺吸取宿主体液,主要附着在耳壳内,往往同一宿主两耳寄生数量相当。

革螨属于寄螨目、革螨总科(Gamasoidea),全世界已发现革螨 800 多种,我国已知有约 400 种。有重要医学意义者系寄生于脊椎动物(尤其是鼠类)的种类。可传播流行性出血热、森林脑炎、立克次体痘、Q 热、地方性斑疹伤寒等。

（一）国境口岸螨类本底调查

1. 恙螨

（1）鼠体恙螨指数法:可以与鼠类调查同时进行,将捕获的活鼠放入白袋扎实,置于放入有盖塑料桶内,用乙醚麻醉。麻醉后将鼠放在白瓷托盘上,解剖镜下检螨(鼠耳、生殖器、后腿、胸部、鼻腔、肛门等部位为必检部位),发现恙螨部位连鼠皮剪下,放在小平皿上(皿边缘涂上甘油置水面上,防止外爬)。再用以湿毛笔将恙螨沾入 75% 酒精玻璃试管中,然后在解剖镜下进行分类计数。

$$鼠体恙螨指数=\frac{检获恙螨数}{检查捕获活鼠数}$$

（2）小黑板计数法:在恙螨流行季节,选择晴天于上午 9～11 时,将小黑板(15cm×15cm)或黑胶片平放在草地等可能有恙螨的地点,每个地点放 2～3 块,15 分钟检查一次,重复检查 3 次。检查时,将小黑板轻轻取出,用手握黑板的两个对角,按自上而下,自左而右的顺序,观察板的正反面和各侧面,在板面上发现的地黑盖螨幼虫呈淡红色,近似圆形,肉眼可见。然后用沾水的解剖针把盖螨幼虫挑入盛有 75% 酒精玻璃试管内,解剖镜下进行分类计数。

$$盖螨密度指数 = \frac{捕获盖螨总数}{使用小黑板数}$$

(3) 绘制盖螨季节消长图,要求与蚊内调查中成蚊章节相同。

2. 革螨

鼠体革螨指数法:可以与鼠类调查同时进行,将捕获的活鼠放入白袋扎实,置于放入有盖塑料桶内,用乙醚麻醉。麻醉后将鼠放在白瓷托盘上用梳子或刷子检螨,然后放入 75% 酒精玻璃试管中(以湿毛笔沾入),在解剖镜下进行分类统计。

$$鼠体革螨指数 = \frac{检获革螨数}{检查捕获活鼠数} \times 100\%$$

(二)出入境交通工具螨类监测

1. 监测准备

(1) 人员:成立由 3 ~ 5 人组成的工作小组,由中级以上职称人员负责,对工作人员进行专业培训。监测过程中途不得更换人员。

(2) 制定监测方案:方案包括监测内容、方法的确定,监测范围和始末时间的选择,要求内容、方法、范围和时间基本一致。

监测内容:主要有螨虫种群、密度调查两种。

1) 种群调查:调查交通工具侵染螨类的种群,为防制交通工具螨类危害和防止外来螨类侵入我国提供依据。

2) 密度调查:调查交通工具螨类数量变化,督导交通工具的螨类防治。

监测方法:交通工具监测螨的方法有鼠体螨监测和游离螨监测两种。

1) 鼠体螨监测法:①革螨监测:将捕捉到的鼠麻醉或杀死后,按本底调查中的鼠体革螨指数法,计算鼠体革螨指数(只/鼠),同时制作标本分类鉴定;②盖螨监测:将在交通工具上捕到的鼠麻醉或杀死鼠放在白瓷盘上,按本底调查中的鼠体盖螨指数法,计数鼠体盖螨指数,并制作标本分类鉴定。

2) 游离螨监测法:采集交通工具上的灰尘或尘土,用白搪瓷盘盛水漂浮螨虫,用昆虫针挑拣水面螨虫,计数,制作标本鉴定。

监测场所与时间:根据不同交通工具选择有代表性的场所监测。检测游离螨主要采集交通工具客舱和货舱的灰尘或尘土。调查时间一般在白天进行。

2. 现场监测

(1) 定点:根据不同交通工具选取有代表性的场所作为监测点,一般可客舱和货舱按梅花形五点或三角形三点布点,同类型交通工具选点相同。

(2) 定时:调查时间一般在白天,监测 30 分钟。

(3) 定人:在监测过程中,各监测点人员要固定不变。

最后将监测结果填入专用表格,由专人统计分析,计算密度、种群构成、优势种、构成比。绘制消长图,撰写监测报告。

（三）出入境检验检疫螨控制标准

1. 鼠体革螨指数：鼠体革螨指数小于1。
2. 鼠体恙螨指数：鼠体恙螨指数小于1。

七、 蜱类的监测

蜱（ticks）属于寄螨目、蜱总科。成虫在躯体背面有壳质化较强的盾板，通称为硬蜱，属硬蜱科；无盾板者，通称为软蜱，属软蜱科。全世界已发现的约800余种，计硬蜱科约700多种，软蜱科约150种。中国已记录的硬蜱科约100种，软蜱科10种。蜱是许多种脊椎动物体表的暂时性寄生虫，是一些人畜共患病的传播媒介和贮存宿主。蜱能传播森林脑炎、蜱传回归热、莱姆病、Q热、北亚蜱传立克次体病等；蜱也能传播一些细菌性疾病，如鼠疫、布氏杆菌病、兔热病。

（一）国境口岸蜱类本底调查

调查时一般每个月分为上、下旬定期各调查一次。

1. 硬蜱

（1）人工小时布旗法：用1m² 大小的白绒布旗，在调查地段内进行定时拖蜱。操作时，手持旗杆伸向一侧，使旗子平铺于草丛上，以等速缓步向前行，每行10m停下观察一次，将附于旗上的蜱捡入玻璃瓶内。每面旗子整个过程共进行一个小时。最后计数检获硬蜱总数。

$$蜱密度 = \frac{检获硬蜱总数}{布旗数} \times 100\%$$

（2）畜（禽）体表检蜱法：选择同一场所的畜（禽），编号定期搜索，每次尽可能搜干净。所搜集畜（禽）体身上的蜱平均数即为该场所的蜱密度。

$$蜱密度 = \frac{搜集蜱总数}{畜（禽）体数} \times 100\%$$

（3）幼蜱的密度调查：在一定范围地理景观内，用鼠笼捕获一定数量活鼠（30～50只）。带回实验室用氯仿麻醉死亡后，搜检鼠体上的幼蜱。平均每只鼠体上的幼蜱数即为密度。

$$幼蜱密度 = \frac{幼蜱总数}{捕获活鼠数} \times 100\%$$

2. 软蜱　在调查区域内找动物穴巢，用长柄勺伸入穴洞内取出刮土。将土放在白色盘上，放在日光下找蜱，并检入玻璃瓶内，计数统计。

$$软蜱密度 = \frac{捕获软蜱数}{检查洞穴数} \times 100\%$$

3. 绘制蜱季节消长图，要求与蚊类调查中成蚊章节相同。

（二）出入境交通工具蜱类监测

蜱类是寄生在野生啮齿动物和家畜类的吸血节肢动物，应对装载畜（禽）类和发现活鼠类的交通工具进行重点监测。监测方法是尽可能发现和收集载畜（禽）类和活鼠身上的蜱，并对发现的蜱进行分类和计数。

$$蜱密度指数 = \frac{蜱数}{畜（禽或鼠）} \times 100\%$$

（三）出入境检验检疫蜱控制标准

1. 国境口岸蜱控制标准

（1）鼠体蜱指数监测：鼠体蜱指数为0。

（2）在蜱媒（或重要蜱媒）传染病（如鼠疫、森林脑炎、莱姆病、蜱传斑疹伤寒、蜱传出血热等）自然疫源地国境口岸蜱密度指数小于1。

2. 出入境船舶蜱控制标准

（1）硬蜱：人工小时法：在某一生境中，一人随意立于蜱的生长地，诱捉饥饿成蜱1小时，将诱获之蜱立即放入试管，带回室内，按生境、种、性别统计后，依性别每50只为1批进行病毒分离。诱蜱时间于下午4～6点进行，每旬诱蜱1次。

蜱密度表示法：蜱总数／人工小时数＝蜱数／每人工小时

（2）软蜱：采用鼠洞掏蜱法，对捕捉的活鼠在鼠体上搜查幼、若蜱进行密度监测。

八、蠓类的监测

蠓属双翅目蠓科（Ceratopogonidae），节肢动物门（Arthropoda），昆虫纲（Insecta），双翅目（Diptera），长角亚目（Nematocera），为一类体长1～3mm的小型昆虫，成虫黑色或深褐色，俗称"小咬"或"墨蚊"。全世界已知4000种左右，我国报告近320种。吸血蠓类由于侵袭人和动物，是国境口岸监测的主要媒介生物之一。吸血蠓类分四属即荷蠓属、纤蠓属、勒蠓属和库蠓属，仅雌蠓吸血。吸血蠓类的活动受季节及气候条件的影响，不同地方、不同种群的活动高峰期不同。在热带地区成虫全年都可出现，而温带和寒带地区的出现常有明显的季节性，其活动季节大致在5～10月间，但在夏季的7月左右都可出现活动。

我国以库蠓属分布最广，对人畜骚扰最为严重者主要为台湾铗蠓和同体库蠓。由于蠓叮咬时分泌的酸性液体有很强的刺激性，对某些反应过敏的人来说更是奇痒难熬，妇女和儿童以及非本地居民尤其反应更强烈，往往由于搔破皮肤引起感染，形成溃疡、红肿，甚至影响行动。更重要的是蠓可传播多种疾病。目前已知蠓可作为18种人畜寄生虫的媒介，并可携带20余种与人畜有关的病毒。

（一）国境口岸蠓类本底调查

调查时一般每月分上、下旬定期各调查一次。

1. 紫外线灯诱蠓法　在蠓类活动场所（水塘边、草地、树林），用光波253.7nm紫外诱蚊灯悬放在白布袋中间，离地高度为1.5cm，日落后1小时开灯，收集1小时，扎紧袋口，带回实验室用氯仿麻醉后放在白瓷盘上（也可用小平皿，底垫衬白纸）进行分类鉴定。

$$蠓密度=\frac{捕获成蠓数}{捕蠓开灯时间（小时）}×100\%$$

2. 绘制蠓季节消长图，要求与蚊类调查中成蚊章节相同。

（二）出入境交通工具蠓类监测

对出入境地交通工具及货物，常用紫外线灯诱捕法、网捕法等方法监测蠓种群状况。基本规范与蚊类监相同（详见"蚊类监测"）。

（三）出入境检验检疫蠓控制标准

1. 国境口岸蠓类控制标准

（1）网捕法：蠓指数小于3。

（2）光诱法:蟑指数小于2。

（3）帐诱法:蟑指数小于2。

2. 出入境航空器蟑类控制标准

（1）目测法:目测指数为0。即客舱与货舱均不得发现活蟑存在。

（2）网捕法:网捕指数为0。即客舱与货舱均捕不到活蟑。

3. 出入境船舶蟑类控制标准

（1）目测法:目测指数为0。不得发现活蟑存在。

（2）人工小时法:人工指数为0。

（3）灯诱法:诱集指数为0。

4. 出入境列车蟑类控制标准

目测法:蟑平均指数为0。

第三节　媒介生物的控制

　　媒介生物对人类健康构成严重威胁,并干扰世界交通运输,影响国际间贸易和旅游业,阻碍社会经济和文化的发展。媒介生物的防制应采取综合治理的策略,即从媒介生物与环境以及社会条件的整体观念出发,根据标本兼治而着重治本的原则,因地因时制宜地对病媒昆虫综合采用化学防制、生物防制或其他有效手段,组合成一套系统的综合防制措施,通过降低幼虫出生率、减少成虫数量和缩短成虫寿命等,把防制种群控制在无害化的水平,并在有条件的局部地区,争取予以清除,以达到除害灭病和/或减少其危害的目的。

　　目前国境口岸对于媒介生物的控制,是在监测结果高于国家标准时,采取杀虫、灭鼠、治理环境和卫生、清除滋生场所等方法,使媒介生物控制在国家标准范围之内。针对不同的口岸场所,当前采用的媒介生物控制方法主要有生态防制、物理防制、化学防制等方法。根据往年的监测结果,有重点地对滋生地进行检查和治理,对密度较高区域进行有重点的管理措施,在高峰值季节前或高密度场所进行综合管理与控制。目前主要的媒介生物控制方法如下。

一、杀虫

　　杀虫（disinsection）是指杀灭或除去能作为传染病传播媒介的节肢动物。目的是通过药物杀灭、器械捕杀、生物防制等措施,使国境口岸、交通工具、货物等的媒介昆虫密度降低到无害化程度,防止传染病的发生和流行。主要方法有生态防制法、物理灭虫法、化学杀虫法、激素防制法等,其中化学杀虫法最常用。

（一）生态防制法

　　通过改造或改善生态环境,使病媒昆虫无滋生、栖息的场所,此法是除虫的治本措施。通过环境的治理不但可以从源头上、还可以从行为改变上降低媒介生物的密度。

（二）化学杀虫法

　　将杀虫药物加工成一定剂型,如粉剂、可湿性粉剂、乳油、乳粉、烟剂、颗粒剂、涂抹剂,以手工或器械置于一定场所,或使用有毒气体熏蒸,通过不同途径作用于虫体,使昆虫中毒致死的方法。毒杀病媒昆虫是应用最广泛、见效最快的除虫措施,是杀虫工作中最重要的防制方法。

（三）生物防制法

生物学方法主要通过影响媒介生物生长、繁殖、活动行为以及影响媒介生物疾病传播的条件来控制媒介生物，最终降低媒介生物的密度，减少媒介生物疾病的暴发。例如用病媒昆虫的天敌如鸟类、鱼类、微生物等杀灭昆虫等，都属于生物防制法。

（四）激素防制法

昆虫的生长发育过程中依靠某些激素进行生理调节即生长调节剂，利用这些激素，阻碍或干扰昆虫的正常发育，使其个体死亡，进而达到种群灭绝。

（五）物理灭虫法

通过采取拍打、诱捕、网捕等人工捕杀方法、高低温处理（如火烧、干热空气、煮沸、冷冻等）、灯光诱杀、装置防虫设施等措施而达到杀虫的目的。此法简便易行，但有一定的局限性，不能大范围使用。

在实际工作中，应根据实际情况选择杀虫方法。在达到杀虫目的的同时，应注意工作效率。所采用的方法应经济、快速、容易实施，取得的效果最佳。

二、灭鼠

灭鼠（deratization）是指控制和消灭危害人类健康、传播疾病和破坏人类经济生活的啮齿类动物，使之达到无害程度。灭鼠原则是以防为主，防治结合，综合治理；治标与治本相结合，突击灭鼠与经常性灭鼠相结合，专业队伍与群众运动相结合。灭鼠时工作人员应做好个人防护。灭鼠常用方法有以下几种。

（一）生态灭鼠法

破坏鼠类生存环境，如改造环境、堵塞鼠洞、设置防鼠网、断绝鼠粮等，不利于鼠类的生存繁衍，使鼠密度降低，鼠害得到控制，是目前认为行之有效的灭鼠法，因而得到提倡和推广使用。

（二）器械灭鼠法

多利用金属（钢丝）弹性制成鼠夹、鼠笼等以及其他类型捕鼠器械灭鼠。将鼠夹、鼠笼的诱饵装置挂上诱饵，鼠盗食之时被捕获。缺点是由于老鼠的新物反应往往捕鼠效果欠佳。在入境口岸中经常应用的鼠类控制工具，包括老鼠笼、老鼠夹、粘鼠胶以及电动猫等。

（三）化学灭鼠法

将毒鼠药剂与诱饵混在一起制成毒饵，投放于鼠经常活动场所灭鼠。这种方法经济、易操作，效果好。此法的缺点是有些急性灭鼠毒饵使用不慎会造成人畜中毒。

（四）熏蒸灭鼠法

将化学毒气投入有鼠害的环境中，加以封闭，从而使鼠中毒致死。这种方法适用于仓库堆、船舶鼠患较重的灭鼠。缺点：只能应用于环境较封闭的鼠患现场，易造成其他动物中毒、食品污染等。

（五）生物灭鼠法

生物灭鼠法是指利用鼠的天敌灭鼠和对鼠有致病力的病原微生物灭鼠的方法。鼠的天敌主要有猫、犬、蛇、猫头鹰、鼬、黄鼠狼、狐狸等，可以利用它们达到灭鼠，降低鼠密度的目的，控制鼠害。

三、效果评价

口岸或交通工具、货物杀虫和灭鼠后，需评价杀虫和灭鼠效果，以检查是否达到预定目的。杀虫和灭鼠效果常以杀虫和灭鼠前后虫害和鼠密度变化来表示。评价时,前后所用方法必须一致。在有条件或必要时,应设对照区。不同生境对虫害和鼠类的控制标准不同,入出境航空器的要求最为严格,具体的杀虫和灭鼠效果评价方法和标准,参照本章第二节媒介生物的监测。

本 章 小 结

本章重点讲述了媒介生物的监测和控制方法,不同生境下对媒介生物的监测和控制标准不同。媒介生物的监测主要分为本底调查和日常监测两部分,其中鼠的监测方法由于适用于蚤类、恙螨和蜱类等显得尤为重要。媒介生物的控制在于使用杀虫和灭鼠的方法使危害人体健康的昆虫和啮齿动物控制在一定的标准以下,在国境卫生检疫中不同方法的使用范围也是需要我们掌握的。

口岸在做好本底调查的同时,应对口岸媒介生物采取环境治理、物理防治、化学防治等综合防治措施,使媒介生物控制符合防控要求,减少由媒介生物引起的突发公共卫生事件的发生。

案例分析

案例　2013 年首都国际机场鼠类的监测

一、背景

首都国际机场位于北京的东北部,全年平均气温 11 ~ 13℃,年降水量为 400 ~ 500mm,降水 74% 发生在夏季,为典型的温带半湿润大陆季风气候。

二、鼠类监测及结果

2013 年 1 ~ 12 月首都国际机场对入境媒介生物监测,鼠类的监测方法采用 GB/T23798-2009《病媒生物密度监测方法》中的鼠类监测标准进行,采用鼠夹法,在机场东、中、西跑道周边区域,选择有代表性的生态环境,沿直线布放鼠夹。每次监测调查布放 6.5cm×12cm 铁皮鼠夹 300 只,夹间隔 2m,行间距 5m,诱饵为花生米,晚放晨收。在公共场所、食品生产经营单位,在监测区域内选择有代表性的场所,如库房、后厨及院外等,随时用鼠夹法抽查鼠密度,鼠夹垂直于墙面,每 15m² 布放鼠夹 1 个,诱饵为油饼、油条等,晚放晨收。将捕获的鼠进行分类、计数、鉴定和病原体检测。结果共捕获老鼠 20 只、属于 1 目 1 科 2 属 2 种,分别为大鼠属褐家鼠 3 只和小家鼠属小家鼠 17 只。1 ~ 12 月鼠密度均在 1% 以下,符合《国境口岸医学媒介生物控制标准》鼠类低于 1% 的要求。

三、实验室检测

未发现鼠类携带鼠疫耶尔森杆菌、肾出血热病毒和钩端螺旋体等病原体。

四、法律依据

1.《中华人民共和国国境卫生检疫法》的第十八条第一款。

2.《中华人民共和国国境卫生检疫法实施细则》的第五十四条第三款、第一百零八条第二款。

五、讨论

通过对口岸鼠类的监测及相关病原体的监测,构筑卫生安全屏障,对保护国民健康和维护国民经济运行具有重要的作用和深远的影响。如何应用监测资料完善机场的鼠类监测与控制方案。

思考题

1. 国境口岸媒介生物的监测标准是什么？
2. 如何做好国境口岸媒介生物的控制？

（曾转萍　郑剑宁）

第十章 卫生处理

卫生处理(sanitization)是卫生检疫工作的一个重要组成部分,是《国际卫生条例(2005)》、《中华人民共和国国境卫生检疫法》以及《实施细则》等法律法规赋予的神圣职责,是有效防止传染病病原体、医学媒介生物、危险化学品、核和生化危险因子等公共卫生风险传入传出的重要手段之一。随着经济全球化的进程不断加快,国际间交往和经济贸易日益频繁,各种公共卫生风险医学媒介生物借机通过出入境交通工具、集装箱、货物、行李、邮包、物品等传入传出国境的机会大大增加。为有效防止公共卫生风险的传播与扩散,保护人民身体健康,维护社会稳定和促进经济发展,亟需加强对出入境交通工具、集装箱、货物以及废旧物品等的卫生处理工作。

卫生处理涉及传染病病原体、医学媒介生物、有毒有害物质。传染病病原体有的可直接使人感染,有的通过医学媒介生物或其他途径使人感染;有毒有害物质可以直接或间接对人体造成危害。为此,通过卫生处理可以杀灭病毒、细菌、真菌等病原微生物或有害微生物,消灭医学媒介生物,去除有毒物质,从而防止其对人类造成危害。

卫生处理工作是一项涉及多学科、内容广泛的系统工程,在防止传染病发生、有毒有害物质对人类的危害中起着非常重要作用。其最终目的是杀灭或消除病原微生物及其储存宿主、媒介生物,切断传染性疾病的传播途径和流行环节,防止传染病传入传出或蔓延;去除放射性和化学性毒物,保护人类健康和生命安全。做好卫生处理工作,对防止人类传染病和医学媒介生物、有毒有害化学物质由国外传入或由国内传出,保护国境口岸安全卫生和人体健康,促进我国对外经济贸易的发展具有重大意义。

卫生处理是卫生检疫执法的重要组成部分,是卫生检疫工作的技术保障措施之一。本章所涉及的卫生处理主要指对"物"实施的卫生措施,也即消毒、除虫、灭鼠、除污。

第一节 概　　述

一、卫生处理的概念

(一)传统的卫生处理

是指隔离、留验和就地诊验等医学措施,以及消毒、灭鼠、除虫等卫生措施。其目的是通过杀灭或清除卫生处理对象中存在的卫生处理靶标,控制传染源,切断传播途径,最大限度地保护易感人群,以防止传染病的扩散和流行。卫生处理靶标的种类包括病原微生物、医学媒介生物以及啮齿类动物等。

卫生处理包括了两方面的内容:一方面是指对人实施的医学措施;另一方面是指对"物"实施的卫生措施。这里所指的人,包括出入境的染疫人或染疫嫌疑人;所指的"物"包括有染疫或染疫嫌疑的受染地区和出入境交通工具、运输设备(集装箱)、可能传播传染病的行李、货物、邮包、快件、尸体、棺柩、骸骨、废旧物品等,还包括受到污染的环境。

（二）以"卫生措施"代替"卫生处理"概念

世界卫生组织(WHO)颁布的《国际卫生条例(2005)》是一部国际性的卫生检疫法规,已经于 2007 年 6 月正式实施,其中对卫生处理又注入新的含义。

一是用"卫生措施"代替"卫生处理"概念,是指为预防疾病或污染传播实施的程序,包括对人员进行医学检查、观察、隔离、治疗等措施;对行李、货物、集装箱、交通工具、物品和邮包进行的消毒、灭鼠、除虫、除污等措施,增加了"除污"措施。卫生措施不包括执行法律或安全措施,即为实施卫生措施而执行法律或安全措施的行为和过程是官方行为。

二是明确监督卫生处理职责。受到感染、污染或携带感染或污染源以至于构成公共卫生危害的出入境行李、货物、集装箱、交通工具、物品、邮包和骸骨,在入境口岸必须采取灭鼠、消毒、除虫、除污措施,使其保持无感染源或污染源。作为主管当局检验检疫机构应该对其所实施的程序和处理效果进行评价和追踪,以保证卫生处理工作质量是否达到预定目标,并借此总结经验,查找问题,使卫生处理工作不断改进和创新。

三是明确事先告知意向职责。如果根据公共卫生危害的事实和证据发现交通工具舱内存在着临床迹象或症状和情况(包括感染和污染源),检验检疫机构可以认为该交通工具受染,并可对交通工具进行适宜的消毒、除污、除虫或灭鼠,或使上述措施在其监督下进行,应尽可能提前告知交通工具运营者将要对该交通工具采取控制措施,并应在有条件的情况下提供书面的有关安全和可靠技术,以保证按本条例的规定充分控制公共卫生危害。

（三）隔离、留验和就地诊验等医学措施的概念

"隔离"、"留验"和"就地诊验"的概念,详见第三章。

"预防性卫生处理"指为了预防和控制传染病传入传出,对来自检疫传染病受染地区的交通工具、货物、集装箱、废旧物品、行李与邮包等,在未发现病原微生物和医学媒介生物的情况下而采取的消毒、除虫、灭鼠等卫生处理措施。

（四）消毒、除虫、灭鼠、除污的概念及特点

消毒、除虫、灭鼠、除污的概念在第三章中已经详述,各种卫生处理方法的特点及区别见表 10-1。

表 10-1　各种卫生处理方法的特点及区别

卫生处理方法	消除的风险因子	常用方法
消毒	传染性病原体	在口岸卫生处理实际工作中,常用化学消毒法:喷洒(表面和滞留)消毒;浸泡消毒;表面擦试消毒;熏蒸消毒
除虫	昆虫媒介	在口岸卫生处理实际工作中,常用化学除虫法:喷洒(常量、低容量、超低容量喷雾)除虫;毒饵除虫;热烟雾除虫;熏蒸除虫
灭鼠	啮齿类媒介	在口岸卫生处理实际工作中,常用物理和化学灭鼠法:器械捕鼠(鼠笼、鼠夹、粘鼠板);毒饵灭鼠(急、慢性灭鼠剂);熏蒸灭鼠
除污	传染性病原体或有毒物质	吸附、溶解和清洗;喷洒、浸泡

二、 卫生处理的基本原则

卫生处理工作原则性很强，必须坚持以下原则，才能达到卫生处理的目的和要求。

（一）确保安全

操作人员要做好个人防护，实施卫生处理时要严格按照药物使用说明和器械安全操作规程操作。防止对人畜造成危害和对设施、设备、货物等造成不必要的损害；防止爆炸、火灾、中毒等事故的发生；避免因施药过度污染环境，毒害非靶动植物。

（二）保证效果和效率

卫生处理要坚持经济、简便、快速的原则，保证效果和效率。应根据卫生处理的对象、数量、特点和现场条件，首先选择对靶标敏感、安全、经济、操作简便的处理方法和药剂，力求事半功倍。对判定已染疫或染疫嫌疑的对象进行卫生处理时应遵循从严、从速的原则，选择确保处理效果和效率的方法和技术。

（三）科学严谨

处理方法的选择和操作程序的执行要严肃认真，严格缜密，保证处理方法的科学性和效果的可靠性，确实达到消除传染源，切断传播途径，防止传染病传播的目的。

（四）综合防治

卫生处理时应追求防治的实际效果，因时因地制宜，合理地运用生态、生物、物理、化学方法，以及其他各种有效手段，同时采用一种或多种方法，实施综合防治，以达到最佳处理效果。

三、 卫生处理的程序

出入境口岸的卫生处理方法主要有：消毒、除虫、灭鼠、除污等。

（一）消毒基本程序

1. 明确消毒对象　消毒前首先要明确消毒对象、所要控制的传染病种类以及污染程度，根据消毒对象的场所和地点、数量等制定消毒方案。在卫生检疫工作中，消毒对象可分以下几种。

（1） 交通工具以及所附带的运输设备如集装箱等。

（2） 被病原体污染或有污染嫌疑的出入境货物，如废旧物品。

（3） 交通工具上所产生的生活垃圾。

（4） 交通工具所载的生活饮用水和压舱水。

（5） 染疫人的分泌物和排泄物以及生活用具等。

2. 确定消毒方法，选择合适的消毒剂　实施消毒过程中，应根据不同的消毒对象、所要控制的传染病种类以及所具备的条件，选择适当的消毒方法和消毒剂。

（1） 封闭空间消毒鼠疫杆菌、结核杆菌、流感病毒等多采用气体熏蒸或超低容量喷雾。应选择易于在空间挥发（蒸发）扩散/悬浮的药剂，如过氧乙酸、过氧化氢等。

（2） 固体物品内部消毒宜采用气体药物熏蒸或电离辐射的方法；对不宜用湿、热消毒的医疗器械、物品的表面消毒可采用液态消毒剂浸泡。

（3） 对地面、家具、食具等可采用擦拭、喷洒；被服品、书籍、设备等可置于密闭条件下熏蒸。

（4） 饮水、洗涤水、污水或其他液体消毒采用溶解于水的消毒剂直接或其澄清液加入其中进行消毒,如用液氯、漂白粉精、漂白粉、次氯酸钠等。

（5）食品消毒应采用无毒、无残留或使用后残留药剂容易清除的消毒方法。室内空气或光滑的物体表面可采用紫外线消毒。

3. 计算消毒剂用量　在实施消毒前详细检查需消毒的现场或物品,测量需消毒场所的容积、面积或物品的数量或重量,计算所需消毒剂的施药量。有些消毒剂如漂白粉在使用前应检测其有效成分含量,根据有效含量、所需浓度和消毒需要的量(ml 或 L)算出所需消毒剂用量。计算公式如下:

$$消毒剂用量 = \frac{消毒剂的使用浓度 \times 消毒需要的量}{消毒剂的有效浓度}$$

4. 准备消毒器械　选择性能最好的消毒器械,如喷雾器(电动式、汽油机式、手动式超低容量等)、蒸发器或浸泡容器等;准备盛药容器、配药称量器具;防护用品如防护服及鞋、帽、手套、防护眼镜、口罩(或防毒面具);必要时准备指示菌样,进行消毒效果考核。

5. 告知注意事项　向有关人员宣布注意事项,熏蒸作业的要在明显处设置警示标识,避免人、畜、物受到危害或损害。

6. 效果评价　对消毒效果要进行评价,评价方法见第三节。

（二）除虫基本程序

1. 明确杀灭对象的种类、数量及采取的方法　根据检查结果,判断昆虫的数量与种类,并选择合适的处理方法。一般侵害程度为中、轻度的采用化学除虫剂喷洒;侵害程度较重常采用交叉用药或熏蒸。具体根据现场的实际情况,合理选择与应用。

2. 做好除虫前的各种准备工作　除虫前要仔细检查现场或货物情况,记录其面积、体积(容积)或数量、重量。计算施药量,配制除虫剂。准备除虫所需器具、指示虫样及防护用品等。

3. 宣布注意事项和安全警示　处理前通知受处理方并宣布注意事项、交代用药及处理方法。在熏蒸除虫时要在明显处悬挂熏蒸及警戒标志,任何无关人员不得进入熏蒸处理现场,防止毒气外逸,造成人员中毒。除虫过程中要做好自身防护和对食品、贵重物品以及仪器的保护。

4. 必要的虫密度调查　条件许可时,除虫前后应作虫密度检查的样本对照,评价除虫效果。

5. 实施除虫措施　在做好各种准备工作后,严格按操作规程实施除虫工作,实施过程中注意除虫效果和环境保护及个人防护。

6. 除虫后的工作　除虫后要仔细检查清理现场,收集毒毙虫和指示虫样,处理残剩药液,清理除虫器具。

7. 做好除虫效果评价　除虫后应对除虫效果进行评价,评价方法见第三节。

（三）灭鼠基本程序

1. 组成灭鼠队伍　根据实际情况的不同选择现场工作人员组成处理小组。人员应包括专业指导人员、技术人员及现场急救人员等。

2. 选择诱饵或熏蒸剂　选择理想的诱饵和引诱剂,配制毒饵,熏蒸时采用适当的熏蒸剂,都是灭鼠工作的重要环节。

3. 测算灭鼠对象的面积、容积和数量　选择合适的熏蒸剂或灭鼠剂,计算灭鼠剂及灭鼠器械的用量,确定放置时间长短,作好处理前的各项准备工作。

4. 准备各种物品和器具　所需器具、指示鼠样和防护用品。①实施灭鼠前,应通知受处理方并宣布注意事项;②熏蒸时悬挂熏蒸及警戒标志,非工作人员和任何无防护设施的工作人员,不得靠近处理现场;③灭鼠工作在实施中应注意安全,防止毒饵误食引起中毒,或因器械放置不当引起伤人等事件;④船舶熏蒸灭鼠时更应注意安全,应由船方陪同检查周围环境有否易燃易爆因素;⑤检查有无人员、花草、动物的存在;检查散装的食品应移出,凡吸附过熏蒸剂的食品不得食用;⑥在投毒前必须由船方负责人员陪同对全船进行一次彻底的人员清查,留船值班人员需向检验检疫人员报到,其他人员一律离船后方可开始投毒。

5. 实施灭鼠操作,做好安全防护　①熏蒸操作人员要佩戴好合适的防毒面具开始现场除鼠作业;②确定投毒点,准确计算投毒量,在距离投毒点最远和最高处放置指示鼠样;③施放熏蒸剂并准确计量,对任何可能泄漏熏蒸气体的缝隙孔洞都要加以严密封闭,保持熏蒸对象或场所密封,保证熏蒸剂有足够的作用时间;④启封散毒,注意吸入性中毒,药物熏蒸后必须测定熏蒸对象或场所空气中的残毒浓度,在允许浓度以下时方可宣布安全,允许人员进入现场。

6. 做好记录　毒饵除鼠时,应选择在鼠活动的活跃时间之前投放灭鼠毒饵,认真记录毒饵投放点和毒饵数。

7. 做好灭鼠后的工作　①灭鼠后必须仔细检查和清理现场,残余毒饵连同毒毙鼠和指示鼠样收集后统一处理;②死鼠必要时送实验室鉴定;③作疫情检测时,应将死鼠送实验室检验;④死鼠应焚烧或深埋,以免造成二次中毒。

8. 认真做好效果评价　灭鼠时应对灭鼠效果进行效果评价,评价方法见第三节。

(四)熏蒸基本程序

1. 根据处理对象的实际状况和鼠患、虫患情况,确定熏蒸处理的人员(至少2名),并指定现场负责人,制定熏蒸方案,选择熏蒸场所并确定熏蒸时间。

2. 熏蒸区域应设立警戒线和警告标志,悬挂熏蒸信号,熏蒸期间应安排人员监护,上风向50米、下风向95米内禁止船舶、车辆、人员靠近。锚地熏蒸应安排巡逻艇守护。

3. 准备防毒面具、滤毒罐或自给式空气呼吸器等个人防护用品、必需的设备、器械和救护药品等。

4. 分若干组进行密封。选用质地致密、厚实的纸张、胶带、塑料布、橡胶帆布等对熏蒸场所门、窗等进行封闭。集装箱应封闭箱门及通气孔。如有漏气应重新密封。封闭结束负责人应组织一次全面的密封检查,需要时放置试验鼠。最后关闭蒸熏场所内电源及火源。

5. 按容积和鼠患、虫患情况确定投药点,分配蒸熏剂,固定好蒸熏剂钢瓶。

6. 投药分组进行,每组2人为宜。投药人员应戴好呼吸保护用品(防毒面具或自给式空气呼吸器),注意检查防护设备的有效性。

7. 在现场负责人的组织指挥下,按顺序投药,投药应自下而上,由里到外,由下风到上风依次投药。投药量根据熏蒸容积杀灭对象和封闭时间进行计算,并通过磅秤、电子秤或施药计量设备进行计量。

8. 投药前,由现场负责人清点人数,待确定无误后,其他人员一起撤离投药区,开始投药。

9. 达到密封熏蒸时间后,散毒人员戴好呼吸保护用品,分组按顺序开始散毒,在熏蒸空间外自下而上,先下风向后上风向,打开相应的门、窗、通风口、舱盖;集装箱打开箱门和通气孔,迅速撤离现场。

10. 散毒30~60分钟后,散毒人员戴好呼吸保护用品,再次进入熏蒸空间,打开所有封闭的门、窗、通风口,进行彻底散毒。

11. 散毒结束后,开始检测残留药物浓度,每隔30分钟检测一次,直至残留浓度不超过GBZ 2.1规定的限值。

12. 熏蒸结束后,清点整理熏蒸器材,收集毒毙鼠、虫,放入专用塑料袋,送实验室作种类鉴定和必要的检验;取下熏蒸警告标志,撤除警戒线。通知有关单位和货主、船舶、列车或代理人熏蒸结束。

13. 总结工作、完善记录,整理资料并归档。

(五)除污基本程序

1. 准备

(1)制定除污实施方案:根据被除污对象的数量、形状和受污染性质,确定应当采取的除污措施,除污人员、物资的准备,以及应当采取的现场紧急处理措施。

(2)确定工作人员:根据除污的范围和工作量,选择一定的专业技术人员。

(3)药械:根据方案中涉及的除污方法准备所需的药品、器械,并合理计算所需使用量。

(4)防护用品及其他:根据需要采取的措施做好相应的防护,如放射性污染应穿防辐射的防护服;其他必需的物品包括采样用具、标签、记录单据等。

2. 实施

(1)早期应对及注意事项。

1)疏散人员,关闭通风系统,建立隔离警戒带,封锁现场。

2)不应摇晃或倒出可疑物中的内容物。

3)不应随意移动可疑物,将其放置在平稳处,不应嗅、触摸、品尝或近距离观察可疑物及其溢出的内容物。

4)受染或可疑受染的人员,应用清水和肥皂洗手,避免污染身体其他部位,隔离等待进一步的医学检查。

5)及时向上级主管部门报告,成立与地方有关部门组成的现场紧急处理小组,明确小组的负责人以及参加人员分工、职责。

(2)采样

1)选派两名以上的专业技术人员进行现场采样,在可疑污染物性质不明的情况下,现场工作人员应按最高级别进行个人防护,即全面罩正压空气呼吸器,全封闭气密化学防护服,可抗化学物的防护手套和防护靴、安全帽。

2)对可疑动物采样,应以穿刺方式获得;粉末、污染的环境可采用无菌棉拭子旋转采样;空气可采用沉降法或撞击法采样。

3)采集样品应一式三份,一份用于检验分析,另一份备用,第三份封存为争议仲裁样品。采样后应对样品妥善密封,双层以上包装。封口处加贴不可复原性封签,并载明样品名称、来源、数量、采样时间与地点、货主、采样人、对样品所做现场处理事项等项目。

(3)可疑物除污:根据采集样品检测结果判定污染因子的种类,采取相应的除污方法。

3. 认真做好除污的效果评价   评价方法见第三节。

第二节　卫生处理范围

依据《中华人民共和国国境卫生检疫法》及其《实施细则》和《国际卫生条例(2005)》等有关法律、法规规定,国境卫生检疫机关根据卫生监督检查和流行病学调查结果,实施卫生处理工作。卫生处理的范围包括:受染地区和出入境交通工具(尤其对染疫或有染疫嫌疑的和被监测传染病病原体污染的交通工具)、出入境运输设备(如集装箱)、货物、行李、邮包、特殊物品(人及动物尸体、棺柩、骸骨等)、以及出入境交通工具上的废旧物品、垃圾、泔水、压舱水以及口岸区域等。

一、交通工具

交通工具(vehicle)是指用于地区或国际航行的航空器、船舶、火车、公路车辆或其他运输工具。其种类繁多,大致可以分成三大类:即江、河、湖、海上航行的船舶;空中飞行的航空器;陆地行驶的列车及其他乘人载物的机动车和非机动车辆。此处所述的交通工具主要指运载旅客、货物进出受染地区或国境口岸的船舶、航空器(包括飞机)、列车、汽车以及其他交通工具(如拖拉机、马车、牛车等),这些不同种类的交通工具各有其特点,携带病媒生物及病原体的种类和传播范围也不相同。近年来,随着交通工具的发展,国际旅行速度剧增,世界性贸易往来频繁,同时给远距离传播疾病开了方便之门。例如,世界上发生的3次鼠疫大流行都与交通工具携带病媒生物有密切关系;全球范围的7次霍乱大流行与人员往来有着直接的联系。这些历史的教训都说明了对出入境交通工具进行卫生处理的重要性。

二、货物

货物是指交通工具或集装箱中运载的物品。包括普通货物和废旧货物。

(一)普通货物

普通货物是指不易携带病媒昆虫、啮齿型动物、病原生物的出入境货物,如部分工业原料及其制品,包括矿砂、钢铁及其制品、金属建筑材料、电子产品、化肥等,这类货物本身虽然携带病媒生物的可能性不大,由生物体引起的卫生学问题并不十分严重,但其包装物有可能携带病媒生物。此外,此类货物存在的物理、化学污染问题必须引起我们的重视,如部分矿砂、建筑石材的放射性超标问题等,解决这种物理、化学污染将是卫生处理的新课题。其他普通货物如皮毛、棉花、动植物及其产品、食品等携带病媒生物的可能性较大,必须严格进行检疫查验和卫生处理。

(二)废旧货物

废旧货物包括废旧生产资料和废旧生活资料,其卫生学问题是指废旧物品本身及其包装物、附着物和运输设备携带或含有各种危害人体健康的因素,这些因素在废旧物品的产生、运输、存储、加工、拆解、分拣、使用等环节中对人体和环境可能造成危害。废旧货物对人体健康危害因素可分为:①生物因素,包括各种病媒生物(如病媒昆虫、啮齿动物、人体寄生虫等)、病原微生物(如传染病病原体、人兽共患病病原体等);②化学因素,包括有毒有害化学物质(如在生产、运输、加工、拆解过程中产生的有霉有害气体、液体和聚结物);③物理因素,包括各种能产生有害射线的物质或受到放射性污染的物品。对出入境废旧货物和曾行驶境外运载废旧物的交通工具,应根据污染程度分别实施消毒、除虫、灭鼠等卫生处理。通过对废旧物品的卫生处理,可以消除其病原微生物和防止病媒生物扩散,切断传染病的传播途径以及消除对人体有害的各种理化因素。

三、集装箱

集装箱在显著提高货物运输效率的同时,因其存在独立僻静的活动空间,也极易成为病媒生物和医学动物借以进行国际间"旅游"的良好栖身场所。有资料显示,集装箱内病媒生物的阳性率高达47%,此外还有多次报道在集装箱内发现活鼠和死鼠。集装箱卫生处理已成为当前卫生监管工作的重要内容。因此对入境、出境集装箱有下列情形之一者,必须实施卫生处理:①携带有医学媒介生物;②载有腐烂变质货物、食品;③载有废旧物品等有碍公共卫生的物品;④来自检疫传染病或者监测传染病受染地区;⑤被传染病污染或者有污染嫌疑;⑥装载其他经国务院卫生行政部门指定实施卫生处理的物品。

四、公共场所

公共场所是指人群聚集,供公众工作、学习、社交、休息、娱乐、体育、参观旅游和满足部分生活需求所使用的一切公共设施、场所及建筑物。它既是生活、活动的场所,也是人们工作、劳动的场所。公共场所具有人口密集,人群流动性大的特点,容易引起呼吸道、肠道传染病的传播和蔓延。对口岸来说,公共场所主要指为旅客提供住宿及饮食服务的单位(宾馆、饭店、商店、文化娱乐、洗浴美发、供退物料单位等)、候船、候车、候机厅(室)等及为出入境货物、集装箱提供储存的场所(库)等。

五、其他

(一)垃圾

包括在口岸公共场所及出入境交通工具上的生活废弃物。

(二)特殊物品

特殊物品是指在其应用于人体过程中可能直接或间接造成某种传染病传播的物品。一般分为以下三类。

1. 微生物类　包括菌株和毒株。

2. 人体组织、器官、血液及其制品　血液制品主要有凝血因子、球蛋白、血小板、白蛋白、纤维蛋白等。

3. 生物制品　包括菌苗、疫苗、免疫血清和各种诊断试剂盒等。

与其他货物相比,虽然出入境特殊物品的数量不大,但由于特殊物品大多直接进入人体或直接与人体接触,因此,加强对特殊物品的卫生监管,特别是对不合格的特殊物品的卫生处理显得十分重要。

(三)行李、邮包

行李是指旅行者的个人物品。有随身行李和通过货运部门发运的行李两种。邮包是指由邮政或快递服务部门进行国际输送的注明收件地址的物件或包裹。邮包可分为生活用品类和生产办公用品类。行李、邮包多为个人自用物品,在出入境的口岸,以个人行李的形式携带大批旧服装、旧生活用品出入境和携带或邮寄国家限制物品出入境的情况时有发生。行李、邮包的卫生状况差别很大,不论是发达国家还是发展中国家邮寄的邮包,微生物污染都十分严重,细菌菌落总数可有 $10 \sim 3000 cfu/cm^2$;大肠埃希菌污染率约为18%;HBsAg 阳性率平均为1.5%。对行李、邮包实施卫生检疫、卫生处理可控制这些物品非法出入境,防止传染病及有害生物在国际间传播。

(四)尸体、棺枢、骸骨

人死亡后的躯体称尸体;盛装尸体的固定形状的容器称棺枢;尸体腐败风化后的遗骨称骸骨。尸体、棺枢、骸骨在传播传染病方面具有重要意义。病原体在尸体内可存活繁殖相当长的时间,如鼠疫杆菌在恶劣环境中可存活3个月,炭疽杆菌形成的芽胞可存活数10年,霍乱弧菌也可存活20天。此外,人死后,细菌在尸体内大量繁殖,机体各种组织迅速分解,导致尸体腐败,如不经严格卫生处理,运输过程中容易引起疾病的传播和环境污染。

第三节 卫生处理方法

一、 消毒

(一)消毒及其相关概念

1. 消毒(disinfection) 是指采用卫生措施利用化学或物理因子的直接作用控制或杀灭人体或动物身体表面或行李、货物、集装箱、交通工具、物品和邮包中(上)的传染性病原体的程序。消毒针对的是病原微生物或有害微生物,并不是清除或杀灭所有微生物,它是将有害微生物的数量减少到无害的程度,并不要求把所有的有害微生物全部杀灭。消毒过程必须使微生物的存活概率低于10^{-3}。

2. 灭菌(sterilization) 是杀灭或清除传播媒介上所有微生物的处理,使其达到无菌状态。这里所说的所有微生物,包括致病的和非致病的微生物,亦包括芽胞和一些原虫。灭菌要求非常严格,目前规定,灭菌过程必须使微生物的存活概率减少到10^{-6}。

3. 消毒剂(disinfectant) 用于杀灭传播媒介上的微生物,使其达到无害化要求的制剂。消毒剂通常是指化学化合物。消毒剂不一定要求能杀灭所有的微生物。

4. 灭菌剂(sterilant) 指可杀灭一切微生物(包括芽胞)使其达到灭菌要求的制剂,一般以能否杀灭芽胞作为灭菌剂的标准。所有的灭菌剂都是优良的消毒剂。

(二)消毒的种类

根据消毒目的的不同可将消毒分为两大类:预防性消(preventive disinfection)和疫源地消毒(disinfection of epidemic focus);根据消毒对象可分为:饮用水消毒、空气消毒、餐具类消毒、物体表面消毒、污水处理和消毒、手的清洁和消毒等。

1. 预防性消毒 预防性消毒是指对无明显传染源存在,但有可能被病原微生物污染的物品、场所、人体等进行的消毒。例如对公共场所、餐具类、物品、饮用水消毒以及运输、隔离、存放动物及其产品的交通工具、集装箱、隔离场所等的消毒,都属于预防性消毒。

2. 疫源地消毒 疫源地消毒是指对存在或曾经存在过传染源(患者或带菌者、带毒者)及被病原体污染的场所进行的消毒。其目的是杀灭或清除传染源排出的病原体。传染病医院或综合医院传染病科对患者分泌物、排泄物、污染物品和病室等进行的消毒,以及疾病控制人员对病家进行的消毒,都属于疫源地消毒。

(1)疫源地消毒可分为随时消毒(concurrent disinfection)与终末消毒(terminal disinfection)。

1)随时消毒是指传染源存在时对其排出的病原体可能污染的环境和物品随时进行的

消毒,如对患者的排泄物、污染物和分泌物随时进行的消毒。消毒工作必须随时迅速地进行,所以它具有多次而重复的特点。

2）终末消毒是指在传染源离开疫源地(住院隔离、转院或死亡)后,对其居住过的地点进行的最后一次彻底消毒。终末消毒原则上只消毒一次,与随时消毒相比,应考虑加大消毒剂的浓度、剂量,以达到彻底杀灭病原体的效果。

(2) 疫源地消毒的基本要求有以下几方面。

1）人员组织:对甲类传染病和肺炭疽、艾滋病等乙类传染病必须由当地疾病预防控制和监督机构负责或监督下进行消毒。对其他乙类传染病、丙类传染病由当地疾病预防控制机构进行,或组织患者陪护人或所在单位进行消毒处理。

2）消毒时限:甲类传染病和乙类传染病中的肺炭疽、艾滋病,在接到疫情报告后,城市和农村分别应在6小时和12小时进行消毒处理,其他传染病应在24~48小时内进行消毒处理。

3）准备好各种物品:从事疫源地消毒任务的机构和人员应根据疫情需要,配备相应的消毒工具、个人防护用品如防护服、口罩、胶靴等、足够量的消毒剂等。

4）确保消毒效果:①确定消毒范围和对象:根据传染源排出病原体可能污染的范围确定消毒范围和对象;②确定消毒方法:根据病原体的特性、消毒对象特点、消毒因子的性质等因素选择消毒方法;③确定消毒时间:根据病原体检测结果和传染病流行情况确定消毒持续时间;④不明原因传染病的消毒:根据流行病学特征、临床表现特点确定消毒范围和对象,采取最有效的消毒方法进行消毒处理。

(三) 消毒方法

消毒方法很多,大体可概括为物理消毒法、化学消毒法、生物消毒法,常用的主要是物理消毒法和化学消毒法。

1. 物理消毒法　利用物理因素杀灭或消除物体或场所中的病原微生物和其他有害微生物的方法称为物理消毒法(physical disinfection)。此法简便易行,效果可靠,无有毒物质残留。

常用的物理消毒方法有:空气自然净化、机械除菌法、热力消毒和灭菌、电离辐射消毒与灭菌、紫外线消毒、微波消毒、红外线消毒、等离子体灭菌等。下面简介几种常用的物理消毒法。

(1) 热力消毒:热力消毒是最常用的物理消毒法,应用最早,使用最广泛,效果最可靠。热可以灭活一切微生物,包括细菌繁殖体、真菌、病毒和抵抗力最强的芽胞。热力消毒分为干热和湿热二类。

1）干热消毒可使菌体蛋白氧化、变性、炭化和使电解质浓缩引起细胞中毒,从而使微生物死亡,但其对微生物的灭活能力不如湿热。干热消毒所需时间较长、温度较高,一般160℃,2小时,主要用于不耐潮湿物品的消毒灭菌。干热消毒包括:干烤、焚烧、烧灼、红外线等方法;

2）湿热消毒可使菌体蛋白质凝固,变性,从而使微生物死亡。湿热消毒的穿透力较干热消毒强,灭菌速度快,效果好而彻底。湿热消毒包括:煮沸、流通蒸汽、巴氏消毒法、间歇灭菌法、压力蒸汽灭菌法。

常用热力消毒法简介:①巴氏消毒法:主要用于乳制品等食品工业;②煮沸消毒法:主要用于餐具、奶瓶、瓶塞等的消毒;③压力蒸汽灭菌法:主要用于手术器械、医疗器械、玻璃器皿、培养液等医疗器械和实验物品的灭菌;④干热消毒法:可用于手术器械、玻璃器皿、粉末、油脂类等灭菌;⑤焚烧灭菌法:主要用于被病原体污染的价值低廉的衣物、纸张及细菌接种环等的灭菌。

（2）电离辐射消毒与灭菌:利用 γ 射线和电子加速器产生的高能量电子束穿透物品杀死其中的微生物的低温灭菌方法统称为电离辐射灭菌,是一种适用于不耐热物品的常温灭菌方法,又称之为"冷"灭菌。电离辐射可达到灭菌的目的。其优点是:①穿透力强,因而可以先包装后灭菌;②常温下即可进行,因而不使消毒物品温度升高;③被照射物品不会产生放射性,因而无有害物质残留;④操作简便;⑤节约人力物力,适于批量流水作业。

电离辐射对人体有一定的损害,所以要注意防护。电离辐射对辐照物品也有一定的损害,主要是影响其稳定性。因此,一些大分子溶液、聚合物等不宜用电离辐射消毒与灭菌。

（3）紫外线消毒:紫外线是一种低能量的电磁辐射。穿透力很差,240～280nm 波长的紫外线杀菌力较强,一般多以 253.7nm 为杀菌紫外线波长的代表。紫外线消毒主要用于物体表面及空气的消毒。紫外线对空气的消毒效果很好,经空气传播的疾病病原体如流感病毒、麻疹病毒均能被紫外线所灭活。对物品表面消毒时,要求表面光滑清洁,保证消毒效果。紫外线穿透力弱,利用紫外线消毒时,只要紫外线照射不到的部位均达不到消毒的效果。同时,紫外线灯的消毒效果还受其照射强度、照射时间、物体表面状况、空气清洁度、灯管使用时间、温湿度、辐照距离、微生物的敏感度、微生物的数量等因素的影响。照射强度越高、照射时间越长,其杀菌的效果就越好。对照射强度低或紫外线灯管使用时间长的应进行更换或延长照射时间,以提高杀菌效果。但无论对何种物品消毒,30W 紫外线灯辐照强度在距离 1 米处不得低于 $70\mu W/cm^2$,否则应更换。

（4）微波消毒:微波是一种波长短、频率较高的电磁波,波长为 0.001～1m,频率 300～300 000MHz。微波具有良好的杀菌作用,杀菌原理有两种观点:①热效应说,即微波的杀菌作用完全由于照射时产生的热所致,微波照射后,温度快速上升,微生物随之大量死亡;②综合效应说,即微波的杀菌作用除热效应以外还有一些非热效应的作用,诸如电磁共振效应和场致力效应等。微波加热的优点是对物体内部进行直接加热,而其他加热方式都是由表及里。

影响微波杀菌的因素有:①微波的频率:应根据消毒对象选择适宜频率。微波频率高,物体升温快,杀菌作用强,需要时间短,穿透力差,只适用于消毒小件物品。微波频率低,加热速度慢,消毒时间长,但穿透深度大,故可处理大件物品;②输出功率:在一定条件下,微波输出功率大,加热速度快,杀菌作用强;③作用时间:照射时间长,温度上升高,杀菌效果好;④物品性质:不同物品对微波的吸收能力有所不同,吸收效能好的如水及含水量高的物品,而金属、玻璃、陶瓷、塑料则吸收少,但如将物品放于含水或水蒸汽环境中,借水分子吸收微波使温度升高,即可达到消毒。

2. 化学消毒法　利用化学药物或制剂杀灭病原微生物或其他有害微生物的方法称为化学消毒法(chemical disinfection)。化学药物消毒的主要机制是使微生物体内核酸或蛋白质凝固、变性,或干扰微生物的新陈代谢,或抑制细菌的生长繁殖以及溶菌等,从而使微生物死亡,达到消毒的目的。化学消毒法使用方便,但效果不如热力消毒可靠。在不具备热力消毒的条件或被消毒的物品不耐热时,可采用此法进行消毒。

（1）化学消毒剂分类:从杀菌作用强弱可分为 3 大类:①高效消毒剂:能杀灭各种细菌、真菌、病毒、包括芽胞;②中效消毒剂:能杀灭细菌繁殖体、真菌、病毒、结核杆菌,不能杀死芽胞;③低效消毒剂:只能杀灭部分细菌繁殖体、真菌和病毒,不能杀死结核杆菌、芽胞和抵抗力较强的细菌及病毒。只能抑制微生物的生长而不能将之杀灭的药物称为抑菌剂,例如,季铵盐类消毒剂。

按化学性质将消毒剂分 8 大类:①含氯消毒剂:指溶于水中可产生次氯酸的消毒剂,二氯异氰尿酸钠、漂白粉、NaClO;②过氧化物类消毒剂:过氧乙酸、过氧化氢、臭氧;③醛类消毒剂:甲醛、戊二醛;④杂环类气体消毒剂:环氧乙烷;⑤醇类消毒剂:乙醇、异丙醇;⑥酚类消毒剂:煤酚皂溶液(来苏尔)石炭酸;⑦季铵盐类消毒剂:泰胜消毒剂(属于复方双链季铵盐类)、新洁尔灭;⑧其他消毒剂:洗必太(也可属酚类)、碘、碘伏、高锰酸钾。

(2)常用化学消毒剂的使用方式

1)用消毒剂溶液浸泡、擦拭、喷洒或进行气溶胶喷雾。

2)用其气体或烟雾进行熏蒸:杂环类气体消毒剂、过氧乙酸等。

3)直接用药物粉剂处理:主要为含氯消毒剂。

(3)理想的化学消毒剂应具备下列条件

1)杀菌谱广:对所有形式的微生物,甚至寄生虫卵都有杀灭作用。

2)使用时有效浓度低。

3)作用速度快:这是衡量消毒剂效果的重要指标之一。

4)性能稳定:要求不易分解或转化成其他产物。

5)易溶于水:容易配制或释放出有效成分发挥作用。

6)对物品无腐蚀性,特别是对金属无腐蚀性,从而不使物品被破坏。

7)毒性低,不易燃易爆,使用无危险。对人体无毒或毒性低、无残留,因而对人畜比较安全,易于保存和运输。

8)影响因素少:不受有机物、酸、碱等理化因素影响或影响很小,从而保证消毒效果。

9)无臭、无味、无色。消毒后易除去残留药物。

10)价格低廉,因而容易推广使用。

11)可在低温下使用。

12)能大批量生产,从而保证足够的使用量。

目前还没有能完全满足上述条件的消毒剂,但有些消毒剂基本能满足上述条件。

(4)化学消毒剂使用注意事项

1)消毒剂应在产品有效期内有批准文号。

2)按照使用说明准确配制消毒液的浓度。

3)消毒剂的用量和作用时间必须符合规定。

4)消毒剂必须与病原体直接或充分接触。

5)温度会影响消毒效果,避免在过高或过低温度进行消毒操作。

6)多数消毒剂有腐蚀性,性质不稳定,使用时应注意,气体消毒剂应防止有毒气体泄漏,液体消毒剂防止过敏和对皮肤黏膜的伤害。

3. 生物消毒法 生物消毒法(biological disinfection)是指利用一些生物来杀灭或去除病原微生物或其他有害微生物的方法。自然界中有的生物在生长繁殖过程中,往往形成不利于其他微生物存活的环境而将它们杀灭。例如,污水净化处理时,可通过缺氧条件下厌氧微生物的生长来阻碍需氧微生物的存活;粪便、垃圾的发酵(堆肥)可利用嗜热细菌繁殖时产生的热量杀灭病原微生物。这些都属于生物消毒法的范畴。

在实际工作中,常常采用协同消毒法(又称强化消毒法),即采用两种以上的消毒方法或消毒剂,以加速和提高消毒效果。

(四)影响消毒效果的因素

1. 使用剂量 包括强度和时间,在热力消毒中指温度和时间,在紫外线消毒中指紫外线照射强度和时间,在化学消毒中指消毒剂的浓度和作用时间。

2. 微生物污染程度 微生物污染程度越严重,微生物的数量就越庞大,消毒就越困难,因而就需要增加消毒剂用量和作用时间。

3. 温度 一般来说,在物理消毒时,温度越高效果越好;化学消毒时,一定范围内温度高时效果较好,即化学消毒对温度的要求有一个最适范围,如环氧乙烷消毒时,温度低于10.7℃时,药物本身即不能挥发成气体;紫外线在4℃时,输出强度只有27℃时的20%~30%。

4. 湿度 湿度对不同的消毒方法有着不同的影响。空气的相对湿度对熏蒸消毒影响显著,直接喷洒消毒剂干粉处理地面时,相对湿度要高。紫外线照射,随着相对湿度的增高,其穿透力逐渐减弱。

5. pH 值 pH 的变化严重影响消毒剂的作用,不同消毒剂对 pH 值要求不同。例如,季铵盐类在碱性溶液中作用较大,pH 3 时杀灭微生物所需浓度要较 pH 8 时大 10 倍左右。戊二醛水溶液当 pH 由 3 升至 8 时杀菌作用逐步增强,次氯酸盐溶液当 pH 由 3 升至 8 时,杀菌作用反而减弱。

6. 化学拮抗物质 自然情况下,微生物常与很多其他物质特别是有机物混在一起,这些物质往往会影响到消毒处理的效果。如蛋白质、油脂类有机物等包围在微生物外面可妨碍各种消毒因子的穿透,同时也消耗一部分消毒剂,对氧化作用的消毒剂来说尤为明显。因为这些有机物消耗了消毒剂,影响了作用于微生物的剂量和浓度。

7. 穿透力 不同消毒因子,穿透能力有明显差异。如干热穿透力比湿热差。甲醛蒸汽穿透力比环氧乙烷差,电离辐射能穿透多种物质深部,而紫外线只能作用于物体表面或浅层液体中的微生物。

8. 表面张力 消毒液表面张力小有利于药物接触微生物,有利于杀灭作用的进行。因此,为增进消毒效果,一方面选用表面张力小的溶剂配制消毒剂,如乙醇配制的碘酊比用水配制的碘液消毒效果要好;另一方面可在消毒液中加入表面活性剂降低溶液的表面张力。

9. 清洁度 消毒对象的清洁度对消毒效果有一定的影响,如水消毒时,水的混浊度对消毒效果有影响,因水中的悬浮颗粒可吸附消毒剂,降低消毒剂的有效浓度;空气消毒时,空气中的蒸汽、烟雾、悬浮颗粒、有机物等均可影响紫外线的消毒效果。

10. 物体表面状况 进行物体表面消毒时,光滑程度对消毒效果有一定影响,对紫外线消毒的影响更明显一些。

(五)常用消毒剂及其使用方法

1. 含氯消毒剂 含氯消毒剂是指溶于水中可产生次氯酸而起到杀菌作用的消毒剂。是消毒工作中应用最广泛且高效、快速、安全、价廉的一类消毒剂,常用于生活饮用水、污水、食品加工工具、容器及各种受污染场所的消毒处理等。含氯消毒剂其消毒效果与其有效氯含量成正比,使用剂量应按照有效氯的含量计算,确定是否能达到消毒效果。

含氯消毒剂分为有机氯消毒剂与无机氯消毒剂:有机氯制剂含氯较稳定,但杀菌作用缓慢;无机氯制剂消毒作用迅速,但易分解、挥发而失去消毒作用。

常用的含氯消毒剂有:漂白粉、漂白粉精、次氯酸钠、二氧化氯、二氯异氰尿酸钠、三氯异氰尿酸钠、氯溴氰尿酸、二氯一碘异氰尿酸等。

(1)漂白粉:有效成分是次氯酸钙。漂白粉是将氯气通入消化石灰中制成的混合物,其有效氯含量一般为 25% ~32% ,常以 25% 计算其用量,其水溶液含有大量氢氧化钙,呈碱性。漂白粉在储存过程有效氯含量每月减少1% ~3% ,遇光或吸潮后,其分解速度加快。氯气味淡、手抓成团及出厂时间长的漂白粉有效氯含量一般都较低,反之,则有效氯含量较高。漂白粉配制成水溶液后,取上部澄清液用于消毒。可使用喷洒、擦拭及浸泡等方法操作。对患者排泄物可用干粉搅拌消毒,药物浓度为 10% 。也可用于茶具、浴具、拖鞋等浸泡消毒。

漂白粉生产成本低,毒副作用小,但稳定性较差,受环境条件的影响大,而且对物品有漂白与腐蚀作用。

(2)漂白粉精:又称次氯酸钙。为白色颗粒状,有氯味,沉淀少,有效氯含量一般为80% ~85% 。

(3)"三合二":化学名称为三次氯酸钙合二氢氧化钙。有效氯含量为 56% ~60% ,它较漂白粉易溶于水,但分解速度较漂白粉缓慢,沉淀少。

(4)次氯酸钠:又称高效漂白粉,纯品为白色粉末,通常为灰色结晶,在空气中不稳定,工业上将氯气通入氢氧化钠溶液中,制成白色次氯酸钠乳状液,含有效氯8% ~12% 。适用于餐具、物体表面等消毒。

(5)二氯异氰尿酸钠:商品名为"优氯净",白色晶粉,具有浓厚的氯气味,性能稳定,易溶于水,有效氯含量为 55% ~65% ,应用于各种餐具、茶具及游泳池的消毒。对餐具及茶具的消毒使用时,250mg/L 有效氯浸泡 30 分钟。

(6)84 消毒液:是一种广谱、高效、去污力强的新型消毒剂,能快速杀灭甲、乙型肝炎病毒、芽胞等各类致病菌。它含有次氯酸钠与表面活性剂等成分,其杀菌作用主要依靠有效氯。

含氯消毒剂水溶液的配制方法:

市场销售的漂白粉、漂白粉精等各种含氯消毒剂的有效氯含量各不相同,并且此类消毒剂杀菌成份易于分解、挥发而丢失,降低其消毒效果,故在配制所需消毒液浓度时,原药的使用量应进行适当的调整,以达到所需的实际药物有效浓度,可以按照下列公式进行浓度校正:

$$校正浓度=\frac{有效氯标准含量(\%)\times使用浓度(\%)}{实测有效氯含量(\%)}$$

注意事项:①配制氯制剂消毒液时,首先应测定有效氯含量,根据实测值计算用量;②含氯消毒剂类均具有较强的腐蚀性,不能用于铁、铝等金属制品的消毒,或放在铁、铝等金属制品容器内进行消毒,也应慎用于棉织物品的消毒。操作人员应注意防护;③要保存在密闭容器内,置于阴凉、干燥通风之处;④消毒液应现用现配,以达到最佳消毒效果;⑤稀释次氯酸钠时,应使用冷水,以免其受热分解。常用含氯消毒剂及其应用见表 10-2。

2. 过氧化物类消毒剂 此类消毒剂具有强氧化能力,能杀灭所有微生物,可作为灭菌剂使用。目前国内常用的有过氧乙酸(16% ~20%)、过氧化氢(30% ~90%)和臭氧等。

(1)过氧乙酸:为混合水溶液,除过氧乙酸外,还有过氧化氢、醋酸、硫酸等成分,是一种杀菌力强的广谱、高效消毒剂。使用浓度低,消毒时间短,消毒后不留残毒,合成简单,价格低廉,便于推广使用。常用于浸泡、喷雾、擦拭、熏蒸、自然蒸发等方式进行消毒,适用于公共

表 10-2　常用含氯消毒剂及其应用（消毒剂∶水）

消毒对象	漂白粉	优氯净	使用方法
餐茶具	1∶800	1∶1200	浸泡、擦拭
浴具、拖鞋	1∶100 ~ 150	1∶1000	浸泡、擦拭
食品加工器具	1∶1500	1∶5000	浸泡、擦拭
水果、蔬菜	1∶1000	1∶2400	浸泡
物体表面	1∶500	1∶500	浸泡、擦拭
乙肝患者污染物品	1∶150	1∶500	浸泡
饮用水	有效氯 4mg/L	有效氯 4mg/L	恒氯
游泳池水	有效氯 5 ~ 6mg/L	有效氯 5 ~ 6mg/L	恒氯

场所、物体表面及其他用具等的消毒。但过氧乙酸极不稳定，易于分解，而且有较强的氧化腐蚀性和刺激性。实际工作中应现用现配，并避免用于金属制品的消毒或用金属制品容器储存或运输。一般分为 A、B 两液分别存放，使用时将 A、B 两液按比例混合均匀后放置 24 ~ 48 小时，再配成使用浓度。刚配制好的过氧乙酸有效成分为 16% ~ 20%，使用时应以 16% ~ 20% 有效含量计算要配制溶液的浓度。

　　1）空气消毒：可采用气溶胶喷洒（喷雾法）或熏蒸消毒法：①喷雾法：先关闭门窗，用气溶胶喷雾器在固定点将过氧乙酸溶液喷雾成直径平均小于 30μm 的细雾，每立方米约喷雾 2% 消毒液 8ml，作用 30 ~ 60 分钟，此种消毒处理方法既起喷雾消毒作用，又能起到熏蒸作用；②熏蒸法消毒：将消毒液放在陶瓷或玻璃器皿内，置于煤气、电炉或酒精灯等加热，注意不宜使用金属容器盛放消毒液，熏蒸时房间密闭要好。由于过氧乙酸熏蒸消毒蒸汽穿透力较差，消毒时还要尽可能地使各处空间或物品与蒸汽接触。

　　2）皮肤、黏膜消毒：皮肤消毒用 0.2% 水溶液，黏膜可使用 0.02% 的水溶液浸泡或冲洗消毒。

　　3）餐具消毒：将餐具洗净后，用过氧乙酸 0.5% ~ 1% 的水溶液浸泡消毒 30 ~ 60 分钟即可。

　　4）蔬菜、水果消毒：将蔬菜、水果洗净后，用 0.2% 的水溶液浸泡 10 ~ 20 分钟。

　　5）便器、马桶等卫生用具消毒：用 0.4% 的水溶液擦拭消毒。

　　影响过氧乙酸消毒效果的因素：①使用浓度：浓度增加作用增强；②作用时间：随着作用时间的延长而效果增强；③温度：温度过低杀菌作用减弱；④有机物：降低杀菌效果；⑤酸碱度：溶液呈酸性时杀菌作用较强。

　　过氧乙酸使用时应注意：①过氧乙酸水溶液应现用现配，不得使用金属容器储存和运输；②由于过氧乙酸极不稳定，使用前最好测定其有效成分的含量，确保消毒效果；③使用浓度较高时，不要溅到皮肤、眼内或衣服上，否则应立即使用清水冲洗，皮肤消毒使用的浓度不应超过 0.2%，黏膜不得超过 0.02%；④天然纤维纺织品经浸泡后应立即用清水冲洗干净，以免被漂白和腐蚀。熏蒸消毒对物品的损害较小，但不要反复熏蒸，每次熏蒸后应立即洗刷或擦拭干净。

　　（2）臭氧：属强氧化剂，有特殊臭味，比空气重，是一种广谱、高效消毒剂，其杀菌作用比氯快 300 ~ 600 倍，主要用于空气、水的消毒和食品的保鲜。臭氧还可用于物体表面的消毒。

缺点是腐蚀性强,有漂白作用,不稳定,常温下即可分解成氧。臭氧对人体有害,消毒空气时人不宜留在室内。

3. 醛类消毒剂 主要包括甲醛、聚甲醛、戊二醛等,醛类消毒剂对所有病原微生物(包括芽胞)具有较强的杀灭能力,其杀菌作用不受有机物质的影响,对金属、纤维均无腐蚀作用,大多用于气体熏蒸消毒,广泛应用于养禽场环境、用具、设备的消毒。

(1) 甲醛(formaldehyde):市售的甲醛消毒剂主要有福尔马林和多聚甲醛。福尔马林为甲醛的水溶液,含甲醛37%～40%,对细菌芽胞、繁殖体、病毒、真菌均有杀灭作用。甲醛对人体有害,使用时应注意防护;温度、湿度对甲醛的杀菌效果影响较大,处理时应保持在要求的范围内;甲醛气体的穿透性差,拟消毒物品的排放要互相间隔一定距离,尽量将污染表面暴露在外面。

影响甲醛消毒效果的因素有以下几个方面。

1) 温度:随着温度的升高,杀菌作用加强。甲醛气体的消毒作用要求温度在18℃以上,最好能在50～60℃条件下消毒。

2) 浓度和作用时间:甲醛气体或液体浓度越高,时间越长,杀菌效果越好,但浓度增加到一定程度,由于非聚合甲醛浓度不再升高,杀菌效果不再有明显增加。

3) 被消毒物品的性质和数量:甲醛气体的穿透力差,不能有效地杀灭织物深部的病原体,为了提高消毒的效果,消毒时可将物品摊开。

4) 有机物:有机物质(如组织块)被甲醛凝固后,消毒液不易渗透,因此对有机物深处的微生物有一定的保护作用。

5) 相对湿度:若相对湿度越饱和,纺织品吸水过多,会影响甲醛的穿透力;若相对湿度过低,则甲醛气体失去杀菌作用。一般认为,用甲醛气体消毒时相对湿度应在70%以上,以80%～90%为宜。

6) 溶剂:甲醛的水溶液杀菌作用强,但消毒后遗留刺激性气味,其使用受到了一定的限制。使用有机溶剂来稀释甲醛,虽其杀菌作用有明显的差别,但经稀释后不产生刺激性气味。

(2) 戊二醛(glutaraldehyde):是一种广谱、高效、低毒消毒剂,对细菌繁殖体、芽胞、分枝杆菌、真菌和病毒均有杀灭作用,故使用范围比较广泛。戊二醛对金属、玻璃、橡胶、塑料制品均无腐蚀性,对皮肤、黏膜刺激性较小。穿透力强,不损伤金属制品、不凝血、性能稳定,在碱性情况下杀菌效果最好。常用2%戊二醛液对医疗器械进行消毒。

4. 烷基化气体消毒剂 烷基化气体消毒剂具有广谱杀(灭)菌作用,包括环氧乙烷、乙型丙内酯、环氧丙烷等,其中环氧乙烷的应用比较广泛,气体与液体都有杀菌作用,气体的杀菌作用更强,多用于气体消毒。在熏蒸剂中将会详细介绍。

5. 碘类消毒剂 碘和碘伏是常用的碘类消毒剂,能杀灭细菌、芽胞、病毒、噬菌体、分支杆菌、原虫、真菌等病原体,是一类高效、广谱消毒剂,应用非常广泛。

(1) 碘(iodine):常用剂型有碘酊和碘酒、碘甘油、碘仿粉及复配制剂等。碘酒或碘酊即内含2%碘及1%～5%碘化钾的酒精溶液,易挥发而不稳定,呈棕黄色,主要用于皮肤消毒、毒虫叮咬及疗疖等皮肤感染。碘仿和碘甘油稳定性能好。碘甘油刺激性小,特别适合于黏膜的消毒,一般使用浓度为1%～3%,临床上主要用于口腔黏膜疾患、皮肤溃疡、耳道炎、褥疮。碘仿具有杀菌、抑菌、收敛、防腐等作用,能减少创面的渗出,使疮面干燥,并促进伤口愈合。

（2）碘伏（iodophor）：碘伏为一种碘与不同载体结合而成的溶合体，可缓慢释放碘，保持较长时间的杀菌作用，碘伏较碘酊或碘酒的黄染差，黄染后用水即可冲洗干净。碘伏原液的稳定性较好，但稀释后的溶液稳定性则较差，两天后有效碘可减少50%以上。因此，使用时应现用现配。碘伏对皮肤、黏膜刺激性小、毒性也低。按有效碘计算，用于皮肤的消毒可用0.5%的浓度；黏膜可用0.2%～0.3%的浓度冲洗；蔬菜、水果可用500mg/L有效碘溶液浸泡15～30分钟。

一般液体碘伏原液有效碘含量为0.5%，即500mg/L。常用毒剂及其应用见表10-3。

表10-3　常用消毒剂及其应用

名称	性质	杀菌作用	常用浓度（%）	作用时间（分钟）	使用方法	消毒对象
次氯酸钙	白色粉末，易溶于水，有效氯含量60%～65%，有较强的漂白和腐蚀性	广谱消毒剂，对细菌繁殖体、病毒、真菌及芽胞均有灭杀作用	0.1～1.0	15～120	浸泡、擦拭、刷洗、喷雾、搅拌均匀	排泄物、呕吐物、分泌物、污水、垃圾、家具、食具、墙壁、地面等
次氯酸钠	淡黄色液，溶液呈碱性，有效氯含量8%～12%	广谱消毒剂，对细菌繁殖体、病毒、真菌及芽胞均有灭杀作用	2～10	15～120	浸泡、擦拭、喷雾、搅拌均匀、刷洗	排泄物、呕吐物、分泌物、污水、垃圾、家具、食具、墙壁、地面、空气等
二氯异氰尿酸钠	白色粉末，性能稳定，易溶于水，溶液呈酸性，有效氯含量55%～65%	广谱消毒剂，对细菌繁殖体、病毒、真菌及芽胞有较强的灭杀作用，杀菌作用比其他氯胺类消毒剂强	0.2～2.0	15～120	浸泡、擦拭、喷雾、刷洗	家具、食具、墙壁、地面、空气等
过氧乙酸	无色透明液体，易挥发，不稳定，遇热或有机物、重金属离子等易分解，过氧乙酸含量15%～18%	广谱消毒剂，能杀死细菌繁殖体、结核杆菌、芽胞、病毒和其他微生物	0.2～1	10～60	浸泡、喷雾、熏蒸、擦拭	家具、食具、服装、玩具、玻璃、橡胶、塑料制品、墙壁、地面、空气等
过氧化氢	无色、无臭的透明液体，不稳定，有强氧化性，遇有机物或金属和碱易分解，过氧化氢含量25%～28%	广谱消毒剂，能杀灭各种微生物	3～6	10～30	浸泡、擦拭、喷雾、	家具、食具、服装、玩具、玻璃、橡胶、塑料制品、墙壁、地面、空气等

续表

名称	性质	杀菌作用	常用浓度（%）	作用时间（分钟）	使用方法	消毒对象
甲醛	37%～40%的甲醛水溶液，为无色透明液体，在寒冷处久置，可有部分聚合，易发生浑浊，与水或乙醇以任何比例混溶，溶液呈酸性	广谱消毒剂，可杀灭各种微生物	8～25	30～360	浸泡、熏蒸	家具、服装、玻璃、橡胶、塑料品、墙壁、地面等
环氧乙烷	10%环氧乙烷和90%二氧化碳气体混合，易燃易爆，注意安全	广谱消毒剂，可杀灭各种微生物	50～100 800～1000mg/L	24～72 6h(55℃～60℃，RH60%～80%)	熏蒸	仪器设备、被褥、衣服、家具、玻璃橡胶、塑料制品
碘伏	碘与表面活性剂的不稳定型结合物。无刺激，无腐蚀，含有效碘0.5%	广谱消毒剂，能杀灭各种微生物	0.01～0.2	1～5	浸泡、擦拭	皮肤、黏膜
高锰酸钾	强氧化剂，深紫色晶体，稳定，耐储存，能溶于水，但水溶液在酸、碱条件下不稳定	可杀灭细菌繁殖体、病毒，破坏肉毒杆菌毒素	0.1～1	10～60	浸泡	食具、器具、水果、蔬菜等
戊二醛	无色油状液体，有微弱甲醛气味，挥发性弱，可与水、与醇以任何比例混合，溶液呈弱酸性，戊二醛25%～50%	广谱消毒剂，能杀灭细菌繁殖体、芽胞、真菌、病毒，作用比甲醛强	2	20～40	浸泡	医疗器械

6. 消毒剂的配制 消毒剂的有效成分含量的表示，以 mg/L 或 mg/kg 为主，采用百分数表示时：①液体和液体之间为体积百分数，即 100ml 溶液中含消毒剂若干 ml，或 100ml 消毒剂含有效成分若干 ml；②固体和固体之间为质量百分数，即 100g 消毒剂中含有效成分若干 g；对固体和液体之间采用质量浓度表示（mg/L、g/L 等），即 1L 溶液中含消毒剂若干 mg 或 g，或 1L 消毒剂中含有效成分若干 mg 或 g 等。

消毒剂原液稀释方法：

$$加水量=\frac{原液浓度×原液量}{稀释浓度}-原液量$$

消毒剂浓度的提高：现有已配制的消毒液浓度低，欲将其浓度提高，则需加原液。

$$需原液量 = \frac{现有药液量 \times (欲提高浓度 - 现有浓度)}{原液浓度 - 欲提高浓度}$$

（六）消毒效果的评价

1. 评价指标　对不同的消毒对象,其消毒效果评价指标不同。有的必须以国家制定的标准为指标,如《生活饮用水水质标准》(GB5749-85)要求消毒效果应达到无异臭、异味;消毒后30分钟游离余氯不低于0.3mg/L,管网末梢水不低于0.05mg/L;微生物检验细菌总数<100 个/ml,大肠菌群(MPN)<3 个/ml,无致病菌。对无国家标准的消毒对象,一般以细菌杀灭率即消毒前后杀灭微生物的百分率来作为评价指标。

$$细菌杀灭率 = \frac{消毒前平均菌落数 - 消毒后平均菌数}{消毒前平均菌落数} \times 100\%$$

如:传染病消毒的细菌杀灭率合格指标为99.99%;一般预防性消毒的细菌杀灭率指标为:80%以上为良好,70% ~80%为较好,60% ~70%为合格,60%以下为不合格。

2. 评价方法　常用的物品表面消毒效果评价方法有:自然菌采样检测法、染菌片检测法。空气消毒效果评价方法有:自然沉降采样检测法、空气采样检测法。

3. 不同消毒方法的评价

（1）压力蒸汽灭菌效果评价

指示菌:嗜热脂肪杆菌芽胞(ATCC7953 或 SSIK31)菌片,含菌量为 $5 \times 10^5 \sim 5 \times 10^6$ cfu/片,121℃,D_{10}值1.3 ~1.9 分钟,KT 值为≤19 分钟,ST 值为≥3.9 分钟。

评价:同次检测中,标准试验包或通气贮物盒内,每个指示菌片接种的溴甲酚紫蛋白胨水培养基全部不变色,判定为灭菌合格,如有一片接种的溴甲酚紫蛋白胨水培养基由紫色变为黄色时,判定为灭菌不合格。

（2）紫外线消毒效果评价

指示菌:大肠埃希菌(8099 或 ATCC25922);枯草杆菌黑色变种芽胞(ATCC9372)。

评价:①物理学检测:普通 30W 直管型新的紫外线灯辐射强度≥107 μw/cm²;高强度紫外线灯辐射强度≥200 μw/cm²。②生物学检测:对指示菌杀灭率≥99.90%,判为消毒合格。

（3）液体消毒剂消毒效果的评价

指示微生物:①细菌:金黄色葡萄球菌(ATCC6538)、大肠埃希菌(8099)、铜绿假单胞菌(ATCC15442)、白色葡萄球菌(8032)、龟分枝杆菌(ATCC93326)、枯草杆菌黑色变种芽胞(ATCC9372);②真菌:白色念珠菌(ATCC10231)黑曲霉菌(ATCC16404)。病毒:脊髓灰质炎病毒-I 型疫苗株。

评价:对细菌和真菌的杀灭率≥99.90%,对脊髓灰质炎病毒-I 灭活,可判为消毒合格;对枯草杆菌黑色变种芽胞全部杀灭,可判为灭菌合格。

（4）辐射灭菌效果评价

指示菌:短小芽胞杆菌(E601)。

评价:对指示菌杀灭率≥99.90%,判为消毒合格;对指示菌全部杀灭,判为灭菌合格。

（5）环氧乙烷灭菌效果评价

指示菌:枯草杆菌黑色变种芽胞(ATCC9372)。

评价:对指示菌杀灭率≥99.90%,判为消毒合格;对指示菌全部杀灭,判为灭菌合格。

二、　除虫

（一）除虫的概念

除虫（deinsectization），俗称杀虫，是指采用卫生措施控制或杀灭行李、货物、集装箱、交通工具、物品和邮包中传播人类疾病的昆虫媒介的程序，目的是通过药物杀灭、器械捕杀、生物防制等措施，使国境口岸、交通工具、货物等的媒介昆虫密度降低到无害化程度，防止传染病的发生和流行。这里的虫是指病媒昆虫，即指具有医学重要性的昆虫及其近缘节肢动物，病媒昆虫亦称媒介昆虫、医学昆虫，但严格意义上应称医学节肢动物，泛指对人类健康构成直接或间接危害、影响人们正常生活的所有节肢动物，包括昆虫纲的蚊、蝇、蠓、虻、蚋、白蛉、蜚蠊（蟑螂）、蚤、虱、臭虫、锥蝽、莞菁、金龟、刺蛾、枯叶蛾、毒蛾、胡蜂、蜜蜂、蚁等，以及与昆虫纲近缘的蛛形纲的蜘蛛、蝎子、蜱、螨、革螨等，唇足纲的蜈蚣等，倍足纲的千足虫、马陆等，甲壳纲的水蚤、蝲蛄等。

病媒昆虫可通过吸血、蜇刺、寄生等对人造成骚扰、失血、毒素侵害、变态反应等直接危害，也可作为传染病的传播媒介对人造成间接危害，间接危害是病媒昆虫对人类的最严重的危害。病媒昆虫可以传播病毒、细菌、立克次体、螺旋体、原虫、蠕虫。全世界每年有几百万虫媒和鼠传疾病病例，对人类健康构成严重威胁，干扰世界交通运输，影响国际间贸易和旅游业，阻碍社会经济和文化的发展。病媒昆虫的防制应采取综合治理的策略，即从病媒昆虫与环境以及社会条件的整体观念出发，根据标本兼治而着重治本的原则，因地因时制宜地对病媒昆虫采用适当的综合治理、化学防制、生物防制或其他有效手段，组合成一套系统的防制措施，通过抑制其发生、降低种群数量或缩短成虫寿命，把防制种群控制在无害化的水平，并在有条件的局部地区，争取予以清除，以达到除害灭病和（或）减少其危害的目的。

（二）除虫方法

除虫方法有生态防制法、物理灭虫法、化学除虫法、激素防制法、生物防制法、遗传防制法等，其中化学除虫法最常用。

1. 生态防制法　通过改造或改善生态环境，使病媒昆虫无滋生、栖息的场所，此法是除虫的治本措施。多年的实践证明此法是行之有效的。

2. 物理灭虫法　通过采取人工捕杀、高低温处理（如火烧、干热空气、煮沸、冷冻等）、灯光诱杀、装置防虫设施等措施而达到除虫的目的。此法简便易行，但有一定的局限性，不能大范围使用。

3. 化学除虫法　将除虫药物加工成一定剂型，如粉剂、可湿性粉剂、乳油、乳粉、烟剂、颗粒剂、涂抹剂，以手工或器械置于一定场所，或使用有毒气体熏蒸，通过不同途径作用于虫体，使昆虫中毒致死的方法。毒杀病媒昆虫是应用最广泛、见效最快的除虫措施，是除虫工作中最重要的防制方法。化学除虫剂通过触杀、胃毒、熏杀三种作用途经达到除虫的目的。

（1）触杀作用：化学药物和虫体直接接触，通过体表进入体腔和血液，使神经系统中毒、组织代谢障碍等，达到除虫的目的。

（2）胃毒作用：化学药物本身或与诱饵一起经昆虫食入，由肠腔吸收后中毒而死亡，达到除虫的目的。

（3）熏杀作用：化学药物以气态方式进入昆虫体内起到毒杀作用，达到除虫的目的。

4. 激素防制法　昆虫的生长发育过程中依靠某些激素进行生理调节，利用这些激素，阻碍或干扰昆虫的正常发育，使其个体死亡，进而达到种群灭绝。

5. 生物防制法　利用生物或生物的代谢产物防治病媒昆虫。例如用病媒昆虫的天敌如鸟类、鱼类、微生物等杀灭昆虫等,都属于生物防制法。

6. 机械除虫法　采用拍打、诱捕、网捕等方法杀灭病媒昆虫属于机械除虫法,此法简便、易行、经济,但有一定的局限性,不能大范围使用。

在长期的病媒昆虫防治过程中,人们发现单纯使用一种防治方法效果不理想,于是提出了"媒介生物综合治理"(integrated vector management,IVM)的概念,即从病媒昆虫与环境以及社会条件的整体观念出发,根据标本兼治而着重治本的原则,因地和因时制宜地对病媒昆虫综合采用适当的环境治理、化学防治、生物防治或其他有效手段,组合成一套系统的防治措施,通过抑制其发生、降低种群数量或缩短成虫寿命,把防治种群控制在不足为害的水平,并在有条件的局部地区,争取予以清除,以达到除害灭病和/或减少其骚扰的目的。"综合"包括两方面含义,一是防治对象(靶标昆虫)的综合,二是防治措施的综合,两者相辅相成。实际除虫工作中应根据实际情况选择除虫方法,在达到除虫目的的同时,注意工作效率,所采用的方法应安全、有效、经济、简便。

(三)除虫效果的评价

1. 评价原则

(1) 设置对照区:设置合理的对照区。对照区与杀灭区自然条件相似,距离合理。

(2) 选择监测点:选择合适的监测点。杀灭区和对照区监测点数量适宜,分布合理。

(3) 密度监测:杀灭前后,分别对杀灭区和对照区监测 1~2 次,计算平均虫密度。

(4) 种类鉴定:捕获的病媒昆虫应分类鉴定,以便了解种群构成和防治措施对各种病媒昆虫的效果。

(5) 虫媒传染病监测:掌握病媒昆虫密度与虫媒传染病发病率的关系,评价防治效果。

2. 评价指标

(1) 密度指数:传染病疫点杀虫后病媒昆虫应降低 99%。

$$密度指数下降比 = \frac{措施前密度指数 - 措施后密度指数}{措施前密度指数} \times 100\%$$

(2) 相关密度指数(relative population index,RPI):

$$RPI = \frac{对照区处理前平均密度值 \times 实验区处理后某时密度值}{对照区处理后某时密度值 \times 实验区处理前平均密度值} \times 100\%$$

设置的对照区应该与杀灭区自然条件相似,距离合理。预防性杀虫其相关密度指数应小于 20,大于 20 为效果不佳。

3. 评价方法

(1) 人工小时法:人工方法捕捉昆虫以小时计数(虫数/人·小时)。

(2) 笼捕法:检测蚊蝇指数时以笼捕获,以日计算笼捕昆虫平均数[虫数/(笼·日)]。

(3) 诱捕法:以灯光、诱饵等方法诱捕昆虫,以日或小时计算捕获率。

(4) 浓度测定法:用熏蒸浓度检测仪测定熏蒸及散气前熏蒸剂浓度。

三、灭鼠

(一)灭鼠的概念

灭鼠(deratization)是指在入境口岸采取卫生措施控制或杀灭行李、货物、集装箱、交通工具、设施、物品和邮包中存在的传播人类疾病的啮齿类媒介的程序。灭鼠原则是以防为主,防治结合,综合治理;治标与治本相结合,突击灭鼠与经常性灭鼠相结合,专业队伍与群众运动相结合。灭鼠时工作人员应做好个人防护。处理鼠疫疫情时工作人员的个人防护装备包括:连襟倒内衣一件,后开口防疫服一件,防护帽子一个,胶皮靴子一双,布手套一副,胶皮手套一副,厚口罩一个。

（二）灭鼠方法

1. 化学灭鼠法　将毒鼠药剂与诱饵混在一起制成毒饵,投放于鼠经常活动场所灭鼠。这种方法经济、易操作,效果好。此法的缺点是有些急性灭鼠毒饵使用不慎会造成人畜中毒。

2. 器械灭鼠法　多利用金属(钢丝)弹性制成鼠夹、鼠笼等以及其他类型捕鼠器械灭鼠。将鼠夹、鼠笼的诱饵装置挂上诱饵,鼠盗食之时被捕获。缺点:由于老鼠的"新物反应",即老鼠对未见过的捕鼠器械在一开始总存有疑虑,不轻易进入,往往捕鼠效果欠佳。

3. 熏蒸灭鼠法　将化学毒气投入有鼠害的环境中,加以封闭,从而使鼠中毒致死。这种方法适用于仓库堆、船舶鼠患较重的灭鼠。缺点:只能应用于环境较封闭的鼠患现场,易造成其他动物中毒,食品污染等。

4. 生态灭鼠法　破坏鼠类生存环境,如改造环境、堵塞鼠洞、设置防鼠网、断绝鼠粮等,不利于鼠类的生存繁衍,使鼠密度降低,鼠害得到控制,是目前认为行之有效的灭鼠法,因而得到提倡和推广使用。

5. 生物灭鼠法　生物灭鼠法是指利用鼠的天敌和对鼠有致病力的病原微生物灭鼠的方法。鼠的天敌主要有猫、犬、蛇、猫头鹰、鼬、黄鼠狼、狐狸等,可以利用它们达到灭鼠,降低鼠密度的目的,控制鼠害。对鼠有致病力的病原微生物使用最多的是沙门氏菌属中的细菌,其次是病毒。虽然微生物学灭鼠有一定的发展前途,但由于鼠体免疫力的出现和鼠密度大幅度下降后,易出现鼠间动物病的流行等问题,目前只能作为比较次要的灭鼠方法,用于高鼠密度的地区。

（三）影响灭鼠剂效果的因素

1. 毒力　有毒是灭鼠剂的必备条件。毒力弱的药物,不宜作为灭鼠剂。毒力过强的药物,往往对人、畜剧毒,容易误食中毒。

2. 适口性　灭鼠剂制成毒饵灭鼠时,首先要解决"入口"(适口性)问题,亦即接受性问题。接受性可分为首遇和再遇两种。目前使用的慢性灭鼠剂,多数首遇和再遇接受性都很好,急性灭鼠剂接受性均比慢性灭鼠剂差。

3. 耐药性　鼠类对现有灭鼠剂可产生不同程度的耐药性。因此,应交替使用灭鼠剂,避免产生耐药性。

4. 作用速度和反应强度　灭鼠剂如作用过快和反应强烈,常使摄食鼠立即感到不适,中止摄入,以至未食足致死量而未致死亡,并成为再遇拒食个体。另外短时间内大量同类的死亡还会引起其他鼠的警觉而拒食。灭鼠剂如对鼠的作用缓慢和反应轻微,能使大部分鼠食足致死量而死亡,取得较好的灭鼠效果。但作用过慢不能满足有时间要求的灭鼠的需要,因此工作中应根据不同要求,选用不同作用速度的灭鼠剂。

5. 稳定性和残效期　在需要长期投毒的场合,灭鼠剂越稳定,残效期越长越好。

（四）灭鼠剂的选择

理想的灭鼠剂应具有以下特点:①具有足够的毒力;②选择性强;③对人、畜、禽等动物毒性低;④适口性好;无二次中毒危险;⑤在环境中较快分解;⑥有特效解毒剂;⑦不易产生抗药性;⑧性质稳定;易于制造,使用方便,价格低廉等。

目前使用的灭鼠剂还达不到理想灭鼠剂的标准,实际工作中应根据具体情况,扬长避短,选择适合当时当地情况的灭鼠剂。常用的灭鼠剂有以下几种。

1. 急性灭鼠剂 主要有磷化锌、灭鼠安和灭鼠优、毒鼠磷、灭鼠宁等。

(1) 磷化锌:磷化锌有一种大蒜味,是一种广谱灭鼠剂,对各种鼠的毒力,相差不大。磷化锌的作用是被鼠的胃酸分解后,释放出剧毒的磷化氢气体,其分解速度和胃酸的多少有密切关系。磷化锌毒力发挥较快,鼠类多数在 24 小时内出现,死亡的快慢和服药量有密切关系。磷化锌首次使用效果特别好,连续使用效果会越来越差。磷化锌对家畜、家禽有毒,尤其是鸡比较敏感。猫、狗、猪可引起二次中毒。磷化锌对人体有毒,使用时必需充分注意。磷化锌在谷类、鱼、肉、蔬菜或水果毒饵中的使用浓度为 1% ~1.5% 。

(2) 灭鼠安和灭鼠优:灭鼠安与灭鼠优均为淡黄色粉剂,无臭无味,不溶于水和油,化学性质稳定,毒饵残效期长。主要毒理作用是抑制酰胺的代谢,使鼠类出现严重的维生素 B 缺乏症。鼠在服药后 2 ~3 小时出现症状,6 ~8 小时后死亡。对家禽、家畜(猫除外)毒性较弱,故使用时比较安全。这类药适口性好,不易引起拒食,也不易产生耐药性,二次中毒危险性小。毒饵中常用浓度为 0.5% ~2% ,也可配制成 10% 毒粉。这类药主要用于怕出中毒事故的场所,一年中只用一次,有效的解毒剂为烟酰胺和胰岛素。

(3) 毒鼠磷:毒鼠磷为有机磷灭鼠剂,白色粉末,无臭无味,不溶于水。毒鼠磷的适口性好,拒食不明显。毒鼠磷的主要毒理作用是抑制胆碱酯酶,尚未发现耐药性,多次少量取食能够引起储蓄中毒,因而人们经常接触时应该注意。毒鼠磷的主要毒理作用是抑制胆碱酯酶,中毒症状出现较迟。毒鼠磷在毒饵中的使用浓度为 0.25% ~1.5% 。

2. 慢性灭鼠剂 由于鼠类是断断续续取食的,有些鼠种还有明显的"新物反应",急性灭鼠剂使得鼠类在未吃到致死量的毒饵时就产生中毒症状而中止摄食,影响鼠类的群体行为,达不到较好的灭鼠效果。相反,慢性灭鼠剂有利于鼠类吃足毒饵,克服鼠类的新物反应,使整个鼠群摄入致死量的毒饵,因而灭鼠比较彻底。目前使用的慢性灭鼠剂都是抗凝血剂,毒理作用基本相同。常用的慢性灭鼠剂有杀鼠灵、敌鼠钠、杀鼠迷、大隆等。

(1) 杀鼠灵:杀鼠灵特点为慢性毒力强,即一次服用产生的毒力远低于多次的毒力,其使用方法为低浓度(0.02% ~0.04%),连续投放数日(5 天以上)。灭鼠灵的适口性很好,乐为鼠类接受。鼠类连续摄入 3 天后出现行动迟钝、蜷缩、虚弱,最后因出血而致死,死亡多出现在 4 天后,由于中毒症状不剧烈,出现又迟,不仅使已经出现中毒症状的老鼠继续取食毒饵,而且使其他老鼠在毫无察觉情况下,同样摄入致死量的毒饵。因此,灭鼠虽慢些,但效果较好。杀鼠灵对褐家鼠的毒力最强,黄胸鼠次之,小家鼠最弱。

(2) 敌鼠钠:敌鼠钠为黄色粉末,无臭,属茚满二酮类抗凝血灭鼠剂。几乎不溶于水,相当稳定,可配成长期有效的毒饵。敌鼠钠的毒性分为急性和慢性毒性,但两者差别比杀鼠灵小。

敌鼠钠对非靶动物的毒性比杀鼠灵强。敌鼠钠的适口性不如杀鼠灵,在毒饵中常用浓度为 0.01% ~0.03% ,投毒时间一般不少于 3 天;野外灭鼠时可使用 0.1% ~0.2% 毒饵,一次投毒。由于急性毒力高,个别老鼠服药后几小时就死,无明显内出血的症状。

如果连续几年使用抗凝血剂灭鼠,会产生抗药性,敌鼠钠与杀鼠灵有交叉抗药性,因此,敌鼠钠和杀鼠灵等抗凝血剂应和急性灭鼠剂交替使用,结合其他灭鼠手段,如捕鼠器、粘鼠和各种物理方法,以便及时消灭经过抗凝血剂筛选出来的抗性个体。

(3) 杀鼠迷:又名立克命,属香豆素类的灭鼠药,黄白色粉末,无臭无味,不溶于水,可溶于乙醇,化学性质比较稳定。杀鼠迷的适口性好,急性毒力比较强。褐家鼠服药一次时的致死中量为 16.5mg/kg,服五次时为 0.3mg/kg,对禽类和鱼类的毒性低。对抗药性的老鼠也有一定效果。因此,广泛用于杀灭常见的三种家鼠,毒饵中常用浓度为 0.0375%。

(五) 除鼠效果的评价

1. 评价指标

(1) 鼠密度:用某种特定方法测定单位时间内捕鼠(或鼠迹阳性)数。

$$鼠密度(夹日法) = \frac{捕鼠数}{布夹数 \times 天数} \times 100\%$$

航空器应无鼠;船舶、列车鼠密度,粉迹法小于 5%,夹日法小于 1%。口岸卫生处理除鼠,鼠夹法效果评价:鼠密度<1%;粉迹法效果评价:鼠密度<3%。

(2) 灭鼠率:用某种特定方法测定灭鼠后比灭鼠前鼠密度降低的百分比。

$$灭鼠率 = \frac{灭前密度 - 灭后密度}{灭前密度} \times 100\%$$

$$灭鼠率(食饵消耗法) = \frac{前饵消耗量 - 后饵消耗量}{前饵消耗量} \times 100\%$$

鼠疫染疫、染疫嫌疑交通工具灭鼠率应 100%;预防性灭鼠率应为 80% 以上。

2. 评价方法　常用方法有:鼠夹法、粉迹法、食饵法。

(1) 鼠夹法:室内外均适用。室内每 15 平方米放一夹。在野外可沿直线每隔 5 米放一夹,两列鼠夹间隔 50 米以上。放夹时间可根据当地鼠种的活动规律确定,如对家鼠和夜间活动的野鼠应晚放晨收。所用诱饵的种类和大小应统一。按每 100 只鼠夹捕获的鼠数(即捕获率)表示鼠密度。

(2) 粉迹法:在鼠经常活动地点撒布滑石粉,观察鼠迹,借以判定鼠的密度。用纱布包裹滑石粉,沿墙边、角落布撒粉块(面积 20cm×20cm),或每 15 平方米的独立环境布撒粉块一块,超过者布二块。大型库房、货堆(垛),沿边缘每 5 米布放一块粉板,间距 10~15 米。傍晚放,次晨收。凡有鼠迹的粉块为阳性点。

(3) 食饵法:在投毒的前后,各布放同种等量(室内每 15m² 一堆,每堆 2g 以上)的食饵,傍晚放,次晨收,以后饵较前饵消耗量减少的百分率来衡量灭鼠效果。食饵与配制毒饵的诱饵应不同,以免因食毒饵未死的鼠拒食而造成假象。使用此法时,灭鼠效果应结合地面死鼠数等进行综合分析。

四、熏蒸

(一) 熏蒸的概念

熏蒸(fumigation)是采用熏蒸剂在密闭场所杀死害虫、病菌或其他有害生物的技术措施和方法。熏蒸必须在能控制的场所如船舱、仓库、资料库、集装箱、帐幕以及能密闭的各种容器内进行,是消毒、灭菌、除虫、除鼠等的一种方法。熏蒸剂(fumigant)是指在所要求的温度和压力下,能产生对有害生物致死的气体浓度的一种化学药剂,其以气体分子状态起作用,不包括呈固态或液态颗粒悬浮在空气中的烟、雾等气雾剂。熏蒸剂具有较强的扩散性和穿透性,能够进入植物等内部杀死害虫;熏蒸一次可处理大量物体,比喷雾、喷粉、药剂浸渍等处理方法经济、省时,省力。熏蒸剂易扩散,通风后,熏蒸剂的气体容易逸出,与一般杀虫剂相比,残留少。但是,熏蒸剂具有毒性大,使用局限、用量多、费用高、污染环境等缺点。目前,熏蒸技术被广泛应用于口岸卫生处理。

（二）熏蒸剂的特性

1. 蒸发性　熏蒸剂的沸点对熏蒸处理有很大影响,沸点高,要求熏蒸处理时的温度也要高。如果气温低于沸点,是不能进行熏蒸处理的;但可通过对熏蒸剂加温的方式,使熏蒸剂蒸发,以达到熏蒸处理效果。熏蒸剂以气体状态存在于一定的空间,其最大重量依赖于该熏蒸剂的分子重量,一般沸点低的熏蒸剂释放的分子数量大于沸点高的熏蒸剂。

2. 扩散性　气态熏蒸剂在熏蒸容器中能否迅速均匀分布取决于熏蒸剂的扩散性与穿透力。气体的扩散速度直接受温度的影响,温度高,有利于气体扩散。

3. 穿透性　穿透是指在堆放了货物的熏蒸容器中,由于熏蒸剂的扩散而穿透了货物的包装物,从而使熏蒸剂在容器及其货物中充分分布的状态。由于化学分子的活性不同,不同的熏蒸剂穿透力有很大的差异,而熏蒸剂的穿透力对熏蒸处理效果的影响很大,如溴甲烷有很强的穿透力,可以迅速穿透牛皮纸、瓦楞纸,而不需要打开其制作的纸箱,但溴甲烷不易穿透玻璃纸、塑料膜、上蜡的防水纸等。

4. 吸附性　一般认为物质表面对分子都具有吸附性,而多孔的物质如活性碳、骨粉等其内部有很大的表面,因此有很强的吸附性。吸附是可逆的,即被吸附的气体在一定条件下可被释放出来。吸附对熏蒸效果影响很大,熏蒸防护使用的滤毒罐就是这一原理。

5. 化学反应　熏蒸剂和熏蒸的材料发生化学反应,则形成了新的化合物。化学反应是不可逆转的。有些熏蒸剂的化学反应是非常剧烈的,甚至产生爆炸现象,如液态溴甲烷与铝接触发生爆炸、磷化铝与水接触发生爆炸等。

6. 残留性　熏蒸剂的残留是由于吸附现象和化学反应产生的。农副产品中熏蒸剂的残留受到限制,联合国粮农组织和世界卫生组织对此制定了残留标准。一般认为,溴甲烷对大部分农副产品的残留是在安全值以内的,而硫酰氟在农副产品中的残留较大,不适合用于农副产品的熏蒸处理。

7. 可燃性　熏蒸剂的可燃性是由于它同空气中的氧容易发生化学反应所致。有些熏蒸剂是易燃的,在使用和储存时应注意安全,避免火源,如磷化铝与水反应产生磷化氢,磷化氢易燃易爆;环氧乙烷也是易燃易爆品。而溴甲烷的危险度只有 0.07,较安全;硫酰氟属于不燃爆的熏蒸剂。

（三）熏蒸剂的选择原则

1. 选择对靶目标毒力强,扩散和渗透力强,作用快,易中和、分解,对人和动、植物相对毒性低,易于抢救,不易燃易爆的熏蒸剂。

2. 应选择易气化挥发、易扩散的熏蒸剂,北方港口冬季气温较低,气温太低时不宜熏蒸。

3. 熏蒸剂来源方便,价格低廉,便于储存和运输。

（四）常用的熏蒸剂

1. 熏蒸剂的分类　根据物理化学性质不同,熏蒸剂可分为以下几种。

（1）按物理性质分类:①固态,如磷化铝;②气态（常温下气态）,如硫酰氟、溴甲烷、环氧乙烷等,可经压缩液化,贮存在耐压钢瓶内。

（2）按化学性质分类:①卤代烷类,如四氯化碳、二氯乙烷、二溴乙烷、甲基溴、氯化苦、二氯丙烷、二溴氯丙烷等;②硫化物,如二硫化碳、硫酰氟、gy-81 等;③磷化物,如磷化铝等。④氰化物,如氢氰酸、氰化钙等;⑤环氧化物,如环氧丙烷、环氧乙烷等;⑥烯类,如丙烯腈、甲基烯丙氯等;⑦苯类,如邻二氯苯、对二氯苯、偶氮苯等;⑧其他,如二氧化碳等。

口岸卫生处理工作中常用的熏蒸剂为溴甲烷、硫酰氟、环氧乙烷。

2. 常用的熏蒸剂

(1) 环氧乙烷(epoxyethane):分子式为 C_2H_4O,无色,具乙醚气味,为常用的杂环类气体消毒剂。沸点 10.8℃,熔点-112.2℃,气体比重为 1.50(7℃),易溶于水和部分有机溶剂,不稳定,空气中浓度达 3% 以上即有爆炸危险。环氧乙烷蒸气比重比空气大,能在较低处扩散,具有良好的扩散和穿透能力,可穿透玻璃纸、马粪纸、聚乙烯薄膜、聚氯乙烯薄膜、薄层的油和水等。环氧乙烷气体对塑料无损坏,也不损坏金属、棉毛、橡胶、合成纤维,但可损坏赛璐珞制品。环氧乙烷可吸入和经皮吸收,是一种中等毒性的中枢神经抑制剂。

环氧乙烷具有广谱高效杀菌作用,酵母菌和霉菌对环氧乙烷抵抗力最差,芽胞抵抗力最强,细菌繁殖体与病毒介于其中。在细菌繁殖体中,金黄色葡萄球菌的抵抗力大于大肠埃希菌。环氧乙烷气体熏蒸亦可破坏肉毒杆菌毒素。

环氧乙烷液体在 1% ~5% 浓度下作用数小时,可杀灭各种微生物。环氧乙烷气体杀灭芽胞所需时间随浓度而异。例如,在室温下(25℃),浓度为 88.4mg/L 时需作用 24 小时,442mg/L 时作用 4 小时,884mg/L 时作用 2 小时即可。

物品性质对环氧乙烷气体的杀菌作用也有影响。有孔材料(例如纸、布等)消毒效果好,无孔材料(例如玻璃、金属等)较差。塑料、橡胶等可吸收大量环氧乙烷,降低作用浓度,使杀菌效果下降。

(2) 硫酰氟(sulfuryl fluorid):分子式为 SO_2F_2,常温常压下为无色无臭气体,不纯和高浓度略带硫磺气味。熔点-120℃,沸点-55.2℃,在 400℃ 时仍是稳定的,反应性不太强。气体比重 2.88,液体比重 1.342(对水的比重,温度 4℃),蒸汽压 13 442mmHg(25℃),气化潜热 169.94kJ/kg。化学性质稳定,不燃不爆,对酸稳定,在水中缓慢分解,遇 pH 7.5 的碱性溶液会迅速分解,遇热稳定,穿透力较强,对臭氧层消耗为零,对环境有危害,对水体可造成污染,有毒,具强刺激性,急性毒作用主要损害中枢神经系统,引起惊厥。

硫酰氟是一种广谱高效熏蒸剂,能有效控制啮齿动物和各种生活期的害虫(包括滞育阶段和卵),尤其是对害虫胚后期的防制效果更佳。能有效杀灭白蚁属、楹白蚁属等多种有害生物以及臭虫、蜚蠊、蟑和鼠类等。硫酰氟对真菌有一定的杀灭作用,但对细菌无明显的杀灭作用。

硫酰氟的应用范围包括住宅(包括活动房)、建筑物(包括博物馆、图书馆、档案馆、医学实验室、科学研究所等)、家具(家庭用品)、建筑材料、集装箱、交通工具(除飞行器)、食品加工业等。

硫酰氟是一种可以致人死亡的有毒气体,因此,许多国家制定了有关硫酰氟的职业接触限量标准。我国规定硫酰氟时间加权平均容许浓度(PC-TWA)为 20mg/m³。

(3) 磷化氢(phosphine):分子式为 PH_3,无色气体,具有大蒜气味,分子量 34.04,沸点-87.4℃,熔点-133.78℃,气体比重 1.214(空气为 1),蒸发潜热为 412.08kJ/kg,在水中的溶解度很低(26ml/100ml,17℃),易溶于酒精和乙醚。磷化氢在空气中的最低爆炸浓度为 1.7%。通常由磷化铝吸潮湿分解,吸水分解缓慢释放出磷化氢气体。磷化氢能和所有的金属反应,特别对铜或铜合金有严重腐蚀作用。对人和动物有高度毒性。

磷化氢杀虫谱广,常用于熏蒸谷物、烟草、油料、饲料、种子、药材、坚果、干果、茶叶、面粉、香料、糖果、可可豆、咖啡豆、麻袋等,对成虫杀虫效果好于其他虫态,容易产生抗性。磷化氢也用于船舶除虫、灭鼠。

(4) 氯化苦(chloropicrin):分子式为CCl_3NO_2,也称为三氯硝基甲烷、硝基氯仿、臭虫气等。氯化苦气体无色,液体为无色或微黄色油状液体,分子量164.39,蒸汽压5.33kPa(33.8℃),熔点-64℃,沸点112℃;不溶于水,溶于乙醇、苯等多种有机溶剂;相对密度(水=1)1.69;不燃烧,对盐酸、硫酸、硝酸等很稳定,纯品对铜、铝、铅等腐蚀性很小,特别不易腐蚀锌,对木炭,尤其是活性炭,吸附性极强,能引起橡胶及某些塑料变性。氯化苦易挥发、易扩散,长时间暴晒于阳光下,毒性可降低。具有渗入多孔物或被织物吸附的能力,挥发度随温度上升而加大。氯化苦具有强烈的催泪作用,可少量加入到其他熏蒸剂中作为警戒剂。

氯化苦主要用于消灭野鼠,也用于室内(仓库、船舶)灭鼠和除虫。

(5) 溴甲烷(methyl bromide):分子式为CH_3Br。常温下溴甲烷是一种无色无味的气体,在高浓度时,有浓霉味或令人不愉快的甜味;沸点为3.6℃,冰点-93℃,分子量94.95,对空气的比重为3.27(0℃),液体的比重为1.732(溴甲烷液体为0℃,水为4℃时),蒸发潜热257.15J/g。在空气中不燃不爆(在530~570g/m³,即体积百分比为13.5%~14.5%时遇火花可能引起燃烧)。在水中的溶解度较低(1.34g/100ml,25℃),商品纯度一般在98.0%~99.4%。

溴甲烷的化学性质稳定,不易被酸碱物质分解,但它能大量溶解于酒精、丙酮、乙醚、二硫化碳等有机溶剂中;在油类、脂肪染料和醋等溶液中的溶解度也较高。液体溴甲烷本身也是一种有机溶剂,能溶解多种有机化合物,特别是对天然橡胶的溶解能力更强,因此,熏蒸时注意防止将溴甲烷液体直接喷到熏蒸帐幕上。纯的溴甲烷对金属无腐蚀作用,但在无氧的条件下,溴甲烷能与铝发生反应,生成铝溴甲烷,这种物质遇到氧后能自燃,引起爆炸。因此不能用铝罐或含有铝的容器贮存溴甲烷;实际熏蒸中,也不能用铝管做连接管。

溴甲烷是神经毒剂,对昆虫有广谱的杀虫作用。对仓贮害虫、蛀果性害虫、蛀干害虫、蚧虫、粉虱、蓟马、蚜虫以及蚁类、螨类和蜗牛类、线虫及某些真菌、鼠、蛇等有害生物均有效。溴甲烷在液体状态下,易将脂肪、树脂、橡胶等溶解,其气体对金属、棉、丝、毛织品等都无不良影响;其渗透性较强,吸附性较小,沸点低,因此可在10℃以上使用,特殊情况下,在5℃以上亦可应用。常压或减压下广泛应用于各种植物、植物材料和植物产品、仓库、面粉厂、船只、车辆、集装箱等运输工具以及包装材料、木材、建筑物、衣服等的熏蒸处理,有时也用作建筑物、船只和飞行器的消毒剂。

溴甲烷是一种消耗臭氧层的物质,近年来国际社会对此给予了广泛关注,制定了有关保护臭氧层的国际公约——《关于消耗臭氧层物质的蒙特利尔议定书》。根据《蒙特利尔议定书哥本哈根修正案》,发达国家已于2005年将其淘汰,发展中国家也将于2015年淘汰溴甲烷,我国正积极推进限期淘汰溴甲烷的进程。

(五) 熏蒸效果评价

1. 熏蒸消毒效果评价:见消毒效果评价方法。

2. 熏蒸除虫效果评价

(1) 采取现场试虫测试法和目测法进行现场评价。

(2) 评价指标:试虫在规定的熏蒸时间和区域内全部死亡的,判定为合格;目测处理对象全部死亡或未发现的,判定为合格。

3. 熏蒸灭鼠效果评价

（1）采取现场试鼠测试法和进行现场检测法评价。

（2）评价指标：试鼠在规定的熏蒸时间和区域内全部死亡的，判定为合格；经检测处理对象全部死亡或无存活的鼠发现的，判定为合格。

五、除污

除污（decontamination）是指采取卫生措施去除在人体或动物身体面、在消费产品中（上）或在其他无生命物体（包括交通工具）上存在、可以构成公共卫生风险的传染性病原体或有毒物质的程序。

（一）除污的方法

根据污染因子不同，除污方法主要有以下几种。

1. 放射性污染对象的处理

（1）物理方法：是利用擦、刷、磨、刮、削、刨、共振等作用，除去物体表面的污染物、氧化膜层。这包括吸尘、冲洗（水洗、去污剂洗涤）、机械擦拭、高压射流、超声去污、激光去污和等离子体去污等技术。

1）吸尘法：用吸尘器吸除降落沉积在物体表面上的污染物。对于固体物质表面的去污和切割操作，常需要伴随真空吸尘。

2）机械擦拭法：利用擦、刷、磨、刮、削、刨、共振等机械手段，除去表面的污染层。机械擦拭法通常需要结合真空吸尘器操作。

3）高压射流：利用高压泵射出高压流体，通过喷嘴正向或切向冲击污染物表面。高压射流若将机械力、化学力、热力结合起来，则可更有效地除去污染的表面垢物和氧化膜，甚至可对混凝土去污。除高压水射流外，还包括干砂喷射、干冰喷射、化学制剂喷射、磨料喷射等。

4）超声去污：利用超声的空化效应、加速度效应和声流效应，对清洗液和污垢直接和间接作用，使污垢层分散、乳化、剥离而达到去污目的。超声去污的主要作用是空化效应，超声波空化气泡瞬时破裂，产生上千个大气压的冲击力，破坏污染物，使其分散到清洗液中，去污效果很好。

5）激光去污：激光去污是在极短时间内将光能转变成热能的"干式清洗"，不需要清洗液，是近几年出现的一种新型去污技术。

6）等离子体去污：是一种干法去污技术，在等离子体中存在着高速运动状态的电子、中性原子、分子、原子团（自由基）、离子等。等离子体去污使用的是低温等离子体，将附着在物体表面的垢物除去。可用于金属、高聚体、玻璃、陶瓷等物品的放射性除污。

（2）化学方法：是利用化学药剂溶解除去放射性污染物。化学方法基于溶解、氧化、还原、配合（络合、螯合）、钝化、缓蚀、表面湿润等化学作用，除去带有放射性核素的污染物，保护基体材料。

1）化学凝胶：将化学凝胶用作除污剂的载体，喷涂在待去污物体的表面，使去污剂与污染表面维持较长时间的接触，作用一定时间之后，用水漂洗或通过喷淋，除去凝胶物。该方法的优点是二次废物量较少。

2）泡沫去污法：将去污剂和湿润剂加压喷涂在待去污物体的表面，形成泡沫层，使去污剂与污染表面维持较长时间的接触，经过一定时间之后，用水漂洗或喷淋，除去泡沫，达到表面去污的目的。

3）可剥离膜去污法：利用由化学去污剂和成膜剂做成的具有多种官能团的高分子膜进行去污。因为加入各种络合剂、乳化剂、浸润剂，可剥离膜有较强的去污能力和成膜性能，成膜前它是一种高分子溶液或水性分散乳液，用喷雾法或涂刷法将其施加于待去污物体的表面，干燥后成膜。成膜过程中高分子链上的官能团以及其中的络合剂与污染核素发生作用，污染核素萃取进膜中，剥掉涂膜便达到去污目的。

4）超临界萃取去污法：超临界流体是处于临界温度和临界压力以上的流体，它兼有气、液双重特性。既有气体的高扩散性、低黏性、可压缩性和渗透性，又有与液体相近的密度和溶解能力。

（3）生物除污法：目前已有生物除污法用于放射性污染的去污。微生物净化的机制尚不十分清楚，可能通过多种途径来实现，除细胞和细胞膜的吸附作用、沉积作用、离子交换作用外，微生物的去污净化功能还可能因为其具有甲基化作用、脱羟作用、氧化还原作用、催化作用和降解作用等。

2. 化学因子污染对象的处理

（1）物理方法：将物体受污染的部分通过吸附、溶解和清洗、高温和通风、自然减毒等方法去除或隔绝，减少或消污染物对人体或环境造成影响。

（2）化学方法：利用化学药剂，使化学因子污染物的化学成分和性质发生改变，从而减或消除其对于环境或人体健康的影响。

1）中和法：利用碱性或酸性药剂，将污染物从酸性或碱性调整到性的一类处理方法，中和法发生的主要反应是中和反应。

2）氧化还原法：通过药剂与污染物的氧化还原反应，把有毒害的污染物转化为无毒或微毒物质的处理方法。

3）电化学法：电解质溶液在直流电流的作用下，在两电极上分发生氧化反应和还原反应的过程叫做电解。直接或间接的利用电解槽中的化学反应，可对水中污染物进行氧化处理、还原处理、凝聚处理及浮上处理，达到除污的目的。

4）络合法：通过络合剂与化学因子污染物发生络合作用的除污方法，通过其分散、助悬、吸附等功能除污。

5）泡沫分离法：是一种新型分离技术，它是根据表面吸附原理，借助鼓泡，使溶液中的表面活性物质聚集在气-液界面，随气泡上浮至溶液主体上方，形成泡沫层，使泡沫和液相主体分开，从而达到浓缩表面活性物质（在泡沫层），净化液相主体的目的。

6）纳米光催化技术：也称光触媒技术，是将附着在有效介质上的纳米 TiO_2 颗粒通过特定光源的辐照，与周围的水、空气中的氧发生作用后，产生具有极强氧化-还原能力的"电子-空穴"对。这种"电子-空穴"对在室温下能空气或水中的有机污染物和分无机污染物予以光消除，将其直接分成无害无味的物质，并能破坏细菌的细胞壁，杀灭细菌，从而达到对水、废气的处理和杀菌的目的。

3. 生物因子污染对象处理　可参见消毒有关内容。

（二）除污效果评价

1. 受传染病原体污染实施消毒后的消毒效果评价，见消毒效果评价方法。

2. 放射性核素除污处理的效果评价，应用仪器检测放射性限值剂量符合国家标准。

3. 有害化学物质除污的判定标准以国家相关部门规定的环境中的限值为判定标准。

4. 可疑物污染嫌疑被排除,或者经除污处理后污染解除。

本章小结

　　卫生处理是卫生检疫工作的一个重要组成部分,卫生处理方法主要有四种:消毒、除虫、灭鼠、除污。实施卫生处理必须坚持一定的原则,按照一定的程序进行。卫生处理范围主要包括交通工具、货物、集装箱、公共场所以及其他物品(垃圾、特殊物品、行李、邮包等)。依据是《中华人民共和国国境卫生检疫法》、《中华人民共和国国境卫生检疫法实施细则》和《国际卫生条例(2005)》。对不同场所进行的卫生处理应该按照相应的技术规范执行。

　　消毒的方法大体可概括为物理消毒法、化学消毒法、生物消毒法。除虫常用的方法有生态防制法、物理灭虫法、化学除虫法、激素防制法、生物防制法、遗传防制法等,其中化学除虫法最常用。灭鼠常用的方法有化学灭鼠法、器械灭鼠法、熏蒸灭鼠法、生态灭鼠法、生物灭鼠法。熏蒸即可用于消毒、灭菌、除虫,也可用于灭鼠。根据污染因子不同,除污可分为放射性污染对象的处理、化学因子污染对象的处理和生物因子污染对象的处理。实施卫生处理时,应该根据不同的污染对象,选择不同的卫生处理方法,卫生处理后,应该选用适当的方法对处理效果进行评价。

案例分析

案例　某口岸妥善处置入境集装箱内死鼠携带流行性出血热病毒事件
一、背景

　　为了解决原料不足问题,我国每年进口数百万吨废旧物品(如废钢材、废纸、废塑料等),满足企业生产,降低企业成本,提高生产效益,但同时带来废旧物品的卫生学问题,对人类健康和环境可能造成危害。废旧物品对人类健康危害因素主要有:一是各种病媒生物、病原微生物;二是有毒有害化学物质等;三是各种能产生有害射线的物质或受到放射性污染的物体等。通过对废旧物品的卫生处理,可以消除其携带的病原微生物、防止病媒生物扩散以及消除对人体有害的各种理化因素。

二、检疫查验情况

　　2011 年 12 月 13 日,某局检验检疫查验人员在对一批(10 只)从英国某口岸入境装载废塑料的集装箱其中一只箱号为"KKFU7177486"进行开箱查验时,在货物堆垛之间发现 1 只死鼠,经初步鉴定为雄性褐家鼠,查验人员立即将死鼠送实验室进行病原体检测,并从死鼠体内检出流行性出血热病毒基因,经鉴定为汉城型,此例为某口岸首次在入境集装箱内截获该疫情,检验检疫人员根据有关法律法规下达《卫生处理通知书》,要求卫生处理部门对该批进口集装箱进行熏蒸灭鼠、除虫、消毒处理。

三、法律条款依据

1.《国境卫生检疫法》

　　第十三条　接受入境检疫的交通工具有下列情形之一的应当实施消毒、除鼠、除虫或者其他卫生处理。

　　……

（三）发现有与人类健康有关的啮齿动物或者病媒昆虫的。

2.《国境卫生检验法实施细则》

第十条 入境、出境的集装箱、货物、废旧物等物品在到达口岸的时候，承运人、代理人或者货主，必须向卫生检疫机关申报并接受卫生检疫。对来自疫区的、被传染病污染的以及可能传播检疫传染病或者发现与人类健康有关的啮齿动物和病媒昆虫的集装箱、货物、废旧物等物品，应当实施消毒、除鼠、除虫或者其他必要的卫生处理。

四、结果处置

1. 卫生处理部门接到检验检疫监管部门的《卫生处理通知书》后，立即对同批另外 9 个集装箱使用硫酰氟（浓度为 $10g/m^3$）进行熏蒸处理。熏蒸处理开箱散毒后，使用泰胜消毒剂（2000mg/L）对集装箱以及废塑料进行喷洒消毒处理。

2. 在有效控制现场的情况下，卫生处理部门对该开箱查验集装箱已经倒出的部分废塑料以及查验区域使用嘉诚除虫水剂（1∶100）进行喷洒灭虫处理以及使用泰胜消毒剂（2000mg/L）进行喷洒消毒处理。

3. 检验检疫查验人员再次对熏蒸处理后的集装箱全部开箱查验，仔细排查后未发现医学媒介生物。

4. 卫生处理部门对该批进口装载废塑料集装箱实施处理完成后，做好处理记录，并出具《卫生处理结果报告》交检验检疫监管部门。

5. 鼠类可携带多种病原体，传播鼠疫、钩端螺旋体病、流行性出血热等疾病，如果处理不当，就会导致其所携带的病原体在我国传播，防疫病疫情通过入境集箱传入更应引起高度重视，建议加强对装载废货集装箱卫生处理调研，确实保障废货集装箱卫生处理的工作质量。

思考题

1. 试卫生处理的概念及意义。
2. 卫生处理的原则及程序有哪些？
3. 卫生处理范围及方法有哪些？各有什么特点？

（赵丽 汤建平）

第十一章　旅行医学简介

　　很早以前人们就已经注意到了旅行与疾病的关系,然而,由于当时科学不够发达,交通工具速度较慢,国际旅行人数较少,活动范围有限,旅行医学还未被提升分离成为一门学科。到了 20 世纪后期,世界经济和科学技术有了长足的进步,交通工具的速度越来越快,国际交往日益增多。旅行对于促进国际交往、国际贸易、人类和平和世界进步起着非常重要的作用,已成为人们生活中不可缺少的部分,旅行医学也渐渐进入了大家的视野。在过去的十年间,全球参与国际旅行的人数一直持续增长,据世界贸易组织的统计,2011 年全球各口岸到埠的国际旅行者人数达到了 9.9 亿。我国仅出境游人数就从 2003 年的 2022 万人次增加到2013 年的 9819 万人次。旅游仅仅是旅行的方式之一,探险、工作、学习、探亲访友等不同形式和目的的旅行,也随着全球化的步伐在我们的周围越来越常见。随着国际旅行者这一巨大群体在世界范围内的流动,由此引发的相关卫生问题成了医学工作者需要面对的新挑战。旅行医学涉及的范围很广,如传染病、非传染病、健康咨询、食品安全、媒介控制、旅游地的生态环境、气候与卫生、特殊人群的保健、旅行卫生管理等。凡与旅行有关的医学卫生问题都可列入。随着国际交往、经济交流、国际旅游事业的发展,旅行医学将随着当前国际形势的发展而更趋完善。

第一节　旅行医学概述

一、 旅行医学的诞生、发展和定义

　　旅行活动远在两千年前就已出现,人们很早就注意到了旅行与感染性疾病传播之间的关系。鼠疫、天花、霍乱、黄热病等感染性疾病与旅行和人口移动的密切关系被发现后,世界各国采用了一系列措施,试图最大限度地控制这些感染性疾病的跨境传播,从而形成了卫生检疫体系。受制于当时的科技水平,旅行、迁徙的人数有限,卫生检疫的确能有效地防止疾病随着旅行者的脚步跨境传播。然而,自 20 世纪 80 年代起,由于商用航空运输的快速发展,国际旅行者的数量有了明显的增加,随着旅行人数的增加和交通运输的进一步发展,一些旅行相关的感染性疾病越来越容易在国际间传播、蔓延,对公众造成健康危害。此时,单纯依靠传统的检疫措施已无法有效保护旅行者和其相关人群的身体健康,为了满足国际旅行者的健康需求,进一步保护旅行者本国和目的国公众的健康,旅行医学这门新兴的医学学科便应运而生了。

　　目前普遍认为,旅行医学(travel medicine)是一门研究旅行、旅行者及其相关医学问题的综合性学科,更是一门跨学科的应用科学。在实际应用中,既要注意旅行目的地特有的疾病和环境条件,也要考虑旅行者的人身安全和个性化旅程中的健康问题。它涉及的知识领域

包括流行病学、预防医学、急诊医学、传染病学、热带病学、皮肤病学、航空医学、卫生学、儿科学、妇科学、精神病学、心理学等一系列学科。

作为新兴学科,旅行医学的定义和内容必将在医学实践中获得不断的丰富和发展。

二、 旅行医学在卫生检疫中的重要性

中国卫生检疫已有 140 多年历史,在过去的 100 多年里,卫生检疫与旅行人群密切相关,在防止感染性疾病的传入和传出方面发挥了重大的作用。十一届三中全会后,国家实行对外开放的政策,我国的国际运输和国际贸易事业得到了巨大的发展,旅游事业也迅速崛起,入出我国口岸的跨国旅行者迅速增加,跨境旅行相关的卫生保健服务逐渐成为卫生检疫机构面临的一项新任务。为适应新的要求,单纯的卫生检疫工作模式正慢慢地向着旅行医学咨询结合口岸感染性疾病监测和检疫,这一新的具有中国特色的模式转变。

近年我国许多省市的劳务公司派驻大批劳务人员到非洲、东南亚等地参与建设、开发、矿业探采和其他商务活动,在非洲的劳务人员因感染疟疾在境外死亡或回国后因疟疾误诊致死的案例并不罕见。在归国劳务人员群体中多次检出疟疾患者,在全国多个口岸的体温筛查中,检出体温升高的旅行者,结合现场快速反应机制,由出入境检验检疫相关部门对旅行者进行隔离、检测,最后从中检获基孔肯雅热(chikungunya fever)和登革热病例,从而有效防止了这些感染性疾病的传播。从这些简单的案例中我们不难看出旅行医学工作在保护旅行者健康中所能发挥的重要作用,口岸疾病监测和旅行医学紧密结合这一工作模式,在防止疾病传入传出、保护人群健康中的重大意义。

第二节 常见的旅行健康问题

国际旅行者探索世界的目的既可以是娱乐、教育、商务,也可以与宗教和人道主义援助有关,旅行的过程是一个复杂的人文、地理、环境全接触过程,影响旅行者旅行的因素很多。本节仅从旅行卫生的角度,介绍一些常见的旅行健康问题。

一、 感染性疾病

旅行相关感染性疾病具有共同特点:①与旅行行为密切相关;②与旅行所涉及的目的地相关;③对旅行所涉区域内的公共卫生产生一定的影响。

旅行相关的感染性疾病较多,与旅行相关的高发病率或高死亡率的疾病主要有以下几种。

(一) 呼吸道疾病

与旅行相关的呼吸道传染病常见的有:感冒(含流行性感冒)、流行性脑脊髓膜炎(流脑)、水痘、麻疹、结核等呼吸道传染病。在进行临床判断时,旅行医学执业中尚需关注季节和地域这些相关的风险因子,同时,旅行目的国对相关疾病的入境要求也需参考,例如:前往非洲应注意旅程是否涉及非洲流脑流行带区域;前往沙特朝觐,入境前是否已完成沙特政府要求的四价流脑疫苗接种。

(二) 食源性疾病

腹泻和胃肠道症状是前往发展中国家的常见不适征象。伴有腹泻和胃肠道症状的旅行不可能是愉快的旅行,症状严重时可能被迫中止、更改旅行计划甚至危及性命。

1. 旅行者腹泻(travelers's diarrhea,TD) 与旅行行为相关的腹泻综合征统称为旅行者腹泻。多与食用不洁的或未烹调的或未完全煮熟的食物及饮用受污染的水有关,细菌感染是 TD 的最常见病因(占检出的所有病原体的 50% ~70%),其中常见的病原体依检出率分别为:产肠毒性大肠埃希菌、空肠弯曲杆菌、沙门杆菌、志贺杆菌、气单胞菌属、类志贺毗邻单胞菌、霍乱弧菌等。寄生虫(蓝氏贾第鞭毛虫、溶组织内阿米巴)和病毒(诺如病毒、轮状病毒、甲型肝炎病毒等)也为 TD 的常见病原体。TD 的发病率与旅行目的地密切相关。中东、南亚、东南亚、中南美洲,以及非洲贫困地区为高危地区。旅行者腹泻并非仅见于贫困地区的人群或低预算的年轻旅行人群中,豪华邮轮暴发诺如病毒感染性腹泻也不时见诸报道。

2. 其他腹泻和胃肠道症状 除 TD 外,食入产气荚膜梭菌、金黄色葡萄球菌、蜡样芽胞杆菌及肉毒杆菌(毒素 A、B、E)这些在自然环境中普遍存在的细菌,也可引发病症。直接摄入金黄色葡萄球菌、蜡样芽胞杆菌生成的肠毒素引起的疾病对表现为急性胃肠道疾病,A 型产气荚膜梭菌也表现为急性胃肠道疾病,但在临床上通常多见神经系统症状而非胃肠道症状。有毒海鲜食品可导致多种胃肠道疾病和神经系统疾病。过去,这些疾病主要见于特定的地理区域,与当地的海产品有关,在当地人群中多发,其他地方少见。然而,随着过去二十年来国际旅游及新兴的海产品全球贸易的不断发展,归国旅行者及非流行区的海鲜食用者中,海鲜食品中毒的报道有所增加,并表现为原居住国不常见的中毒综合征。海洋生物毒素可能集聚在鱼类的皮肤、肌肉组织及内脏、生殖器官或血液中,最常见的是鲭鱼中毒、雪卡鱼中毒及河豚鱼中毒。

(三)虫媒传播性疾病

与旅行相关的虫媒传播的疾病包括:疟疾、登革热、各类出血热、流行性乙型脑炎、利什曼病、锥形虫病和丝虫病等,绝大多数既无特效药物也无疫苗可供预防。

1. 疟疾 是热带和亚热带地区广泛流行的疾病,由于气候变暖,某些过去没有疟疾流行地理区域现在也发现了它的身影。据世界卫生组织(World Health Organization,WHO)报告,全球 109 个国家和地区有疟疾流行,约 32 亿人受到疟疾威胁,全球疟疾流行最严重的国家和地区是非洲撒哈拉以南地区、亚洲、南美洲、中美洲和墨西哥也有部分流行区。自 1980年以来,我国的输入性疟疾特别是输入性恶性疟疾发病率呈逐年上升的趋势,广西、四川、福建、湖南、上海、辽宁、甘肃等省市自治区的输入性疟疾病例占总报告病例数的 80% 以上,非洲和东南亚成为我国输入性疟疾的主要疫源地。

2. 前往非洲、东南亚、东亚国家旅行,登革热、乙型脑炎、基孔肯雅热也是需要关注的疾病。

(四)性传播疾病

旅行中接触新的性伴侣,若与性病感染者发生性接触,将增加感染性传播疾病的风险。以性活动作为旅游目的之一的旅行者,选择的性伙伴往往是当地性传播疾病的高危人群,梅毒等疾病在社会经济状况不良时尤其高发。如果旅行地正经受战争或社会经济的动荡,旅行者在那里感染性病的风险更高。尚未表现出临床症状的性病如潜伏梅毒等可随着旅行者的迁徙和回归,感染其本国性伴侣甚至家人。

除了北半球温带地区常见的性接触感染性疾病,如淋病、梅毒、乙型肝炎、人类免疫缺陷病毒(human immunodeficiency virus,HIV)感染、Ⅱ型单纯疱疹感染等,前往许多热带和发展中国家旅行,还存在感染性病性淋巴肉芽肿、软下疳和腹股沟肉芽肿的危险。全球所有国家都有 HIV 感染者,在非洲和亚洲,异性性交是 HIV 传播的主要途径。无论国际旅行者的性倾向如何,均应提醒他们与陌生人发生性接触的危险性,与色情业的工作人员进行性接触的感染风险尤为高,因为他们往往是 HIV 感染和其他性病的高发人群。

（五）其他

1. 钩端螺旋体病　旅行者在旅行活动中与娱乐水体或交通水体等染疫淡水接触,通过直接皮肤接触或吞食可感染血吸虫病或钩端螺旋体病。旅行者若于旅行途中感染钩端螺旋体病,其发病急、病情重,可直接影响旅行。

2. 血吸虫病　据报道,血吸虫成虫可以在人体内寄生几十年,旅行者在血吸虫病地方性流行区获得感染,移居到非流行地区多年后才出现症状,此间这些旅行者排出的粪便或尿液污染淡水后,血吸虫卵孵化为可游动的毛蚴,只要当地存在特定种类的中间宿主螺,即可重复其完整的生活史,由此引起的血吸虫疫情可能对旅行者所在当地的公众健康产生影响。

二、非感染性旅行卫生风险

国际旅行者是一个广义的名词,这一人群的年龄范围广,旅行活动和目的也各不相同,所以,旅行涉及的健康风险就不仅限于感染性疾病。常见的非感染性旅行卫生风险如下。

（一）伤害、事故和意外

1. 车祸机动车事故　是非年长旅行者在发展中国家致死的主要原因,发达国家 15~44 岁年龄组的旅行者死于机动车事故的概率,是所在国家同龄组正常死亡率的 2~3 倍。由于交通规则不同,来自靠左驾驶国家的旅行者在靠右驾驶的国家更易在车祸中受伤,新西兰对非致死性车祸的调查提示不适应靠左驾驶是导致车祸的显著因素。

以行驶距离发生车祸的危险性来推算,机动车旅行在发展中国家的车祸致死率显著高于发达国家。发展中国家和发达国家的道路交通事故死亡情况也不尽相同。绝大多数发展中国家的交通事故发生在市区,乘客、人行道步行者和骑脚踏车者占事故死亡人数的 90%；城市人行道上发生的交通致死案件占交通肇事致死总数的 55%~70%；低收入国家 4 岁以下和 5~14 岁年龄段儿童遭遇车祸致死的数量是高收入国家的 6 倍。国际旅行者在城区和农村的交通相关危险性无统计学意义。

若旅行目的国缺乏正规的医疗急救系统,缺乏现场医疗急救服务和医疗护理设施,发生交通事故后的死亡率将高得多。

2. 街头罪案　街头犯罪活动在全球各大城市都很常见。常见的犯罪方式包括:偷窃和(或)设局骗窃、抢劫和(或)用迷药后再抢劫等。国际旅行者被绑架案中非政府国际组织的雇员是高危受害者。由于宾馆有法律义务保护自己的顾客免受刑事案所害,为降低被抢劫和绑架的危险,应请宾馆为你电话预约出租车,而不是在大街上随意叫一辆车。虽然旅游者通常不是恐怖袭击的常规目标,但恐怖活动不会随机偶然发生,只有关注它才能降低危险。

（二）航空旅行中的医学问题

飞行途中飞机的海拔高度,机舱内的气压、通风、污染、湿度、温度,飞行的持续时间,飞行中旅行者的活动度,时区的改变都可对旅行者造成一定的影响。正常情况下机舱内的气压约相当于海拔 2400 米高度的气压,普通人可以耐受这一海拔高度,因此不会出现高原反应症状,有慢性呼吸系统疾病的患者,在这一飞行高度可能需要供氧。

现代商务飞行器的通风良好,若客舱内有罹患活动性肺结核的乘客,虽然在传染范围内的其他乘客感染疾病的风险大,但其危险程度并未比普通办公室或公共场所的染病危险更甚。感染疾病的风险还取决于飞行时间以及与发病乘客间的位置距离,地面延误时因机舱通风系统无法运行可增加被感染的风险。

防止客舱成为全球感染性疾病传播媒介的最佳策略,是杜绝所有患高危感染性疾病的乘客登机,旅行前的健康评估可以为此发挥一定的作用。在长途飞行中,长时间维持坐位,下肢血液循环减慢,有造成静脉血栓并进一步影响旅行的可能性,这一危害因素引起的不良后果,应引起我们的关注。

（三）与气压相关的疾病

1. 高原病　通常在旅行者短时间内快速爬升至海拔 2400 米以上的高山之后表现出临床症状,所有不能及时适应高山环境的旅行者都有可能发病。高原脑水肿和肺水肿初期的临床症状并不典型,若被忽视就可能危及生命。有些旅行者仅到达中等海拔高度的山地就可能出现症状,迫使整个旅行计划就此改变。

2. 潜水运动　对许多旅行者来说充满诱惑,如果旅行者缺乏潜水前的必要训练,或身体状况不适合潜水,潜水活动即可能导致气压伤、肺过度压力症候群、氮麻醉、外伤等潜水相关损伤和疾病,甚至导致死亡,从而破坏了原有的旅行计划。由于旅程安排过于紧凑,潜水运动后马上乘飞机旅行也是潜水相关健康问题的一大隐患。

（四）与气温和热辐射相关的疾病

无论在山区还是在城市旅行,气温对旅行者的影响都不能忽视。气温过低造成冻伤,对高温、高湿适应不良,阳光直射引起的皮肤灼伤,只要达到一定的程度,即可直接影响旅行。

全球变暖,城市的热岛效应,老年游客出行率的增加,是城市旅行者罹患炎热相关疾病的人数增加的原因。老年人特别是女性和有精神疾患的患者患重度高温相关疾病,包括热衰竭、中暑和死亡的危险要高于其他人群。老年人极其易感的原因是体温调节功能失调、慢性脱水、药物和疾病对机体体温调节系统的影响等。酚噻嗪类药物、抗胆碱能药、利尿药、β受体阻滞药等许多药物都可以影响机体的体温调节,通过不同的机制增加了罹患中暑的风险。

（五）旅行相关的精神心理问题

1. 出国旅行时生理节奏被打乱、食用外埠食物、置身原有的社会关系网之外、对周围环境不熟悉,都使旅行者的精神压力比在国内时要大得多。

2. 充满了敌意、噪音和拥堵的大城市,有可能对新到的或长期留驻那里的外来旅行者造成明显的精神冲击。

3. 天气太热、航班延误、与他人交流理解不畅、同伴的不良情绪等令人不快的亲身经历,有可能成为旅行者的旅行相关精神隐患。

旅程中出现精神分裂症症状的旅行者几乎不可能成功抵达旅程的目的地。急性精神疾病、外伤和心血管疾病是旅行者被飞行遣返回国的三大原因。长期驻外的国际商务旅行者和他们的配偶,因心理原因接受治疗的比率较高。

4. 旅行相关精神问题并非只在精神压力增大的情况下发生。

1)"耶路撒冷综合征"患者多无精神病病史,但身处圣城之际,却表现出"精神陶醉症状",具体表现形式为:身披宾馆的白色床单为长袍,自认为是某位圣经中的人物。

2)"佛罗伦萨综合征"是另一种旅行相关精神反应,指旅游者到佛罗伦萨后出现了怪异行为,因为法国小说家 Stendhal 在首次访问佛罗伦萨后就出现了这种精神反应,所以此反应性精神综合征还被称为 Stendhal 综合征,指观看某些艺术性的或历史性的作品后,出现了眩晕、恐慌、偏执或癫狂等临床表现;又指在太短的时间内试图观看太多艺术性的或历史性的作品所引起了眩晕、恐慌、偏执或癫狂等表现。

(六)时差综合征

当旅行者在短时间内穿越通过多个时区后,因正常的作息规律被打断,旅行生活节律与身体内原有的生理节律发生了冲突,从而引发一系列症状和生理反应,这些症状和反应被统称为时差综合征,以下简称时差反应(jet lag)。

一般认为旅程跨越 3 个或以上时区时旅行者才出现时差反应,但部分旅行者跨越 2 个时区后就会出现时差反应。跨越时区越多,旅行者症状越严重,症状可以持续一周或更久。昼夜节律的恢复可能需要两周时间。

时差反应的特异症状包括:失眠、白天嗜睡和疲倦、注意力下降、反应迟钝、消化不良、非进餐时段饥饿、亢奋或抑郁、诱发或加剧精神疾病、感染机会增加、头痛、肌痛和烦躁。睡眠失调往往比其他症状持续更久。老年旅行者更易受时差反应的困扰,早睡早起者比晚睡晚起者更易受时差的影响,但丰富的旅行经验和周到的安排有助于减轻症状。时差反应还是造成飞行员误操作、运动员发挥失常以及外交官表现欠佳的罪魁祸首之一。

(七)其他

无论是野外探险、城市旅行还是郊外跋涉,旅行者为野生动物咬伤、虫叮致敏、海洋生物刺蛰的事件时有发生。这些问题都是旅行医学执业中不可忽视的旅行卫生风险。

第三节　旅行医学执业的基本内容

旅行医学实际工作紧紧围绕旅行者、旅程、健康干预三方面,即"旅行医学三要素",具体工作可按时间分为旅行前、旅行中和旅行后服务三个步骤,下面分别对这三个步骤进行简单介绍。只有这种涵括旅行前、中、后的全程服务才能最大限度地保证旅行者的个人健康,降低旅行相关的公共卫生危害对旅行者本人、旅行者相关的周边人群、旅行者本国和旅行目的国公众的影响。

需要注意的是,某些旅行医学服务工作无法完全按时间步骤进行划分。

一、旅行前服务要点

国际旅行者应在出发前 4~6 周寻求旅行医学建议,这样做可以使旅行者和医师一起有时间按计划完成预防接种,同时,有充裕的时间寻求其他医学建议和获取处方药,有足够的时间探寻所需的特殊旅行信息。

(一)旅行医学咨询

面对即将出行的旅行者,医务工作者必须要了解:怎样就广泛的健康、卫生问题向旅行者提供恰当的咨询。旅行者的健康状况、目的地、将要参与的旅行活动通常是旅行前医学咨询的原点,医师的职责是对旅行前的旅行者进行适当的教育、干预,并协助旅行者制定相关的保护措施,最大限度地维持旅行者在旅程中的身体健康。

1. 咨询讨论要点

(1)了解旅行者的基础状况。

（2）接种疫苗史、疾病的药物预防史、采用其他个人健康防护措施史、过往旅行史（包括旅行计划变更的原因）、婚育史、药物过敏史等。

（3）旅程：旅行出发日期、线路和目的地、旅行方式、旅途中的相关活动、出行时间、过去的旅行史等。

2. 推荐干预措施

（1）疫苗接种和（或）预防疾病药物。

（2）饮食饮水卫生措施。

（3）防止病媒昆虫叮咬的措施。

（4）慢性疾病用药储备。

（5）旅行医疗保险。

3. 健康记录包　旅行医学咨询医师可建议旅行者将重要健康信息文件打包放置。因为其中的某些信息极有可能成为急诊就医时可供其他医师参考的重要信息，所以这一记录包应始终与护照存放在一起，随身携带。

记录包推荐包括以下内容。

（1）中英文对照的国际预防接种证书。

（2）目前正在服用的药品清单。记录药品商品名和通用名，并附服用剂量。

（3）医学问题记录，如高血压、糖尿病、哮喘和心脏病（心血管疾病患者应带上最近一次心电图检查记录的复印件）。

（4）过敏药物、食物记录。

（5）血型记录（ABO 和 Rh 因子类型）。

（6）熟悉的医师姓名和电话、传真号码、电邮地址。

（7）可联络的亲人或朋友的姓名、电话号码、电邮地址。

（二）旅行相关预防接种

围绕旅行者的旅行行程、旅行方式和旅行目的，旅行医学执业医师须根据旅行者的年龄、旅行目的地疫苗可预防疾病的流行情况，参考旅行者过去的接种史，兼顾目的国、求学学校、就业单位的要求，恰当地向旅行者提供预防接种服务。

1. 旅行相关的疫苗大致可分为要求接种的和推荐接种的两类：

（1）要求接种的疫苗：根据《国际卫生条例 2005》的指引，黄热病疫苗是唯一的可要求接种的疫苗。我国指定出入境检验检疫局各级国际旅行卫生保健中心为官方认可的黄热病疫苗预防接种中心，执业医师可浏览各地国际旅行卫生保健中心网站了解黄热病疫苗接种的详情。本章在附录中收录了部分旅行医学重要组织的信息资源，可供查阅更多相关资料。

由于黄热病疫苗接种后可能出现严重的副反应，所以原则上应该仅向有黄热病暴露危险或前往有黄热病疫苗接种入境要求国家的旅行者推荐疫苗接种。

（2）其他疫苗：主权国家可以根据本国的法律和具体情况，对旅行者提出黄热病以外的其他疫苗预防疾病的预防接种要求。如计划前往沙特阿拉伯进行朝觐的旅行者就必须按照沙特的要求在申请签证前接种四价流脑疫苗。

2. 推荐接种的疫苗不仅需参考旅行者的预防接种史，还应考虑其年龄、性别、将要进行的旅行活动、饮食习惯、在农村的停留时间、旅行前往的目的地疫苗可预防疾病的流行情况，综合各方面的情况合理推荐疫苗。旅行常用疫苗见表11-1。

表 11-1　旅行常用疫苗推介参照表[1,2]

通用名	适用年龄	推荐依据[3]	接种程序[4]
甲型肝炎灭活疫苗	≥12 月龄	A、B、C、D、E	按 EPI 要求接/补种,可根据抗体测定情况每 10 年接种 2 剂
乙型肝炎疫苗	任何年龄	A、B、C、D、E	按 EPI 要求接/补种,可根据抗体测定情况加强接种 3 剂。快速免疫[5]:0 月、1 月、2 月;首次接种后 12 个月加强 1 剂
甲乙肝联合疫苗	≥16 岁	A、B、C、D、E	同乙肝疫苗
B 型流感嗜血杆菌结合疫苗	2～59 月龄	E	按 EPI 要求接种或补种
灭活流感疫苗	≥6 月龄	A、E	每年接种 1 剂
脊髓灰质炎减毒或灭活疫苗	≥2 月龄	A、B、C、D	按 EPI 要求接/补种,无记录成人接种 1 剂
乙型脑炎减毒活疫苗	≥8 月龄	A、E	按 EPI 要求接/补种,无记录成人接种 1 剂
脑膜炎球菌多糖疫苗(A,C,Y,W-135)	>24 月龄	A、B、C、D、E	按 EPI 要求接/补种,每 3～5 年接种 1 剂
23 价肺炎球菌多糖疫苗	≥24 月龄	E	小于 65 岁首次接种,5 年后加强 1 剂
吸附型白喉破伤风联合疫苗	≥7 周岁	A、B、C	按 EPI 要求接/补种,每 10 年加强 1 次
麻腮风联合减毒活疫苗	≥12 月龄	A、B、C	按 EPI 要求接/补种,无记录者接种 2 剂,间隔不少于 4 周
水痘减毒活疫苗	≥12 月龄	A、B、C	按 EPI 要求接/补种,无记录者接种 2 剂,间隔不少于 4～8 周
人用狂犬病疫苗灭活疫苗	任何年龄	A、E	暴露前:第 0、7、28 日;暴露后[2]:第 0、3 日
伤寒 Vi 多糖疫苗	成人	A、E	必要时每 2 年 1 剂[2]
口服霍乱疫苗	≥2 岁	A、E	按产品说明书施种
黄热病减毒活疫苗[5]	≥6 月龄	A、D	每 10 年接种 1 剂[1,5]

注:1. 根据 WHO 的最新公布的旅行目的地疾病流行情况并参考其专家组的最新推介。2. 如推荐接种方法与疫苗产品说明书有出入,应参考说明书的具体推荐。3. A 指旅行目的地为疾病流行区;B 指学生入学要求或推荐接种;C 指旅行者未完成儿童计划免疫或无计划免疫记录;D 指目的国入境要求接种;E 指特殊行业、特殊人群需求。4. 补种针对未完成基础免疫的旅行者;加强针对完成了基础免疫的旅行者。5. 各国对黄热病疫苗接种的要求可参考 WHO《ITH》中 country list 一章。

3. 为旅行者实施的所有预防接种都应该记录于由 WHO 认可的疫苗接种国际证书中。我国的旅行疫苗接种国际证书封面为黄色,内容页为蓝色,分黄热病接种记录页和其他疫苗接种记录页两部分。疫苗接种记录须按照证书格式完成所有内容的记载。预防接种国际证书是接种的连续记录,应该妥善保存。

（三）疟疾的预防

疟疾是旅行医学中重要的寄生虫病。

1. WHO 推荐的四项预防原则

（1）明确风险,了解症状,意识到疟疾感染的严重性。

（2）避免蚊虫叮咬。

（3）必要时预防服药。

（4）旅行中或旅行后如果出现发热症状,应及时就医。

2. 旅行者个人风险评估　根据这四项预防原则,在旅行前应对旅行者进行个人风险评估。风险评估基于旅行者的具体行程和特定行为。感染疟疾的风险根据下列因素变化而变化。

（1）所到地理区域:非洲比东南亚风险高。

（2）同一区域内的不同旅游地:在农村的风险比城市高。

（3）住宿类型:露营的患病风险高于居留于有纱门纱窗或有空调的房内。

（4）停留时间:3 个月的长途跋涉比 1 周的商务旅行高。

（5）旅行季节:疟疾传播季节比非传播季节高。

（6）目的地海拔高度:海拔 2000 米以上疟疾很少见。

除了地点,旅客是否规范、有效地采取预防措施,如使用药物处理过的蚊帐、预防服药等,都会影响风险指数。

3. 预防性服药　对前往疟疾高风险地区旅行特别是非洲疟疾流行区的旅行者,可推荐服用疟疾预防药进行疟疾预防,但必须权衡抗疟药物的不良反应和感染疟疾的风险,感染疟疾后的可就医程度。在使用任何抗疟药物之前,应针对不同地区的耐药情况,选用相对敏感的预防药物。

服用药物预防疟疾(malaria chemoprophylaxi)这一措施中常用药物和通用做法如下。

（1）氯喹和甲氟喹 1 周服用 1 次,旅行前 1~3 周开始,一直持续到离开流行地区后 4 周。

（2）强力霉素和氯胍 1 天服用 1 次,旅行前 1~2 天开始,一直持续到离开流行地区后 4 周。

（3）阿托伐醌/氯胍和伯氨喹 1 天服用 1 次,旅行前 1~2 天开始,并持续于旅行期间。离开流行地区后 1 周可以停药。

疟疾的预防药物推介资料显示,在未预防性服药的情况下,旅行者罹患疟疾的风险依次为:撒哈拉以南非洲地区、南亚、中美洲、东南亚、南美洲。虽然不同地区的感染风险差别很大,但同一地区的患病风险也有不同,预防性用药时要谨慎。

美国疾病预防控制中心、加拿大卫生部、英国外交和联邦事务部、世界卫生组织等官方机构,分别在各自的网站公布了预防疟疾的详细信息,这些信息定期更新,医师应定期查新,参考最新的指引。

（四）特殊旅行群体的注意事项

1. 女性　关注女性旅行者的生育计划和妊娠状态。旅行中的生理要求和地域因素可能影响妊娠,同时,妊娠是某些疫苗的接种禁忌证,也是服用某些预防、治疗药物的禁忌证。

2. 长期留驻国外者　如果预计在国外驻留较长时间(大于等于 6 个月),即便是健康人也应该进行系统的身体状况评估,甚至进行牙科检查。旅行者的雇佣机构、学校、健康保险承保公司等,有可能对旅行者的旅行前医学评估形式和内容进行设定。某些国家针对留学、居留、工作许可签证的申请人,制定了相应的法律法规要求进行签证前的医学评估。

3. 儿童　儿童是旅行者腹泻等多种疾病的易感者,除常规的饮食饮水卫生措施外,预防婴幼儿腹泻的最佳方法是母乳喂养,对于腹泻的病孩,在治疗的同时适当使用口服补液盐可防止脱水,口服补液盐的用法见表11-2。

表 11-2　口服补液盐自我补液推介表

年龄	服用方法
2 岁以下幼儿	每次稀便后,补液 50~100ml,每天总量约 0.5L
2~9 岁	每次稀便后,补液 100~200ml,每天总量约 1L
10 岁及以上患者	每次稀便后,可根据自身感觉需要量饮用,每天总量约 2L

在使用蚊虫趋避剂和防晒霜时应注意儿童啃咬手指的习惯,防止其食入外用乳剂。儿童喜欢与动物玩耍,并且可能在玩耍的过程中做出啃咬动物等非常规动作,易于被动物咬伤,所以,应关注狂犬病的预防。儿童罹患疟疾后病死率高,在疟疾流行区发现发热儿童时应注意及时诊断和排查。

4. 罹患慢性疾病的旅行者　应与旅行者的随诊医生取得联系,了解其病情,并向随诊医生通报旅行者的旅行计划,以便随诊医生对患者的治疗方案进行适当的调整。同时应告诫旅行者:不要在国际旅行前和旅行途中擅自更改服用的药物;与随诊医生保持联系。

二、 旅行中应关注的问题

1. 医疗应急计划　要最大限度地保持旅行者的身体健康,不仅要在旅行前对旅行者进行恰当的健康教育,为旅行者推荐可以预防疾病和危害的各种保护措施,同时还应关注其旅行途中可能的救助需求。旅行前医学咨询的目的不仅是帮助旅行者准备旅行药盒,在必要时还应协助旅行者制定至关重要的医疗遣返计划以备万一。

2. 寻找国外的医疗资源　利用目前的网络咨询和专业工作网络掌握旅行者旅程中有关医疗资源的基本信息,以便旅行者必要时利用这些资源,从而顺利完成旅行,在医疗危急时刻甚至可以救其于水火。帮助国际旅行者寻找境外医疗资源的推介如下。

（1） 推荐境外医学同行。

（2） 协助旅行者从国际旅行者救助协会(IAMAT)、国际旅行医学会(ISTM)、美国 CDC推荐的专业协会的会员资料库中查找旅行目的国临床工作者的资料。相关机构的网址见表11-3。

表 11-3　旅行卫生信息资源表

名　　称	网　　址
国际旅行医学会网址	http://www. istm. org/
世界卫生组织网址	www. who. org/
美国疾病预防控制中心网址	www. cdc. gov/
国际旅行者医疗救助协会网址	www. iamat. org/
亚太旅行卫生学会网址	http://www. apths. org/Pages/Home. aspx

（3）利用我国驻外领使馆推荐的当地资源。

（4）提醒旅行者在民用航空器和客运邮轮航行中,可询问并适时利用机上和邮轮中自备的医疗设施。

（5）在条件允许的情况下,应推荐使用跨国保险公司的医疗救助及紧急遣返资源。

3. 关注水和食物的卫生　在发展中国家旅行时选用安全的饮用水是重要的旅行健康措施,通常认为瓶装水、罐装碳酸饮料是安全的饮水。煮沸用水是海拔 20 000 英尺（1 英尺 =0.3048 米）以上杀死病原体最可靠的方法;水质净化药片携带方便易于购买,在水温 20℃（68 ℉）的条件下对水进行处理可以达到和煮沸一样的效果,但需投入水中后 30 分钟内每 5 分钟振摇 1 次;便携式水净化过滤器也越来越受旅行者青睐,这一水处理装置采用了含碘树脂技术,产品已被证实可有效滤除多种病原体。

有关饮食卫生的其他知识,见本书第七章第三节。

4. 关注防虫、防晒、防野生生物　所有到疟疾、登革热等虫媒传染病流行地区的旅行者都需避免蚊虫等病媒昆虫叮咬,此举可降低感染虫媒传染病的风险。

（1）防虫措施

1）居留在纱门纱窗完好的室内,避免黄昏至拂晓时段的户外活动。

2）居留所没有安装纱门纱窗时,须在蚊帐内就寝并使用昆虫趋避剂。

3）在户外活动时衣物应尽量完全覆盖上下肢。

4）户外活动时在暴露的皮区涂擦含 N,N-二乙-3-甲苯酰胺（避蚊胺）等驱虫剂,并用苄氯菊酯处理外衣。

5）了解病媒昆虫的习性和疾病的关系,见表 11-4。

表 11-4　病媒昆虫及其相关疾病简表

虫媒	生活特性	传播疾病
按蚊	主要分布在农村地区,夜晚在室内外活动	疟疾、丝虫病、裂谷热
伊蚊	多分布在城区室外,白天活动	登革热、黄热病、基孔肯雅热、丝虫病、裂谷热、罗斯河热、委内瑞拉马脑炎
库蚊	多分布在农村和城区的室外,通常在夜晚活动	乙型脑炎、丝虫病、委内瑞拉马脑炎、圣路易斯脑炎、西尼罗河热、默里脑炎、罗斯河热、裂谷热、基孔肯雅热
曼蚊	通常分布在农村和城区室外,通常在夜间活动	委内瑞拉马脑炎、基孔肯雅热、丝虫病
跳蚤	分布在城区和农村,夜、昼在室内或室外活动	鼠疫、流行性斑疹伤寒
体虱	分布在城区和农村,夜、昼在室内或室外活动	战壕热、回归热、流行性斑疹伤寒
蜱	分布在农村室外,日间或晚间活动	斑疹热、斑疹伤寒、刚果克里米亚出血热、鄂木斯克出血热、莱姆病、埃里希体病、兔热病、巴贝虫病、回归热

续表

虫媒	生活特性	传播疾病
螨	分布在城区或农村室内或室外,日间或晚间活动	恙虫病、立克次体病
蠓	通常分布在农村室外,日间或晚间活动	曼森线虫病
斑虻和马蝇	分布在农村室外,白天活动	罗阿丝虫病、兔热病
蚋	分布在农村室外,白天活动	盘尾丝虫病
白蛉	通常分布在城区和农村室外,晚间活动	皮肤利什曼病、内脏利什曼病、巴尔通体病、白蛉热
采采蝇	分布在农村室外,白天活动	非洲锥形虫病
猎蝽	分布在农村和城区室内,晚间活动	南美锥形虫病

（2）预防紫外线暴露:避免日光直射是防止日光灼伤和其他紫外线反应的最佳方法。日照强度最高的时段是 10 点到 16 点,应限制个体在此时段内的紫外线暴露。通过使用遮阳物或者在身体局部涂抹遮光剂,可以防止日光性灼伤和日光暴露的远期副作用。

（3）预防野生生物伤害:在旅行目的地与当地居民进行充分地交流,可了解当地危险野生生物的活动区域、习性、当地人的防护措施。到当地居民都不愿意涉足的危险区域去探险是极度危险的。无论在何处遭遇野生小动物(包括海洋生物),在情况不明时去抚摸、玩弄都有可能招致意想不到的危害。针对不同动物的防范和受伤害之后的应急处理知识颇为专业和多样,需以相关行业内的专业指引为准。

三、 旅行归来后关注要点

应在旅行前的咨询中建议旅行者在结束旅行回国后到旅行医学门诊复诊,复诊的目的是对旅行后旅行者的健康状况进行评估。医师应对旅行者于旅行后出现的不适症状加以关注。

（一）发热、腹泻

1. 发热　是许多感染性疾病的共同临床表现,遇到从非洲疟疾疫区返回的旅行者,医师应首先排查疟疾的可能性。疟疾的临床表现有时不典型,可能类似感冒的症状,或表现出低热伴腹泻的症状,医师不应掉以轻心。

2. 慢性腹泻　需要结合旅行者的旅行史、旅行行为、治疗史进行进一步检查。

（二）皮肤改变

从热带地区旅行归来,常见的皮肤病如皮炎、疖疮、表皮真菌感染以及细菌感染等,其症状可因气候、地理、社会经济条件的不同而有所变化。

1. 评估皮肤表现时,在遵循一般的皮肤病学原则的同时,也要考虑热带病病原学。询问病史应重点了解患者旅行的国家,在每一地区停留的时间,居住环境,有无从事钓鱼、野营等特殊活动。描述皮肤问题的具体细节时应包括皮损发生和发展情况、伴随症状以及曾使用的所有治疗措施,还要注意了解既往外伤史、昆虫叮咬、可疑诱发因素、接触动物情况、同伴有无类似皮疹、个人或家族有无类似的或其他的皮肤病史等。

2. 在体格检查的基础上,通常还需要一些方法辅助诊断,氢氧化钾试验是检测真菌感染的一种快速、简便、经济的方法。察内克试验是在上皮细胞中快速查找多核巨细胞,后者是疱疹病毒感染的一种特异性细胞病变。革兰染色对诊断皮肤细菌感染和一些真菌感染(如糠秕孢子菌属)很有价值。

3. 许多热带皮肤病是由特定病原体引起的,如 Buruli 溃疡、潜蚤病、洛博芽生菌病等。热带环境中过量暴露于日晒、节肢动物叮咬,接触新的过敏原或刺激因子等也容易诱发皮肤病。皮肤蝇蛆病和某些体外寄生虫病在归来旅行者中也偶尔可见。

本 章 小 结

本章共三节,从旅行医学的定义开始,对旅行医学的诞生、发展、重要性,旅行医学中常见的旅行健康问题,旅行医学执业的基本内容,旅行卫生信息资源等一系列知识,从旅行卫生的角度进行了简单的介绍。本章围绕旅行医学三要素,将旅行医学的执业理念贯穿于中。相关的旅行健康风险被划分为感染性、非感染性两部分,结合地理环境等相关因素进行了简要的描述。在疾病的诊断、风险的评估的学习中,需对相应的传染病学、诊断学、药理学、航空医学、寄生虫学、卫生学、地理学、预防接种理论等相关知识进行扩展学习。

案例分析

案例　出国劳务人员旅行前医学咨询

一组劳务人员,将前往非洲参加安哥拉某省的水库建设,于出发前 2 个月到旅行门诊就诊。他们的旅行基本信息包括:建筑工地位于农村山区,当地无医疗卫生机构,距离最近的城镇需驱车 15 小时;公司未配专业的医护人员随队;工作时间为期 1 年;劳务人员年龄介于 20~46 岁,学历水平自小学至高中毕业不等。

问题一　医师进行旅行前咨询时应关注哪些问题?

在非洲卫生条件较差的地区工作时间长达一年,工作地点卫生资源差,建筑工地所在地周边无综合性医院,交通条件差,距离最近的当地医院需驱车 15 小时,而且团队中无专业医护人员。所以,有必要在干预前认真询问劳务人员个体是否存在基础疾病,是否正在服用药物;是否有疾病史,是否有药品、食品过敏史;是否有发热和(或)正患其他疾病;查看个体的预防接种记录、回顾其预防接种史。必要时应对他们进行健康检测以确定个体的健康状况。

问题二　需要推荐何种干预措施?

1. 预防接种　安哥拉是黄热病流行区,该国要求 1 岁以上的所有入境旅行者提供黄热病疫苗接种证明,所以必须向此组劳务人员强调黄热病疫苗接种的要求;工地地处山区,卫生资源无保障,可推荐甲肝疫苗(或行甲肝抗体测定)、伤寒疫苗、流感疫苗、霍乱疫苗接种。

从流脑的流行区域图可以看出,安哥拉并非处于流行区内,如果在与旅行者的交流中得知旅行者有在非洲的其他旅行计划,应考虑推荐接种四价流脑疫苗。

2. 疟疾预防　安哥拉是疟疾高危区,全国全年存在感染疟疾的风险,已有恶性疟原虫对氯喹耐药的报道。恶性疟疾发病率高,感染恶性疟疾后如未得到及时的诊断和治疗可能致死。所以,应行防疟干预。防止蚊虫叮咬是预防疟疾的重要手段,进行防蚊防疟教育时可强调,针对昆虫趋避剂、衣物、蚊帐、纱门纱窗、居住及施工环境卫生等措施建立相应的管理体系和责任人,每日对预防措施的实施进行检查,以防流于形式。对于在疟疾流行区驻留时间长达一年的国际旅行者,目前国内尚无适当的疟疾预防药物可推荐服用,可推荐他们携带备用的疟疾治疗药物(青蒿素合剂),以便在高热疑似疟疾时,口服治疗药物后尽快寻求医学诊治。

3. 其他旅行卫生教育

(1) 工地工作应采取的饮食饮水卫生、防晒、防意外等措施。

(2) 青壮年男性,在外阜居住时间长达 1 年,有性需求时,极有可能在当地寻找性伴侣,所以应进行预防性病、艾滋病基础知识的健康教育,并推荐正确使用安全套。

(3) 劳务人员在非洲远离家人、对环境不熟悉,在陌生的文化环境中感到困惑和不适,这种现象又称作"文化冲击"。在旅行目的地生活、工作,适应新的文化显得尤为重要,但语言和文化适应是一个渐进的过程。应教育劳务人员入乡随俗,正视在适应过程中出现的焦虑、抑郁、孤独、恐惧和身份缺失感等症状,通过适当的自我认知,通过朋友和同事的互相鼓励,逐步减轻文化冲击带来的精神不适。

(4) 非洲是血吸虫病的流行区,应教育劳务人员避免接触疫水。

思考题

1. 旅行医学的执业特点是什么?

2. 在开展旅行前咨询时应该从哪几方面着手做准备?

3. 对旅行者在旅行中可能出现的医疗急诊需求,你有何建议?

4. 面对从非洲旅行回国的发热旅行者,首先应该关注的医学问题是什么?

(张敏　张际文　韩晶)

第十二章　卫生检疫法律制度

　　卫生检疫在传染病防控、突发公共卫生事件应对、保护人民生命健康等方面发挥了巨大作用。综观国内外卫生检疫工作的发展历程,一个很重要的特点就是各国高度重视卫生检疫法制建设。我国党和政府非常重视法制建设,经过多年努力,我国法制建设取得了很大成就。一个立足中国国情和实际、适应改革开放和社会主义现代化建设需要、集中体现党和人民意志的,以宪法为统帅,以宪法相关法、民法商法等多个法律部门的法律为主干,由法律、行政法规、地方性法规等多个层次的法律规范构成的中国特色社会主义法律体系已经形成。目前,我国已建立起以《中华人民共和国国境卫生检疫法》及其实施细则为核心,相关法律法规规章为补充的一整套比较完整的卫生检疫法律制度体系,为我国卫生检疫工作提供了可靠的法律保障。

　　国际卫生检疫公约的发展经历了漫长的过程,但现代意义上的《国际公共卫生条例》于1951 年 5 月在第 4 届世界卫生大会上获得通过,而后该条例又进行了多次修改补充。1969 年 7 月 25 日,在第 22 届世界卫生大会上,对《国际公共卫生条例》做了较大的修改和补充,同时将《国际公共卫生条例》改称为《国际卫生条例》,即《国际卫生条例(1969)》。随着各国交往的不断增多,以及新发传染病的不断发现,尤其是核、生物、化学事故对人类健康的威胁日益成为国际公共卫生领域的重要课题。针对上述形势的变化,1995 年,世界卫生组织决定对《国际卫生条例(1969)》进行修订。2003 年严重急性呼吸综合征(SARS)和 2004 年人感染高致病性禽流感的发生,更是加快了修订和更新《国际卫生条例(1969)》的步伐。经过近10 年的努力,《国际卫生条例(2005)》于 2005 年 5 月 23 日在第 58 届世界卫生大会上获得通过。

第一节　行政管理与卫生检疫法

一、行政与行政行为概述

　　1. 行政的涵义　行政是管理的一种。随着国家的出现,对国家事务的管理被专称为行政管理,成为国家最主要的职能之一。国家行政管理是管理的一种,它是以国家的名义,通过法律的形式,在全国和全民范围内实施,并以国家的强制力为保证。行政法上说的行政管理,就是这样一种管理。

　　行政的概念有广义和狭义之分。广义的行政即一般的行政,是指一切社会组织、企事业单位、社会团体、国家机关等对其内部事务的组织和管理。狭义的行政,又称公共行政,是指国家权力的执行机关运用国家权力,依法对社会事务实施的公共管理。承担上述职责的国家机构是行政机构;为完成上述职责而行使的国家权力属于行政权;为完成上述职责而进行的活动是行政活动;规范行政活动的法律体系是行政法。

行政管理分为两个层面,一是行政机关及其工作人员对国家事务的公共管理,这是一种执法性行为,只能依法进行。二是行政人员在行政主体内的活动,包括为完成公共管理任务采取的一系列措施。

2. 行政的特点 行政作为行政机关对社会事务的公共管理,有许多鲜明的特点。

(1) 权威性:不管公共行政的活动主体是国家行政机关还是法律、法规授权的社会组织,其实质都是代表国家意志并以国家的名义实施的管理行为,因而具有法律的强制性和权威性。

(2) 执行性:行政是对社会事务的公共管理活动,一切行政活动都是在实施、实行某种已经决定了的事情(政策、法律、命令等)。每一个具体行政活动,不是执行国家的政策、法律,就是执行上级的命令、指示,准确、及时完成任务,是行政的最基本要求。

(3) 管理性:一切行政活动都是某种管理行为(如决策、计划、组织、协调、控制等),行政的过程就是完成管理的过程。

(4) 公益性:公共行政的目的在于实现公共利益,维护公共秩序,增进公共福利。行政不存在需要加以维护的自身利益,它总是为国家根本利益服务。

3. 行政行为

(1) 行政行为的涵义:行政行为是指国家行政机关依法实施行政管理,直接或间接产生行政法律效果的行为。行政行为与民事行为和其他国家机关的行为相比较,具有单方性、从属法律性、强制性、非盈利性等特点。

(2) 行政行为的要素:行政行为包含三个基本要素:①行政行为是行政机关的行为,这是行政行为的主体要素。它是指做出行政行为的主体必须是拥有相应行政职权及行政职责的国家行政机关,或者是法律、法规授权的组织,或者受托行使行政权的组织和个人。②行政行为是行政管理的行为,这是行政行为的职能要素。它是指做出行政行为的主体实际运用行政权,并通过一定的形式在客观上表现出来。③行政行为是具有法律效果的行为,这是行政行为的法律要素。它是指做出行政行为的主体能直接或间接导致行政法律关系的变化,具有法律效果。

(3) 行政行为的种类:行政行为种类繁多,内容复杂,根据不同的标准可以对行政行为作出不同的分类。一是制定行政规范和采取行政措施的行为。依行政行为的方式不同而分。制定行政规范,就是行政机关制定和发布普遍性行为规则的行为,也可以称为抽象行为。采取行政措施,就是行政机关依法对某一具体事项或特定个人采取措施的行为,也可以称为具体行为。二是行政立法、行政执法和行政司法行为。依实施行政行为时所形成的法律关系的不同而分。三是单方、双方和多方行政行为,以决定行政行为时参与意思表示的当事人的数目为标准。四是实体行政行为和程序行政行为,这是按行政行为是否直接对相对人的权利义务产生法律效果而分。五是要式行为与不要式行为,这是以行政行为是否必须具备一定的方式为依据而分。六是按行政管理部门而分,公安行政行为、检验检疫行政行为等。

二、 行政法与依法行政

(一) 行政法

行政法是关于国家行政组织及其行为,以及对行政组织及其行为进行监督的法律规范的总称。行政法的概念可以从两个方面进行分析。一是就行政法所调整的社会关系看,行政法是调整国家行政机关在行政管理活动中产生的互相之间以及国家行政机关同其他国家机关、企事业单位、社会团体和公民之间的社会关系的法律规范的总和。二是从研究和分析行政管理的实际过程的特点看,行政管理是国家通过行政机关和行政工作人员的管理活动实现的,行政管理活动包含着三个要素:管理的实施者即行政机关及行政工作人员;管理者的管理活动,即行政管理行为;以及对行政机关及行政工作人员的行为实行必要的监督。这三个要素都必须制度化、法律化。因此行政法是确认和调整国家行政机关在行使行政职能的过程中所建立的各种行政关系的法律规范的总称。

(二) 行政法基本原则

行政法基本原则,是指贯穿于全部行政法之中,任何行政法规范都必须遵循和贯彻的,调整并决定一切行政法律主体所有行为的指导思想和基本准则。不同的学者对行政法基本原则有不同的界定和表述,但最基本、最核心的有以下两条。

1. 行政合法性原则　它是指所有国家行政机关,必须根据宪法、法律的规定,依行政法律规范行使管理职能,并以行政法律规范确定的内容与程序实施对相对人的管理;所有管理相对人必须遵守行政法律规范,行政法律关系当事人不合法,或当事人进行行政违法行为,都将受到制裁。合法性原则包括以下内容:一是所有行政法律关系当事人都必须严格遵守并执行行政法律规范。二是任何行政法律关系的主体都不得享有行政法律规范规定以外的特权。三是一切违反行政法律规范的行为,都属于行政违法行为。四是一切行政违法主体,都必须承担相应的法律责任,并接受行政制裁。

2. 行政合理性原则　它是指国家行政机关在依行政法律规范行使管理职能中,必须遵循适当、恰当、合理的准则。合理性原则包括以下内容:一是国家行政机关的自由裁量行为必须在法定幅度内,并是合情合理和适当的。二是不适当、不合理的行政行为是行政不当行为。三是行政不当行为应依法予以撤销或纠正。

(三) 依法行政

1. 依法行政的涵义　我国高度重视法制建设。尤其是党的十一届三中全会以来,我国社会主义民主与法制建设取得了显著成绩。党的十五大确立依法治国、建设社会主义法治国家的基本方略,1999 年九届全国人大二次会议将其载入宪法。作为依法治国的重要组成部分,依法行政也取得了明显进展。1999 年 11 月,国务院发布了《国务院关于全面推进依法行政的决定》(国发[1999]23 号),各级政府及其工作部门加强制度建设,严格行政执法,强化行政执法监督,依法办事的能力和水平不断提高。党的十六大把发展社会主义民主政治,建设社会主义政治文明,作为全面建设小康社会的重要目标之一,并明确提出"加强对执法活动的监督,推进依法行政"。

依法行政是指行政领域内的依法管理活动。它包括两个方面:一是行政系统内部自身的管理必须依法进行;二是行政主体对社会事务进行的公共管理必须依法实施。依法行政是一切行政活动的最基本要求,一切行政活动必须把法律作为依据、工具和保证。

2. 依法行政的基本要求　在 2004 年国务院发布的《全面推进依法行政实施纲要》中,对依法行政提出了六项基本要求:合法行政、合理行政、程序正当、高效便民、诚实守信、权责统一。这些要求实际上就是依法行政的基本准则,是衡量依法行政的标准,包含了现代法治的基本精神,体现了依法行政重在治权、治官的基本价值取向。

(1) 合法行政:行政机关实施行政管理,应当依照法律、法规、规章的规定进行;没有法律、法规、规章的规定,行政机关不得作出影响公民、法人和其他组织合法权益或者增加公民、法人和其他组织义务的决定。

（2）合理行政:行政机关实施行政管理,应当遵循公平、公正的原则。要平等对待行政管理相对人,不偏私、不歧视。行使自由裁量权应当符合法律目的,排除不相关因素的干扰;所采取的措施和手段应当必要、适当;行政机关实施行政管理可以采用多种方式实现行政目的,应当避免采用损害当事人权益的方式。

（3）程序正当:行政机关实施行政管理,除涉及国家秘密和依法受到保护的商业秘密、个人隐私的外,应当公开,注意听取公民、法人和其他组织的意见;要严格遵循法定程序,依法保障行政管理相对人、利害关系人的知情权、参与权和救济权。行政机关工作人员履行职责,与行政管理相对人存在利害关系时,应当回避。

（4）高效便民:行政机关实施行政管理,应当遵守法定时限,积极履行法定职责,提高办事效率,提供优质服务,方便公民、法人和其他组织。

（5）诚实守信:行政机关公布的信息应当全面、准确、真实。非因法定事由并经法定程序,行政机关不得撤销、变更已经生效的行政决定;因国家利益、公共利益或者其他法定事由需要撤回或者变更行政决定的,应当依照法定权限和程序进行,并对行政管理相对人因此而受到的财产损失依法予以补偿。

（6）权责统一:行政机关依法履行经济、社会和文化事务管理职责,要由法律、法规赋予其相应的执法手段。行政机关违法或者不当行使职权,应当依法承担法律责任,实现权力和责任的统一。依法做到执法有保障、有权必有责、用权受监督、违法受追究、侵权须赔偿。

三、 卫生检疫法

（一）卫生检疫法的含义

卫生检疫法是关于国家卫生检疫机关权力及其行使的各种法律规范的总和。卫生检疫法是我国行政法体系中的一部分,就行业性质来说,属于卫生法范畴。是调整国家卫生检疫管理活动中发生的国家卫生检疫机关同其他国家机关、企业事业单位、社会团体、群众组织和公民之间关系的一切法律、法规的总称。它是为适应规范国家卫生检疫管理的需要,将卫生检疫行政事项中的普遍规律,以法律、法规、规章等形式体现出来。

在我国现有的卫生检疫法体系中,既有专门规范卫生检疫的法律、法规,如《中华人民共和国国境卫生检疫法》及其实施细则、《国内交通卫生检疫条例》等;也有直接与卫生检疫相关的法律如《中华人民共和国传染病防治法》、《中华人民共和国食品安全法》、《中华人民共和国邮政法》等。

（二）卫生检疫行政执法的特征

行政执法(administrative enforcing of laws)是指行政机关执行法律法规的行为。卫生检疫行政执法是指卫生检疫机关依法执行、处理卫生检疫事务的活动。它主要有以下特征。

（1）卫生检疫行政执法主体是卫生检疫机关和法律法规授权组织,其他组织、个人不具有卫生行政执法权力。

（2）卫生检疫行政执法主体必须在法定职权内履行卫生检疫行政权力,不得越权执法。

（3）卫生检疫行政执法对象是卫生检疫行政相对人,包括特定、具体的公民、法人或组织。

（4）卫生检疫行政执法是卫生检疫机关使用法的过程,是由卫生检疫行政主体单方面决定的国家管理活动,是国家意志的体现,具有国家强制性。

如国境卫生检疫机关依照《中华人民共和国国境卫生检疫法》的规定,对检疫对象(如出入境人员、货物、运输工具等)强制进行传染病检疫、传染病监测、卫生处理、卫生监督等活动即是卫生检疫行政执法的一种表现。

(三)卫生检疫法的渊源

法的渊源是指法的来源或表现形式。卫生检疫法的渊源就是卫生检疫法的来源或表现形式。一般地说,法的渊源主要有:宪法、法律、行政法规和规章、地方性法规和规章、自治条例和单行条例、法律解释、国际条约等。现把卫生检疫法主要渊源作一简要介绍。

1. 宪法　宪法是国家的根本大法,具有最高的法律效力。它是国家一切立法的基础和依据。我国宪法中有关卫生事业发展、保护公民生命健康、发展外贸等条款,都是我国卫生检疫法的渊源之一。

2. 法律　是指由全国人大及其常委会制定的法律文件。我国已制定了比较完善的卫生检疫法律体系,直接或简洁涉及卫生检疫事务管理的法律有二十多件,如《中华人民共和国国境卫生检疫法》《中华人民共和国传染病防治法》《中华人民共和国环境保护法》《中华人民共和国对外贸易法》等。

3. 行政法规　是指国务院根据宪法和法律制定的卫生检疫规范性文件,是卫生检疫法的主要渊源。卫生检疫行政法规数量众多,如《中华人民共和国国境卫生检疫法实施细则》《艾滋病防治条例》《突发公共卫生事件应急条例》《国际航行船舶进出中华人民共和国口岸检查办法》等。

4. 国际条约　这是指我国加入的涉及卫生检疫的国际条约,或者是我国与外国签订的双边或多边卫生检疫协定。前者如《国际卫生条例》、禁止废物转移的《巴塞尔公约》等;后者如 1992 年中越两国政府签署的《中华人民共和国政府和越南社会主义共和国政府国境卫生检疫协议》、2004 年两国国境卫生检疫主管部门签署的《中华人民共和国国家质量监督检验检疫总局和意大利共和国卫生部出入境口岸卫生检疫合作谅解备忘录》等。

第二节　我国国境卫生检疫法

我国高度重视国境卫生检疫法制建设。1957 年,第一届全国人大常委会就通过了《中华人民共和国国境卫生检疫条例》。1986 年,第六届全国人大常委会通过了《中华人民共和国国境卫生检疫法》,标志着我国国境卫生检疫法制建设取得了重大新进展。

一、 国境卫生检疫法概述

我国国境卫生检疫法律制度建设也伴随着我国国境卫生检疫工作的不断发展而发展。

(一)国境卫生检疫法的产生与发展

我国卫生检疫 1873 年最早在上海、厦门实施,由于各地卫生检疫工作隶属不同海关,清政府没有统一的检疫法典。1873 年 7 月 21 日上海海关制定的检疫章程共 4 条,主要内容为:疫港来船应悬挂黄旗在港外待驻,由海关检疫人员上船检查。如有人患病,该船实施检疫 1～3 日,如船上发现有多人疑似传染病应易地停泊,实施必要的卫生处理。

1930～1949 年中华民国时期是旧中国卫生法律制度走向完善的时期。1932 年 9 月 28 日卫生署颁布了《海港检疫章程》,这是旧中国第一部全国统一的检疫法规。该章程共 7 章

69 节,另有熏蒸消毒规则 23 节,内容比较完备。这个时期卫生检疫法规的特点是:统一了全国检疫法规,体现了预防为主思想,扩大了检疫对象,由单一的海港检疫发展成陆地边境检疫、航空检疫。

中华人民共和国成立后,我国海陆空卫生检疫机构得到迅速发展,相应的卫生检疫法规也不断走向完善。

1950 年 12 月 28 日,卫生部发布了《交通检疫暂行办法》。1951 年 2 月 1 日,卫生部发布了《民用航空检疫暂行办法》。中央政务院又先后颁布《进出口船舶船员旅客行李检查暂行通则》《进口列车车员旅客行李检查暂行通则》《进口飞机机员旅客行李检查暂行通则》。在这些卫生检疫法规的基础上,1957 年 12 月 23 日第一届全国人大常委会通过了《中华人民共和国国境卫生检疫条例》,共 8 条。规定了检疫传染病病种,检疫机关的设立,实施检疫的对象,检疫方法和对发现的传染病、疑似传染病的卫生处理措施,各种检疫单证的应用及违反条例的处罚等内容。

随着科学技术和预防医学的发展、国内外疫情的变化,国际上对"检疫"概念有了新的引申和扩大,特别是由于我国于 1979 年正式承认了《国际卫生条例》。同时我国对外开放不断深入,卫生检疫工作进行了一系列改革,为适应国际国内新形势的发展,1986 年全国人大常委会于 12 月 2 日通过了《中华人民共和国国境卫生检疫法》,并根据 2007 年 12 月 29 日第十届全国人大常委会第十八次会议《关于修改<中华人民共和国国境卫生检疫法>的决定》进行了修正。1989 年 2 月 10 日经国务院批准颁布了《中华人民共和国国境卫生检疫法实施细则》,并根据 2010 年 4 月 24 日《国务院关于修改<中华人民共和国国境卫生检疫法实施细则>的决定》进行了修订。法律规定了传染病检疫、监测和卫生监督制度,对入境、出境的人员、交通工具、集装箱以及可能传播检疫传染病的行李、货物、邮包等物品的卫生检疫做了全面规定,标志着我国国境卫生检疫工作进入了法制建设的新阶段。

(二)国境卫生检疫法律关系

1. 国境卫生检疫法律关系的涵义　国境卫生检疫法律关系,属于行政法律关系的一种。作为一个相对独立的法律部门,国境卫生检疫法同样调整着一定范围的社会关系,它对该特定范围社会关系的调整所形成的法律关系,就是国境卫生检疫法律关系。

具体地说,所谓国境卫生检疫法律关系,就是国境卫生检疫机关在中华人民共和国国际通航的港口、机场、陆地边境和国界江河的口岸,依照国境卫生检疫法律规范,实施传染病检疫、监测以及卫生监督的过程中与行政相对人所形成的法律上的权利和义务关系。

2. 国境卫生检疫法律关系的特征　国境卫生检疫法律关系是行政法律关系的一种,除了具备法律关系的一般特征之外,同时有别于其他法律关系,具备自身特有的以下特征。

(1)国境卫生检疫机关,必须是国境卫生检疫法律关系的一方。

国境卫生检疫法律关系基于法律规范对国境卫生检疫机关行使职权发生的社会关系的确认和调整而产生。因此,国境卫生检疫法律关系各方当事人中,必有一方是国境卫生检疫机关。法律规范对检疫职权的确认,是国境卫生检疫法律关系存在的前提;没有国境卫生检疫职权的存在及其行使,也就无所谓国境卫生检疫法律关系。

(2)国境卫生检疫法律关系各方当事人的权利和义务,均由国境卫生检疫法律法规预先确定。

例如,我国《国境卫生检疫法》规定:"入境、出境的人员、交通工具、运输设备以及可能传播检疫传染病的行李、货物、邮包等物品,都应当接受检疫,经国境卫生检疫机关许可,方准入境或者出境。"这种规定,就是法规预先确定当事人双方的权利和义务,而并非互相约定。

（3）国境卫生检疫法律关系具有不对等性。

3. 国境卫生检疫法律关系的要素　在法学上,通常把法律关系主体、客体和它的内容——权利和义务,称为法律关系构成的三要素。这三个要素相互联系、制约,缺一不可;少了任何一个要素都无法构成法律关系,一个要素变更,原来的法律关系也随之改变。

国境卫生检疫法律关系同其他法律关系一样,同样是由主体、客体和内容三个要素构成。

（1）主体:我国国境卫生检疫法律关系的主体是指国境卫生检疫法律关系的当事人,是在国境卫生检疫法律关系中依法享有权利和承担义务的组织或个人。其中国境卫生检疫机关是国境卫生检疫法律关系的重要主体,另外,我国公民、外国人、法人或者其他组织,也可以是国境卫生检疫法律关系的主体。

（2）客体:法律关系的客体是指法律关系主体之间权利和义务所指向的对象。它是构成法律关系的基本要素之一。国境卫生检疫法律关系的客体是指国境卫生检疫法律关系主体的权利义务所指向的对象或标的。国境卫生检疫法律关系客体的范围很广泛,但概括起来主要有:国家公共卫生安全、公民的生命健康权、物、行为等。

（3）内容:国境卫生检疫法律关系的内容,是指国境卫生检疫法律关系主体在国境卫生检疫法上的权利和义务的总和。它是该法律关系的基础,是该法律关系中最基本的因素。这类权利、义务的出现,是同卫生检疫职能的存在及其活动密切相关的;离开了检疫职能,也就无所谓国境卫生检疫法上的权利和义务。

（三）国境卫生检疫行政权

1. 国境卫生检疫行政权的涵义　国境卫生检疫权,又称国境卫生检疫行政职权,是国家行政权的组成部分,是国家主权的体现。

国境卫生检疫权,是指国境卫生检疫机关依法实施国境卫生检疫行政管理的权力,是可以直接或间接产生行政法律效果的行为。根据《中华人民共和国国境卫生检疫法》及其实施细则等法律法规的规定,国境卫生检疫权包含国境卫生检疫机关在其所辖国际通航的港口、机场以及陆地边境和国界江河的口岸,依法对入出境的人员、交通工具、运输设备以及可能传播传染病的行李、货物、邮包等物品而实施的检疫查验权、传染病监测权、卫生监督权、卫生处理权以及口岸突发公共卫生事件应对处置权等行政管理活动。国境卫生检疫权是各级国境卫生检疫机关从事卫生检疫活动的前提条件,没有国境卫生检疫权,就不能从事国境卫生检疫活动。

2. 国境卫生检疫权种类

（1）国境卫生检疫机关及其职责:《中华人民共和国国境卫生检疫法》及其实施细则规定,为了防止传染病由国外传入或者由国内传出,实施国境卫生检疫,保护人体健康,国家在中华人民共和国国际通航的港口、机场以及陆地边境和国界江河的口岸,设立国境卫生检疫机关,依照本法规定实施传染病检疫、监测和卫生监督。其职责是:执行《国境卫生检疫法》及其实施细则和国家有关卫生法规;收集、整理、报告国际和国境口岸传染病的发生、流行和终息情况;对国境口岸的卫生状况实施卫生监督;对入境、出境的交通工具、人员、集装箱、尸体、骸骨以及可能传播检疫传染病的行李、货物、邮包等实施检疫查验、传染病监测、卫生监督和卫生处理;对入境、出境的微生物、生物制品、人体组织、血液及其制品等特殊物品以及能传播人类传染病的动物,实施卫生检疫;对入境、出境人员进行预防接种、健康检查、医疗服务、国际旅行健康咨询和卫生宣传;签发卫生检疫证件;进行流行病学调查研究,开展科学实验;执行国务院卫生行政部门指定的其他工作。

另外,还规定了国境口岸卫生监督员的职责,包括:对国境口岸和停留在国境口岸的入境、出境交通工具进行卫生监督和卫生宣传;在消毒、除鼠、除虫等卫生处理方面进行技术指导;对造成传染病传播、啮齿动物和病媒昆虫扩散、食物中毒、食物污染等事故进行调查,并提出控制措施。

（2）国境卫生检疫权种类:归纳起来,国境卫生检疫权主要有:对所有被检疫对象的卫生检疫管辖权;人体传染病学确认（诊断）出证权;对染疫嫌疑人的强制预防接种权;对被检疫对象的留验观察权;对染疫人的隔离权和强制医疗权;实施卫生处理权;对健康人的出入境检疫验放权;口岸卫生监督权;对传染病大流行疫区的封锁建议权与执行权;口岸卫生调查监测权;疫情报告、通报权;行政处罚权。另外,还包括国境卫生检疫行政立法权、行政许可权等其他与国境卫生检疫管理相关的权力。

（四）国境卫生检疫法律责任

1. 国境卫生检疫法律责任的涵义　是指一切违反国境卫生检疫法律规范的行为主体,对其违法行为,所应承担的带有强制性的法律后果。法律责任一般可分为行政责任、民事责任和刑事责任三种。

2. 不同违法主体承担相应的国境卫生检疫法律责任　根据违反国境卫生检疫法主体特征的不同,可以分为国境卫生检疫机关及其工作人员的违法责任以及行政相对人的违法责任。前者是指国境卫生检疫机关及其工作人员在行使国境卫生检疫权时违法行政处罚、行政许可、行政强制时应当承担的责任;后者是指行政相对人违反国境卫生检疫法及其实施细则时应当承担的责任。根据国境卫生检疫法及其实施细则,主要法律责任有以下方面。

（1）国境卫生检疫机关及其工作人员的违法责任:《中华人民共和国国境卫生检疫法》第二十三条规定,国境卫生检疫机关工作人员,应当秉公执法、忠于职守,对入境、出境的交通工具和人员,及时进行检疫;违法失职的,给予行政处分,情节严重构成犯罪的,依法追究刑事责任。

（2）国境卫生检疫法行政相对人的违法责任:①行政责任。违反《国境卫生检疫法》规定,有下列行为之一的单位或者个人,国境卫生检疫机关可以根据情节轻重,给予警告或者罚款,一是逃避检疫,向国境卫生检疫机关隐瞒真实情况的;二是入境的人员未经国境卫生检疫机关许可,擅自上下交通工具,或者装卸行李、货物、邮包等物品,不听劝阻的。②刑事责任。违反《国境卫生检疫法》规定,引起检疫传染病传播或者有引起检疫传染病传播严重危险的,依照《中华人民共和国刑法》的规定追究刑事责任。我国刑法第三百三十二条专门设置了"妨害国境卫生检疫罪"——违反国境卫生检疫规定,引起检疫传染病传播或者有传播严重危险的,处三年以下有期徒刑或者拘役,并处或者单处罚金。单位犯前款罪的,对单位判处罚金,并对其直接负责的主管人员和其他直接责任人员,依照前款的规定处罚。

二、国境卫生检疫法主要法律制度简述

（一）《国境卫生检疫法》主要内容

《国境卫生检疫法》共分6章:总则、检疫、传染病监测、卫生监督、法律责任和附则,共

28 条。

1. 总则　说明了立法目的、传染病种类、检疫对象和疫情通报。
2. 检疫　规定了具体检疫制度。
3. 传染病监测　规定了传染病监测制度。
4. 卫生监督　规定了卫生监督制度。
5. 法律责任　对违反本法的单位或者个人,可以根据情节轻重给予警告、罚款或刑事处罚。
6. 附则　对制定本法实施细则、本法生效日期作了规定。

(二)《国境卫生检疫法实施细则》主要内容

卫生检疫法实施细则共 12 章 114 条。细化了卫生检疫法有关条款的具体要求和措施。

1. 一般规定　包括本细则的用语,检疫对象、主要任务等。
2. 疫情通报　规定了疫情通报的内容和具体要求。
3. 卫生检疫机关　规定了卫生检疫机构及其职责。
4. 海港、航空、陆地边境检疫　规定了具体检疫程序、内容和要求等。
5. 卫生处理　规定了卫生处理的注意事项、对象和要求。
6. 检疫传染病　规定了鼠疫、霍乱、黄热病的潜伏期、染疫判定标准和处理要求。
7. 传染病监测　规定了监测对象、内容。
8. 卫生监督　规定了国境口岸、交通工具、饮食服务单位的卫生监督要求。
9. 罚则　规定了违反卫生检疫法及其实施细则的应当受行政处罚的行为和处罚标准。
10. 附则　规定了收费管理部门和本细则解释部门。

(三)口岸传染病检疫制度

1. 国境卫生检疫传染病种类　国境卫生检疫法规定的传染病是指检疫传染病和监测传染病。检疫传染病,是指鼠疫、霍乱、黄热病以及国务院确定和公布的其他传染病。监测传染病,由国务院卫生行政部门确定和公布。其他传染病根据有关规定办理。

针对埃博拉出血热疫情在西非部分国家暴发的严峻形势,世界卫生组织多次要求各成员采取有力措施加强防控。并于 2014 年 8 月 8 日发表声明,宣布西非埃博拉出血热疫情为"国际关注的突发公共卫生事件"。在此背景下,2014 年 8 月 27 日,国家卫生计生委和质检总局联合发布公告,将埃博拉出血热纳入检疫传染病管理。

2. 检疫制度　概括地说,《国境卫生检疫法》设定了如下检疫制度。

(1) 入境、出境的人员、交通工具、运输设备以及可能传播检疫传染病的行李、货物、邮包等物品,都应当接受检疫,经国境卫生检疫机关许可,方准入境或者出境。

(2) 入境的交通工具和人员,必须在最先到达的国境口岸的指定地点接受检疫。

(3) 出境的交通工具和人员,必须在最后离开的国境口岸接受检疫。

(4) 来自国外的船舶、航空器因故停泊、降落在中国境内非口岸地点的时候,船舶、航空器的负责人应当立即向就近的国境卫生检疫机关或者当地卫生行政部门报告。除紧急情况外,未经国境卫生检疫机关或者当地卫生行政部门许可,任何人不准上下船舶、航空器,不准装卸行李、货物、邮包等物品。

(5) 在国境口岸发现检疫传染病、疑似检疫传染病,或者有人非因意外伤害而死亡并死因不明的,国境口岸有关单位和交通工具的负责人,应当立即向国境卫生检疫机关报告,并申请临时检疫。

（6）入境、出境的尸体、骸骨的托运人或者其代理人，必须向国境卫生检疫机关申报，经卫生检查合格后，方准运进或者运出。

（7）中华人民共和国边防机关与邻国边防机关之间在边境地区的往来，居住在两国边境接壤地区的居民在边境指定地区的临时往来，双方的交通工具和人员的入境、出境检疫，依照双方协议办理，没有协议的，依照中国政府的有关规定办理。

（四）口岸传染病监测制度

1. 传染病监测的涵义　传染病监测是指对特定环境、人群进行流行病学、血清学、病原学、临床症状以及其他有关影响因素的调查研究，预测有关传染病的发生、发展和流行。入境、出境的交通工具、人员、食品、饮用水和其他物品以及病媒昆虫、动物，均为传染病监测的对象。

2. 传染病监测内容　包括：首发病例的个案调查；暴发流行的流行病学调查；传染源调查；国境口岸内监测传染病的回顾性调查；病原体的分离、鉴定，人群、有关动物血清学调查以及流行病学调查；有关动物、病媒昆虫、食品、饮用水和环境因素的调查；消毒、除鼠、除虫的效果观察与评价；国境口岸以及国内外监测传染病疫情的收集、整理、分析和传递；对监测对象开展健康检查和对监测传染病病人、疑似病人、密切接触人员的管理。

（五）口岸卫生监督制度

1. 卫生监督的涵义　卫生监督是指执行卫生法规和卫生标准所进行的卫生检查、卫生鉴定、卫生评价和采样检验。

2. 卫生监督内容　国境卫生检疫机关根据国家规定的卫生标准，对国境口岸的卫生状况和停留在国境口岸的入境、出境的交通工具的卫生状况实施卫生监督。主要内容是：监督和指导有关人员对啮齿动物、病媒昆虫的防除；检查和检验食品、饮用水及其储存、供应、运输设施；监督从事食品、饮用水供应的从业人员的健康状况，检查其健康证明书；监督和检查垃圾、废物、污水、粪便、压舱水的处理。

（六）口岸卫生处理制度

1. 卫生处理的涵义　国境卫生检疫所指的"卫生处理"是指隔离、留验和就地诊验等医学措施，以及消毒、除鼠、除虫等卫生措施。卫生处理概念涵盖了两方面的内容：一方面是指对人实施的医学措施；另一方面是指对"物"实施的卫生措施。若无特殊说明，提到卫生处理，是指对"物"采取的消毒、除鼠、除虫等卫生措施。

卫生处理在《国际卫生条例（2005）》中没有直接的定义，从内涵上看等同于实施"卫生措施"，即为预防疾病或污染传播实施的程序，其中就包括"除污""灭鼠""消毒""除虫"四项措施。

根据《国境卫生检疫法》及其实施细则的规定，卫生处理的对象和范围包括：出入境交通工具、运输设备（集装箱）、货物、行李、邮包、各种食品、饮料、水产品、尸体、棺柩、骸骨以及口岸辖区等。

2. 实施卫生处理的情形（指征）　当发现卫生处理"对象"有下述情形，卫生检疫机关应实施卫生处理。

（1）来自检疫传染病受染地区的。

（2）被检疫传染病污染的。

（3）发现与人类健康有关的啮齿动物或者病媒昆虫的，超过国家卫生标准。

（4）在到达本口岸前已实施的卫生处理没有实际效果。

（5）需实施卫生处理的其他情形。

三、 我国港澳台地区卫生检疫法律制度概况

（一）香港卫生检疫法律制度概况

香港是中华人民共和国特别行政区,在香港特区政府内,国境卫生检疫工作归属政务司的卫生福利及食物局下设的卫生署港口处。

香港地区政务司设卫生福利及食物局。卫生福利及食物局下设卫生署,负责执行政府的健康护理政策和法定的职责。负责促进健康、预防疾病、医疗护理、康复服务等工作的部门。

港口处是卫生署的下设机构。港口处依据《预防及控制疾病条例》和《国际卫生条例》,负责海港、机场和陆路口岸的各项检疫工作,并执行各项防疫措施,防止各种疫症及其他严重传染病传入和带离本港。

现行香港特别行政区卫生检疫法律法规主要是《预防及控制疾病条例》。

《预防及控制疾病条例》共6部分、18条,还有2个附表所列的45种"表列传染病"和31种"表列传染性病原体"等内容组成。

2007年7月1日由前卫生福利及食物局分拆出来一个新决策局——食物及卫生局(Food and Health Bureau, FHB),专注地处理食物安全、环境卫生及健康事宜。

（二）澳门卫生检疫法律制度概况

澳门是中华人民共和国特别行政区,在澳门特区政府内,国境卫生检疫工作归属社会文化司的卫生局和行政法务司的民政总署下设的卫生监督部。根据澳门地区政府组织法,社会文化司的卫生局主管澳门地区的卫生行政。澳门地区行政法务司的民政总署下设卫生监督部,负责卫生监督工作。

澳门现行卫生检疫法规主要有《澳门卫生检疫及植物检疫(40/2004)》和《澳门传染病防治法2/2004》。

1.《澳门卫生检疫及植物检疫(40/2004)》简介

（1）卫生监督部:设动物检疫监管处、食物卫生检验处、街市事务处及小贩事务处。主要是对本地生产或进口的食物进行卫生检验,监控鲜活食品售卖商铺的卫生,确保动物的检疫服务,管理公共街市和小贩区的经营秩序以及发出有关证照等。

（2）卫生监督部:依据《澳门特别行政区基本法》第五十条（五）项,于2004年12月14日制定的第40号行政法规《卫生检疫及植物检疫(40/2004)》(2005年1月1日生效),依据此项法规对进出口货物(包括批发贸易,零售贸易,批发市场)进行卫生检疫及植物检疫。

（3）《澳门卫生检疫及植物检疫(40/2004)》共4章、23条。包括:第一章一般规定;第二章批发市场的组成;第三章违法行为的界定与处罚;第四章最后规定。

2.《澳门传染病防治法2/2004》简介　与卫生检疫相关的还有《澳门传染病防治法》(澳门第2/2004号法律,2004年2月25日澳门立法会通过、2004年3月2日澳门行政长官何厚铧签署命令公布,自公布之日起15日后生效)。

《澳门传染病防治法》共6章34条,并附"传染病表"。

（三）台湾卫生检疫法律制度概况

台湾是中华人民共和国不可分割的一部分。台湾地区的国境卫生检疫工作由"卫生署"直接负责,各检疫所直接隶属"卫生署"防疫处。台湾地区成立了检疫总所,在台北、基隆、台

中、高雄、苏澳、花莲等地设检疫分所,并设中区、南区等两个疾病监测中心。

1999 年 7 月 1 日,台湾将原"卫生署"防疫处、预防医学研究所及检疫总所等三单位合并,成立疾病管制局,由该局负责卫生防疫、检疫工作。2006 年 5 月 12 日台湾修订发布了《港埠检疫规则》,并于 2008 年 1 月 3 日再次修订,这是台湾地区卫生检疫的主要法规。

根据《港埠检疫规则》,台湾地区检疫机构对入出境或疫区运输工具、人员及物施行检疫、消毒病媒管制、留置、隔离、医学检查、卫生宣导及其必要的管制措施。有效筛查疑似传染病、防范传染病传入和传出及蔓延。能运用当地医疗、卫生资源处理传染病患者及其搭乘交通工具。在港埠地区定期执行病媒管制措施、维护安全卫生环境、防范传染病传播。

《港埠检疫规则》由总则、船舶、航空器检疫、人员检疫、船舶卫生文件、港区卫生、国内港区检疫、附则共七章四十三条组成。

第三节　与卫生检疫相关的主要卫生法律法规

一、传染病防治法

(一) 概述

传染病是严重威胁和危害人体健康的疾病,我国政府一直重视运用立法手段对传染病进行预防、控制和管理。1955 年卫生部发布了《传染病管理办法》,首次将传染病分为甲乙两类 18 种进行管理。后来又发布了《急性传染病管理条例》,新增 7 种传染病、总计甲乙两类 25 种进行管理。

为更好地预防、控制和消灭各类传染病的发生和流行,保障人民身体健康,在总结建国 40 年对传染病防治工作的方针、政策及成功经验的基础上,1989 年我国颁布了《中华人民共和国传染病防治法》。1991 发布了《中华人民共和国传染病防治法实施办法》。2003 年上半年传染性非典型肺炎疫情的暴发、流行,根据经济社会发展的新要求,我国对传染病防治法予以了修订。2004 年通过了修订的《中华人民共和国传染病防治法》。新的《传染病防治法》于 2004 年 12 月 1 日起施行。

(二) 主要内容

1. 立法目的和防治原则　《传染病防治法》第一条明确规定:"为了预防、控制和消除传染病的发生与流行,保障人体健康和公共卫生,制定本法。"

国家对传染病防治实行预防为主的方针,防治结合、分类管理、依靠科学、依靠群众。

2. 传染病防治法的适用范围　传染病防治法规定:在中华人民共和国领域内的一切单位和个人,必须接受疾病预防控制机构、医疗机构有关传染病的调查、检验、采集样本、隔离治疗等预防、控制措施,如实提供有关情况。"一切单位"包括我国的一切机关、团体、企事业单位,也包括我国领域内的外资企业和中外合资、合作企业等。"一切个人"即我国领域内的一切自然人,包括中国人、具有外国国籍的人和无国籍人。外交人员没有传染病防治方面的豁免权。

3. 分类管理的法定传染病　传染病防治法根据传染病的危害程度和应采取的监督、监测、管理措施,参照国际上统一分类标准,结合我国的实际情况,将全国发病率较高、流行面较大、危害严重的 37 种急性和慢性传染病,列为法定管理的传染病,并根据其传播方式、速度及其对人类危害程度的不同,分为甲、乙、丙三类,实行分类管理。

（1）甲类传染病：是指鼠疫、霍乱，为强制管理传染病。对此类传染病发生后报告疫情的时限，对患者、病原携带者的隔离、治疗方式以及疫点、疫区的处理，均强制执行。

（2）乙类传染病：传染性非典型肺炎（又称严重急性呼吸综合征，SARS）、病毒性肝炎、细菌性和阿米巴性痢疾、伤寒和副伤寒、艾滋病、淋病、梅毒、脊髓灰质炎、麻疹、百日咳、白喉、流行性脑脊髓膜炎、猩红热、流行性出血热、狂犬病、钩端螺旋体病、布鲁氏菌病、炭疽、流行性和地方性斑疹伤寒、流行性乙型脑炎、黑热病、疟疾、登革热等。为严格管理传染病。对此类传染病，要严格按照有关规定和防治方案进行预防和控制。

对其中的SARS、炭疽中的肺炭疽，采取甲类传染病的预防、控制措施。其他乙类传染病和突发原因不明的传染病需要采取甲类传染病的预防、控制措施的，由国务院卫生行政部门及时报经国务院批准后予以公布、实施。

（3）丙类传染病：肺结核、血吸虫病、丝虫病、包虫病、麻风病、流行性感冒、甲型H1N1禽流感、流行性腮腺炎、风疹、新生儿破伤风、急性出血性结膜炎、除霍乱、痢疾、伤寒和副伤寒以外的感染性腹泻病等，为监测管理传染病。对此类传染病，按国务院卫生行政部门规定的监测管理方法进行管理。

传染病防治法还规定：上述规定以外的其他传染病，根据其暴发、流行情况和危害程度，需要列入乙类、丙类传染病的，由国务院卫生行政部门决定并予以公布。

4. 传染病防治主体及其职责

（1）各级人民政府领导传染病防治工作。

县级以上人民政府制定传染病防治规划并组织实施，建立健全传染病防治的疾病预防控制、医疗救治和监督管理体系。

（2）国务院卫生行政部门主管国传染病防治及其监督管理工作。

县级以上人民政府卫生行政部门负责本政区域内的传染病防治及其监督管理工作。

军队的传染病防治工作，由中国人民解放军卫生主管部门实施监督管理。

（3）各级疾病预防控制机构在传染病预防控制中履行职责包括：

实施传染病预防控制规划、计划和方案；收集、分析和报告传染病监测信息，预测传染病的发生、流行趋势；开展对传染病疫情和突发公共卫生事件的流行病学调查、现场处理及其效果评价；开展传染病实验室检测、诊断、病原学鉴定；实施免疫规划，负责预防性生物制品的使用管理等。

（4）医疗机构承担与医疗救治有关的传染病防治工作和责任区域内的传染病预防工作。

5. 传染病疫情报告、通报和公布

（1）疫情报告：传染病疫情报告遵循属地管理原则。

1）疾病预防控制机构、医疗机构和采供血机构及其执行职务的人员发现法定的传染病疫情或者发现其他传染病暴发、流行以及突发原因不明的传染病时，应当按照国务院规定的或国务院卫生行政部门规定的内容、程序、方式和时限报告。

2）任何单位和个人发现传染病患者或者疑似传染病患者时，应当及时向附近的疾病预防控制机构或者医疗机构报告。

3）港口、机场、铁路疾病预防控制机构以及国境卫生检疫机关发现甲类传染病患者、病原携带者、疑似传染病患者时，应立即向国境口岸所在地的疾病预防控制机构或者所在地县级以上地方人民政府卫生行政部门报告并互相通报。

4）疾病预防控制机构应当主动收集、分析、调查、核实传染病疫情信息。接到甲类、乙类传染病疫情报告或者发现传染病暴发、流行时,应当立即报告当地卫生行政部门,由当地卫生行政部门立即报告当地人民政府,同时报告上级卫生行政部门和国务院卫生行政部门。

5）负有传染病疫情报告职责的人民政府有关部门、疾病预防控制机构、医疗机构、采供血机构及其工作人员,不得隐瞒、谎报、缓报传染病疫情。

（2）疫情通报和公布

1）县级以上地方人民政府卫生行政部门应当及时向本行政区域内的疾病预防控制机构和医疗机构通报传染病疫情以及监测、预警的相关信息。

2）国务院卫生行政部门应当及时向国务院其他有关部门和各省、自治区、直辖市人民政府卫生行政部门通报全国传染病疫情以及监测、预警的相关信息。

3）毗邻的以及相关的地方人民政府卫生行政部门,应当及时互相通报本行政区域的传染病疫情以及监测、预警的相关信息。

4）国务院卫生行政部门定期公布全国传染病疫情信息。省、自治区、直辖市人民政府卫生行政部门定期公布本行政区域的传染病疫情信息。

5）传染病暴发、流行时,国务院卫生行政部门负责向社会公布传染病疫情信息,并可以授权省、自治区、直辖市人民政府卫生行政部门向社会公布本行政区域的传染病疫情信息。

6. 法律责任　传染病防治法规定了地方各级人民政府、疾病预防控制机构、医疗机构、采供血机构、从事病原微生物实验的单位等以及个人违反本法应承担的责任。以疾病预防控制机构为例,未依法履行传染病监测职责及疫情报告职责的,或未主动收集、调查、分析疫情信息的,或发现传染病疫情时未及时采取措施的,或故意泄露传染病患者、病原携带者、疑似传染病患者、密切接触者的个人隐私的,由县级以上人民政府卫生行政部门责令限期改正,通报批评,给予警告;对负有责任的主管人员和其他直接责任人员,依法给予降级、撤职、开除的处分,并可以依法吊销有关责任人员的执业证书;构成犯罪的,依法追究刑事责任。

二、 食品安全法

（一）概述

1995 年我国颁布了《中华人民共和国食品卫生法》,为保证食品卫生、防止食品污染和有害因素对人体的危害、保障人民身体健康发挥了重要作用。在实施的过程中存在一些问题,如食品标准不统一、食品企业社会责任感不强、食品检验不规范、监管部门多头管理、对食品企业违法行为处罚力度不够等。因此我国于 2009 年通过《中华人民共和国食品安全法》,于当年 6 月 1 日起实施。

（二）主要内容

《中华人民共和国食品安全法》共 10 章 104 条,包括食品安全风险监测和评估、食品安全标准、食品生产经营、食品检验、食品进出口、食品安全事故处置、监督管理等内容。

该法实施条例第六十三条第二款规定,国境口岸食品的监督管理由出入境检验检疫机构依照食品安全法和本条例以及有关法律、行政法规的规定实施。

三、 突发公共卫生事件应急条例

（一）概述

2003 年春天,突如其来的严重急性呼吸综合征（SARS）疫情肆虐一时,为有效预防、及时控制和消除突发公共卫生事件的危害,迫切需要建立统一、高效、权威的突发公共卫生事件应急处理机制,完善相应的法律法规。国务院依据《中华人民共和国传染病防治法》和有关法律的规定,于5月9日颁布并实施了《突发公共卫生事件应急条例》(以下简称条例),这被认为是我国公共卫生事业发展史上的里程碑。

(二)主要内容

1. 突发公共卫生事件的概念　《条例》第二条明确规定,突发公共卫生事件,是指突然发生,造成或可能造成社会公众健康严重损害的重大传染病疫情、群体性不明原因疾病、重大食物和职业中毒以及其他严重影响公众健康的事件。其中,重大传染病疫情是指发生《中华人民共和国传染病防治法》规定的传染病或依法增加的传染病暴发及流行的重大疫情。群体性不明原因疾病,是指在一定时间内,某个相对集中的区域内同时或者相继出现多个临床表现基本相似患者,又暂时不能明确诊断的疾病。重大食物和职业中毒事件,是指危害严重的急性食物中毒和职业中毒事件。

2. 突发公共卫生事件应急条例主要内容　《条例》分为总则、预防与应急准备、报告与信息发布、应急处理、法律责任、附则,共6章54条。

(1) 突发事件应急工作方针与原则:突发事件应急工作,应当遵循预防为主、常备不懈的方针,贯彻统一领导、分级负责、反应及时、措施果断、依靠科学、加强合作的原则。

(2) 应急处理指挥部的设立及职责:《条例》的第三、四条分别规定,在突发事件发生后,中央和地方应分设两级应急处理指挥部。国务院设立全国突发事件应急处理指挥部,由国务院有关部门和军队有关部门组成,国务院主管领导人担任总指挥,负责对全国突发事件应急处理的统一领导、统一指挥。省、自治区、直辖市人民政府成立地方突发事件应急处理指挥部,由省、自治区、直辖市人民政府主要领导人担任总指挥,负责领导、指挥本行政区域内突发事件应急处理工作。

应急处理指挥部享有三大职权:指挥权,协调权,紧急处置权。

应急处理指挥部是处理突发事件的最高权利机构。国务院卫生行政主管部门和其他有关部门,在各自的职责范围内做好突发事件应急处理的有关工作。县级以上地方人民政府卫生行政主管部门,具体负责组织突发事件的调查、控制和医疗救治工作。县级以上地方人民政府有关部门,在各自的职责范围内做好突发事件应急处理的有关工作。

(3) 预防与应急准备:在突发事件预防和应急准备方面,首先建立的是突发事件应急预案制度。《条例》对此做了具体的规定。国务院卫生行政主管部门按照分类指导、快速反应的要求,制定全国突发事件应急预案,报请国务院批准。省、自治区、直辖市人民政府根据全国突发事件应急预案,结合本地实际情况,制定本行政区域的突发事件应急预案。

全国突发事件应急预案应当包括以下主要内容:①突发事件应急处理指挥部的组成和相关部门的职责;②突发事件的监测与预警;③突发事件信息的收集、分析、报告、通报制度;④突发事件应急处理技术和监测机构及其任务;⑤突发事件的分级和应急处理工作方案;⑥突发事件预防、现场控制,应急设施、设备、救治药品和医疗器械以及其他物资和技术的储备与调度;⑦突发事件应急处理专业队伍的建设和培训。

此外,突发事件应急预案应当根据突发事件的变化和实施中发现的问题及时进行修订、补充。国务院有关部门和县级以上地方人民政府及其有关部门,应当根据突发事件应急预案的要求,保证应急设施、设备、救治药品和医疗器械等物资储备。

（4）报告与信息发布：报告制度不完善、报告体系不健全，会直接影响行政部门做出正确决策；政府对有关信息予以及时准确地发布，能更好地引导群众采取防护措施，有效地避免在群众中造成思想混乱。《条例》第三章对有关突发事件的报告制度和信息发布制度做出了具体的规定。

报告实行逐级报告制，但作为主管的卫生行政部门则采取逐级报告和最高报告结合制。即突发事件监测机构、医疗卫生机构和有关单位，遇有或发现上列情形的，应当在2小时内向所在地县级人民政府卫生行政主管部门报告；接到报告的卫生行政主管部门应当在2小时内向本级人民政府报告，并同时向上级人民政府卫生行政主管部门和国务院卫生行政主管部门报告；县级人民政府应当在接到报告后2小时内向设区的市级人民政府或者上一级人民政府报告；设区的市级人民政府应当在接到报告后2小时内向省、自治区、直辖市人民政府报告；省、自治区、直辖市人民政府应当在接到报告1小时内，向国务院卫生行政主管部门报告；国务院卫生行政主管部门应当立即向国务院报告。

国务院卫生行政主管部门负责向社会发布突发事件的信息。必要时，可以授权省、自治区、直辖市人民政府卫生行政主管部门向社会发布本行政区域内突发事件的信息。信息发布应当及时、准确、全面。

（5）应急处理

1）对突发事件进行科学的评估与判断：突发事件发生后，卫生行政主管部门应当组织专家对突发事件进行综合评估，初步判断突发事件的类型，提出是否启动突发事件应急预案的建议。

2）应急预案的启动：在全国范围内或者跨省、自治区、直辖市范围内启动全国突发事件应急预案，由国务院卫生行政主管部门报国务院批准后实施。省、自治区、直辖市启动突发事件应急预案，由省、自治区、直辖市人民政府决定，并向国务院报告。

（6）法律责任：《条例》规定了政府及有关部门、医疗机构、有关单位和个人的法律责任。以政府的法律责任为例，突发事件发生后，县级以上地方人民政府及其有关部门不履行报告职责，对突发事件隐瞒、缓报、谎报或授意他人隐瞒、缓报、谎报的；不履行物资保障职责的；对上级政府有关部门的调查不予配合，甚至阻碍、干涉调查的；在事件调查、控制、医疗救治工作中玩忽职守、失职、渎职的；拒不履行应急处理职责的，根据违法情节的轻重，可责令改正、通报批评、给予警告；对政府主要领导人、政府部门主要负责人和主要责任人可依法给予降级、撤职、开除等行政处分；构成犯罪的，依法追究刑事责任。

四、国内交通卫生检疫条例

（一）概述

为了控制检疫传染病通过交通工具及其乘运的人员、物资传播，防止检疫传染病流行，保障人体健康，国务院依照《中华人民共和国传染病防治法》的规定，颁布了《国内交通卫生检疫条例》（以下简称条例），并于1999年3月1日起施行。《条例》是《传染病防治法》重要的配套法规。

（二）主要内容

《条例》共分16条，对国内交通卫生检疫的检疫传染病种类、适用范围、主管部门、具体检疫措施和违反条例规定应承担的法律责任都作了详细规定。

1. 关于检疫传染病　《条例》所称检疫传染病，是指鼠疫、霍乱以及国务院确定并公布的其他传染病。此处所指检疫传染病不包括黄热病,应与《中华人民共和国国境卫生检疫法》中规定的检疫传染病相区别。

2. 关于适用范围　列车、船舶、航空器和其他车辆(以下简称交通工具)出入检疫传染病疫区和在非检疫传染病疫区的交通工具上发现检疫传染病疫情时,对交通工具及其乘运的人员、物资实施交通卫生检疫。在国际通航的港口、机场以及陆地边境和国界江河口岸的国境卫生检疫,依照《中华人民共和国国境卫生检疫法》的规定执行。

3. 关于主管部门　《条例》规定,国务院卫生行政部门主管全国国内交通卫生检疫监督管理工作,县级以上地方人民政府卫生行政部门负责本行政区域内的国内交通卫生检疫监督管理工作,铁路、交通、民用航空行政主管部门的卫生主管机构负责各自职责范围内的国内交通卫生检疫工作。

4. 关于交通卫生检疫措施　县级以上地方人民政府卫生行政部门或者铁路、交通、民用航空行政主管部门的卫生主管机构根据各自的职责,对出入检疫传染病疫区的或者在非检疫传染病疫区发现检疫传染病疫情的交通工具及其乘运的人员、物资,有权实施下列交通卫生检疫措施。但是,因实施交通卫生检疫导致中断干线交通或者封锁国境的,须由国务院决定。

(1) 对出入检疫传染病疫区的人员、交通工具及其承运的物资进行查验。

(2) 对检疫传染病患者、病原携带者、疑似检疫传染病患者和与其密切接触者,实施临时隔离、医学检查及其他应急医学措施。

(3) 对被检疫传染病病原体污染或者可能被污染的物品,实施控制和卫生处理。

(4) 对通过该疫区的交通工具及其停靠场所,实施紧急卫生处理。

(5) 需要采取的其他卫生检疫措施。

经检疫合格的,签发检疫合格证明。交通工具及其乘运的人员、物资凭检疫合格证明,方可通行。对拒绝接受检疫的,应当依法采取强制检疫措施;必要时,由当地县级以上人民政府组织公安部门予以协助。

《条例》还规定,在非检疫传染病疫区的交通工具上发现检疫传染病病人、病原携带者、疑似检疫传染病病人时,交通工具负责人应当组织有关人员采取相应的临时处理措施。

5. 关于法律责任　对逃避或拒绝交通卫生检疫的检疫传染病患者、病原携带者、疑似检疫传染病患者和与其密切接触者、未依照规定采取措施的交通工具负责人,由县级以上地方人民政府卫生行政部门或者铁路、交通、民用航空行政主管部门的卫生主管机构,根据各自的职责,责令改正,给予警告,并处以罚款;情节严重,引起检疫传染病传播或者有传播严重危险,构成犯罪的,依法追究刑事责任。

县级以上地方人民政府卫生行政部门或者铁路、交通、民用航空行政主管部门的卫生主管机构,未依法实施交通卫生检疫措施的,由其上级行政主管部门责令限期改正,对直接负责的主管人员和其他直接责任人员依法给予行政处分;情节严重,引起检疫传染病传播或者有传播严重危险,构成犯罪的,依法追究刑事责任。

五、 公共场所卫生管理条例

(一) 概述

公共场所是指人群聚集,供人们学习、工作、社会交往、休息、文化娱乐、参观旅游及满足部分生活需求所使用的一切公用建筑物、场所及设施。公共场所按其服务功能,分为商业服务、文化娱乐、体育运动以及公共交通工具等7大类28种。

为创造良好的公共场所卫生条件,预防疾病,保障人体健康,1987年国务院发布实施《公共场所卫生管理条例》。

（二）主要内容

1. 公共场所的卫生质量要求　公共场所的卫生质量基本要求简要归纳为:"选址设计合理、卫生设施完备、空气质量优良、微小气候适宜、采光照明良好、环境整洁安静、饮用水质卫生、公用物品清洁、卫生制度健全、从业人员健康、个人卫生讲究"。但不同行业有不同的重点,不同类型的场所有不同的具体要求。

2. 公共场所的卫生管理

（1）建立卫生管理制度:主管部门应当建立卫生管理制度,配备专职或者兼职卫生管理人员,对所属经营单位包括个体经营者的卫生状况进行经常性检查,并提供必要的条件。

（2）卫生知识培训:经营单位应当负责对本单位的从业人员进行卫生知识的培训和考核工作。

（3）从业人员持证上岗:公共场所直接为顾客服务的人员,持有健康合格证方能从事本职工作。

（4）办理卫生许可证:经营单位须取得卫生许可证后,方可向工商行政管理部门申请登记,办理营业执照。卫生许可证两年复核一次。

（5）事故报告:公共场所因不符合卫生标准和要求造成危害健康事故的,经营单位应妥善处理,并及时报告卫生防疫机构。

3. 公共场所的卫生监督

（1）卫生监督机构及其职责:各级卫生防疫机构,负责管辖范围内的公共场所卫生监督工作。卫生防疫机构对公共场所的卫生监督职责是:①对公共场所进行卫生监测和卫生技术指导;②监督从业人员健康检查,指导有关部门对从业人员进行卫生知识的教育和培训;③对新建、扩建、改建的公共场所的选址和设计进行卫生审查,并参加竣工验收。

（2）卫生监督员及其职责:卫生防疫机构根据需要设立公共场所卫生监督员,执行卫生防疫机构交给的任务。公共场所卫生监督员由同级人民政府或上级主管部门发给证书。卫生监督员在执行任务时,应佩戴证章、出示证件。

公共场所卫生监督员的职责是:有权对公共场所进行现场检查,索取有关资料,经营单位不得拒绝或隐瞒。卫生监督员对所提供的技术资料有保密的责任。

4. 违反公共场所卫生管理条例的法律责任　公共场所经营单位或者个体经营者,有下列行为之一的,卫生防疫机构有权根据情节轻重给予警告、罚款、停业整顿、吊销卫生许可证等行政处罚:①卫生质量不符合国家卫生标准和要求,而继续营业的;②未获得健康合格证,而从事直接为顾客服务的;③拒绝卫生监督的;④未取得卫生许可证,擅自营业的。

违反公共场所卫生管理条例的规定,造成严重危害公民健康的事故或中毒事故的单位或个人,应当对受害人赔偿损失;致人残疾或者死亡,构成犯罪的,由司法机关依法追究直接责任人员的刑事责任。

公共场所卫生监督机构和卫生监督员玩忽职守、滥用职权、收取贿赂的,由上级主管部门给予直接责任人员行政处分;构成犯罪的,由司法机关依法追究直接责任人员的刑事责任。

第四节　国际卫生检疫法律制度

一、国际卫生条例

(一)国际卫生条例的产生与发展

卫生检疫历史悠久,但现代意义上的防止传染病在国际间传播的出入境卫生检疫(我国称国境卫生检疫)起源于1374年。国际卫生检疫法的产生与发展,同国际卫生检疫工作的产生与发展紧密相连。概括起来,国际卫生检疫法的产生与发展主要经历了三个不同时期,各国自行立法的初始期,区域性及专题性国际卫生检疫法的产生与发展期,形成统一的世界性国际卫生检疫法——《国际卫生条例》。

随着1945年联合国的成立,1946年在美国纽约制订了归属联合国的世界卫生组织组织法。其中第21条规定:世界卫生大会有权通过下列各项规章,其中一项为:防止传染病在国际间蔓延的环境卫生及检疫方面的要求和其他程序。

1948年4月7日世界卫生组织宣布成立。1951年5月,第4届世界卫生大会通过了《国际公共卫生条例》,该条例又于1955年、1956年、1960年、1963年、1965年进行多次修改补充。1969年7月25日,在第22届世界卫生大会上,将国际检疫委员会改称国际传染病监测委员会,并对《国际公共卫生条例》做了较大的修改和补充,同时将《国际公共卫生条例》改称为《国际卫生条例》,即《国际卫生条例(1969)》。1979年6月1日,我国加入《国际卫生条例》,对该条例承担义务。

随着经济社会的发展和人类传染病、突发公共卫生事件的发展趋势,尤其是加强对流行病的预警和反应能力的建设已日益成为保障全球健康的迫切任务。进一步强化全球对影响健康的生物和化学物质或核放射材料的自然发生、意外泄漏或故意使用的公共卫生应对也成为国际公共卫生的主要课题。针对上述形势的变化,1995年,世界卫生组织决定对《国际卫生条例(1969)》进行修订。2003年严重急性呼吸综合征(SARS)和2004年人感染高致病性禽流感的发生,更是加快了修订和更新《国际卫生条例》的步伐,以便确保全球公共卫生。经过近10年的努力,新条例即《国际卫生条例(2005)》于2005年5月23日在第58届世界卫生大会上获得通过。

(二)《国际卫生条例(2005)》主要内容

《国际卫生条例(2005)》由前言、正文(十编、六十六条)和附件(九个)组成。

1.《国际卫生条例(2005)》"前言"部分简介　《国际卫生条例(2005)》在其前言中,说明了修订的依据、近年来几次要求修订的决议、联合国大会的要求、世界卫生组织的职权及作用,强调《国际卫生条例》的重要意义;同时对总干事和会员国政府提出相关要求。

2.《国际卫生条例(2005)》"正文"部分简介　《条例》正文共十编,内容如下。

(1)第一编:对新条例有关定义、目的和范围、原则及负责当局作出了新的规定。其中《条例》的目的和范围是:以针对公共卫生风险,同时又避免对国际交通和贸易造成不必要干扰的适当方式,预防、抵御和控制疾病的国际传播,并提供公共卫生应对措施。

(2)第二编:信息和公共卫生应对。包括监测、通报、在意外或不寻常公共卫生事件期间的信息共享、磋商、其他报告、核实、世界卫生组织提供信息、国际关注的突发公共卫生事件的确定、公共卫生应对、世界卫生组织与政府间组织和国际机构的合作等事项作了明确要求。

（3）第三编：明确了相关建议。包括临时建议、长期建议、建议的标准，针对人员、行李、货物、集装箱、交通工具、物品和邮包的建议。

（4）第四编：对入境口岸有专门要求。包括基本职责、机场和港口、陆路口岸、主管当局的职责。其中强调了监测和应对的核心能力要求和指定机场、港口和陆路口岸的核心能力要求。

（5）第五编：对公共卫生措施有详细规定。包括总则、到达和离开时的卫生措施，对交通工具和交通工具运营者的特别条款、过境船舶和航空器、过境的民用货车、火车和客车、受染交通工具，入境口岸的船舶和航空器、入境口岸的民用货车、火车和客车；对旅行者的特别条款，包括接受公共卫生观察的旅行者、与旅行者入境有关的卫生措施、旅行者的待遇；对货物、集装箱和集装箱装卸区的特别条款，包括转口货物。

（6）第六编：对卫生文件作了相应规定。包括一般规定、疫苗接种或其他预防措施证书、航海健康申报单、航空器总申报单的卫生部分、船舶卫生证书。

（7）第七编：收费。包括对关于旅行者的卫生措施收费，对行李、货物、集装箱、交通工具、物品或邮包的收费。

（8）第八编：一般条款。包括卫生措施的执行、额外的卫生措施、合作和援助、个人资料的处理。

（9）第九编：专家名册、突发事件委员会和审查委员会。包括专家组成、突发事件委员会职责和组成、程序；审查委员会职责和组成、会议进程的掌握、报告、长期建议的程序。

（10）第十编：最终条款。包括报告和审查，修正、争端的解决、与其他国际协议的关系，国际卫生协议和条例，生效、拒绝或保留的期限，世界卫生组织的新会员国，拒绝，保留，拒绝和保留的撤回，非世界卫生组织成员国的国家，总干事的通报，作准文本。

3.《国际卫生条例（2005）》"附件"部分简介 《条例》共有九个附件，如下所列。

附件1：A. 监测和应对的核心能力要求；B. 指定机场、港口和陆地过境点的核心能力要求。

附件2：评估和通报可能构成国际关注的突发公共卫生情况的事件的决策文件。

附件3：A. 船舶免予卫生控制措施证书/船舶卫生控制措施证书示范格式；B. 船舶免予卫生控制措施证书/船舶卫生控制措施证书示范格式附录。

附件4：对交通工具和交通工具运营者的技术要求。

附件5：针对病媒传播疾病的特定措施。

附件6：疫苗接种、预防措施和相关证书。

附件7：对于特殊疾病的疫苗接种或预防措施要求。

附件8：海事健康申报单示范格式。

附件9：飞机总申报单的卫生部分。

（三）《国际卫生条例（2005）》主要特点

1.《条例》的主要变化 《条例》无论在内容或在格式上都作了重大调整，纳入了许多新的观点和内容，突破了传统的传染病管理模式，以适应当前国际疾病防控、交通和贸易发展的新形势。与《国际卫生条例（1969）》相比，新条例在结构、概念、内容等方面都发生了重大改变。概括起来,主要有以下四个方面。

(1) 国际关注的突发公共卫生事件:要求国家不分原因,通报在本国领土内发生的有可能构成国际关注的公共卫生突发情况的所有事件,包括与病原体、化学品或核放射材料的意外、自然或怀疑有意泄漏有关的事件。

(2) 流行病预警和应对:《条例》将作为 WHO 全球健康保障——流行病预警和应对战略的法律框架。

(3)《条例》国家归口单位:《国际卫生条例》(IHR)国家归口单位系指由每一缔约国指定的国家中心,作为随时就运用 IHR 有关的任何事项与 WHO 联系的联络点。归口单位将在通报有可能构成国际关注的突发公共卫生事件方面,以及在与 WHO 沟通,包括需要时实施 WHO 发布的特定事件的临时建议方面发挥核心作用。

(4) 监测和应对的核心要求:《条例》就国家级所需的最低核心监测和应对能力向国家提供指导,以便成功地实施全球健康保障——流行病预警和应对战略。同时也确定了机场、港口和其他入境口岸的特定能力,确认它们在实施常规和临时公共卫生措施方面的特殊作用。

2.《条例》的主要特点 与《国际卫生条例(1969)》规定防控的 3 种传染病相比,新条例包含了范围更广的国际关注的突发公共卫生事件。概括起来说,新条例主要有六个主要特点。

(1) 管理范围更广:与旧条例相比,新条例突破了传统的传染病管理模式,其管理范围更广,其范围原有三种检疫传染病(鼠疫、霍乱、黄热病)扩展为生物、化学、核和辐射所引起的国际公共卫生事件。旧条例的管理范围在第一条定义中这样规定,即"本条例所辖疾病(检疫传染病)系指霍乱(包括埃尔托弧菌所致霍乱)、鼠疫和黄热病"。新条例的管理范围,在第二条作了明确规定,即"本条例的范围是针对公共卫生危害",在第一条定义中对此作了详细解释,即"国际关注的突发公共卫生事件"——任何"通过疾病的国际传播构成对其他国家的公共卫生危害;以及可能需要采取协调一致的国际应对措施"的不同寻常的事件都属于"国际关注的突发公共卫生事件"。而"公共卫生危害"系指具有损及人群健康可能性的事件,特别是可在国际上传播或构成严重和直接危险的事件。

(2) 通报要求更高:新条例第二个显著特点就是强调预警及信息通道畅通和快速传递。体现在:除通报本国领土内发生的突发公共卫生事件以及为应对这些事件所采取的任何卫生措施(第六条)以及向世卫组织提供所有出乎预料或不寻常的公共卫生事件相关的公共卫生信息(第七条)外,还可报告在应对国际关注的潜在突发公共卫生事件时面临的困难和需要的支持(第六条)以及对国际交通造成明显干扰措施的公共卫生依据和有关科学信息(第四十三条)。其次,还可报告本国领土外的公共卫生危害信息,即"在获得在本国领土外确认发生有可能引起疾病国际传播的公共卫生危害证据后的 24 小时内报告世卫组织"(第九条)。最后还有磋商与协商制度,如果对事件信息以及所采取的卫生措施理解不一致,新条例鼓励缔约国与世卫组织及其他缔约国进行磋商、核实、协商,必要时可与突发事件专家委员会协商(第八、十、四十三、四十九条等)。

(3) 管理对象更准:与旧条例相比,新条例对管理对象的界定更准。体现在:第一,增加了旧条例所没有包括的具体管理对象。如在第一条定义中,"集装箱装卸区""交通工具运营者""事件"等都是旧条例所未涉及的。第二,对在旧条例中没有明确但旧条例依然涉及的管理对象在新条例中做了明确界定。如"货物""邮包""物品""旅行者"等。第三,对旧条例的概念及时进行了修改、修订以适应新时代发展要求。如"机场""到达""国际航行""入境口岸"等。

（4）主权原则更明：新条例第四个显著特点就是对条例实施主体规定得非常明确，就是主权国家。体现在：第一，新条例第三条指出："本条例应在联合国宪章和世界卫生组织《组织法》的指导之下执行"；"根据联合国宪章和国际法的原则，国家具有主权权利根据其卫生政策立法和实施法规。在这样做时，它们应遵循本条例的目的"。第二，在第一条定义及第四条负责当局中，明确规定缔约国应指定、建立"《国际卫生条例》国家归口单位"，随时与世卫组织《国际卫生条例》联络点联系，并对其职责作了明确规定。

（5）操作性更强：新条例对涉及的每项工作都具体规定了具体操作规程，其可操作性更强。比如，旅行者是新条例的主要管理对象，新条例对旅行者的管理根据不同情况规定了十分清楚的具体程序。第一，常规公共卫生应对措施。新条例第十八条由"宽到严"一共列出了13项。第二，"到达和离开时的卫生措施"新条例第二十三条列出了5项。第三，在针对旅行者实施公共卫生措施时，应把握的"旅行者的特别条款"，新条例第三十、三十一、三十二条作了详细规定。第四，新条例也不完全禁止缔约国必须"照搬照抄"，而是允许缔约国采取"额外的卫生措施"。这时，新条例第四十三条对采取"额外的卫生措施"规定了8项原则。

（6）强调世卫组织与政府间组织和国际机构的合作：新条例十分重视世卫组织与政府间组织和国际机构的合作，除第十四条对如何合作作了专门规定外。新条例在相关条文中，就合作的具体内容都进一步作了明确规定，如"世卫组织向国际原子能机构通报信息"（第六条）、世卫组织发布、修改或撤销临时或长期建议时应当考虑其他相关政府间组织和国际机构开展的活动（第十七条）、世卫组织与相关政府间组织和国际机构的合作制订和公布"机场和港口准则"（第二十条）、有关国际贸易中物品或货物公共卫生状况的文件要求根据适用的国际协议（第三十五条）、邀请联合国及其专门机构和其他相关政府间组织或与世卫组织有正式关系的非政府组织的代表出席审查委员会会议（第五十一条）及提供长期建议信息（第五十三条）。此外，新条例还特别强调了两点：一是与其他国际协议的关系（第五十七条）——《国际卫生条例》和其他相关的国际协议理应理解为是协调一致的。《国际卫生条例》的规定不应当影响任何缔约国根据其他国际协议享有的权利和承担的义务"。二是关于争端解决，"本条例不应侵害可能作为任何国际协议缔约国而寻求其他政府间组织或根据任何国际协议建立的争端解决机制的缔约国的权利"（第五十六条）。

（四）口岸核心能力建设标准及要求

《条例》附件1中对缔约国提出了监测和应对的核心能力要求和指定机场、港口和陆路口岸的核心能力要求。

《条例》在国家能力建设方面对缔约国应当利用现有的机构和能源来满足应对突发事件时软件（技术能力）和硬件（口岸建设）两个方面提出具体要求，并要求条例生效后两年内评估现有国家机构和资源能力，以满足本附件的最低要求；同时从基层、中层、国家层三个不同层面在公共卫生方面提出了不同应对能力要求。

满足《条例》的核心要求之一是监测、报告、通报、核实、应对和合作活动。监测、报告、通报、核实、应对和合作能力是一个复杂的有机整体，每个环节都是不可缺少的组成部分，必须一步一步地实施。必要时需要建立风险评估预警机制。

指定机场、港口和陆地口岸的监管能力是指缔约国对外开放的机场、港口和陆地口岸应具有的能力。

就我国国境口岸核心能力建设而言,国境口岸的核心能力应包括:口岸检疫查验能力、口岸卫生监督能力、口岸卫生处理能力、口岸突发公共卫生事件应对处置能力、国际旅行卫生保健技术支撑能力。通过强化五种能力,检验检疫系统对出入境人员、交通工具、行李、货物、邮包、集装箱等进行检疫查验,经过应对 2003 年 SARS 疫情、2005 年人感染高致病性禽流感疫情、2009 年甲型 H1N1 流感疫情、2011 年日本核泄漏事故的成功处置,逐渐形成了一套具有中国特色的口岸公共卫生风险防控体系。

二、 与卫生检疫相关的国际条约

卫生检疫涉及面广,除传染病外,还涉及国际贸易、民航交通以及食品安全、化学污染、核辐射等突发公共卫生事件应对。因此,许多国际组织及其相关的国际条约都与卫生检疫相关。

(一) 世界贸易组织及其相关规则

1. WTO 及其规则和 WHO 及其《国际卫生条例》的共同结合点——人体健康安全 世界贸易组织(WTO)是多边经济体系中的三个主要国际机构之一,于 1995 年 1 月 1 日取代关贸总协定后而成立。WTO 调整的是自由贸易与贸易政策的关系,《国际卫生条例》调整的是贸易、交通运输、人员来往与公共卫生、公众健康的关系。WHO 与 WTO 秘书处曾于 2002 年 7 月发布联合报告——《WTO Agreement and Public Health-A Joint study by the WHO and the WTO Secretariat》(WTO/WHO,2002.1),表明在贸易和健康之间存在深层的共同基础。报告指出,WTO 与公共健康诸多问题密切相关,并与多个协定有关,大致涉及八个领域:传染病控制;食品安全;烟草贸易;环境保护;药品可获得性与知识产权保护;医疗卫生服务贸易;粮食安全与营养保障;新出现的问题(如生物技术等)。上述领域都是 WTO 协定所涉及的公共卫生领域问题,其中许多内容属于卫生检疫范畴。在世界贸易组织一列规则中,有许多规则直接或间接涉及卫生检疫(表 12-1),其中最为密切的是《实施卫生与植物卫生措施协定》(SPS 协定)和技术性贸易壁垒协定(TBT 协定)。

表 12-1 WTO 与公共健康议题表

规则 健康问题	农业 协定	实施卫生与 植物卫生 措施协定	技术性贸易 壁垒协定	与贸易有 关的知识 产权协定	服务贸易 总协定	关税与贸易 总协定20条 (b)
传染病控制		√	√			√
食品安全		√				
烟草控制	√		√	√	√	√
环境保护		√				√
药品与疫苗的可及性				√		
跨国医疗服务贸易					√	
粮食安全	√					√
生物技术	√	√	√			
信息技术				√	√	
传统医药知识			√			

资料来源:WTO Agreements & public health-A joint study by WHO and the WTO Secretariat

2. TBT 协定　TBT 协定由 15 个条款和三个附件组成。TBT 协定规定了各成员制定技术法规、标准、合格评定程序的五大正当目标,即国家安全需要,保护人身安全或健康,保护动植物生命和健康,保护环境,阻止欺诈行为。TBT 协定还确立了一些基本原则,主要是:避免不必要的贸易限制原则,非歧视原则,标准协调原则,同等效力原则,互认原则,透明度原则等。

3. SPS 协定　SPS 措施在关贸总协定中,作为一般性例外规定于第 20 条(b)款"为保障人民、动植物的生命或健康所必需的措施"。但此规定过于笼统,后来 WTO 把 SPS 协定独列出来。SPS 协定的适用范围是按措施的目的和功能来规定的,其适用范围包括三大领域,即动物卫生、植物卫生和食品安全。具体是指:一是防止因食物中添加剂、污染物、毒素或致病微生物对人体和动物生命或健康的危害。二是防止动植物或其携带的疾病或虫害对人体生命或健康的危害。三是防止因害虫、疾病、致病微生物对动植物健康的危害。四是防止有害物侵入、存在或传播对国家的危害。SPS 协定还确立了一些基本原则,主要是协调原则,同等效力原则,科学依据原则,风险评估原则,透明度原则等。

(二)国际民航组织及《国际民用航空公约》

1. 概况　1944 年 11 月 1 日至 12 月 7 日,52 个国家在美国芝加哥举行国际民用航空会议,签订了《国际民用航空公约》,并决定成立过渡性的临时国际民用航空组织。1947 年 4 月 4 日"芝加哥公约"生效。国际民用航空组织正式成立,5 月 13 日成为联合国的一个专门机构,简称国际民航组织。

2.《国际民用航空公约》　《国际民用航空公约》由正文及相关附件组成,至 1984 年底,国际民航组织已制定了 18 个国际标准和建议措施文件作为《国际民用航空公约》的附件,即人员执照;空中规则;航空气象;航图;计量单位;航空器运行;航空器国籍和登记标志;航空器的适航;简化手续;航空通信;空中交通服务;搜寻和援救;航空器失事调查;机场;航空情报服务;航空器噪声;安全保卫;危险品运输。

《国际民用航空公约》与卫生检疫相关条款有以下几条。

第十三条　入境及放行规章　缔约国关于航空器的乘客、机组或货物进入或离开其领土的法律和规章,如关于入境、放行、移民、护照、海关及检疫的规章,应由此种乘客、机组或货物在进入、离开或在该国领土内时遵照执行或由其代表遵照执行。

第十四条　防止疾病传播　缔约各国同意采取有效措施防止经由空中航行传播霍乱、斑疹伤寒(流行性)、天花、黄热病、鼠疫以及缔约各国随时确定的其他传染病。为此,缔约各国将与负责关于航空器卫生措施的国际规章的机构保持密切的磋商。此种磋商应不妨碍缔约各国所参加的有关此事的任何现行国际公约的适用。

第二十二条　简化手续　缔约各国同意采取一切可行的措施,通过发布特别规章或其他方法,以便利和加速航空器在缔约各国领土间的航行,特别是在执行关于移民、检疫、海关、放行等法律时,防止对航空器、机组、乘客和货物造成不必要的延误。

(三)国际海事组织及国际海事公约

1. 概况　国际海事组织(International Maritime Organization,IMO)是联合国负责海上航行安全和防止船舶造成海洋污染的一个专门机构,总部设在伦敦。该组织最早成立于 1959 年 1 月 6 日,原名"政府间海事协商组织",1982 年 5 月改为现名。该组织宗旨为促进各国间的航运技术合作,鼓励各国在促进海上安全,提高船舶航行效率,防止和控制船舶对海洋污染方面采取统一的标准,处理有关的法律问题。

2.《国际海事组织公约》

（1）公约涉及卫生检疫的条款主要在防止和控制船舶造成海洋污染方面,如第Ⅸ章海洋环境保护委员会:第38条规定:海洋环境保护委员会应审议本组织范围内的有关防止和控制船舶造成海洋污染的任何事宜,并且特别应当:①履行由防止和控制船舶造成海洋污染的公约或根据这样的公约赋予或可能赋予本组织的职责,特别是这样的公约所规定的有关通过和修正规则或其他规定的职责;②审议旨在促进上述第①款所述公约的实施的适当措施;③为获取关于防止和控制船舶造成海洋污染的科学的、技术的及任何其他实用性信息以及将其分发给各国(特别是发展中国家)作出规定,而且,如果适当的话,提出建议并拟定指南;④考虑到第25条的规定,促进与防止和控制船舶造成海洋污染一事有关的区域性组织的合作;⑤考虑到第25条的规定,审议在本组织范围内的有助于防止和控制船舶造成海洋污染的任何其他事宜(包括在环境问题上与其他国际组织的合作在内),并就此采取适当的行动。

（2）《国际船舶压载水和沉积物控制与管理公约》:为防止、尽量减少和最终消除因有害水生物和病原体的转移对环境、人体健康、财产和资源引起的风险,国际海事组织2004年制定了《国际船舶压载水和沉积物控制与管理公约》,该公约2009年生效。该《公约》规定,作为一种人体健康标准,指标微生物应包括但不限于以下几种:有毒霍乱弧菌(O1型和O139型)少于1cfu/100ml或每1g浮游动物样品(湿重)1个cfu,大肠埃希菌少于250cfu/100ml。肠道球菌少于每100cfu/100ml。

（四）国际原子能机构及核事故分级

1. 概况　国际原子能机构是国际领域的政府间科学技术合作组织,同时兼管地区原子安全及测量检查,并由世界各国政府在原子能领域进行科学技术合作的机构。

1954年12月,第九届联合国大会通过决议,要求成立一个专门致力于和平利用原子能的国际机构。经过两年筹备,有82个国家参加的规约会议于1956年10月26日通过了国际原子能机构(简称"机构")的《规约》。1957年7月29日,《规约》正式生效。同年10月,机构举行首次全体会议,宣布机构正式成立。

自成立以来,国际原子能机构先后主持制定了《及早通报核事故公约》《核事故或辐射紧急情况援助公约》《核安全公约》《乏燃料管理安全和放射性废料管理安全联合公约》《修订〈关于核损害民事责任的维也纳公约〉议定书》和《补充基金来源公约》等一系列与核安全、辐射安全、废物管理安全标准有关的国际公约。

2. 核事故及分级　核事故是指大型核设施(例如核燃料生产厂、核反应堆、核电厂、核动力舰船及后处理厂等)发生的意外事件,可能造成厂内人员受到放射损伤和放射性污染。严重时,放射性物质泄漏到厂外,污染周围环境,对公众健康造成危害。在核事故中评估放射性危害的程度,应考虑以下因素:泄漏到环境中的放射性核素的量和类型、居住区与放射性泄漏源头的距离、建筑物类型、人口密度、事故发生时的气象条件、季节;事故发生地区农业发展特点;水源;营养习惯和人群的营养状态。

根据核事故的严重程度,国际核事故分级(INES)用八个级别来通知公众核设施事故的严重程度,见表12-2。

（五）食品法典委员会与《食品卫生通则》

1. 概况　随着全球经济一体化的发展以及人们对食品安全的日益重视,使得全世界食品生产者、安全管理者和消费者越来越认识到建立全球统一的食品标准的重要性。正是在

表 12-2　国际核事故分级表

级别	性质	事故描述
0 级	偏离	是一起事端,不会有明显的安全问题
1 级	异常	一起超出规定的操作事件,但不包括安全条款的明显失效、污染明显扩散,或工人受超剂量暴露
2 级	事件	涉及安全条款明显失效的事件,但是还有足够的纵深防护,以应对其他失效;和(或)导致工人的剂量超过了法定的剂量限值
3 级	严重事件	已接近于事故,只有纵深防护的最后一道防线还起作用;和(或)涉及场内污染严重扩散,或一个工人发生了确定性效应;和(或)少量放射性物质泄漏到场外(即关键人群剂量达到一个毫希伏的几十分之一量级)
4 级	场外无明显危险的事故	会给设备带来明显损害的事故(即部分堆芯熔化);和(或)一个或多个工人受到超剂量暴露,死亡概率很高;和(或)场外泄漏使关键人群的剂量达到几个毫希伏(mSv)
5 级	场外有明显危险的事故	会对设备造成严重损坏的事故,和(或)场外活性泄漏达到几百或几千 TBq 的 ^{131}I 当量活性,会启动部分应急计划措施
6 级	严重事故	涉及放射性物质明显泄漏的事故,需要采用全部应急措施,但比极严重事故要轻
7 级	极严重事故	放射性物质严重泄漏,会导致大范围健康与环境效应的事故

这样的一个大的背景下,1962 年,联合国的两个组织——联合国粮食和农业组织(FAO)和联合国世界卫生组织(WHO)共同创建了 FAO/WHO 食品法典委员会(CAC),并使其成为一个促进消费者健康和维护消费者经济利益以及鼓励公平的国际食品贸易的国际性组织,该组织的宗旨在于保护消费者健康,保证开展公正的食品贸易和协调所有食品标准的制定工作。

CAC 为成员国和国际机构提供了一个聚会和交流有关食品安全和贸易问题的信息意见的论坛,它通过制定建立具有科学基础的食品标准、生产规范和其他准则以促进消费者保护及食品贸易。CAC 还是 WTO/SPS 协定中指定的 SPS 领域的协调组织之一,负责协调各成员在食品安全领域中的技术法规、标准的制定工作。

CAC 制定了食品法典和法典程序。食品法典包括标准和残留限量、法典和指南两部分,包含了食品标准、卫生和技术规范、农药、兽药、食品添加剂评估及其残留限量制定和污染物指南在内的广泛内容。法典程序则确保了食品法典的制定是建立在科学的基础之上,并保证了各种意见的反馈。CAC 现已制定有《食品卫生通则》等 41 个卫生规范,其中包括鲜鱼、冻鱼、贝类、蟹类、龙虾、水果、蔬菜、蛋类、鲜肉、低酸罐头食品、禽肉、饮料、食用油脂等食品生产的卫生规范。

2.《食品卫生通则》(1997)　适用于全部食品加工的卫生要求,作为推荐性的标准,提供给各国。《通则》中所述的控制措施是保证食品食用的安全性和适宜性的国际公认的重要方法。可用于政府、企业(包括个体初级食品生产者、加工和制作者、食品服务者和零售商)和消费者。

《通则》包括十部分,主要内容包括目标;范围、使用和定义;初级生产;加工厂;生产控制;工厂:养护与卫生;工厂:个人卫生;运输;产品信息和消费者的意识;培训等。

三、 世界部分国家卫生检疫法律制度简介

由于卫生检疫工作与人民身体健康密切相关,又直接关系着一国经济尤其是外贸的发展,所以世界各国尤其是西方发达国家对卫生检疫工作都非常重视。这些国家卫生检疫主要特点是法制健全、依法管理;职责明确、分工清晰;形式多样、管理规范。本节选几个主要有代表性国家进行介绍。

(一) 美国

1. 概况　美国疾病预防和控制中心(CDC)授权国家预防医学中心下属的卫生检疫署负责,并由分布在全国七个主要地区的工作中心具体负责本地区的卫生检疫工作。这七个中心是:纽约、迈阿密、芝加哥、旧金山、夏威夷、华盛顿、亚特兰大。美国疾病预防和控制中心在全国共设立了 11 个检疫点,共有约 40 名检疫官员,负责 470 多个口岸的卫生检疫工作。

2. 卫生检疫法规　美国的卫生检疫法规比较繁杂,美国卫生检疫法规主要包括:《泛美卫生法典》《对外国人的医学检查》《传染病控制》《有公共卫生学意义的外国人》《拘留外国人进行体格检查和精神检查》《检疫》《关于修订检疫传染病名录的 13295 号总统令》《就某些病毒性流感和检疫传染病问题对 13295 号总统令的修正》《芝加哥公共卫生部检查/隔离条例》等。

(二) 欧盟

1. 概况　欧盟目前有 28 个成员。随着欧盟一体化进程的加快以及国际传染病疫情的日益严峻,欧盟各成员国之间建立了传染病预防的协调机制以应对诸如禽流感、SARS 在其成员国内乃至世界范围内传播。欧盟通过建立传染病预防监控网和欧洲传染病预防与监控中心,推动各成员国之间的合作,进一步增强传染病的预防和应对能力。

(1) 建立传染病预防监控网。欧洲议会及委员会于 1998 年 9 月 24 日公布成立了欧共体内部传染病预防监控网的 2119/98/ED 号决定。其传染病预防监控网的主要内容包括以下几方面。①传染病的流行病学监测:为了实施流行病学监测,使欧盟委员会与各成员国相关机构建立紧密联系。相关机构主要包括:负责收集国内传染病流行病学数据的机构及负责协调监控措施的机构;②建立传染病防治的预警与应对机制:使欧盟委员会与负责保护公众健康的各成员国主管当局建立联系。欧盟委员会的责任就是协调各成员国对传染病预防控制网的运作,该网的运作由各成员国代表组成,并由欧盟委员会代表负责。

(2) 建立欧洲传染病预防与监控中心(CEPCM)。欧洲议会及委员会于 2004 年 4 月 21 日公布了关于建立欧洲传染病预防与监控中心的第 85112004 号指令。其主要内容包括:①使命。欧洲传染病预防与监控中心(以下简称防控中心)的使命是确定可能对人类健康造成危险的传染病,评估其危险等级并收集、提供相关资料。在该使命框架内,其任务有:收集、汇编、发布科学数据和有关信息;发表科学的观点,提供科学的、专业的帮助(包括相关培训);向欧盟委员会、各成员国、从事公共卫生领域的欧共体机构和国际组织提供资料;协调欧洲内部与其相关的各领域合作,启动专门的监控网;交流相关信息、专业知识及有效措施,执行联合控制措施;②主要职责。该防控中心的主要职责是负责流行病学监测、启动预警与应对机制、发表科学观点、对成员国或第三国提供技术帮助以及对备战新疾病提供支持和

研发。

另外,欧盟还建立了食品饲料快速预警系统(RASFF),由欧盟统一制定实行,是欧盟总的风险预警管理系统。

2. 英国 1374 年英国就成立了港口检疫机构,1448 年完善了有关检疫法规。2005 年 5 月,世界卫生组织 58 届大会通过国际卫生准则修订版后,英国卫生部联合港口检疫协会把这些国际法规转变成英国法律,其中较大变化的是疾病报告种类的增加,如天花、脑灰质炎、新人流感和 SARS,如果其他传染病也有可能造成国际影响和传播,港口检疫部门有义务通报世界卫生组织。主要有《爱尔兰传染病条例》(2003 年第 3 次修订版 立法编号:707 2003)和《英格兰和威尔士公共卫生(传染病)条例》(1988 编号:1546)。

3. 德国 德国联邦卫生部设办公厅和 4 个司,其中第三司负责疾病预防与控制,包括传染病、非传染病、麻醉品和毒品管理、吸毒与药物依赖预防、公众健康教育等。联邦卫生部下属若干专业技术和研究机构,如联邦传染病与非传染病研究所、联邦消费者与兽医研究所等。这些与公共卫生监督有关的专业技术机构主要负责向联邦卫生部提供技术咨询、受卫生部的委托提出卫生法规、标准草案、承担联邦疾病监测等职能。

德国卫生检疫法规主要体现在《德国人类传染病防治法》"第三十条 检疫"之中。其主要内容如下:主管当局对有关检疫传染病及疑似患者、病原携带者下令隔离;如果该人未按照有关对其隔离的指示要求做,应该采取的措施,包括人身自由的基本权利可以受到限制,以及适用剥夺人身自由的法律依据;被隔离人员应按照隔离机构的指示做;包括其个人物品、邮寄包裹、信件的没收、消毒等监控措施;看望隔离人员的批准权限;隔离设施应确保预防措施;土地管理当局应确保隔离所需的处所、设施和运输工具。

4. 日本 日本的国境卫生检疫从 1880 年开始。基于 1896 年制定的《传染病防治法》,二年后颁布了《海港检疫法》与《海港检疫官制》两部法规。1951 年 6 月,为执行《国际卫生条例》,日本制定了《检疫法》,并于 1952 年正式开始实施。针对传染病的多样性与变化,到 2004 年,日本对《检疫法》已进行了 10 次修订。将一些新出现的传染病,如埃博拉出血热、拉沙热、克里米亚-刚果出血热、马尔堡病毒病、严重急性呼吸综合征、天花等列入检疫传染病名录,检疫所对这些病实施诊察,诊断或监测;将西尼罗热、肾综合征出血热、日本脑炎、汉坦病毒肺综合征,作为准检疫传染病,检疫所须对可能携带有这些病的病原体的鼠类、蚊虫进行经常性的调查;对输入性较多的疟疾、登革热,检疫所也须实施诊察,检查等措施。

日本现行的卫生检疫法规主要是《检疫法》,同时包括:《检疫法实施令》《检疫执行规程》《检疫所颁发的许可证、证明书等使用的公章》《外国军用舰艇等有关检疫法特例》《检疫法实施规则》等相关法规。

5. 澳大利亚 澳大利亚联邦于 1901 年形成。1908 年制定《检疫法》。经过历年来多次修改于 2004 年再版。澳大利亚政府对检疫工作十分重视,严格实施入出境检疫制度。澳大利亚检疫法条款较多,有 87 条,其《实施细则》共 170 条。检疫目的、检疫对象、检疫措施明确,检疫目的是为了防止危害人、动物或植物的传染病或有害物传入和传播;检疫对象范围较广,包括交通工具、装置(资源平台、海外平台)、人员、货物、物品、动物、植物;检疫措施较多,包括检查、拒绝、扣留、观察、隔离、留验、防护、处理、卫生管理和消毒处理。

检疫法所涉及管理的疾病种类多。据统计,涉及的疾病共 53 种,其中检疫传染病 3 种,监测传染病 33 种,动物检疫传染病 17 种。对违法的行为处罚具体而且严厉。每一条款几乎都对判刑和罚款作了明确的规定。其中最高的罚款为 5 万澳大利亚元,最长的判刑为 10 年。

本 章 小 结

本章主要介绍了行政管理与卫生检疫法、中国国境卫生检疫法、我国与卫生检疫相关的卫生法律法规以及国际卫生检疫法律制度。对行政法、卫生检疫法相关的重要概念进行了阐述,同时介绍了各法律的主要内容。

案例分析

案例 2010 年上海机场检验检疫局吊销上海某餐饮公司国境口岸卫生许可证

一、背景

2010 年 4 月 17 日,上海机场检验检疫局接到举报电话,举报上海某餐饮有限公司浦东机场餐厅使用过期食品。

二、检疫查验

经调查了解,该餐饮公司浦东机场餐厅和第一餐厅都隶属于上海某餐饮有限公司,是浦东机场航站楼内唯一的职工餐厅。调查发现该餐厅的生产加工区域的蒸饭柜中藏匿有已开封使用的斧头食粉(即泡打粉)、泡辣椒、咖喱粉等过期食品,在该餐厅的点心加工间内发现藏有黑米、鲜辣味粉等过期食品。当天检验检疫人员还对该餐厅仓库进行检查。根据仓库台账记录显示,上述过期食品均已出库使用。

三、法律依据

1.《中华人民共和国国境卫生检疫法》第十九条 国境口岸卫生监督员在执行任务时,有权对国境口岸和入境、出境的交通工具进行卫生监督和技术指导,对卫生状况不良和可能引起传染病传播的因素提出改进意见,协同有关部门采取必要的措施,进行卫生处理。

2.《中华人民共和国国境卫生检疫法实施细则》第二十条第(一)项 对国境口岸和停留在国境口岸的入境、出境交通工具进行卫生监督和卫生宣传。

3.《中华人民共和国食品安全法》第二十八条第八款 禁止生产经营下列食品:(八)超过保质期的食品。

第八十五条第七款 违反本法规定,有下列情形之一的,由有关主管部门按照各自职责分工,没收违法所得、违法生产经营的食品和用于违法生产经营的工具、设备、原料等物品;违法生产经营的食品货值金额不足一万元的,并处二千元以上五万元以下罚款;货值金额一万元以上的,并处货值金额五倍以上十倍以下罚款;情节严重的,吊销许可证:(七)经营超过保质期的食品。

四、结果处置

根据违法事实,上机场检验检疫局对上海某餐饮有限公司浦东机场餐厅作出没收违法食品、罚款 50 000 元,并吊销其《国境口岸食品生产经营单位卫生许可证》的处罚决定。

思考题

1. 我国国境卫生疫法所设立的主要法律制度有哪些?
2. 简述《国际卫生条例(2005)》的管理对象及其主要特点。

(石长华　朱兆银　黄正)

参考文献

1. 周宜开. 卫生检验检疫. 北京:人民卫生出版社,2006.
2. 上海检验检疫局. 中国卫生检疫发展史. 上海:上海古籍出版社,2013.
3. 张玲霞,周先志. 现代传染病学. 第2版. 北京:人民军医出版社,2010.
4. 李兰娟,任红. 传染病学. 第8版. 北京:人民卫生出版社.2013.
5. 吕志平. 口岸公共卫生与传染病检疫核心能力. 北京:人民卫生出版社,2013.
6. 张际文. 国境卫生检疫法学理论与实践. 杭州:浙江工商大学出版社,2013.
7. 国家质量监督检验检疫总局. 中国质检工作手册——卫生检疫管理. 北京:中国质检出版社,2012.
8. 袁长祥. 口岸检验检疫实务. 北京:中国质检出版社,2014.
9. 李凡,徐志凯. 医学微生物学. 第8版. 北京:人民卫生出版社,2013.
10. 王声湧,林汉生. 突发公共卫生事件应急管理学. 广州:暨南大学出版社,2011.
11. 王鸣,杨智聪. 突发公共卫生事件典型案例现场调查方略. 广州:中山大学出版社,2013.
12. 世界卫生组织. 国际卫生条(2005). 第2版. 2008.
13. 吴绍炳. 国境卫生检疫指南. 福建:福建闽江大学出版社,2007.
14. 李健男,郑剑宁. 媒介控制. 人民卫生出版社与世界卫生组织出版,2004.
15. 张文福. 现代消毒学新技术与应用. 北京:军事医学科学出版社,2013.
16. 国家质量监督检验检疫总局. 中国质检工作手册. 北京:中国质检出版社,2012.
17. 马立新. 口岸卫生处理技术指南. 北京:中国质检出版社,2012.
18. Elaine C. Jong Christopher Sanford. 旅行与热带学手册. 第4版. 北京:北京大学医学出版社, 2011.
19. WHO. International travel and health. 2012. http://www.who.int/ith/en/.
20. 樊立华. 公共卫生法律法规与监督学. 第2版. 北京:人民卫生出版社,2011.
21. 肖国兵. 实用卫生监督. 上海:上海复旦大学出版社,2007.
22. 马立新. 口岸核生化有害因子监测技术指南. 北京:中国质检出版社,2012.
23. 邹飞,万成松. 核生化恐怖医学应对处置. 北京:人民卫生出版社,2010.

中英文名词对照索引

鼠疫 plague / 220

T

炭疽 anthrax / 46
体温监测 temperature monitoring / 71,102
突发公共卫生事件 public health emergency / 165

W

危害分析与关键控制点 HACCP / 206
卫生处理 sanitization / 242
卫生机构和卫生专业人员监督 supervision of health organs and health personnel / 195
卫生监督 health supervision / 193
卫生监督程序 health supervision procedure / 196
卫生检疫关注的公共卫生风险 public health risk of health quarantine concern / 62
卫生学检查 hygiene inspection / 73
温区 warm zone 23
文书检查 documents inspection / 73
戊二醛 glutaraldehyde / 257
物理消毒法 physical disinfection / 251

X

西尼罗病热病 West Nile fever / 225
消毒 disinfection / 250,81
消毒剂 disinfectant / 250
行政执法 administrative enforcing of laws / 290
溴甲烷 methyl bromide / 268
熏蒸 fumigation / 265

熏蒸剂 fumigant / 265

Y

严重急性呼吸综合征 severe acute respiratory syndrome, SARS / 23
样本采集与检测 sample collection and detection / 104
要式卫生监督行为 essential action of health supervision / 195
耶尔森杆菌 Yersinia pestis / 48
医学观察 medical observation / 78
医学检查 medical examination / 69,104
医学巡查 medical inspection / 72,103
依申请卫生监督行为 health supervision in accordance with application / 195
依职权卫生监督行为 health supervision in accordance with authority / 195
易感者 susceptible population / 18
预防性卫生监督 preventive health supervision / 194

Z

蚤 Siphonaptera / 231
证单查验 certificate examination / 106
症状监测 syndromic surveillance / 171
职业病 occupational disease / 202
窒息性毒剂 choking gases, asphyxiants / 187
自由裁量卫生监督行为 freely considered action of health supervision / 195
最大熵 maximum entropy / 89